牙种植的美学基础

Fundamentals of Esthetic Implant Dentistry

原　著　**Abd El Salam El Askary**

主　译　赵　勇

主　审　宫　苹　孙少宣

译　者　（按姓氏笔画排序）

陈　静　范利梅　高　涛

李全利　孙　俊　谭　震

唐　华　王政严　曾　泉

张　秦　赵　勇　周鸿国

世界图书出版公司

西安　北京　广州　上海

图书在版编目(CIP)数据

牙种植的美学基础/(埃及)阿斯克雷主编;赵勇译. —西安:
世界图书出版西安有限公司,2011.3

书名原文:Fundamentals of Esthetic Implant Dentistry

ISBN 978 - 7 -5100 - 2888 - 5

Ⅰ.①牙…　Ⅱ.①阿…②赵…　Ⅲ.①种植牙—医学美学
Ⅳ.①R782.12

中国版本图书馆 CIP 数据核字(2011)第 029865 号
陕版出图字 25 - 2008 - 032

This edition is published by arrangement with **Blackwell Publishing Ltd**, Oxford. Translated by **Xi'an World Publishing Corp** from the original English language version. Responsibility of the accuracy of the translation rests solely with **Xi'an World Publishing Corp** and is not the responsibility of **Blackwell Publishing Ltd**.

Blackwell Publishing Ltd. Oxford 授予世界图书出版西安有限公司简体中文专有翻译、出版和发行权。翻译内容准确性之责任与 Blackwell Publishing Ltd 无关,出版者不对应用其中信息产生的任何后果承担责任。

本书译自 Abd El Salam El Askary 主编的 Fundamentals of Esthetic Implant Dentistry。

牙种植的美学基础(第 2 版)

原　著	[埃及]Abd El Salam El Askary
主　译	赵　勇
责任编辑	王梦华

出版发行　**世界图书出版西安有限公司**

地　址	西安市北大街 85 号
邮　编	710003
电　话	029 - 87233647(市场营销部)
	029 - 87234767(总编室)
传　真	029 - 87279675
经　销	全国各地新华书店
印　刷	陕西金和印务有限公司
开　本	889 × 1194　1/16
印　张	18.75
字　数	500 千字
版　次	2011 年 3 月第 1 版
印　次	2011 年 3 月第 1 次印刷
书　号	ISBN 978 - 7 - 5100 - 2888 - 5
定　价	150.00 元

原　序

对于如今的种植牙科学，骨整合（osseointegration）已不再是一种可能，而是已知的事实。然而，随着其可预见性的增加，我们的关注点也有所不同。如今美以及美学的概念已变得像纯粹的咀嚼功能一样重要。事实上，在一些具有高微笑线的病例中，美学效果甚至比纯粹的功能更重要，它直接决定了治疗方案的选择。

这本教科书博采众长，汇集了埃尔·阿斯克雷医生以及其他来自世界各地的专业人士的思想和成果。我要祝贺埃尔·阿斯克雷医生，也感谢他对该项目的奉献。在他事业辉煌的发展过程中，这样的奉献一直在继续。像这个领域中所有人一样，埃尔·阿斯克雷医生一直致力于美学和种植牙科学的研究，他的奉献和对卓越的追求自会得到后人的评说。

这本教科书中各个章节精彩纷呈，既适合于专家，也适合于刚刚涉足这个领域的新手。该书编排清晰便于所有临床医师查询。书中融入了许多最新的观念，其中一些甚至是我们前所未闻的。我们惊喜地看到，颌面美学和微笑分析在对患者的评价中得到了融合。这一点是口腔医生经常遗忘的。埃尔·阿斯克雷医生一直强调，面部和口腔是牙齿和口腔内组织赖以存在的舞台。

此外，有关现代诊断方法，牙周成形术，牙槽保护，龈乳头再生以及骨骼重建的章节，更是行文优美，阐释清晰，论证充分。口腔学界以及参与患者美学治疗的人但凡读过这本书后，都会有种成就感。这将是一本很好的参考书，引领他们业务精进，帮助他们解决每天都要遇到的临床困扰。再次祝贺埃尔·阿斯克雷医生，他的投入和对卓越的追求必将得到人们的嘉许。

Dennis Tarnow

纽约大学口腔学院牙周病学及牙种植学 教授、主席

（张　秦　译）

前　言

以上帝，仁慈与善行的名义。

今天的种植牙科学比以往任何时候都更多地关注于患者的整体外形，这不仅有助于改善社会的互动交流，也有利于增进患者的自尊自信。因此，美学种植越来越成为了现代牙科学中不可分割的一部分，它在致力于常规功能建立的同时，也注重生活质量的提升。然而，Bennett 和 Weyant（1993）也提请大家注意，颌面部美容或许可以赋予患者在社交中的自信，却无法改变人们对其诚实，道德，乐于助人，潜能，或整体情感调适的认识。

种植牙科学为临床医师的交流合作也提供了特有的平台。这一点从全世界无以数计的研究小组，以及几乎每周一次的专业会议上可见一斑。种植疗法的发展几乎影响到了口腔学的方方面面，从种植牙配件的生产，到进一步推进种植疗法的市场营销及融资策略，不一而足。

这些反过来又孕育产生了新的修复体负重概念，多元的修复选择，同时也对种植牙设计，微创手术方式，以及全新的美学疗法提出了挑战。其结果是，如今的牙种植，可以依托于更为精准的外科，生物力学治疗方案，达到极高的治疗成功率。简而言之，我们已经进入了临床的可预期时代。

临床牙周成形术（clinical periodontal plastic surgery）在现代种植牙科学中的应用使我们得以建立，保留，维持种植牙周围软硬组织的自然轮廓。为此，我们要感谢牙周成形术的先行者们，感谢现代美学种植学的倡导者们，是他们以自己非凡的献身精神和创新精神鼓舞着我们。我们还应该感谢这样一些开创者，他们是 Tarnow, Misch, Lazara, Bragger, Belser, Buser, Potashnick, Hurzeler, H. Salama, M. Salama, Bengazi, Moy, Spears, Garber, Semion, Chiche, Wohrle, Saadoun, Grunder, Bitchacho, Magne, Jovanovich, Kan, Allen, Zitzmann, Simion, 以及其他很多为种植牙科学的临床科学发展做出了卓越贡献的人们。就我个人而言，这让我受益匪浅。我坚信美学种植牙科学应根植于这样的理解，即我们作为临床医生不是在创造全新的美学，而是在模仿上帝所创造的美。因此，对我们的评价应基于我们模拟自然的能力而不是人为的创造力。

这本书展现了现代美学种植牙科学的综合概况，特别注重于细微之处实现美，强调每个颌面美学的治疗方案中微笑分析的重要性。书中细心地呈现了美学种植疗法的各个方面，希望能既有可读性，更有临床可操作性。

第一章对美进行了广义和专业意义上的定义，突出了美学对患者及临床医生的价值，展示了在美学治疗过程中如何进行概念思考。同时也对美学种植治疗中的医患关系展开了讨论。第二章枚举了优选治疗工具对于成功治疗的种种价值，尤以诊断治疗方案设计中最新的评估技术为特色。第三章旨在打下坚实的基础，建立起面部美学与口腔内临床构图之间的关系。敦促临床医师要重视对面部特点的研究，在开始治疗以前就要把这些特点与口腔内状况联系起来考虑，以期达到最佳效果。

第四章探讨了牙槽内精准的三维植入定位。将最佳植入位置与实现种植修复体健康的生理穿龈外形联系起来。这一章也强调了现代种植设计对治疗结果的影响。第五章全面综合地看待了最新的种植体软组织修复程序，以及实现最佳美学效果的技巧。从非创伤性软组织处理的基础知识开始，一直讲到软组织的闭合与维护。

第六章展现了不翻瓣和翻瓣两种手术情况下的即刻种植。详细描述了在即刻种植病例中，以天然牙作为临时修复体的方法。

第七章诠释了保护牙槽嵴，实现可预期的植牙的最佳方法，并针对不同的牙槽嵴状况提出了相应的临床解决方案。

第八章旨在帮助读者理解种植义齿龈乳头的性质状况。全面阐释了天然牙龈乳头和种植义齿龈乳头的差异，以及大多数可行的义齿龈乳头再生方法所具有的可预测性。这一章还对该领域未来临床发展的一些新尝试进行了探讨。

第九章预测了随着基因工程在现代口腔种植学中的应用，骨移植未来的发展趋势。概述了具有高预测性的最好的移植方法。第十章对种植美容修复程序进行了定义，涵盖了种植牙科方面大多数先进的修复治疗技术。这些技术的应用能确保颌面部轮廓的自然，种植修复的生物相容性。同时，这一章也引起大家对新方法的关注，这些方法能帮助临床医生达到预期的美学效果。

第十一章强调了在美学种植牙科学中比色的重要性，详细讲述了色与光对于成功的美学修复所产生的影响。第十二章显示了种植牙处理不当在临床美学上的后果。这一章广泛地描述了治疗过程中可能发生的各种主要并发症，并针对由定位错误，软硬组织移植错误，修复不当引起的并发症提出了相应的建议。

我希望这本书能让读者分享到我的职业成功与满足。很多人无偿地为我付出了他们的时间，给予我建议，所以我也希望可以利用自己的专业知识回馈这份珍贵的赠予，反过来也为这个专业的发展做出贡献。

参考文献

[1] Bennett ME, Weyant R J. 1993. Letter to the editor. J Dent Res, 72:850.

（张　秦　译）

致　谢

念：“真的，我的祈祷，我的献祭，我的生与死都是为了世间的真主阿拉”。

(《可兰经》第6章162节，牛与牲畜)

　　我以这句话开启这个项目，是希望能以此向这位天地伟大的造物者献礼。我衷心地感谢他赐予我力量和远见，使我可以在美学种植牙科学领域做出这样的贡献。

　　想到可以成为东西方乃至世界其他地方交流的一部分，我深感欣喜和荣幸，因为我相信科学是没有边界、领域和国界的。若干时代以来，它一直在文化与文化之间，文明与文明之间交替传承。

　　我感谢购买了我第一本书《种植美容修复术》（Reconstructive Aesthetic Implant Surgery，本书中文版已由世界图书出版西安有限公司于2010年7月出版）的读者们，尤其是那些在付梓印刷之前就购买了书的人们——那是多么独特的一种支持啊！我还要感谢我的牙医同僚，以及世界各地购买了我上一本书的同道们。正是这客观的销售额起到了积极的推动作用，让我最终决定承担起了现在的这个项目。

　　我深深地感谢那些曾引领我前行的杰出的教育家，感谢他们伟大无私的奉献——来自德克萨斯州圣安东尼奥的Roland M. Meffer医生就是其中之一——是他教会了我口腔种植学的基础，赋予了我从事这一职业的气质。他所展现出的不仅是精湛的教学技巧，更有慈父般的微笑。谢谢你，我的父亲。我要感谢的还有其他给予我鼓舞的导师，他们是Kenneth Judy医生和Dr. Karl Mischt医生，他们同为国际口腔种植医师协会（International Congress of Oral Implantologists）主席。对于我的事业，无论是过去还是现在，他们都给予了巨大的支持。我感谢来自开罗的Sherif Abulnaga医生，他教会了我生活中很多的事情。我感谢波士顿的Magid Amin医生。还有Griffin医生，在我的事业刚刚起步时，是他精湛的手术技巧鼓舞了我。还有普罗维登斯的Perel医生以及他的妻子Jane。我还要感谢活力四射的Craig Johnson主管，以及以他为代表的国际口腔种植医师会的所有执行人员。

　　感谢来自纽约的Dennis Tarnow医生，是因为他能做他自己！他曾给予过我以及其他很多人巨大的帮助。他从来不会无视任何人的请求。职位越高（身兼纽约大学口腔学院两个系的主席），却越谦和务实。谢谢你Dennis，谢谢你的支持，谢谢你为本书写下的精彩的前言。Sang-Choon Cho医生也给予了我极大的帮助。为了这个项目的资料，我每每求助于他，而他从未让我失望过。谢谢你，柯医生。

　　我必须感谢那些为这本书做出了贡献的朋友和同事们——你们的努力和贡献为这本书添色不少，我也深深地感谢那些辅助我，为这个项目提供了原始资料的实验室工作人员，他们是Walter Lummer，我的超级技师，还有Hassan Al Hakeem。

　　我感谢齐默牙科（Zimmer Dental）的全体成员，他们为我提供了无尽的帮助。我只记得他们中为数不多的几个人的名字：院长Tom Shea，Braian Marshall，Alexander Ochsner，Michael Studer以及前工作人员Celina Cendras-Maret还有Russ Bonafede。感谢的话还要对齐默牙科的Mike Werner说，他总是不遗余力地为我提供我所需要的科学资料。

我还必须感谢那些为我提供了支持的同事，他们是：El Ibrashi K（愿上帝让他的灵魂安息），Sameh Labib, El Sharkawy H. Khaled Zekry, Amr Abdelazeem, Tarek Abdelsamad, Mohammad Ashour, Sherif Effat, Khaled Abdelghaffar, Hesham Nasr, Mohammad Sharawy 教授，佛罗里达州的 Abdel Maksoud, Nabeel Barakat, Abbas Zaher, Mona Elsannea，以及利雅得的 Abdullah el Shemary 教授。

我感谢那些能坚持自我的朋友，他们是意大利的 Rosa 和 Mario，开罗的 Amgad Salwa，波士顿的 Mona 和 Moaazam。他们真的是发自内心地爱着我。还有我的挚友 Ahmad Bakry 以及他的妻子，来自亚历山大的 Amal。感谢我的朋友，伟大的埃及女演员 Yousra，还有来自洛杉矶的我亲爱的朋友 Tannaz，以及我亲密的朋友 Sherif Elsebaay 和 Walid Yousry。谢谢你们的耐心和支持,是你们的陪伴给我带来了快乐。

还有一些真诚的朋友需要感谢,他们是来自俄勒冈的 Duke Aldridge，来自达拉斯的 Ed Hobbs 以及来自博蒙特的 Jerry Burd 。

特别值得我感谢和铭记的是 Bassant Elraffa 医生。我曾与她分享过我的梦想，对于那些看似无法实现的梦想，她总是全神贯注，悉心聆听，而后加入她的观点。她是一个诚实伟大的人。在经历了与病魔的抗争后，去年不幸去世。我请求万能的主赐予她灵魂的安宁。我还想感谢最近离世的我亲爱的朋友和老师 Sameer Mostafa 医生。我不会忘记你对我的鼓励和支持。

我不能也不会忘记那些曾给予我第一本书帮助的人们。我要向我上一本书的项目经理 Lynn Bishop 致敬，感谢她的耐心和支持。还有主编 Bonnie Harman，感谢她给予我的指导和校正。她们两人花了很多时间来纠正我蹩脚的英语和语法错误。谢谢你们对我的好。

感谢来自亚历山大的才华横溢的图片设计师 Iman Ahmad ,以及她领导下的制图小组。他们对于我目前的项目给予了极大的帮助。Iman Ahmad 是个来自埃及中部的年轻女子，她身上体现出了极强的专业技能和道德力量。感谢你伟大的艺术创作。感谢的话还要对 Ahamad El Attar 医生说。是他教会了我图片制作以及音频影像展示的基础知识。我还要感谢 Salwa Abdelsattar，在这个项目的文字处理中，他给予了我极大的帮助。

家人一直是我最大的支持。我感谢我的母亲，父亲，我的兄弟 Hesham 及他的妻子 Lina。感谢他们不断的祈祷，请求阿拉在工作中助我一臂之力。感谢你们始终在我身旁，感谢你们对我的容忍和耐心。感谢我的妻子 Mahy，感谢你不求回报地给予了我无尽的爱。你的耐心和关爱赋予了我生活新的视野。愿主阿拉对你的真情给以回报。

我特别感谢我以前和现在的执行团队：我的前任秘书 Enjy Mohammad，他在这个项目中也给予了我很多帮助。我现任秘书 Iman Abdelsattar, Saied Atiea 先生，Hoyda 先生，Ebtesam 先生，Ahamad Shawkat 医生，Sherif Hayaty 医生，Motaaz Fatahallah，MohamadMonier，Dalia John，Ziad Rabie，Maha el Kabany 以及 Tarek Nasr，没有你们的鼎力相助，我不可能完成这个项目。

最后，要感谢新近结识的布莱克威尔出版社（Blackwell）的高级职员。感谢 Sophia Joyce 崇高的道德水准和一丝不苟的敬业精神。他给予了这个项目巨大的帮助。我感谢英格兰的 Caroline Connelly，感谢她真正的职业态度。我还要感谢这本书的助理编辑 Erica Judisch，感谢她给予的专业帮助和耐心。还有布莱克威尔出版社负责该项目的副经理 Erin Magnani，以及该项目的编辑部主任 Peggy Hazelwood。

（张 秦 译）

序 一

牙种植技术在当今中国口腔临床的广泛推广，是继20世纪90年代初以来，牙种植应用科学掀起的第二波热潮。随着表面处理、内连接、平台转移等种植体设计理念的相继诞生和日趋成熟，既有效地提高了牙种植的成功率，同时提升了牙种植的成功标准。在这样的背景下，牙种植美学效果的追求成为热题，方兴未艾。

埃尔·阿斯克雷医生的这部牙种植美学专著，系统介绍了牙种植美学的渊源和当代概况。涉及具体的技术和手术方式时，也竭尽详实和全面。从美学种植的三维定位、即刻美学种植、种植体间龈乳头美学等章节中，我们都可以领略到这种全景式的技术展示和讲授。每个关键知识点的宏观全貌与细节要义，解析透彻，布局清晰，具有较强的临床和科研指导性。既是广大口腔临床医师开展美学种植的实用工具书，也是教学和临床科研可资参考的重要文献。

著作翻译之初，即应作序之邀。尔后历经一年半的时间，译文反复修改的过程更加深了对原著的理解。为忠实转达原著的魅力，赵勇博士等译者字斟句酌，数易其稿。他们的这份敬业与严谨正是追求美学牙种植完美境界的最好诠释。希望今后更多的专家学者们共同携手，谱写和展现新时代中国种植艺术与科学的新篇章。

宫苹

2010年10月8日

宫苹，四川大学华西口腔医学院副院长，教授，博士导师。中华口腔医学会种植专业委员会主任委员。

序 二

开启"美学牙医学"概念的当属1928年美国的牙医C.L.Pincus创立的"好莱坞牙医学"。如今，这一概念及其技术体系已经逐渐成熟，并穿越时空，跨过国界，成为给全人类带来美丽微笑的新兴学科。

我国的口腔审美学是美学牙医学的延伸，起步于20世纪80年代。经过全国口腔科医生坚持不懈的探索与研究，其理论与临床应用也日臻完善，相关著作陆续出版，然而专业性较强，且具有一定深度的牙种植美学书籍尚属空白。今天，由赵勇等翻译的《牙种植的美学基础》一书问世了，让从事多年口腔审美学研究的我感到由衷的欣慰！仔细阅读本书，会将您带入一个全新的牙种植美学世界，从中可以领略到高科技手段结合美学理论带来的崭新感受，让众多患者和牙科临床医生都能直接受益。对于全世界华人来说，这本中文译本将会让我国的美容牙科走向一个更新的领域，带来深远的影响。

正如纽约大学口腔学院Dennis Tarnow教授在前言中所述："如今美及其美学的概念已变得像纯粹的咀嚼功能一样重要。"牙种植学的主要技术指标，如色泽、形态、大小、质地、排列、咬合等，无一不在接受现代美学的指导。诸如气质学说、视错觉理论，SPA个性概念，多样统一及黄金分割规律、格式塔定形学说等，这些原本是基础美学领域的研究课题，已被广泛应用到牙种植的信息沟通，心理疏导，术前设计，材料选择，选色比色，手术技巧，美学效果评价及满意度追踪等各个环节。其核心就是利用美学手段处理牙种植临床中的一系列技术问题，包括常规医疗手段不易解决的问题，让美学原则为牙种植实践带来实际帮助，以实现提高医疗质量的终极目标。

本书不仅反映了原著作者 (美学种植牙科学领域专家埃尔·阿斯克雷) 对美容牙科学的贡献，也倾注了赵勇等十余位中国牙医对牙种植美学的领悟和翻译本书而付出的心血。我相信本书中文版的出版发行，必将对我国口腔科医生提高技术水平，对高校开展口腔审美学教学和科研，对国人普及牙科美学知识大有裨益。因此当我应邀为本书作序时，有感而发，遂成此文，以与广大读者共享本书成果。

孙少宣

于安徽医科大学口腔医学美学研究所
2010年8月16日

孙少宣，安徽医科大学口腔医学美学研究所所长，教授，主任医师，国务院特殊津贴专家。中华医学会医学美学与美容学分会专家委员会主任委员。

作者简介

　　阿布德·埃尔·阿斯克雷（Abd El Salam El Askary），1986年毕业于埃及亚历山大大学口腔学院，之后游学于欧美多个著名国际机构。埃尔·阿斯克雷医生是美学种植牙科学领域的先驱和国际讲学者。

　　埃尔·阿斯克雷医生曾在杰克逊维尔的佛罗里达大学任临床副教授，并担任了纽约大学继续教育中心的客座讲师。

　　目前，他在埃及的开罗和亚历山大市开有私人诊所，专门研究牙周学、种植学以及口腔重建。

　　现任埃及开罗口腔种植学阿拉伯学会会长，国际口腔种植医师会（ICOI）埃及分会副会长、会员。埃及科学院牙科种植医师协会董事会成员。国际颌面美学学会成员。

　　谨以此书献给笔耕不懈，诲人不倦的人。

目　录

第一章 口腔种植美容学

Abd El Salam El Askary

美化和装饰

美化和装饰是相通相融的，如化妆品、服饰、珠宝、身上打孔、纹身等等。人们这样做的潜意识是想让自己看起来更迷人，感觉愉悦而自信。当我们的魅力为人所关注时，那份欢娱自是无以言表的 [7]。这也是为什么美容在当今社会各个阶层广受青睐的原因。

现代美容传承于古代。有资料表明美学的应用可以追溯到五六千年前。埃及皇后奈费尔提蒂的名字本身就是美丽的意思。尽管埃及皇后的成功不仅仅依靠她外表的美丽 [35]，但她那如墨似漆的眉毛、描绘十分夸张的眼线，在当时的法老时代，这种打扮如同现在的流行时尚。13 世纪后期盛行使用蓝色染料纹身。美国著名摇滚明星比利·艾多尔的尖式发型可追溯到晚期铁器时代（公元前 1000 年—公元前 50 年），当时的凯尔特人和高卢人常常用石灰水洗发，塑造出尖尖的发型来吸引他人。女士们现在卷发用的发圈其实早已是古代男女美容护理的用具之一。维林多夫的维纳斯，这个旧石器时代的木乃伊头上就能看到这样的卷发 [22]。

考古发现史前人类发明了制作化妆颜料的技术，这种技术使用的基本原料仅有寥寥数种，如铅、石灰石、石膏、木炭、锰矿，而做出的最终颜色种类却达 17 种之多。做好的颜料用油脂混合均匀即可在身体上涂抹。

对古埃及人来说，人死和人生同样重要，他们期望死后看起来依然楚楚动人。从墓穴里发现的大量香水和化妆品，说明这些东西是必备的陪葬品 [35]。

迄今为止，尚未证实古埃及有唇膏，但是陈列于巴黎罗浮宫博物馆的奈费尔提蒂遗体显示，这位埃及皇后可能尝试过用颜料涂抹嘴唇。让人惊奇的是，上层社会的男男女女都用地上的蚁卵来描绘眼睑，他们从指甲花里提取染料来染发、染指甲，装饰手掌和脚掌。古埃及人通过咀嚼冰碱这种天然碳酸钠来保持口气清新 [14]。古代化学家合成了黑色或灰色的眼影，在古埃及时代称为美士得墨（mesdemet），后来阿拉伯人又把这种眼影粉取名为蔻尔（kohl）[8]。

香水曾经占古埃及出口的很大部分。古埃及从邻近的地中海国家购进原材料，加工成香水、乳膏和乳液，然后再出口。法老时代美容用品非常流行，以致罗马帝国的女士们也开始依赖从埃及或其他地区购买化妆品。

有资料表明苏美尔人、巴比伦人和希伯来人和埃及人一样，把这些美容物品越来越多地用于礼仪、医药和装潢等方面。只不过埃及人主要用这些东西来制作木乃伊。研究表明，古代皇族女性外表漂亮的根本原因就是会用天然颜料来增添自身的光彩 [8]。天生丽质者化妆，犹如锦上添花。

整容和美容

整容是应用一定的物质和技巧，改善外表的特征或修整外貌的不足。改变外貌，让面部、皮肤、头发看起来更漂亮。如同面部的整形手术一样，口内整形手术也应采用尽可能小的切口来进行。两种手术的共同点在于二者都要考虑口内组织的脆性和面部肌肉的运动（图 1-1A~E 和 1-2A~F）。

美容和整容不同，美容强调自然美，追求一种与生俱来的特质。美容是用自然和艺术的方式来表现美丽的学问。美丽是指"某一事物引起人们愉悦情感的一种属性"。艺术"art"一词来源于拉丁词"ars"，是技巧的意思 [19]。好的艺术品应该是赏心悦目的。这种赏心悦目在视觉艺术上，涉及到颜色、线条和质块在空间的协调关系 [25]。Philips [45] 将口腔整形学定义为一种选择性的手术疗法，旨在改变现有的牙周组织（天生或非天生的）外貌，使其更漂亮。口腔美容学通过修复重建达到改善功能的过程，它不是改变而是改善，至多是不明显地改变现有的牙周和相关组织。

人们对美丽的理解是不同的，每个人对美丽都有自己的定义。卡里·纪伯伦在《先知园》中用他动人的诗歌和散文表达了对自然美的看法，他认为"美是一种失魂落魄，是给予而非索取"[23]。

但丁（Dante）也认为艺术是对自然美的再现"艺术之道，法乎自然，如学子效仿先师。"达·芬奇画中蒙娜丽莎的身份至今仍是一个谜。蒙娜丽莎的神秘正诠释了作者对美的看法 [13]。在蒙娜丽莎这幅作品里，达·芬奇展示出来的这个拥有自然和永恒之美的女人秘笈，正是她脸庞所流露出来的那种神秘微笑。而这个微笑的神秘

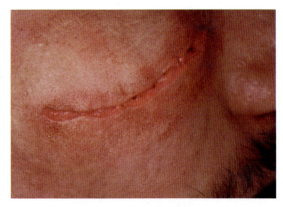

图 1-1　C. 初步关闭创口。

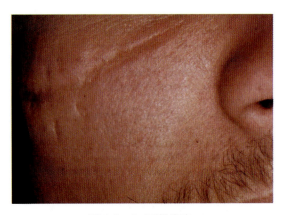

图 1-1　A. 面部瘢痕。

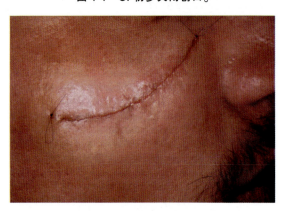

图 1-1　D. 最终关闭创口。

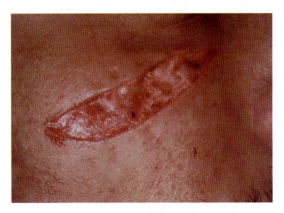

图 1-1　B. 切除瘢痕。

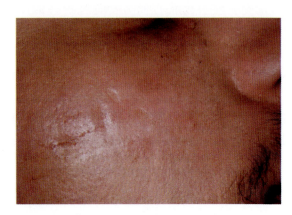

图 1-1　E. 创口愈合 1 个月后。

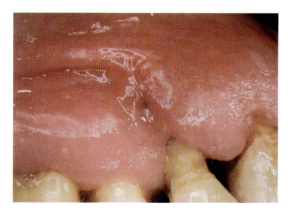

图 1-2　A. 口内瘢痕组织及第一双尖牙的牙龈退缩。

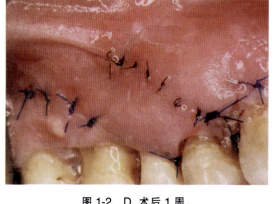

图 1-2　D. 术后 1 周。

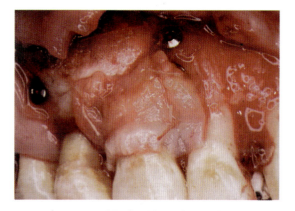

图 1-2　B. 黏骨膜翻瓣,结缔组织瓣固定。

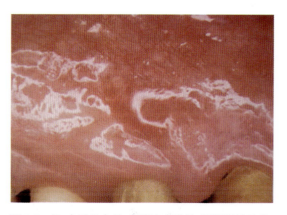

图 1-2　E. 术后 2 个月,瘢痕完全消除,牙龈退缩改善。

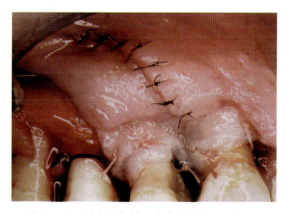

图 1-2　C. 侧方滑行瓣结合全厚瓣的冠向复位。

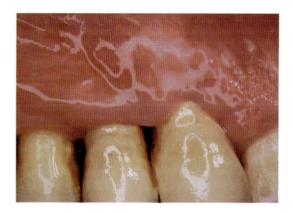

图 1-2　F. 修复 6 个月后,软组织完全愈合。

之处在于,既可以理解为天使般的微笑,也可以看成是恶魔般的笑靥[26]。艺术家们大多有一个共性:倾尽才华模仿他们在某种物体上所发现的美,如自然之美,容貌之美,或心灵之美。Peter Paul Rubens 在其作品 "爱的肖像" 中,就是通过模仿苏珊娜·弗门特的美丽,表达了他对所钟爱姑娘的那种真情实感[26]。

艺术是对美和自然加以模仿的一种手段。当人们问巴尔扎克(Honore de Balzac,1799—1850)什么是艺术时,他的回答是 "集中于自然"。因此,艺术家从自然界或我们人类自身获得灵感,艺术家不懈的努力都是以自然作为卓越的标准。口腔医师也应该跟艺术家一样,竭尽全力使自己的作品比例协调,和谐自然。完美不是孤立存在的，每一个美的因素都应该和其他因素相和谐从而达到整体美的效果。诚如那种五官和谐的脸庞，才能称其为美貌。

Corman 和 Nouveau 认为"面型是一个人内在生命力的外在反映"[12]。纵观古今，人们做了大量尝试来阐释相貌与道德品质的相关性[16]。通过人体的结构可能判断出某个人的本质，这样的观念甚至可以从亚里斯多德，西塞罗，塞尼加，嘉里诺（Galeno），坎帕内拉（Campanella），达尔文和龙勃罗梭（Lombroso）等名家的文字中找到踪影。相术学也暗示了这种观念。从最古老的相术发展到如今的系统相术，已经不再依靠美丽、善良、邪恶、丑陋等简单的关联进行分析，而是根据更多微妙的标记来分析。Rufenacht[48]做了大量的形态心理学研究。形态心理学，就是研究形态与心理特质之间关系的一门学科，并估计由环境和心理所确定的动力因素和演变因素。

和谐与美学

每次目睹患者的微笑，我都会惊诧于面部细节的完美与精致。五官的和谐之美值得我们细细观察，可惜这种美很多时候都被我们忽视了。当你深入观察，会发现嘴唇就像幕帘，随着我们的情绪反应，才显露出里面的牙齿。再仔细观察我们咀嚼时嘴唇周围的肌肉运动，这些运动对口腔中食团的控制，唾液对食物的滋润，如此活动，年复一年，不出任何技术故障。再看看牙龈乳头，结构小巧，却成就了牙列整体外形的完善。这些观察激励着许许多多的科学家来记录那些创造人类的和谐之美。

作者倾注了大量的心血致力于重建种植体之间的牙龈乳头，运用了多项技术来实现这一目标。与面部和谐相似，通过关注天然牙的微小细节也可以达到口腔内的美观和谐。因此，种植美容学就是为了模拟天然牙的外观，使之达到期望的整体美感而对所有细节的协调进行重点关注，为许多患者谋求美学重建的一种治疗方法。换言之，当今牙科美容学与一般的艺术对美的诠释并没有太大差异。经验表明，大

多数患者不仅追求修复后的功能改善，而且希望通过改变外貌显著提升其社会形象和精神面貌。

美和美化的哲学，包罗万象。艺术家、音乐家、临床医师，甚至每一位普普通通的老百姓都无不倾倒在美的哲学魅力之中。如同运用各种音乐元素来谱写乐章的音乐家，一位成功的临床医师，会为特定的患者有针对性地安排好每一个治疗细节后才开始施治。决定美容成功的前提，是在关注手术对象的同时，留意相关美学因素之间的内在统一与和谐[11]。

任何美学修复都需要丰富的想象力，卓越的临床才华，对面部结构关系的透彻理解。尽管制订治疗计划、分析可行性因素的关键是逻辑性，但制订治疗方针所必需的还是想象力。再者，不可低估口腔重建对人们社会生活的影响。例如，天然牙不仅仅只是某种白色的物质结构，还有其社会属性，这些社会属性对个人形象、社会交往、外表吸引力都是至关重要的。这些考虑有助于进一步认识口腔美学修复的重要性和价值所在。

美学种植治疗

Carlsson[10]发现美学对全口义齿的成功起着决定性的作用。患者和观察者都高度重视全口义齿的美学效果[62]。还有几位专家著述进一步证实美学是全口义齿成功的决定性因素[59,9,27]。Lefer[38]等撰文报道，从统计学上分析，如果所有审美方面的事宜都交由患者来决定，随后患者要求调改义齿的就诊次数会减少，患者感到满意的人数比例也会增加。这就意味着只要取得了全口义齿修复的美学成功，总体上就获得了假牙的成功。这一观点也得到了 Vig 的附和[60]。Vallittu[59]通过问卷调查发现配戴活动义齿的患者认为义齿外观是最为重要的方面。

Brewer[9]通过有限的临床试验表明，患者几乎无一例外地会选择更美观的义齿，而不会选择那些更舒服的或功能更好的义齿。尽管功能和舒适的问题已有相应办法来解决，但是如何成功地恢复无牙患者的外貌仍然存在问题。很早就有文献论述了美学的重要性，怀特于

1897 年[63]提出的一致性理论与和谐性理论，可能就是最早的口腔美学观念。他强调了年龄、性别和外貌之间的关系，牙和面部合适的大小比例，面部肤色和牙齿颜色的协调[64]。

当今种植领域中，美学种植属于较为前卫的治疗方式，旨在获得牙槽嵴和缺牙间隙的美学和功能治疗的理想效果，并已成为现代口腔种植学必不可少的一部分，进一步完善了口腔种植的整体效果。近来美学种植已经取得许多重要进展，通过刺激软硬组织的成形或组织再生可以获得理想的种植体受植区，使种植周围组织具备健康的性状，能够承担机械力量，避免咬合创伤。

尽管美学种植在临床实践中所取得的进展和成功已经有目共睹，但要保证美学种植治疗的总体成功和良好的远期效果，尚缺乏规范和长期的临床与科研支持。现阶段的美学种植治疗中，软硬组织再生的进展仅仅还是作者们观察所见的现象，还不是临床应用的治疗常规。

因此，有必要建立美学种植的标准化手术和标准化修复模式。美学种植治疗需要的不仅仅是少量的临床个案报道，还需要更多的基于循证医学的文献支持，为临床医师提供规范的操作标准。当务之急，应该针对各种临床情况建立一套标准化的方法学指导，然后以循证医学模式加以检验。

过去的美学进展源于患者不喜欢口腔修复体的金属边缘或其不匹配的颜色，有些美学挑战还难以用语言来表述。解决这些困难主要得益于早期的牙周整形手术。如今，这些技术已常规被用来矫正牙龈退缩、牙龈缺损、牙龈外形不协调等多种软组织病损。

虽然传统的牙周整形对天然牙很有帮助，但应用于口腔种植时这些作用从手术时机和预期效果来讲却是有限的。由于种植方法的不断改进，已经形成了软硬组织缺损新的分类方法，描述每个患者的临床状况更方便，也更有利于专业交流。

有人建议用"美学种植重建"（reconstruction esthetic implant therapy）这个词汇来描述不同的手术过程及其临床应用。这一分类应该不断更新并制订标准的操作规范，来详细阐述不同的手术过程、定义新的专业术语、证实临床想法，这反过来将有助于美学种植以种植学的一门独立学科而出现，并同功能种植学一起不断发展和壮大[32]。

过去的 35 年已证明口腔种植是一种可靠的修复口腔功能的方法[1,20,52]。20 世纪 80 年代末 90 年代初口腔种植更加广泛地应用于牙列缺损患者的局部种植支持式固定修复。临床应用包括单颗前牙缺失，文献报道这种修复的成功率达 90%[51,21,17]。尽管此种修复的美学问题在所有种植修复中是最困难、最具挑战的，但是随着认识的增加，单个上颌前牙缺失的种植修复很快成为更受欢迎的方案。

临床医师在种植美学领域的不懈努力，使修复体犹如浑然天成，这对于口腔种植的推广和公众对种植牙的认识起到了重要作用。成功地完成像天然牙一样逼真的美学种植修复体需要一个精细的治疗程序。这个程序涉及具体的术前准备，种植体植入的三维理想位置，精细的软组织处理，可靠的骨移植技术和修复部件的巧妙选用。许许多多的研究者致力于改进和开发各种种植方法，使其达到预期的美学效果。有些已经整理出术前计划的基本原则[29,57,43]，有些还制订了临床操作指导原则，通过美学种植定位来最终完成自然的修复体。

软组织塑形[6]、结缔组织瓣和游离龈瓣的应用[33,40]、软组织外形的改善[37]、改良保守的黏骨膜全厚瓣的应用[42]、二期手术时改善软组织形貌[54]等手术方法，均旨在改善种植的美学效果。增加牙槽嵴高度和宽度的许多方法也得以采用，以期取得理想的修复体牙龈结合部外观[46,55]。Jovanovic[31]对"美学骨移植"定义为：在骨缺损部位重建和再生骨组织以恢复原有的生物属性，这不仅是功能的重建，更是美学的重建。

种植义齿修复单颗牙缺失不是一件容易的事情，美容区修复多个相邻牙的缺失就更加困难了[18]。修复单个牙时，种植体周围的龈乳头和周围组织的建立是可以预见的[44]，然而多个相邻种植体之间龈乳头的建立却是不可预见的。

有作者[3,53,30,28]建议用软组织外科手术干预来解决这一问题，其他人[18,49]则主张采用硬组织重建的方法。Tarnow[58]和Salama等[50]建议用可评估不同临床牙龈乳头状况的分类法来帮助预测种植体之间或种植体周围的牙龈乳头。

无论采用哪种手术来重建种植体间的龈乳头，临床医师都应尽量保留种植体周围的软组织结构。Misch[41]认为增进美容的技术是以牺牲龈沟环境健康为代价的，因为一些临床操作对种植体周围的组织是有损伤的。因此，美容外科手术应注重保存周围组织，尽量减少损伤。

美学种植的预期效果

美学种植的治疗原则不应该是孤立的，而应该是整个治疗计划的一部分[56]。美学种植的最终目标是修复体的自然逼真和完美，功能与美容相得益彰。几十年来常规应用于修复设计的许多基本原则，都可应用于前牙美容学，在保持自然美的同时创造和谐，把一个普通病例做成理想的病例（图1-3A，B）[24]。美学种植与功能恢复的种植治疗存在一定的差异，美学种植的目标是既定治疗计划的完善与提升。

美学种植作为当代种植义齿修复的至高境界，是对种植学的丰富和发展，反之亦然。它的出现解决了种植体之间牙龈乳头等方面的临床困惑，必将对现代种植产生重大影响。Belser[5]做了一项特别有趣的研究：他们选评1997—2003年有关上前牙美学种植的治疗文献，剔除其中缺乏科学依据的文章后，形成了口腔种植美学的一些共识，对单颗上前牙修复也进行了相应的评估。研究发现，尽管许多文章尚缺乏衡量种植修复临床结果的相关参数，单颗前牙的种植修复在美学和临床方面完全可以达到长久而稳定的效果。上颌前牙区或美容区的种植修复成功率与口腔其他位置的成功率几乎一样。单颗上前牙缺失的种植修复，只要缺牙区无软组织缺损，邻牙的邻面牙间组织可以提供组织支持，就可以达到包括美学效果在内的可靠疗效。上颌前牙多个相邻牙缺失的固定种植修复文献记载不多，而且不规范。因此，这方面的

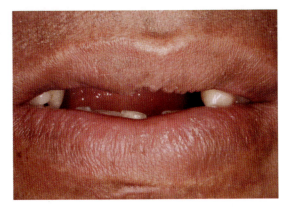

图1-3 A. 交通事故致上前牙缺失。

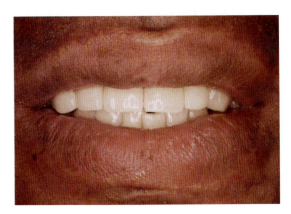

图1-3 B. 种植修复后。

美学修复效果尚不可预见，尤其对相邻种植体间龈乳头的重建效果缺乏预见性。

研究表明上颌前牙区的很多常规美容手术，如不翻瓣手术、上颌前牙即刻种植（即刻负重或不负重）的文献缺乏定论。有关美学参数在大多数文献中没有明确的定义。因此，必须建立一个通用指标或全球化的评估体系，来实现临床评估和研究的标准化。

Belser[4]等的另一项研究，评估了口腔美学种植的临床程序，讨论了三方面内容：（1）上颌前牙区种植修复的结果分析；（2）上颌前牙种植的解剖和手术注意事项；（3）上颌前牙种植固定修复的实用修复程序。研究认为上颌前牙的种植修复属于一种高水平的复杂治疗，需要进行综合的手术计划，确立以修复为导向的精确手术方案。涉及美容种植修复时，由于吸烟或有系统性疾病者的美学效果不稳定，所以务必慎重选择患者。

选择理想的种植体大小、形态有助于软组织的健康。为了美学种植修复获得种植周围组

织稳定的、持久的支持，种植体的三维位置必须加以测量，使种植体平台处于理想的位置。研究最后指出：从客观角度来讲，美学区可定义为微笑时所能看到的任何牙与牙槽区域；从主观方面看，美容区可定义为患者在美观方面所重视的任何牙与牙槽区域。

医患关系

患者对种植术后美学效果的满意度是美学种植的基石。因此，手术计划应该着眼于患者在美学方面的满意度。其中的一项评价标准就是了解患者的期望值，期望值比较现实的患者相对于期望值不太现实的那部分患者更容易获得满足感。Rittersma [47] 报道：有20%~40%的正颌手术患者，在术前并没有充分告知他们在手术后可能会出现抑郁、疼痛、感觉迟钝等精神心理风险和相关的生理反应。相反，在手术之后立即告知患者也许会经历短期不适应后，这些患者克服上述问题时会更容易一些。女性患者表现出的精神症状程度一般比较高，缺乏对自身形象的认同感 [34]，同时还发现未婚患者接受面部畸形的美容手术后，并没有增加与异性朋友的交往和娱乐 [36]。

通常，如果患者认为美观的改变没有达到他们的期望时，满意度就会下降。因此，在制订治疗计划时准确评估患者的心理类型和特性是非常必要的。患者对自己身体形象的认知和医师对患者的身体美学评估应该一致，没有偏差。医患之间充分的交流是治疗成功的基础。充分的交流会使患者更好地了解手术的费用、优点和风险。良好的沟通也使医师了解患者是否存在心理障碍，做手术的动机是否真实，患者的期望是否现实。

针对患者对不同的种植修复体类型，还进行了满意度的评估。De Bruyn [15] 对61例患者关于种植修复满意度的重要性展开调查。研究着重于美观、语音、吃东西的舒适性和对整个治疗的满意度。多数患者感觉他们的修复体和真牙一样，并且表示他们还会接受此类的治疗，也愿意向其他人推荐种植修复。另有一项研究对78

例患者进行了满意度的自我评价问卷调查 [39]。调查评估了种植体的位置、形状、整体外观、说话的效果以及咀嚼能力等疗效参数。结果证实了患者满意程度在种植治疗模式当中的重要性。

医患关系实质上是至关重要的，治疗伊始就需要特别强调。寻求美容修复的患者多是老患者或是同行介绍的。这些人对口腔修复的重建手术大多没有清晰的概念。通常情况下，训练有素的前台接待员能够识别和判断患者的喜好、目的和期望。

患者的期望是临床检查前的第一份重要信息。许多患者之所以对医师失望是因为最终没有满足他们的心愿，尽管有些心愿并不现实。治疗费用也是另一个重要问题。临床医师应充分解释手术费用超支的可能性。有些大型的修复重建病例还需要做额外的矫正手术。所有可能的风险以及治疗并发症都应在手术前告知患者，并进行适当的解释。这样做不仅仅是出于经济方面的理由，还要让患者知道可能会面临的不适感。研究表明如果提前把相关情况告知患者，他就会比较好地接受术后的肿胀、淤斑等并发症。

确定患者的口腔习惯是开始治疗前的重要内容。吸烟和功能紊乱会影响种植治疗的成功。对恐惧和紧张的患者应给予特别关心。一般情况下，术前表现恐惧是患者从其他地方得到的错误信息所致。医护人员对患者的态度也很重要——与患者交流应该语气平和，称呼患者应呼其大名，避免使用不恰当的绰号。

永远不要仓促开始治疗，仓促治疗不会提高患者的接受度，有时反而会导致患者生气、犹豫和失望。

治疗室总给人冷冰冰的感觉。因此治疗室应维持一个舒适的温度，形成一种轻松的氛围，应尽量减少医疗设备或者手术器械的暴露。情感细腻的患者需要更多的术后关怀，他们往往希望医护人员能够随时帮他们解决问题或解答疑问。多数情况下，他们需要再次确认接受治疗后改善了原来的状况，治疗方式正确。

年龄、性别、职业地位、社会经济状况等

诸多因素都会影响种植患者的满意度，但是关于满意度与个性的相互关系目前尚缺乏研究。通常，种植支持的固定义齿和种植支持的可摘式覆盖义齿修复都能提高患者的满意度。究竟哪种修复体类型对生活质量和总体满意度的影响更有益，仍然是一个有争议的话题。满意度和生活质量的评估是主导修复成功最重要的因素。许多相关研究表明，就患者满意度及生活质量而言，口腔种植的效果可信可靠。

任何手术的并发症，无论是否能够预见，都应告知患者，同时提供应对的方案。事实证明，绝大多数患者所期望的是事实和直接了当的陈述。重复回答患者的提问，再次为患者确认治疗结果是很有价值的心理支持。

假如出现治疗并发症而无法控制，征询其他医师的建议就成为一种十分可取的办法，只要尽一切努力解决问题，患者常会因此感到宽慰。一旦患者重拾对医师的信心就会重新回到原来的医师那里接受治疗，这种情况几乎无一例外。如果患者有咨询的要求就表明他们需要帮助，对此应表示欢迎，同时也以此表达医生对患者利益的真诚关心。

假如有患者离开他的前任医师转而寻求你的帮助，患者要是同意可以当场与其前任医师取得联系，让患者感受到我们正在竭尽全力。这样比含糊其词、拐弯抹角更好。必须注意若各方同意接受这样的患者，正是我们每个医生救死扶伤的职责所在。

（周鸿国 译）

参考文献

[1] Adell, R., U.Lekholm, and B.Rocker.1981. A 15 year study of osseointegrated implants in the treatment of the edentulous jaw. *Int J Oral Surg* (10), pp. 387–416.

[2] Anderson,B.,P.Odman, A.M. Lidvall, et al. 1995.single tooth restoration supported by osseointegrated implants: results and experiencs from a prospective study after 2 to 3 years. *Int J Oral Maxillofac Implants*(10), pp. 702–711.

[3] Beagle, J.R. 1992. Surgical reconstruction of the interdental papilla: Case report, *Int J Periodontics Restorative Dent* (12), pp, 145–151.

[4] Belser, U.,D.Buser,and F. Higginbottom.2004.Consensus Statements and Recommended Clinical Procedures Regarding Esthetics in Implant Dentistry. *Int J Oral Maxillofac Implants*,19,pp. 873–874.

[5] Belser, U.,B.Schmid, F. Higginbottom, et al. 2004. Outcome Analysis of Implant Restorations Located in the Anterior Maxilla: A Review of the Recent Literature. *Int J Oral Maxillofac Implants*,19,pp.30–42.

[6] Bichacho,N.,and C,J, Landsberg.1994.A modified surgical prosthetic approach for an optimal single implant –supported crown, part I: The cervical contouring concept. *Pract Periodont Aesth Dent*(6),pp.35–41.

[7] Boucher,F.1965.20,000 Years of Fashion: The History of Costume and Personal Adornment.New York：Harry N. Abrams, Inc.,Publishers;Contini,Mila.

[8] Breuer,M. 1965.Cosmetic Science. 2 vols. 1978 –1980. Fashions from Ancient Egypt to the Present Day. London.

[9] Brewer, A. 1970 Selection of denture teeth for esthetics and function. *J Prosthet Dent*;23,pp.368–373.

[10] Carlsson,G.E., A.Otterland, Wennstrom, et al. 1967. Patient factors in appreciation of complete dentures. *J Prosthet Dent*;17,pp.322–328.

[11] Copper,D.F. 1980. Interrlationships between the visual art,science and technology.*Leonardo*,(13),pp.29–33.

[12] Corman,K.,and M.Nouveau. 1981.Detnorpho –pscologie Paris:Stock Plus.

[13] Corson, R.1972. Fashions in Makeup.London; Peter Owen.

[14] Cosmetice. 2000. Microsft@ Encarta@ Online Encyclopedia.

[15] De Bruyn, H.,B. Collaert, U. Linden, et al. 1997. Patient's opinion and treatment outcome offixed rehabilitation on Branemark implant. A 3–year follow–up study in private dental practices.*Clin Oral Implants Res*.,8 (4),pp.265–271.

[16] Eco, U. 1993. Il linguaggio del volto. In: lavater, J.C.Della fisiognomica.Milano: Ed Associati.

[17] Ekfeldt, A.,G. Carlsson,and G.Borgesson. 1994.Clinical evaluation of single tooth restorations supported by osseointegrated Implants. A retrospective study. *Int J Oral Maxillofac Implants*(9),pp.179–183.

[18] EL Askary,A.S.2000.Interimplant papilla reconstruction by means of a titanium guide. *Implant Dent*(9),pp.85–89.

[19] Encyclopedia of Word Art.1959.Vol. 15 McGraw–Hill,p. 68.

[20] Engquist,b.,T.Bergendal,T.Kallus,et al.1988.A retrospective multi –center evaluation of osseointegrated implants

supporting over denturs. *Int J Oral Maxillofac Implants* (3),pp.129–134.

[21] Engquist,B.,H.Nilson, and P. Astrand 1995, single tooth replacement by osseointegrated Branemark implants: A retrospective study of 82 implants. *Clin Oral Implant Res* (6),pp.238–245.

[22] Faure,E. 1923. History of Art. Vol.3, Renaissance Art. New York:History and brothers Publishers.

[23] Gibran,K.,1980.Visions of the prophet.

[24] Golub–Evans,J.1994.Unity and variety;essential ingredients of a smile design. *Curr Opin Cosmet Dent*,pp.1–5.

[25] Gombrich,E.1978.The Story of Art, 13th ed.London: Phaidon Press.

[26] Gunn,F.1973.The Artificial Face:A History of Cosmetics. London:Trinity Press.

[27] Hirsch,B.,B.Levin, and N.Tiber.1972. Effects of patient involvement and esthetic preference on denture acceptance *J. Prosthet Dent*,28,pp.127–32.

[28] Hurzeler,M.B., and W.Dietmar.1996.Peri–implant tissue management;Optimal timing for an aesthetic result. *Pract Periodont Aesthet Dent*(8),pp.857–869.

[29] Jansen,C.,and A. Weisgold. 1995. Presurgical treatment planning for the anterior single tooth implant restoration. *Compendium*(16),pp.746–762.

[30] Jemt,T.1997.Regeneration of gingival papillae after single implant treatmen. *Int J Periodontics Restorative Dent* 17, pp.327–333.

[31] Jovanovic,S.A.1997.Bone rehabilitation to achieve optimal aesthetics. *Pract Periodont Aesthet Dent*,(9),pp.41–52.

[32] Kazor,C.E., K.Al–Shammari D.P.Sarment, et al.2004. Implant plastic surgery:a review and rationale. *J Oral Implantol*.30(4),pp.240–254.

[33] Khoury,F.,and A.Happe.2000.The palatal subepithelial connective tissue flap method for soft tissue management to cover maxillary defects:A clinical report. *Int J Oral Maxillofac Implants*(15),pp.415–418.

[34] Kiyak,H.A.,T.Hohl,P.Sherrick,R.A.West,R.W.McNeill,andF. Bucher.1981.Sex differences in motives for and outcomes of orthognathic surgery. *J Oral Surg*,39,pp.757–764.

[35] Kunzig,R.1999.Style of the Nile.September.

[36] Lam,Y., H. A. Kiyak, T. Hohl, R. A. West, and R. W. McNeill. 1983, Recreational and social activities of orthognathic surgery patients, *Am J Orthod*,83,pp.143–152.

[37] Lazara,R.J.1993.Managing the sofe tissue margin:The key to implant aesthetics. *Pract Periodont Aesthet* Dent(5), pp.81–87.

[38] Lefer,L,M.A.Pleasure,and L.Rosenthal.1962,A psychiatric approach to the denture patient. *J Psychosom Res*;6,pp. 199–207.

[39] Levi,A., W.J.Psoter, J.R.Agar, S.T.Reisine, and T.D.Taylor. 2003 Patient self–reported satisfaction with maxillary anterior dental implant treatment. *Int J Oral Maxillofac Implants*,18,pp.113–120.

[40] Miller,P.D.1982.Root coverage using a free soft tissue autograft following citric acid application,Part I:Technique. *Int J Periodont Rest Dent*(2),pp.65–70.

[41] Misch,E.C.1999, Single tooth implant,In:C.E.,ed.Contemporary Implant Dentistry. St.Louis: Mosby,pp.397–428.

[42] Nemcovsky,C.E.,O.Moses,and Z.Artzi.2000.Rotated palatal flap in immediate implant procedures. *Clin Oral Implant Res*(11),pp.83–90.

[43] Parel, S. M., and D. Y. Sullivan. 1989. Aesthetics and Osseointegration, Dallas, TX: Taylor Publishing Co.,11.

[44] Petrungaro,P.S.,M.D.Smilanich,and N.W.Windmiller.1999. The formation of proper interdental architecture for single tooth implants. *Contemp Esthet Rest*,(3),pp.14–22.

[45] Philips,E.D.1996.The anatomy of a smile. *Oral Health* (86),pp.7–9,11–3.

[46] Pikos,M.A.2000.Block autografts for localized ridge augmentation:Part II,The posterior mandible. *Implant Dent* (9),pp.67–75.

[47] Rittersma,J.,A.F.Csaparie,and E. Reerink.1980.Patien information and patient preparation in orthognathic surgery: a medical audit study. *J Oral Maxillofac Surg*,8,pp.206– 209.

[48] Rufenacht,C.R.1992.Principi di estetica,Milano:Scienza e Tecnica Dentistica Edizioni Internazionali.

[49] Salama,H., M.A.Salama, D.Garber, and P.Adar. 1995. Developing optimal peri–implant papilla within the esthetic zone: Guided soft tissue augmentation. *J Esthet Dent* (7), pp.125–129.

[50] Salama,H.,M.Salama,D.Garber,and P.Adar.1998.The interproximal height of bone.Aguidepost to predictable esthetic strategies and soft tissue contours in anterior tooth replacement. *Pract Periodont Aesthet Dent* (10),pp.1131– 1141.

[51] Schmitt,A.,and G.A.Zarb.1993.The longitudinal clinical effectiveness of osseointegrated dental implants for single tooth replacement. *Int J Prosthodont* (6),pp.187–202.

[52] Schnitman,P.A., J.E.Rubenstein, P.S.Whole,et al.1988. Implants for partial edentuliam. *J Dent Educ* (52),pp. 725–736.

[53] Shapiro,A.1985.Regeneration of the interdental papillae using periodic curettage. *Int J Periodontics Restorative*

Dent (5),pp.27–33.

[54] Sharf,D.R.,and D.P.Tarnow.1992.Modified roll technique for localized alveolar ridge augmentation. *Int J Periodontics Restorative Dent* (12),pp.415–425.

[55] Simion,M., P.Trisi, and A.Piatelli.1994.Vertical ridge augmentation using a membrane technique associated with osseointegrated implants. *Int J Periodont Rest Dent* (14), pp.497–511.

[56] Sorensen,J.A.1997.Aesthetics at what cost? *Pract Periodont Aesthet Dent* (9),pp.969–970.

[57] Spielman,H.P.1996.Influence of the implant position on the implant position on the aesthetics of the restoration. *Pract Periodont Aesthet Dent* (8),pp.897–904.

[58] Tarnow,D.,A.Magner,and P.Fletcher.1992.The effect of the distance from the contact point to the crest of the presence or absence of the interproximal dental papilla. *J Peridontol*(63),pp.995–996.

[59] Vallittu, P. K., A. S. J. Vallittu, and V. P. Lassila. 1996. Dental aesthetics:a survey of attitudes in different groups of patients. *J Dent*,24,pp.335–338.

[60] Vig,R.G.1961.The denture look. *J Prosthet Dent*,pp.9–15.

[62] Waliszewski,M.2005.Restoring dentate appearancs:Aliterature review for modern for modern complete denture esthetics. *J Prosthet Dent*,93,pp.386–394.

[63] White,J.W.1872. Aesthetic dentistry.*Dental Cosmos*,14,pp.144–145.

[64] White,J.W. 1884. Temperament in relation to the teeth, *Dental Cosmos*,26, pp.113–120.

第二章 美学种植的诊断

Abd El Salam El Askary

口腔种植学是口腔医学领域中发展最快的一门学科。它为牙列缺损、缺失患者提供了一种安全、有效、可预见疗效的治疗方案。种植修复也为那些用传统修复方式难以奏效的病例提供了一种能够长久解决功能和美观问题的方法。

制订最佳治疗计划是牙种植成功的先决条件。需要重点关注美学因素时，医生决定治疗方案不仅要考虑患者是否适合这一治疗过程，还要考虑这种方法本身的相关因素：如治疗所需的材料、恰当安排就诊时间、完成整个治疗计划需要的时间等。认真考虑这些基本因素，制订全面的诊疗计划，力图提供可以预见疗效的治疗方案，必将增加种植修复在美观和功能方面的远期成功机会。

治疗计划的制订包含牙周病学、修复学、正畸学等专业的学科内容。应该采纳风险最小、可以获得长期成功率的治疗方案。如果种植修复比其他方法更可靠，还去考虑那些风险更大的疗法就不合时宜了。假如牙髓或牙周治疗的风险更高，那么为了获得基牙而挽救患牙的作法就是值得怀疑的，因为种植修复可能更具有可预见性。例如，截根术或牙半切除术的 5 年失败率为 30%~50%，而种植术拥有更高的成功率和更低的风险，相比之下，选择牙种植当然更具吸引力 [114,32,75]。

有了种植修复方法，长跨度的局部固定义齿和多个牙齿的牙周夹板的固定修复措施就应该慎重考虑。此外，根尖切除术或倒充填等牙髓治疗，不仅疗效甚微、成功率低，还可能由于感染和软硬组织的丧失，导致潜在种植区骨量的丢失，因此需要再三斟酌。同时，也应该认真考虑牙冠延长术这类牙周治疗，因为这种方法将减少骨量，使种植区软硬组织的体积减少 [46]。

理想的口腔种植治疗规划可以缩短疗程，保证预期疗效并易于与患者约定治疗协议。注重美学修复的术前计划不同于单纯进行功能修复的治疗计划。美学修复计划需要花费更多的时间，诊断思考的角度也不一样。在功能修复基础之上，美学修复计划还包括笑型、唇型等其他方面。本书将重点介绍如何计划达到想要的种植美容效果，所以主要描述软组织的健康状况和生物型，而在种植负重和功能方面着墨不多。

准确而周密的术前计划需要探明治疗前已经存在的困难，洞察并预见最终的美学效果。这要求医师具有想象力、创造力和远见卓识。如果考虑采用牙种植，上述能力一定有助于医师去决定如何修复牙列缺损，如何确定修复的支持结构。

收集所有的信息，分析和运用可资使用的诊断工具，有助于判断所选疗法是先进的还是陈旧过时的。现代医学技术已经可以提供多种诊断工具，从数码成像到计算机辅助程序，再到 CAD/CAM，外科显微镜，计算机导航手术模板，激光技术，计算机模拟软件，一系列的骨移植材料和设计多样的种植体。另外，革命性的牙种植负重新理念已经常规应用于临床，提高了预期效果，大大缩短了疗程。

现代种植治疗中，组织的保留问题也是大家关注的焦点。由于人们对拔牙后的骨反应，特别是负荷或无负荷后骨反应的认识，以及组织生物类型对种植体周围软硬组织反应的影响有了进一步的理解。因此，目前尽量保留组织已经是美观和功能修复的一个常规临床应用原则。

保留足够组织进行牙种植的理念，使得医师们拔牙更讲究策略。仔细计划拔牙过程，尽可能保留软硬组织，不仅能创造最佳美学效果，还能保证最佳功能和长期疗效。无论修复时采用固定局部义齿还是种植义齿修复缺失的前牙，拔除前牙时都要注意保护牙槽嵴。当然，为牙种植所做的软硬组织保留和再生，其效果在很大程度上还是取决于医师的临床技术[46]。

引导骨组织再生术不失为一种具有高度预见性的方法来改善骨组织解剖形态。它比组织膜诱导术效果更好。采用血浆提取的生长因子又进一步提高了软硬组织再生的治疗水平。

在现代诊断学中，X线检查被视为确保种植成功的逻辑基础。此外，患者提供的老照片或幻灯片也是治疗计划中举足轻重的信息。通过老照片，我们可以看到患者缺牙前的样子。有些患者可能希望通过修复来恢复到以前的样子，而另一些却想掩盖掉以前的畸形或异常状况。通过参照老照片，了解患者的意愿和期望，对前牙的修复大有裨益。术前评估不仅会影响到治疗方案的选择，还会影响治疗时间、治疗顺序以及预后。

一般来说，患者在寻求种植治疗的时候，并不完全了解治疗的程序和治疗的实质。这可能是因为公众对种植治疗缺乏认知，或由于一般只有当其他疗法都无效的时候，全科牙医师才会给患者推荐口腔种植。因此制订治疗计划时，要了解患者的期望，收集患者对种植认知的一般信息，也是制订治疗计划的另一个重要部分。

医师必须依据已有的条件，谨慎判断和预见治疗的可行性。患者不但有权了解种植治疗的预后，还有权了解适合患者自身情况的其他替代方法。医师必须告知患者所选治疗方案的益处、风险和潜在并发症。治疗实施前还必须告诉患者，他们所期待的结果有多大的现实可能性，以及完成整个疗程的时间框架。同时，还应该明确告知患者治疗的预后和各种可能出现的结果。一定要告知患者可能出现的不适、疼痛、功能上的暂时损伤。此外，对寻求种植修复的患者，需要保证他们所选择的治疗最终会取得成功。最后，基于人道主义立场，医师还要尽量缩短疗程。

制作研究模型对于完善诊断意义极大。仅仅从模型上我们就可以收集到大量信息。理想的研究模型可以清晰地反映出患者的口腔解剖形态和相关临床条件。如殆型、余留牙数目、形态和条件，颌间距离和牙弓内可利用的修复间隙，剩余牙槽骨及形态，发现已有的病损和不良习惯。治疗前获得这些信息有助于制订手术和修复的治疗方案。因为医师可根据这些数据确定种植体的位置、大小、类型；确定是否需要骨移植或骨扩张；确定手术方法；确定牙槽嵴上的种植位点；确定后期的修复体类型和修复器材。

大多数种植患者，其牙齿缺失的原因都直接或间接与口腔卫生不良有关。种植前评估患者个人的口腔保健行为，对于预后的评估有重要意义。虽然目前牙菌斑与种植失败之间的关系尚未得到完全证实，但一般来说，为了确保种植支持修复体的长期存留，维护基桩周围软组织健康是十分必要的。患者是否有维护自身良好口腔卫生的意愿，并且有能力不折不扣地执行，直接影响到选择骨整合的种植体和相应的修复类型。如果患者维护口腔卫生的意识还没有充分激发起来，不能保证口腔卫生的合理水平，组织结合型的种植修复治疗也许就不是一项最佳选择。

医师应告诉那些口腔卫生不良的患者，忽视口腔保健会影响到种植体的存活。固定修复体可能需要反复拆卸，彻底清洁修复体和基桩。长期来看，这样会增加患者许多额外的支出。此外，一些身体有缺陷而无法维持口腔卫生的患者，尽管患者的护士或配偶可以帮助他们，但这些不属于个人口腔健康行为。对于这类患者，应给予特殊考虑，尽量选择其他治疗方法。

除了考虑诊断因素，还要在治疗小组内充分讨论各种技术因素。如修复体类型、临床护理方法、种植体的设计、颌间间隙的限制。植入种植体之前，应该确定好种植体的数目、位置、角度，而且要把这些设计转移到手术模板上。种植体定位的精确度是关系到种植治疗成功与否的另一影响因素。虽然植入尽可能多的长种植体能够为骨整合提供最大的表面积，但在美学区域植入种植体，需要根据龈乳头状况等关键的美学因素另觅良策。

基桩可分为螺丝固定式和粘结固定式。基桩的种类也会影响到种植体定位的角度。这就需要重视手术模板的精确性。植入种植体前，应该记录殆平面水平和修复体类型。需要上颌架时还必须采用相应的技术进行研究模型的术前分析，必须制作义齿蜡型确定最佳的植入位置。颌间距离较小的病例，可以考虑牙槽骨切除成型术，正畸压低牙齿以及升高咬合等措施。

显而易见，最后的效果还有赖于牙齿比色。根据已有原则，把各种美学元素按照恰当的比例和关系进行优化安排，也是必不可少的。任何治疗计划的最终目标都是为了达到令人满意的组合，使患者的微笑与口内修复重建相得益彰[78]。

牙科医师和牙科技师之间的沟通是关系到治疗成功的另一关键。不得已修改或重做修复体，对医师和技师双方都是令人沮丧透顶的事情[226]。临床医师应该确定牙体大致的形状、色彩的分布、牙齿的排列，然后把这些信息记录在设计单上发送给技师。这些重要信息都应在临床上予以确定，避免加工制作中猜测行事。口内照片、面部正位或侧位照片都能提供相关信息，帮助我们进一步了解牙体的形状和排列。这些照片对于色度的确定帮助不大，但是对于确定色彩分布和特殊的颜色效果，却有不可估量的价值[189]。

准确的诊断、周密的计划和手术的准备都是使种植修复体长期行使功能的基础。依据满足患者功能、美观和心理方面的需求，量身定制治疗方法是种植修复成功的需要。诊断和治疗计划的制订是骨整合种植体修复必不可少的。

医学评估

一份完整的病史和牙科记录能够反映出患者现有的健康状况。鼓励患者表露影响治疗的习惯，让患者详细说明以前或正在接受的治疗、服用的药物，这些信息有助于判断种植的禁忌证或种植所涉及的重要区域[122,176]。医学评估也能为种植预后提供有用的信息[84,134,120]。通过详细的病史、体检和化验可以估计到与种植体植入有关的医学风险[216]。此外，对那些有全身性疾病的患者，临床医师应该保持警惕，小心处理。这类经常求医的患者可能已经不适合接受种植治疗。如果出现可疑症状，应由内科医师跟踪观察，并出具详细治疗报告。根据治疗报告进行种植计划就可以避免在治疗期间出现并发症。出现可疑症状者，可能需要延期进行种植治疗。

肾病是牙种植的主要禁忌之一[216]。首先应该仔细评估病史。肾上腺髓质分泌的肾上腺素和去甲肾上腺素负责调节血压，调节心肌的兴奋与收缩。肾上腺皮质分泌的糖皮质激素负责调节碳水化合物、脂肪和蛋白质的代谢。肾上腺功能减退可能会导致阿狄森病，表现为体重下降、低血压、恶心，或呕吐。在口腔则表现为牙龈和嘴唇的色素沉着。肾上腺功能亢进则会引起柯兴综合征（Cushing syndrome），表现为满月脸、高血压、胶原合成减少。胶原合成减少的患者会导致伤口愈合困难、骨质疏松，并容易感染。肌氨酸酐的正常值是（0.7~1.5）mg/100mL。肌氨酸酐异常，也许就表示肾功能不良，提示需要进一步检查。如果忽略了这些异常现象，就可能导致骨质疏松和骨愈合不良。慢性肾病患者都应在医师指导下服用类固醇。

贫血、白血病、出血、凝血障碍等血液系统疾病，也会影响牙种植修复。中度贫血有疲乏、焦虑和失眠等症状。慢性贫血会出现呼吸短促、头痛、腹痛、骨痛、肌肉无力、四肢麻木、晕厥、心律改变和恶心。贫血的口腔症候有舌痛、光滑舌、味觉减退、口腔感觉异常。

贫血可进一步导致骨的成熟障碍和发育不良等并发症，表现为骨质疏松，X线检查显示骨小梁结构宽大而模糊，提示小梁骨减少 25%~40%。骨密度降低会影响种植体的一期植入手术，影响种植体骨整合界面上成熟板状骨的形成。因此，种植术前、术后需要服用抗生素，需要增加定期约诊的次数进行口腔卫生维护，需要纠正贫血的症状。

白细胞异常表现为白细胞的增多或减少。白细胞增多常见于白血病、肿瘤、急性出血、急性炎症、组织坏死等；白细胞减少可能伴随感染（如肝炎）或骨髓损伤（由放射治疗所致）。这两方面异常都可能产生并发症，妨碍种植的成功。如血小板减少常可引起感染、水肿和出血。因此，当白细胞异常时，应该制订相对保守的治疗计划。

种植术中，维生素 D 的水平是另一个需要考虑的因素。维生素 D 合成于肝脏、肾脏、皮肤、肠和甲状旁腺，能促进肾脏和肠道吸收钙和磷酸盐。维生素 D 缺乏症又称为软骨病，在口腔的表征为骨小梁减少、硬骨板模糊、慢性牙周病的发病率增高。

甲状旁腺功能亢进也有明显的口腔症状，如硬骨板丧失、牙齿松动、骨小梁放射检查时表现出毛玻璃样改变。可能发生中央型和外周型巨细胞瘤。这些病症就是牙种植的相对禁忌证。患有严重的免疫系统和胃肠疾患（如肝炎、营养不良）等患者，应禁止牙种植。

进行性肌肉骨骼的疾病，如骨质疏松、骨硬化、Paget 病，是由于成骨活动的异常增高而引起。这类疾病的患者，血浆中碱性磷酸酶和钙离子水平通常会增高。触诊可以检查到增大的骨骼，X 线检查骨骼呈棉花状或绒毛状影像改变。这些患者有发生骨肉瘤的倾向，这些疾病都是牙种植的绝对禁忌。

骨质疏松症是一种常见的口腔颌面部骨质疾患，会影响到种植体的植入。疾病的本质是骨质的再吸收率和形成率之间不平衡，骨的再吸收占了上风。表现为骨皮质变薄、骨小梁稀疏，脱矿明显。女性的患病率是男性的两倍，特别是在绝经以后。骨质疏松虽然不是种植修复的绝对禁忌证，但是会影响治疗的方式。预防措施包括雌激素治疗、食物钙的摄取、渐进增加骨组织的负重等。为了增加骨与种植体的接触面积，应该选用更粗的种植体，表面最好有羟基磷灰石涂层 [216]。

其他一些有损全身或局部健康的问题也会影响种植的成功率。怀孕、持续性口腔感染、AIDS、恶性肿瘤，还有那些可能导致患者无法维护日常口腔卫生的神经精神功能紊乱，如脑卒中瘫痪、智障等，都是牙种植的禁忌证 [193]。

削弱人体免疫系统功能的情况属于牙种植的相对禁忌证。尽管不会直接威胁到种植体的存活，但最终会导致种植治疗的失败。这类相对禁忌证包括：长期服用肾上腺皮质激素或免疫抑制剂的患者、化疗患者和胶原病患者 [193]。

吸烟影响软组织愈合[166]、影响牙周健康[19,81]是种植治疗的又一危险因素，文献对此报道也越来越多。现代科学显示吸烟是增加牙种植短期和长期成功率风险的一个潜在因素 [6,7,48]。

最近一项研究评估了软组织对吸烟行为的反应 [154]，表明烟草对牙周治疗效果有极大的负面影响。这可能与中性粒细胞活性的变化有关，如影响胰肽酶和（或）基质金属蛋白酶的抑制剂：α_1-抗胰蛋白酶（α_1-AT）和 α_2-巨球蛋白（α_2-MG）的活性。实验中，患有中重度牙周炎的 30 例研究对象有 15 例吸烟，另 15 例不吸烟，他们均接受了外科治疗。手术前和手术后 1 周、5 周时，患者经过临床检查和龈沟液采集，采用低分子显色底物（chromogenic low-molecular substrate）检测胰肽酶活性，酶联免疫吸附法（ELISA）检测 α_1-AT、α_2-MG 和基质金属蛋白酶-8（MMP-8）的水平。结果显示：吸烟者术后恢复期的 α_1-AT、α_2-MG 和 MMP-8 蛋白酶水平不变。而不吸烟的患者，α_1-AT 和 α_2-MG 增高，而 MMP-8 降低。胰肽酶水平在两组中保持不变。吸烟者术后恢复期的 α_1-AT、α_2-MG 和 MMP-8 水平保持不变，这可能是由于吸烟干扰了治疗结果，在某种程度上也可以说明为什么吸烟的患者术后疗效不佳。这些发现都支持临床医师督促吸烟者在牙周和种植治疗前先戒烟。

另一项调查通过检测磷酸钙的吸收，评价

不同剂量的尼古丁在生理条件下对猪破骨细胞功能的影响[88]。研究者把猪的破骨细胞接种在磷酸钙基片上，37℃培养，每24h更换一半培养液。细胞培养所用的培养液，尼古丁含量为0μm、0.15μm、0.30μm、0.60μm和1.50μm，含甲状旁腺素（PTH）25nm的培养液也用于实验。计算磷酸钙基片吸收的表面积来衡量破骨细胞的活性。结果发现，破骨细胞的增长与尼古丁浓度的增加之间存在线性关系；但破骨细胞数目与磷酸钙的吸收量之间没有关系。认为尼古丁可以刺激破骨细胞的分化和磷酸钙的吸收，而磷酸钙正是骨的主要无机成分。这可以部分解释为什么吸烟者牙周骨量丧失迅速，容易患顽固性的牙周病。

过敏也需要慎重考虑。确认过敏原十分重要，这样就可以确定牙种植治疗中可以使用或者避免使用的一些药物和材料。钛具有高度惰性和生物相容性，迄今尚无钛和钛合金致敏的报道[20,115]。但是，钴铬合金[85,88]、镍合金[20,85]、钯-铜-金合金[61]等金属基托的致敏性均有报道。

种植手术会引起菌血症，细菌可经血液散播到人工关节的表面，导致感染。因此，有人工关节的患者在牙种植前服用抗生素至关重要。

术前应仔细查看唾液腺和唾液腺导管，保证唾液排出顺畅，无不良症状。唾液排出不畅，就无法润滑修复体，原有的修复计划也可能需要改变。

要认真检查肝脏功能。肝硬化会造成凝血因子的合成减少，引起纤维蛋白原、凝血酶原的合成异常，导致维生素K缺乏，增强了纤维蛋白的溶解活性，血小板的质量不够、数量不足。肝脏的解毒功能是种植治疗的又一个重要方面。胆红素含量的变化可以反映肝脏的疾病。总胆红素含量一般为0.7mg/100mL。肝脏疾病会影响组织愈合、药物代谢和患者全身的长期健康。种植手术后可使用牛胶原，外加缝合即可控制出血。复杂种植手术，则可能需要住院控制出血。

应该仔细调查种植体的受植区域是否有骨

髓炎病史或放疗病史。放射治疗和牙种植术失败之间的关系尚不甚清楚。与没有接受放射治疗的种植病例相比，口腔癌进行放射治疗似乎不会降低种植体的存活率。放疗的主要问题是唾液分泌减少，口腔干燥[97]，血供减少容易导致感染，还可能引起放射性骨坏死[124]。

射线剂量超过64Gy，就会出现放射性并发症[142]。有些研究者称放疗后在上颌骨种植更容易出现失败[97]。放疗结束后，应该间隔多久才适合植入种植体，还没有达成共识。有人认为需要3~4个月[106]，另一些学者建议为6个月[54]。理由是放疗后细胞增殖能力减弱和局部进行性缺血，组织纤维化需要更长的时间。尽管口腔放射治疗后，牙种植的失败率很少[102]，但是在上颌进行种植，为了促进愈合能力，避免软组织溃疡，减少纤维组织形成，还是推荐使用高压氧治疗[97]。

应警惕内分泌系统疾病。这类疾病包括未控制的糖尿病，甲亢，垂体或肾上腺功能紊乱等等。75%的糖尿病患者会加剧牙槽骨的丧失，加重牙龈的感染，不利于骨整合。低血糖是糖尿病患者在牙科治疗过程中可能出现的最严重的并发症，可由胰岛素或降血糖药物剂量过大或食物摄入量不足引起。低血糖症状有虚弱、神经过敏、震颤、心悸和出汗。最糟糕的是，低血糖所致的精神错乱和躁动会引发手足搐搦，甚至昏迷。

糖尿病不会直接影响种植牙的成功率。但一致认为，已经控制住病情的糖尿病患者种植体植入的风险不会比正常人更高。（1996年牙周病世界工作组论文集）。但有一组研究认为糖尿病患者清洁伤口的感染概率比正常人高[79]。糖尿病增加感染的风险，原因可能是血管壁变薄、脆弱，影响血供。因此，现代外科认为已经有效控制的糖尿病患者（血糖<250mg/dL）不会有更大的手术风险。控制不好的糖尿病或糖尿病高危患者（250mg/dL以上）则可能会经常发生创口愈合不良，种植治疗应延迟直至疾病得到严格控制以后[195]。

酗酒会引起骨质疏松，导致骨质不良。长期摄入酒精对牙种植是有害的[179,198]。支持这一观点的研究称酒精会破坏骨的代谢平衡，进而可能造成种植区骨量不足[119]。一项研究评估了酒精性饮料对鼠牙槽窝内植入的羟基磷灰石和磷酸三钙复合种植体周围的修复性骨形成的影响，通过定量组织学方法证实酒精的摄入使修复性骨形成明显延迟[24]。

采取一切可能措施确定某些疾病的早期症状也十分必要[124]。扪诊唇部、颊黏膜、软硬腭、口咽，以及颏下、颌下和颈部淋巴结，检查是否有包块[194]。轻轻地抓住并提拉舌部向前、向上方和侧方活动，以检查口底和舌部。观察患者的各项生命体征（脉搏、血压、呼吸、体温），用以评价患者现在的全身健康状况。如果存在或怀疑有不良状况，有必要进行其他检查，或向患者的内科医师咨询了解。有文献建议为某些存在健康问题的种植候选患者进行评估时，要因人而异，个别问题个别处理，因为单一的健康状况不良不一定会导致种植失败[55]。

最后，除了评估患者的生理状况，还要评估患者的心理状态，看看他们能否承受长期的治疗以及定期就诊回访以便于种植牙的维护。例如具有恐惧心理或极度焦虑的患者，可能疼痛阈值低，或拒绝随访。还有些患者对口腔治疗不满意，根源在于自身的心理因素，精神科称之为躯体化障碍（Somatization Disorder）。这种患者可能会对牙种植的治疗结果不满意[126]。急性精神病或心理障碍患者可能是牙种植的禁忌人群[216]。这类病症可分为以下几类：

（1）理解障碍，不能遵照指示行动，不能作出合理决定（如精神病、严重的神经官能症、性格障碍等）。

（2）记忆或运动协调能力受损，不能维护日常口腔卫生（如脑损伤综合征、早老型痴呆等）。

（3）慢性的严重药物成瘾（缺乏生活主动性、营养不良、不遵医嘱维护口腔卫生等）[194]。

总之，为了保证最后的成功，最好选择那些有良好理解力、善于合作的患者。

研究模型

研究模型用于协助制订和实施治疗计划，是进行病例设计最有用的工具（图2-1）[136]。事实上，每次就诊时患者只能在有限的时间里接受检查，而模型的价值就在于能够准确复制患者的口腔情况，患者离开后，仍可以对模型随时进行研究和评估。因此，在术前计划时，采取印模制作研究模型是不可或缺的，这样可以使临床医师更好地把握治疗所需的各种要素，满足美观和功能方面的需求[99]。

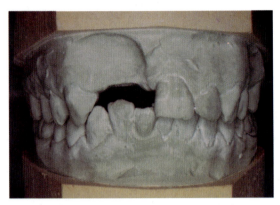

图2-1 简单颌架上的研究模型，显示缺失的上颌右侧中切牙。

主研究模型还可复制两三次，用于不同的临床目的。一个可以用于制作手术模板，一个可以用来制作暂时修复体，另一个可以作为记存模型，以备在治疗过程中进行对比参照。

研究模型还有许多好处。它能帮助测量和核实信息，帮助确定颌间距离和龈沟深度。通过测量的数据有助于计算将来牙冠和种植体的比例，决定是否需要植骨，帮助选择种植体的种类、基桩的种类、修复设计的类型以及最终修复体能达到的程度。

最好在研究模型上而不是在患者的口中测量颌间距离。模型上能清晰地观察到牙齿的舌腭侧。颌间距离可分为理想、过大和过小三类。每一类都需要不同的临床方法。许多因素影响医师解决颌间距离过小的问题：如可供支持的骨量、组织生物型、对颌的情况。如果种植修复需要加大颌间距离，需注意使用过渡性的修复体帮助患者适应新的颌位[47]（图2-2A~C，图2-3A~J）。

正确的咬合记录能够为上下颌模型提供精确的颌位关系。用硅橡胶类材料记录咬合，比传统的蜡质材料使用起来更方便、更简单。当患者前牙缺失而后牙完整时，仅仅有准确的后牙咬合记录是不够的。前牙缺失会导致前终止点的丧失，在技工室，模型对位可能会出现几种牙尖交错位。为了取得准确的咬合记录，就需要使用硅橡胶类的材料，同时记录3点的位置关系[27]。

从模型上不仅可以观察到缺失牙位及其大小和数目，还可以从近远中和颊舌方向观察可利用的修复空间。因此，模型能够帮助我们决定将来需要种植体的数目。后牙区缺失牙的修复，功能是首要考虑的问题。由于口腔内越靠后负重越大，所以后牙种植的数量应该尽量多，以便获得更大的骨支持面积，有利于最佳的功能负重。

另一方面，对于以美学效果为主，咬合力较小的区域，在不影响功能的前提下，尽量减少种植体的数目。这种方式被称做桥体强化法或桥体改进方法（pontic enhancement method, pontic development technique，图2-4A~C）。这种

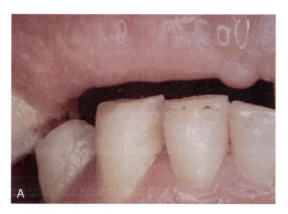

图2-2 A. 颌间间隙减小，无法容纳种植修复体。

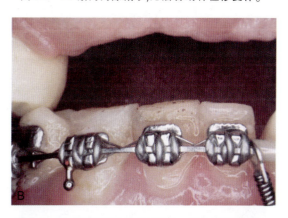

图2-2 B. 通过正畸压低下前牙，增加颌间间隙。

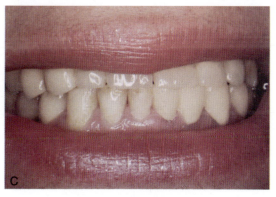

图2-2 C. 最终修复效果。

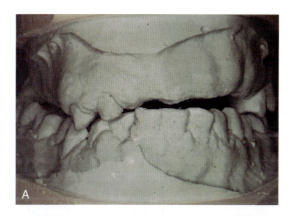

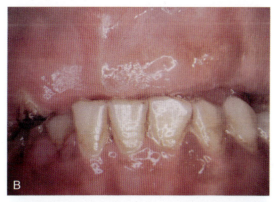

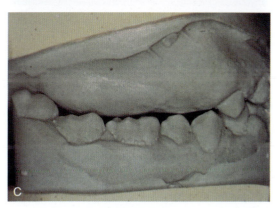

图2-3 A、B、C. 口内及研究模显示颌间距离严重不足，限制了种植体的植入和修复。

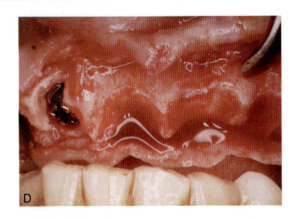

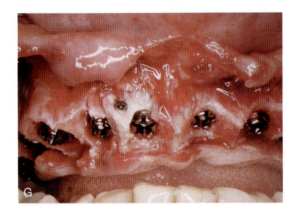

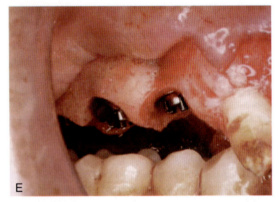

图2-3 G、H.种植体植入,基桩连接,即刻负重。

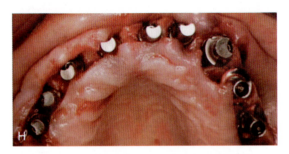

图2-3 D、E.由于骨嵴高度充足,决定采用截骨术获得颌间间隙。

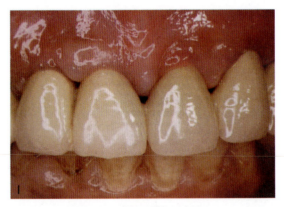

图2-3 I.修复后的口内照。

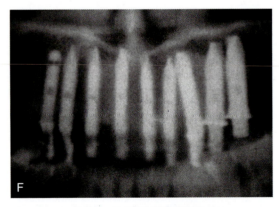

图2-3 F.种植后放射影像。

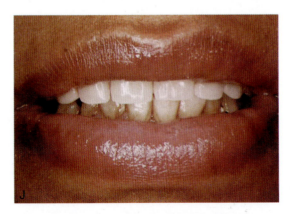

技术通过加强和刺激种植体周围软组织的形态改建,极大改善了美学效果。在美学区域,为了复制天然牙列的美观效果,采用牙种植体支持的暂时性固定修复,来刺激天然牙龈形态的构建。目的就是改变原有缺牙区骨和牙龈的平坦外形,使之形成具有类似于牙龈乳头形貌的自然软组织轮廓(图2-5A~G)。无论是暂时性修复体还是最终修复体都可以通

图2-3 J.修复后的口外整体效果。

过卵圆形的桥体作用于唇侧和邻面间软组织,达到这个目的[107]。这项技术需要在缺牙区桥

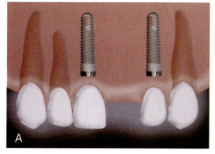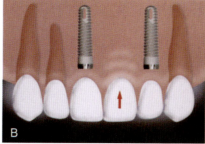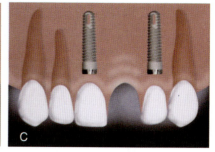

图 2-4　A、B、C. 用桥体成形法减少种植体数目，加强种植体周围软组织结构。图 2-4B 中，红箭头注明桥体的压力作用。

体所在的部位施行牙龈成形术，并在诊断模型上修整所对应的区域。

　　牙龈成形能构建龈外展隙和牙龈乳头的形态，达到模拟天然牙周围软组织形态的目的。来自固定桥桥体龈面的压力可以影响牙槽嵴的外形。如果暂时修复用的是可摘修复体，要求患者只在清洁口腔时取下假牙，其余时间都要坚持佩戴。临床医师用桥体成形法能够在缺牙区域获得类似牙龈乳头的结构[197]，牙龈形态自然，但使用时仍需谨慎。短种植体由于生物力学的原因，临床效果具有不可预见性。因此，推荐使用较长的种植体或表面粗化的种植体，这些种植体可以提供更好的骨接触面积，以承

受咬合力，达到远期的成功。

　　为了解卵圆形桥体接触区域黏膜的临床和组

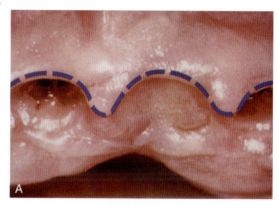

图 2-5　A. 口内观显示使用了两个种植体来支持 3 个单位的固定桥。蓝色虚线表示牙龈的最终形态。

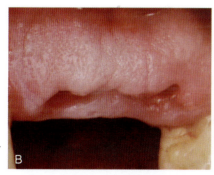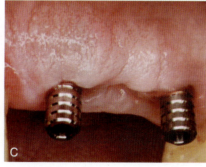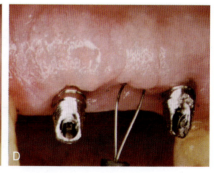

图 2-5　B. 桥体改进方法病例的术前观。C. 连接基桩。D. 运用电刀手术整塑桥体区域的牙龈外形。

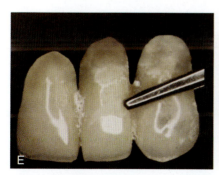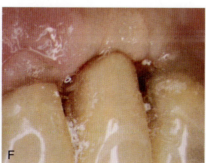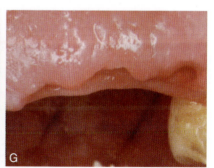

图 2-5　E. 按照牙龈的新外形制作暂时桥。F. 暂时桥就位。注意桥体部位对牙龈的作用。G. 桥体对软组织的作用。注意已经形成牙龈的天然外形。

织学特征，有研究观察了 12 例戴有上颌固定局部义齿的患者。修复体既有牙支持式也有种植体支持式。卵圆形桥体位于双尖牙或磨牙区。男性 4 例，女性 8 例，年龄 36~66 岁，平均 54 岁。卵圆形桥体紧密而又无压力地接触黏膜。12 个月以后，从与桥体相接触区域的牙槽嵴黏膜（实验组）和附近没有被义齿覆盖的咀嚼黏膜上（对照组），各取 3mm×3mm 的软组织活检标本。采用定量组织学的方法，测量上皮和角化层的厚度以及结缔组织乳头的高度。用定量形态学的方法分析桥体接触部位标本的结构成分[233]。

结果表明：有 3 个桥体下方的牙龈在 12 个月后出现轻微炎症反应，其余桥体区域的牙龈和对照部位的牙龈健康正常。桥体下的牙龈组织，紧邻上皮下方的组织内，炎性细胞浸润带的范围大于对照组。只要桥体下的牙龈能够保持日常清洁，卵圆形桥体完全适应牙槽嵴黏膜的生理要求，上皮和钉突的高度不会发生潜在变化。桥体位置的上皮通常发生角化，但角化层比对照组要薄些。角化层能保护咀嚼黏膜免遭机械刺激和微生物侵袭。桥体部位软组织的黏膜下层，炎性细胞浸润带较大，角质层较薄

可能就是这一现象的原因。作者认为，与邻近未被覆盖部位的牙龈相比，机械压力过大会导致上皮变薄、钉突变短。这项实验结果说明，只要定期清洁桥体下方，仔细设计桥体，卵圆形桥体的设计能够长期维持黏膜的健康（图 2-6，图 2-7）。

准确的 X 线图像有助于确定有关临床参数，但有时也会增加费用，增加患者的辐射。有时，研究模型经过特别制备也可以为临床提供软组织厚度以及支持骨等方面的信息。牙槽嵴测绘技术（ridge mapping），就是在缺牙区牙槽嵴的特定断面测定牙槽骨确切宽度的方法。可以用这一方法来估计可用骨量，判断骨量是否足够容纳种植体，是否需要植骨[225]。

黏膜厚度测量的方法是在缺牙区牙槽嵴近远中的中点部位画一条与牙槽嵴颊舌向相平行的假象线，然后将细针或组织测量器或卡规，垂直插入划线处黏膜。以测量分析黏膜厚度和牙槽嵴的宽度。用真空模板标记出探查的部位。分别从牙槽嵴颊舌面在垂线上测量两三个部位，把所得的深度读数转移到研究模型相应位置的断面上。连接模型断面上的黏膜深度描记点，

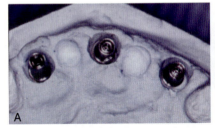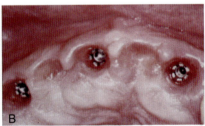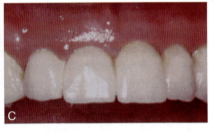

图 2-6　A. 主模型显示 3 个种植体修复 5 个缺失的前牙，注意桥体区域的整塑。B. 采用桥体改进技术后的最终临床效果，乳头状外观已形成。C. 就位，粘结最终修复体，恢复牙龈乳头的美观和外形轮廓。

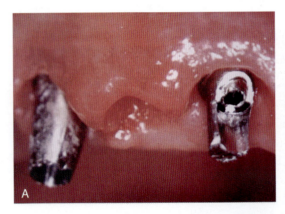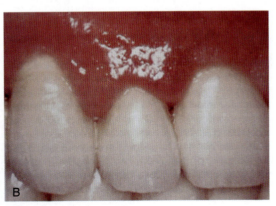

图 2-7　A、B. 另一桥体成形法病例。注意看桥体区域的效果。

即可得出牙槽嵴的横断面形态和黏膜厚度（图2-8A~B）。

分析缺牙间隙、确定种植数目之后制作蜡型，恢复缺损的天然牙列，重建生理外形。其实，在研究模型上制作蜡型恰如演出前的彩排。把蜡型展示给患者，患者就能通过它预计修复后的效果，使治疗过程更加形象、真实。但是对患者来说，评价蜡型也很难。义齿蜡型没有天然牙的色泽，患者仅仅观察蜡型，还很难想象自己戴上新修复体后的模样[123]。为了使蜡型看起来更加逼真，临床医师们常在牙齿周围用粉色蜡来模仿天然牙龈的外观[171]，用牙色的蜡来雕塑牙齿或用牙色颜料来涂绘牙齿，有时也会在粉色基质

中添加嘴唇模型，为患者提供三维视觉效果[168]。牙齿和软组织的天然颜色也可以衬托出石膏模型或树脂修复体形态的视觉效果[65]。这一过程使患者成为治疗计划的参与者，使患者感受到自己对最终结果所负有的责任。

患者认可蜡型后，就可以把种植体的植入位置标记在模型上了。诊断蜡型能够协助修改治疗计划，指导制作暂时修复体。必要时也可以在口内检查和修改蜡型。根据临床情况，电脑图像也许能够代替诊断蜡型或作为补充（图2-9A~B）。按照预先决定好的种植体位置和方向，在研究模型上制作手术模板，确立一期手术的植入位点。

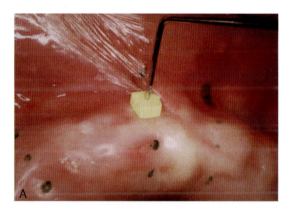

图2-8 A.颊侧、腭侧各做3个标记。用针刺入软组织，标记位置并记录软组织厚度。

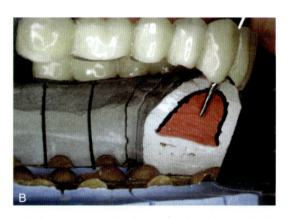

图2-8 B.根据所得数据绘制以后，分段模型上显示出骨的实际厚度。深蓝色代表骨的厚度。

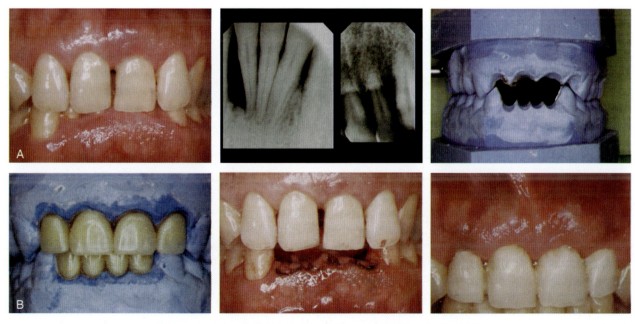

图2-9 A、B.手术模板和缺失牙蜡型，再现缺损组织的外形轮廓。

为了把研究模型上的数据转移到口腔中，目前有各种装置可供选择。实施治疗时，医师需正确选用。

放射诊断

种植治疗前，准确估计牙槽突的解剖形态是绝对必要的。通过评估才能精确定位种植体，发现牙槽骨的任何缺损，才能确定种植体的植入位点以及是否需要植骨。同时，也要评估种植区域的邻近结构和软组织形貌。口腔黏膜遮住了其下骨性结构的真实面貌，我们肉眼无法观察。因此，充分了解剩余牙槽骨的形状和大小对于治疗十分重要 [136,228]。

余留牙槽嵴的骨量、骨质和斜度可以通过多种放射技术来检测，还可以辨认出鼻底、上颌窦、颏孔等解剖结构。治疗开始前，也要仔细探查任何与治疗部位有关的病理状况或骨质疾病。术前 X 线片有助于术后对比，便于同患者一起观察治疗进展。如果以后出现医疗诉讼，X 线片就可以作为证据，展现患者现在、术前和术后各个阶段的情况。

除了可以精确地确定骨的尺寸和密度 [76]，放射技术的进步还可以帮助改进病例设计和治疗计划，提高了临床效果的预见性 [68]。放射图像有助于牙种植团队选择恰当的种植体大小、设计和表面形貌，选择合适的植入角度以及手术技术。总的来说，放射检查可以帮助临床医师发现那些隐藏的信息，制订更周密的治疗方案。

今天的数码科技使我们已经能够看到身体内部从前不可能了解的骨结构，同时还可以获得精确的骨解剖图像。现在已经有多种可供选择的放射技术和图像技术，每一种都各有优缺点。医师们应该根据患者各自的具体情况为患者选择最适合他们的放射诊断方法。这些具体情况包括患者的年龄、健康状况、经济状况，再次接受 X 线辐射检查的可能性，可以利用的设备，图像的放大误差，特殊情况下数据的获得，所采取方法本身的价值等多种因素。因为复杂的放射技术如数码扫描，并不是每个病例都需要的常规检查方法。有时基本而简单的放射方法就可以满足需要。

根尖片和全景片是日常牙科诊疗中最常用的放射诊断方法，可以为医师提供二维图像，显示骨量和骨密度 [68]。这些图像可以协助医师估计牙齿的牙周组织状况和牙根部相邻的解剖结构，以及种植体受植区的状况。大多数牙科诊所都能开展根尖片或全景片的检查，两种检查费用合算，设备操作简单，对患者来说额外开支极少。

常规放射检查中，根尖片的使用位居其首。根尖片是常规方法中唯一可以精确监测修复后种植体周围牙槽嵴水平的技术方法，所以根尖片具有超越其他 X 线检查的独特优点。手术过程中，医师借助根尖片来确定钻骨的深度，具有重要的参考价值。当然，根尖片也有其固有的缺点，如图像有轻微的放大率，而且放大率不稳定，随投照技术的变化而变化。因此，根尖片上的图像不能代表拍摄对象的实际尺寸。另一项缺点则是根尖片的尺寸太小，成像范围局限，临床使用受到限制。

数字化放射影像将根尖片提高到了一个新的水平，使医师的诊治过程更容易，更能取得预期的结果。数字化影像提供的信息准确，其最大的成就在于减少了 90% 的射线辐射，因此，散射辐射也相应减少。数字放射影像还可以加强医患沟通。易于保存和检索，简化了电子保险的申报操作，医师之间的沟通更简单。做到了完美复制，避免了传统化学底片的冲洗和显影，也无需随后处理废物。常规胶片被一个与电脑相连的传感器所代替，通过传感器可以瞬时生成图像 [60]。

降低辐射对医患双方都有好处。数字化可以在短时间内进行多次投照观察图像，不用担心辐射的危害。与常规放射片相比，数字化摄片的费用也较低。

市场上有两种类型的传感器：金属氧化物半导体传感器和磷传感器。两种都能够数字化保存摄片图像，拍摄的时间和日期可标注在图像上；图像都可以放大、增强和传输；便于对患者进行健康指导。数字化 X 线成像有直接成像和间接成像两种模式。直接成像，即直接数字放射成像（DR），可在曝光后数秒之内获得图像，在牙髓和种植治疗中无需等待即可取得检查结果。但是，直接成像的传感器不易弯曲、易损、价格昂贵。间接成像即计算机放射成像（CR），是在影像捕捉和成像之间，以扫描器为中介将光信号转化为数字信号。传感器必须经过扫描之后才能再次曝光，否则原先的图像会丢失。间接成像的传感器代替了传统的X线暗盒，有一定程度的柔韧性，比直接成像传感器更耐用。曝光后，通过扫描将数字信号输入电脑即可生成图像。图片可以储存在硬件中，也可进行电子传输（图2-10A~D）。

数字化放射图像可以被加强，也可以修饰成多种文件格式。医师能在手术中直接在显示器上进行准确测算。现有一种新型的数字放射影像系统Visualix® eHD（Gendex-KsVo Milan, Italy），它是一种基于电耦合设备技术的数码传感器，能获得高品质的图像。像素的尺寸降到了19.5μm，理论上分辨率大约为26μm。设计的感应器采用碘化铯闪烁器，碘化铯垂直生长于碳涂层表面，形成了柱状微晶结构，正是这些微晶结构直接将光传导到CCD表面，减少了光信号的损失，获得的图像质量无与伦比。此外，Visualix® eHD独特的"自动触发"功能不再需要操作者手动激活传感器。传感器能够自动识别X射线的释放并将图像传送到电脑。传感器外形边缘光滑，拐角圆钝，其设计完全遵循了口腔解剖形态，所以放置传感器更容易，患者感觉更舒适（图2-11）。

咬合片是另一种口内片，但在种植领域中的应用十分有限。原因是图像上的解剖结构相互重叠；X射线管的拍摄角度改变会导致图像变形；难以拍摄到口腔后部区域[165]。全景片是牙种植中最常用的诊断工具，所得的图像也是二维图像，不能显示拍摄对象的宽度，全景片分辨率不如口内片（特别是在前牙区），图像放大率达15%~22%；换算时需要消除放大误差，才能得出骨组织的精确高度和近远中距离。

随着数字图像技术的应用，全景片已经克服了自身的许多缺点（图2-12）。最新设备Orthoralix×8500（Gendex-KaVo, Milan, Italy），也

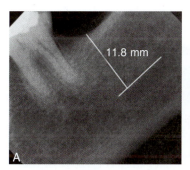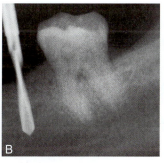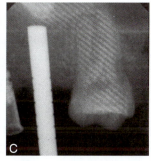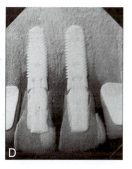

图2-10　A.数码根尖片上直接显示测量的骨高度。B.数码根尖片显示钻骨深度。C.数码根尖片显示与重要解剖结构的关系。D.数码根尖片的三维图像。

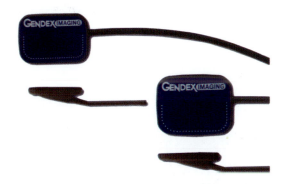

图2-11　Visualix® eHD数字X线传感器（Gendex-KsVo Milan, Italy）注意其光滑的边缘和圆钝的转角，可为患者提供最大的舒适感。

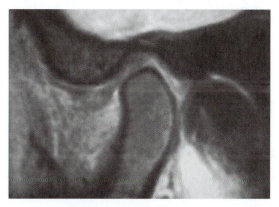

图2-12　TMJ的磁共振成像。

许是数字化全景机的代表。它拥有4个由电脑监控的微处理器，具有优良的机械性能，旋转臂能准确跟踪患者的颅面形态。X线发射器旋转，并在水平面重新定位，取得最好的聚焦图像，完美复制整个牙颌面部形态。

最近的Orthoralix×9200（Gendex–KaVo, Milan, Italy）能够利用线性断层摄影术由上至下取3个横断面，每个横断面间隔7mm，从而获得实时全景图像。它提供3mm或6mm两种对焦层面的选择，可以在一张胶片上同时显示左右牙弓。利用三束光系统，患者体位的确定达到了最大的精确度，减少了由操作者产生的误差。这个系统还可以进行横向断层摄影和颞下颌关节断层摄影。此外，自动曝光（AEC）控制模板和自动轮廓识别系统（APR）也是这一设备的特色。自动曝光便于选择正确的技术参数。自动轮廓识别系统能实现实时纠正，使图像在对比度和分辨率之间保持最佳平衡，能有效控制伪影，消除过多的脊柱背影。通过髁突主轴所获得的TMJ侧面观可准确检查关节的基部和每个关节的断面。该系统还能拍摄多种头部测量片：由一侧到另一侧（LL），由前至后（AP），自颅顶到颏下（SV）。在上颌窦部位有相对较宽的横断面可供选择，后前位的上颌窦断层片具体的图像层面定位，可由医师决定[53,136,160,164,181]（图2-12）。

头部侧位片在牙种植中，仅用来估计上下颌骨前部的角度，骨和牙的侧面形态，获得余留牙槽嵴的曲线和角度。所以，头影测量能提供有关种植体植入角度的重要信息，但对无牙颌患者作用有限。

计算机断层扫描技术（CT）更有利于牙种植修复的诊断。具有图像清晰，无需处理底片，

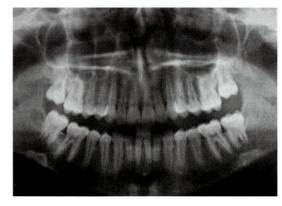

图2-13　全景片显示出整个牙列以及相关解剖标志。

放射剂量小，图像无放大变形，能够直接作精确测量，数字图像保存在电脑中以备将来比对等特点[165]。CT以软件程序为基础来构建三维模型，能形成清晰的牙槽骨断层图像，软硬组织的分辨清晰度达到了前所未有的程度。通过对图像数据的处理和重构，可以制作出种植体植入位点的切线图和横断面图，精确检测骨质状况。利用计算机将几个特定角度的放射图像进行组合，可以构建三维模型[93]。就是这种完全三维图像构建能力，CT可以提供非常复杂的矩阵数据图，从而可以精确地显示某一特定部位的颌骨结构[136,53,164,160,181]（图2-14A~D）。

利用计算机轴向断层数据（CAT），以及结合各种测量技术确定欲修复部位的骨量和骨密度，可以进行口腔组织的重建，进而显示预计植入部位的边界图像，以及提示口腔种植的治疗计划。有种特殊的牙科软件程序能够把CATs数据转换成更多有用的图像，不仅能提供三维图像，还能提供全景和横断面图像。SIM/Plant软件（Columbia Scientific, Columbia, Marvland, USA）可以在个人电脑上使CATs和CT扫描数据互动交流。通过这种数据交流能够更逼真地模

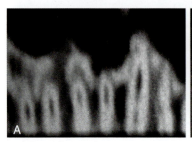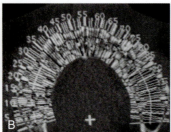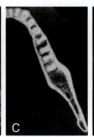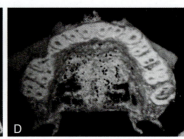

图2-14　A、B、C、D. 不同拍摄角度的上下颌CT。

拟种植体、修复体，模拟骨扩张的形态，制作手术导板。该软件也有助于规划手术修复的方法。例如，可以提前在设计的种植体上配置修复基桩，还能用 Hounsfields 设备确定骨密度。当了解受植区骨密度的情况后，就可以根据具体情况安排确定从植入到负重所需要的时间。

最近，又出现一种多层螺旋 CT，比传统 CT 有更多优势：

（1）速度更快，拍摄范围更广；

（2）获取数据时，减少了患者的运动合作；

（3）提高了数据在 z 轴重建的分辨率；

（4）扫描断层薄，可达 0.5mm；

（5）扫描速度提高了 8 倍；

（6）缩短了患者的屏息时间；

（7）减小了部分容积效应；

（8）图像对比度高；

（9）减小了图像噪音；

（10）射线管冷却快，减少了等候时间。

Dentascan（MPDI，Torrance,CA）是根据真实的上下颌骨横截面所开发的一种特殊电脑程序，专门用于牙种植手术。它沿着三维牙弓图像的任何位置产生一个牙槽骨的参考横截面和切线全景片。它包含一个 CT 数据修改软件，特别有助于对牙槽骨进行种植的术前评估。程序还能按照一定的间隔提供一系列牙槽嵴的断层图像。手术医师可以看到牙槽嵴的三维图像并能直接测量牙槽嵴的大小。常规轴向扫描通过对上颌骨或下颌骨进行连续扫描获得，扫描间距为 1mm。利用经过牙根的轴向扫描，把牙槽嵴曲线描绘在电脑屏幕上，然后利用软件程序沿整个牙槽嵴曲线生成间隔 2~3mm 的一组连续斜面断层图像。每个斜断面都依次编号并且与轴面图像的标记相对应，最后得到 5 个全景片，斜断面也编号与全景扫描标记对应。CT 是真正以真实尺寸的形式进行拍摄的，垂直尺度精确到毫米。缺点是费用高、数据的处理分析耗时[182]。

磁共振（MRI）技术相对较新，它利用非侵入性的强磁场和射频信号来检查和诊断身体的各个部位。磁共振也可以用来评估余留牙槽骨，尤其是牙种植中的应用。它还可以用于扫描颞颌关节或 CT 无法扫描的部位，患者不愿意或不能再接受辐射时也可使用磁共振。但值得注意的是，MRI 还没有在牙种植术中普及使用[230]。

数字减影摄影（DSR）技术用于测量骨丧失是功能最全面最敏感的方法。不仅可以探查出骨的高度，还可以发现种植体周围骨量的变化。DSR 弥补了其他放射检查在显示术后种植体周围骨质变化方面所存在的局限。通过消除那些没有变化的信息，DSR 能让临床医师注意到两个图像之间的区别[68,165]。

Voxgram（Voxel,Park City,UT,USA）是近期出现的一种新型的令人振奋的医学影像工具。这种图像是由常规 CT 和 MRI 扫描来记录和显示数据的。与人体实际大小相同的 Voxgram 图像使患者图像数据的显示得以加强。以前医师不得不在头脑中模拟大量视觉信息，而现在 Voxgram 直接解决了这一难题。Voxgram 图像以一种透明三维光线雕塑的形式把患者的解剖和病理状态在真实空间中展示给观察者。它所提供的解剖图像独特而准确，加深了医师对病情的了解，节省了时间、优化了治疗。医师可以在全息图上植入种植体，可以进行直接测量，就好像在患者身上操作一样。这种类型的 X 线片可以帮助医师筛选和制订最佳的手术方案，在诊断、制订治疗计划、手术以及随访时可以做到更安全、更快捷、更精确，使医师更加自信（图 2-15）。

术前设计阶段应全面判断，理智地选择最适合的放射诊断方法。那些设备尖端、价格昂贵的放射检查对检测出诊断所需的各种参数未必有帮助。有时，常规的放射技术也许就足够有效了。

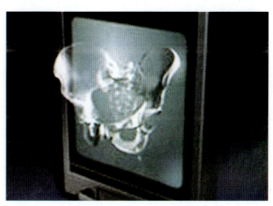

图 2-15 Vox 全息图像。

牙槽骨区的评价分析

健康的牙槽嵴骨结构维系着天然牙列的软组织美观，为种植体周围软组织的形态提供支撑。拔牙后牙槽骨吸收导致的骨缺损会引起功能和美观问题，需要采用牙槽嵴增量手术重建原有的形态。随着各种骨再生新疗法的出现，显著提高了种植体功能和美学方面的潜力，使得种植体可以在最佳位置植入，使牙种植这种独特的治疗方法更加可靠。

理想的骨质结构能保证种植体植入到理想的位置，确保最终种植修复的成功。但是由于拔牙后骨吸收、创伤等种种原因，临床上进行牙种植常常没有这样理想的骨量。纠正骨质缺损不仅有助于种植体的植入，还有助于形成更自然的软组织外形，这些都会影响到牙冠的解剖外形、牙龈形态以及随后的整体美观效果。所以，牙槽嵴骨增量可能是种植牙成功的前提

（图 2-16A~B，2-17A~B）[225]。

种植区的骨质是保证种植体行使正常功能和长期存活的结构基础[137,138,90]。因此健康足量的骨质对种植治疗十分重要。要使牙种植达到可预见的美学和功能效果，需要强调在最佳骨质基础上植入种植体的观点。完善的美学种植修复需要对牙槽嵴解剖进行全面细致的分析。分析评价包括以下几个因素：骨宽度、骨高度、骨密度和是否存在骨质萎缩。

牙槽骨缺损的严重程度决定了最终的植骨方案。根据骨缺损的程度和形态，分别采取分期或不分期的种植方法。骨缺损的治疗还取决于骨缺损本身的类型。无论从临床处理和预后方面，水平型骨缺损全然不同于垂直型骨缺损。同时伴有这两种类型的混合型骨缺损可能需要不同的处理方法。因而，在整个治疗过程中，必须高度重视组织缺损的类型和大小。

不幸的是，牙拔除后牙槽骨由于骨量减少，以及邻近解剖标志等原因使种植体植入过

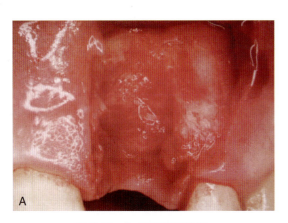

图 2-16　A. 垂直型骨缺损。

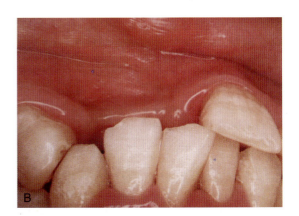

图 2-16　B. 水平型骨缺损。

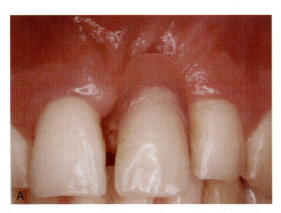

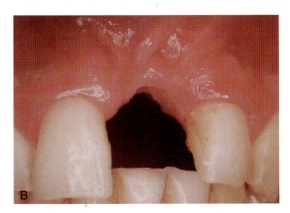

图 2-17　A、B. 骨缺损处理失当导致修复欠佳。

程复杂化，甚至可能无法达到植入的最佳效果。有报道称，拔牙后两年内牙槽骨几乎减少了 30%[110]。上颌和下颌各有不同的吸收方式，改变着牙槽骨的宽度和高度[151,158]，对种植修复的预后造成负面影响。下颌前牙区（两颏孔之间）拥有最佳骨量，但不一定能为种植体植入提供最佳的骨质条件。下颌后牙区下颌神经管之上的牙槽骨高度常常不足。上颌窦内壁与鼻腔外侧壁之间的锥型牙槽骨区域通常可以为种植体的植入提供足够的骨量，而上颌窦后份和鼻窝前部的骨量却常常不够。

不同部位的牙槽骨，其吸收方式也有所不同。在上颌，牙槽突向上向内吸收；在下颌，牙槽突向下向外吸收。在已经发生吸收的颌骨上进行种植时，上颌种植体植入的位置往往偏向天然牙的腭侧，而下颌种植体植入的位置往往偏唇颊侧，这种植入位置对整个预后会产生不利的影响。后牙区长期牙列缺损，对颌为天然牙列的患者，牙槽嵴吸收有时甚至会出现上下牙槽关系与天然牙列颊舌向关系恰恰相反的现象。植入种植体之前应该先决定好人工牙的位置。若植入位置过于偏唇颊侧，可能会导致修复后的美观欠缺和功能不良，甚至难以接受。

因此，衡量牙槽骨质和量的参数十分重要，有助于医师判断每个病例的具体骨型，选择适当的治疗方案，进而选择出预后最好且能够预见美观和功能效果的手术方法。Misch 将余留牙槽骨量分为 4 类[137]：

A 类（骨量充足）：牙槽骨宽度>5mm，高度>10~13mm，近远中距离>7mm，殆平面与种植体之间的负重角度≤30°。此外，修复牙冠与种植体体部之比≤1。这一类骨是直径为 4~5mm 种植体的最佳受植选择。

B 类（骨量轻微不足）：牙槽骨轻度到中度萎缩，唇颊侧皮质骨丧失致牙槽可用宽度减少。骨的高度保持稳定，至少有 10mm。余留骨宽度在 3~5mm 之内，最大可以容纳直径 4mm 的种植体，负重角度≤20°。这类骨建议采用骨成形术、骨增高术或直径较小的种植体。

C 类（骨量勉强）：牙槽骨中到重度萎缩，骨宽度<2.5mm，高度不足 10mm，负重角度>

30°，修复后牙冠与种植体之比≥1。上下颌骨后牙区出现这类骨的概率比前牙区要大。

D 类（骨量不足）：出现严重萎缩，伴有基骨丧失。强烈建议自体骨移植以增加缺牙区的骨量。这类骨常常引起与软组织、骨移植有关的并发症，出现种植体早期失败。

骨量充足（A 类）的牙槽嵴不需要牙槽骨的增高增宽手术，其特征是骨宽度>5mm，高度>10~13mm，长度>7mm[135]。骨量轻度不足（B类）的骨特征是骨宽度约 2.5~5mm，高度约 10~13mm，长度>12mm，根据缺损的特性，可以采用骨成形术或软硬组织增量术来加以改善。C 类骨量勉强，缺损的特征是骨高度<10mm，或宽度<2.5mm，须依据缺损的严重程度进行骨成形术和软硬组织的增量术。D 类严重的骨缺损几乎不能满足种植体的重建修复。需要从口腔以外的部位取大量的骨组织来增加牙槽嵴。Salama 引进了另一种分类法[177]，根据牙槽窝的情况来分类。即刻种植时，牙槽窝的状况会影响治疗计划，所以这种分类法更有助于即刻种植。

Lekholm 和 Zarb[117] 根据骨减少的程度将余留颌骨形态划分为 5 类。A 类的剩余牙槽嵴轻度吸收，颌间隙最小，制作修复体时有一定的影响。B 类和 C 类的剩余牙槽嵴有中度到重度的吸收，但仍是种植体植入、实现骨整合和修复体制作的理想条件。D 类和 E 类的剩余牙槽嵴存在严重吸收，特别在上颌，需要预先在受植部位进行植骨或种植的同期进行植骨术。

Buser 等[35] 最近介绍了一种专门为种植患者设计的分类系统（SAC 分类）。SAC 分类中，"S" 代表 simple，"A" 代表 advanced，"C" 代表 complex。该系统强调的是临床情况的差异和治疗的难易程度。如上颌前牙区的不同临床情况，而且经常需要牙槽骨增加。这种分类按照临床是否伴有骨缺损，阐述了相应的治疗方案。

无论是利用放射片、计算机或手术探测，对骨密度进行精确的探测都十分重要，因为这样才能决定所选种植体的表面特征。1988 年，Misch[136,137] 根据皮质骨的宏观形态和骨小梁特征将骨密度分为 4 类。颌骨内，密度相似区域的分布往往是连续的。这种分类也描述了每种骨密度类型的种植体设计、手术方案、治疗计划和使用寿命。肉眼下，Misch 分类中的 D1 类骨主要是致密皮质骨。D2 类骨的牙槽嵴皮质骨厚而致密，中心骨小梁粗大。D3 类骨的皮质骨薄而多孔，骨小梁细小。D4 类骨几乎没有皮质骨，种植体周围的骨几乎都是由细小的骨小梁松质骨构成。而矿化不全的软质骨可看成是 D5 类骨，也叫不成熟骨。

临床上可采取局部或系统疗法来处理骨密度不良的问题。系统治疗可以服用双磷脂（bisphosphonate），双磷脂使骨沉积速率大于骨的吸收速率。临床医师给有骨质疏松症倾向的患者开口服剂量的双磷脂，减缓骨组织吸收的自然进程，延缓骨质疏松症的发生，减少并发症。双磷脂能够通过阻碍破骨细胞的新生和抑制其活性，缩短破骨细胞寿命，从而抑制骨吸收、促进骨形成。

但是，近期有人认为双磷脂的作用与颌骨坏死有关。他们观察到：那些有种植或拔牙等侵袭性牙科治疗史的癌症患者接受双磷脂静脉注射后，出现了颌骨坏死现象。对此，临床医师应保持警惕。颌骨坏死会造成不可逆的严重后果。警示中所提到的静脉注射剂型的双磷脂有两种，商品名称分别为 Aredia 和 Zometa (Novartis,Farma.USA)。报道的用药警示没有提及口服剂型的双磷脂。然而，美国食品与药物管理局（FDA）发现已经有关于口服用双磷脂与颌骨坏死的相关报道。

最近，Marx 等（2005）调查了服用 Pamidronate (Aredia, Novartis Pharmaceuticals, East Haven, USA)，Zoledronate (Zometa, Novartis Pharmaceuticals)，Alendronate (Fosamax, Merck Co, West Point, VA) 3 种双磷脂的 119 例与双磷脂有关的骨暴露病例，调查了双磷脂与顽固性骨痛之间的关系。其中 32 例患者（26%）使用 Aredia，48 例患者（40.3%）使用 Zometa，36 例患者先使用 Aredia，再使用 Zometa，3 例患者（2.5%）使用 Fosamax。骨暴露及其相关症状出现的平均时间：Aredia 为 14.3 个月；Aredia 和 Zometa 为 12.1 个月；Zometa 为 9.4 个月；Fosamax

为 3 年。62 例（52.1%）患者用药目的是治疗多发性骨髓瘤，50 例（42%）是为了治疗转移性乳腺癌，3 例（2.5%）是为了治疗骨质疏松。出现骨暴露后，37 例（31.1%）无症状，82 例（68.9%）出现疼痛，28 例（23.5%）出现牙齿松动，21 例（17.6%）出现经久不愈的瘘管。81 例（68.1%）骨暴露只发生在下颌骨，33 例（27.7%）在上颌骨，有 5 例（4.2%）同时发生在上下颌。

研究认为现在想要完全避免出现双磷脂的并发症是不可能的。然而，口腔保健却能降低发病率，非手术的牙科治疗能够抑制新发病例的发展。对那些骨痛的患者，采用抗生素加 0.12% 洗必泰漱口消毒的方法，将骨痛有效控制到无痛状态又没有骨溶解的有效率为 90.1%。

骨密度降低的局部治疗方法可用手术骨挤压或采用羟基磷灰石涂层的种植体。现在有多种方法改善骨密度，防止骨结构发生进行性吸收。其中之一就是即刻种植，它的优点有：防止骨吸收，保持牙槽骨的宽度和高度，简化了复杂的手术程序，缩短了疗程，提高了美学效果。种植体即刻植入可按照天然牙的角度就位，与邻牙的关系恰到好处。

根据骨缺损的严重程度和缺损的部位，一般可将骨质缺损分为垂直、水平或联合缺损 3 种类型。种植体植入时或植入前采用正确的方法可以解决垂直型骨缺损的问题。牙槽骨缺损高度如果 <2mm，可使用自体骨碎片进行修整。若牙槽骨缺损高度 >2mm，可采用牙槽嵴上置的块状骨移植方法（veneer graft, onlay graft）。

自体骨移植是骨重建的金标准。自体骨为受植区提供多种活性蛋白如骨增强底物、矿物质、活性骨细胞，这些保证了自体骨移植较高的成功率。一项研究选取了 63 例缺牙区牙槽嵴形态不良的患者，并接受下颌支来源的骨移植。骨移植愈合 4 个月后，187 枚种植体植于骨移植的受植区 [13]。结果显示无论年龄大小或牙槽骨吸收程度如何，移植骨都能成活。从下颌支取材作移植骨，取材容易，能够长久地抵抗骨吸收，术后复发率小，是牙槽嵴增量的一种可靠方法。

这项技术采用保留两侧龈乳头的切口方式，暴露颊侧牙槽骨至膜龈联合的根方3~5mm处。测量受植区的长度和高度，确定所需移植骨的大小。做颊侧前庭切口，暴露下颌支。建议使用直径1~1.2mm的裂钻切出植骨片的轮廓。先作前后向的切割，再进行邻面和远中的垂直切割。钻头钻入深度以颊侧皮质骨骨板厚度为准。钻入皮质骨后，血液自取骨区的松质骨中渗出，显示出植骨片的轮廓。然后用5mm宽的薄型弯骨凿或直骨凿分离骨片。骨片移出口腔之前必须决定其裂开方式。如果无创伤地暴露下牙槽神经管侧面，暴露神经也不会导致感觉异常；而剥离的植骨片中挟带下牙槽神经，则可能会引起感觉异常。单层皮质骨片要与受植区相适

合。为确保植骨片与颊侧骨板密切接触，建议使用小号钻头在受植区钻孔，以促进植骨片的血管再生。

用钛质自攻小螺丝钉把植骨片固定到受植区。骨片的初期稳定十分重要。为了达到移植骨的无纤维性愈合，就必须在初期做到完全固定。要在愈合期间消除骨块的微移动和旋转，至少需用两个螺丝骨钉进行固定。关闭软组织之前，可以在不规则移植骨块周边填充各种类型的骨移植颗粒。严密缝合软组织、关闭创口也是绝对重要的。当然，以口腔内的其他区域作为移植骨的供区（如颏部），也能收到预期效果，供区发生术后并发症的概率也较小（图2-18A~S）。

获取下颌的植骨片，应选择骨源最好，又

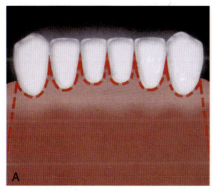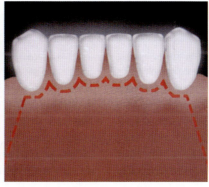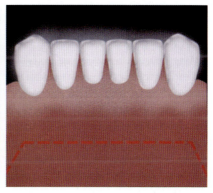

图2-18　A. 颏部取骨的不同切口类型。

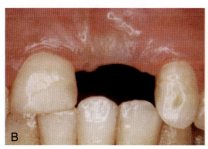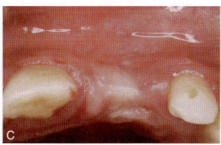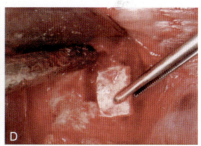

图2-18　B、C. 水平型骨质缺损的两种口内观。D. 从颏部获取皮质松质骨植骨片。

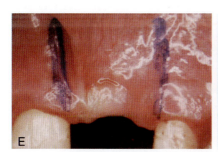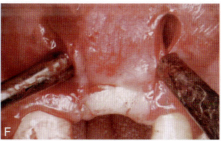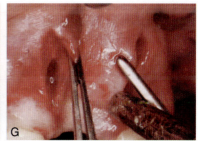

图2-18　E. 黏膜上标记的切口线。隧道瓣技术的切口方式：做两个垂直切口并且不切断牙槽嵴顶部的黏膜，沿两个切口做潜行性隧道剥离，使两切口相互贯通。F. 用骨膜分离器开始分离。G. 完成分离。

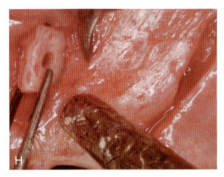
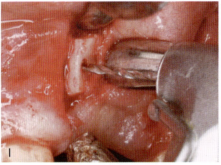
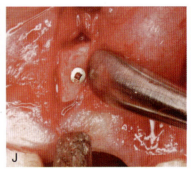

图 2-18　H. 植骨片穿孔以便用螺丝钉固定，植入隧道瓣内。 I. 骨床上钻孔。J. 螺丝钉固定植骨片的近中。

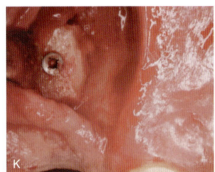
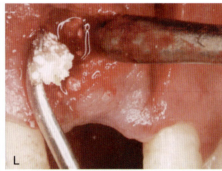
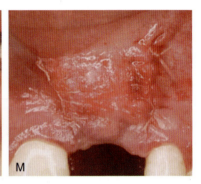

图 2-18　K. 固定植骨片的远中。L. 骨粉充填空隙。M. 缝合龈瓣，无张力关闭切口。

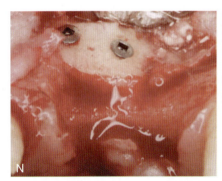
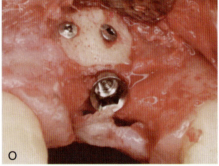
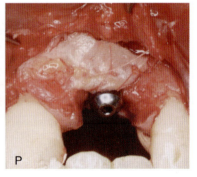

图 2-18　N. 种植体植入手术,可看到增加的骨量。O. 安装 TSV 种植体（Zimmer Dental Carisbad, CA USA）。P. 结缔组织移植，重塑软组织外观。

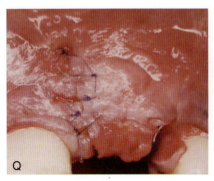
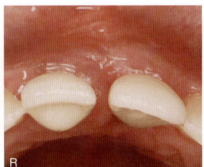
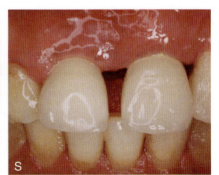

图 2-18　Q. 关闭软组织。R. 修复后切面观显示唇侧外形已明显改善。S. 术后的前面观。

比较容易的操作区域作为手术入口，避免引起术后组织坏死或牙根损伤等并发症。供区的准备会影响植骨的效果。

为了估计受植骨床预备对下颌自体植骨片的影响，以 6 只狗为实验对象，研究了 3 种不同类型的受植骨床。这 3 种受植骨床分别为皮质骨、钻孔的皮质骨和去皮质骨。45d 和 90d 后处死实验动物，将植骨区及其周围骨质一并切断、取出。用苏木精-伊红染色和 Masson 三色染色，处理标本。植骨片与受植骨床相互融合，而且这种现象主要发生在钻孔的皮质骨和去皮质骨上，这可能是因为植骨片与受植床之间没有结缔组织干扰的缘故。

移植骨片的大小应该与钻孔的受植区皮质骨保持稳定（图 2-19）[49]。理论上，自体骨有较高的成骨活性，最能满足骨再生的各种要求。但是，它也有一些实际方面的缺陷：①需要额外手术获取移植骨，增加了患者的痛苦；②造成供区的骨质缺损，并有感染或畸形等额外风险；③移植骨，特别是髂骨来源的移植骨，移植后常常发生吸收，但下颌骨来源的移植骨术后吸收的概率较小。这是因为下颌骨与牙槽骨受植区的胚胎来源相同；④口内取骨量有限；⑤可能发生根尖损伤（颏部取骨时）或神经损伤并发症。

上述自体骨移植的缺点也引发了对其他骨替代材料（如同种异体骨，异种骨和异质骨）的研发和应用，以获得稳定的骨源，能够在牙科诊所常规使用。使用皮质-松质的异体骨还有一些优点，如不用从供区获取植骨片，而且比起口内自体植骨，患者更能接受这种方法。虽然异体骨的临床应用是成功和可靠的，但文献至今仍没有对其给予强烈的支持（图 2-20A~S，2-21A~P）。

用夹层植骨技术扩张植骨区，联合应用异体骨或自体骨移植（如髂骨或其他部位），是临

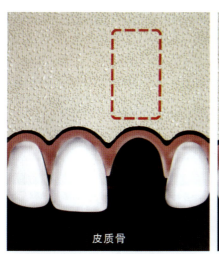
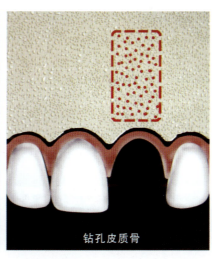
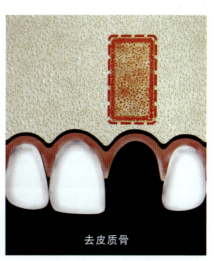

皮质骨　　　　钻孔皮质骨　　　　去皮质骨

图 2-19　不同类型的受植骨床：皮质骨，钻孔皮质骨和去皮质骨。

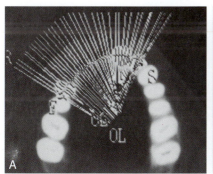
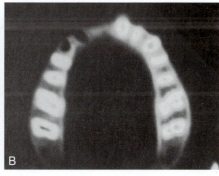
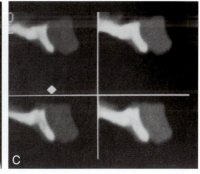

图 2-20　A. CT 扫描显示骨质缺损部位。B、C. 水平扫描和轴向扫描图像显示骨质缺损的大小。

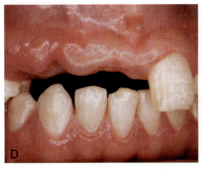
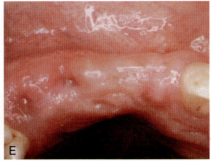
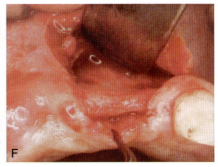

图 2-20　D. 前牙缺失的正面观显示缺损大小。E. 骨质缺损的切面观。F. 翻起黏骨膜瓣显露有严重的水平型骨质缺损。

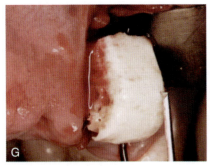
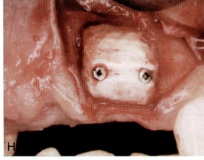
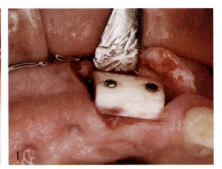

图 2-20　G. 将带皮质–松质骨的异体骨块填入受植部位。H. 正面观显示：骨块通过两颗钛螺丝钉固定在骨床上。I. 固定在骨床上的骨块切面观。

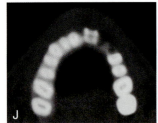
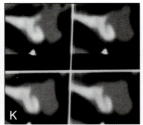
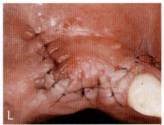
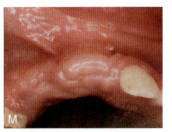

图 2-20　J、K. 水平和轴向 CT 扫描图像显示骨质形态明显改善。L. 切口缝合。M. 切面观，植骨后组织外观有明显改善。

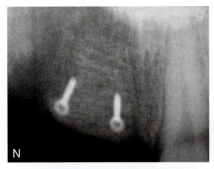
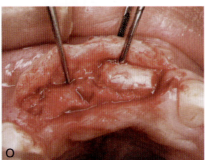
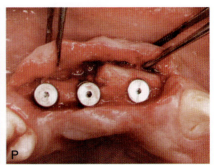

图 2-20　N. 植骨 5 个月后的 X 线影像。O. 再次手术切开发现骨量增加，骨质形成。P. 植入 3 枚种植体。

床解决骨缺损的一种可靠方法。此方法需要先劈开萎缩的牙槽嵴，然后撑开骨质，将自体植骨片放入劈开的骨缝中。它保留了植骨块两侧的血供，也不一定需要螺丝钉固定；但是，它对软组织关闭的要求很高。最好的方法是用腭部的带蒂结缔组织瓣来关闭软组织，保持上颌角化组织的连续性（图 2-22A~R）。

另一些创伤更小、结果更可靠的革命性的

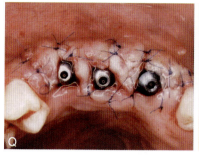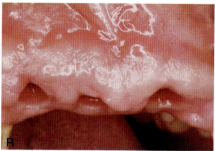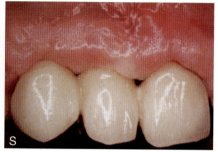

图 2-20　Q. 连接愈合基桩，缝合创口。R. 3 周后软组织愈合。S. 最终修复。

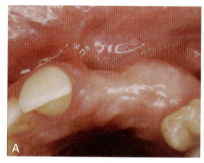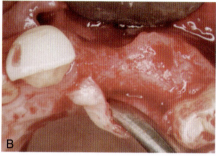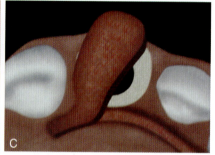

图 2-21　A. 中度骨质缺损。B. 翻起黏骨膜瓣，评估骨质缺损。C. 放置手术模板，估计骨缺损大小。

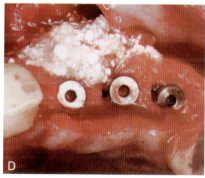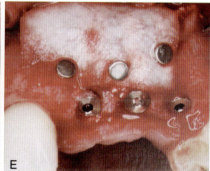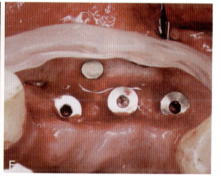

图 2-21　D. 植入种植体并在缺损部位填充异体移植骨（Puros Allograf Zimmer Dental, Carlsbad,CA,USA）。E. BioMend 膜（Zimmer Dental, Carlsbad,CA,USA）覆盖植骨材料。F. 再次检查植骨量。

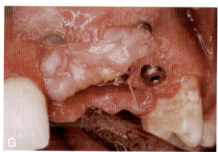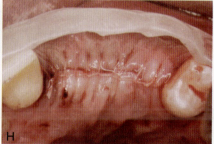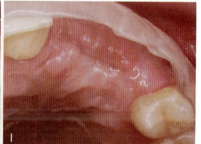

图 2-21　G. 在牙槽嵴顶移植结缔组织，改善软组织外观。H. 瓣膜复位缝合。I. 愈合 2 周后的图片。

骨移植方法即将出现——组织工程骨。组织工程技术，需要在支架上"播种"干细胞，支架的作用是模仿细胞外基质。通过体外培养，使细胞增殖并产生所需修复的组织表型。为了提高组织工程的可行性，出现了各种实用技术，如网状可吸收支架，可模拟体内坏境的细胞外基质。

细胞培养技术也取得了较大进展，可以在

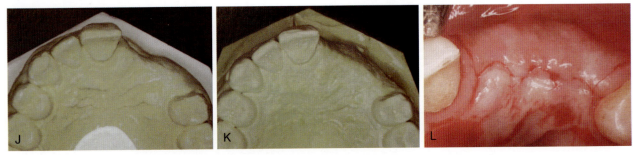

图 2-21　J、K. 植骨前和植骨后，研究模型上的效果。　L. 二期手术切口。

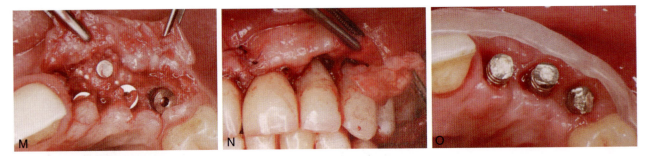

图 2-21　M. 二期手术时所见的新骨。N. 移植上皮下结缔组织，抵抗组织重建的形变，加强外形的美观效果。　O. 根据手术模板改善软组织形态。

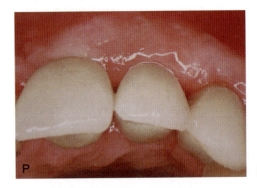

图 2-21　P. 最终修复后的切面观，显示最佳的骨形态。

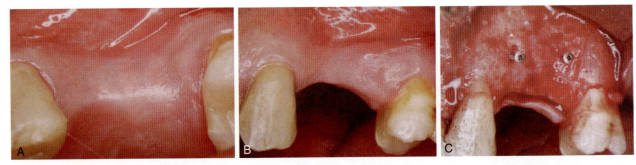

图 2-22　A. 拔牙后，缺牙区的术前𬌗面观，发现骨质在三维方向上都有吸收。B. 缺损部位的术前唇面观。C. 翻瓣，并用两颗螺丝钉作为支架支撑生物膜。

保持细胞表型的同时进行细胞增殖。基因工程的生长因子又是另一项新技术。因为生长因子是调控细胞再生的基础[39]。整形手术中已经开始使用重组生长因子，如骨形成蛋白-2 和成骨蛋白-1。但是，对于口腔重建手术来说，这些生长因子仍处于实验阶段。

最近的一项进展就是利用基因治疗方法使生长因子在局部持续缓释。这种方法的本质就是通

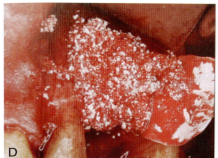
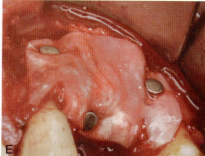
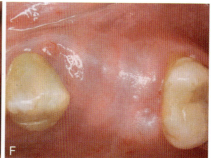

图 2-22　D. 填充同种多孔异体骨（Zimmer Dental, Carlsbad,CA,USA）。E. 覆盖可吸收胶原膜。F. 术后外貌显示改善的牙槽嵴形态。

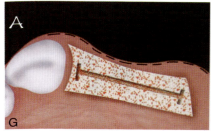
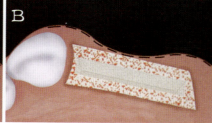
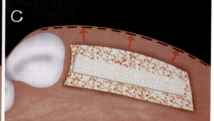

图 2-22　G. 夹层骨移植示意图。

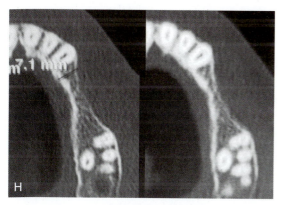

图 2-22　H. CT 图像显示牙槽嵴有明显缺损。

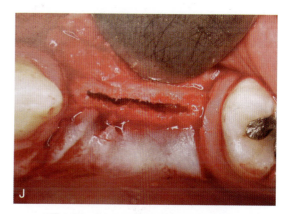

图 2-22　J. 上颌骨劈开手术的口内观。

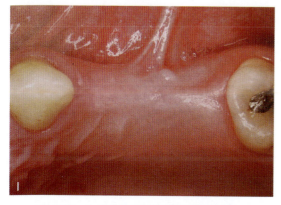

图 2-22　I. 术前肉眼观察到的骨质缺损。

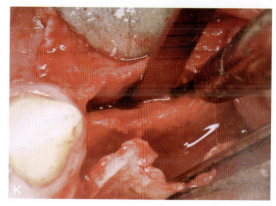

图 2-22　K. 用骨凿撑开植骨区。

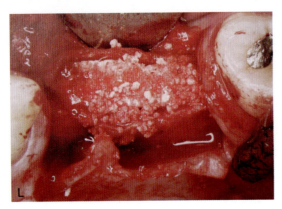

图2-22　L. 异体植骨材料完全填入后，可获得双侧的血液供应。

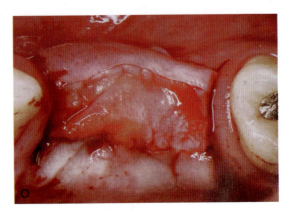

图2-22　O. 用结缔组织带蒂瓣关闭软组织创口，注意无张力关闭创口。

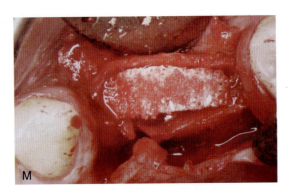

图2-22　M. 空隙处填充骨粉。

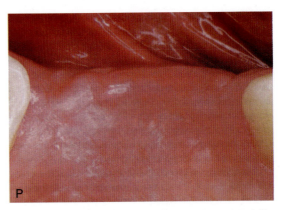

图2-22　P. 组织最终愈合，颊面外形得到明显改善。

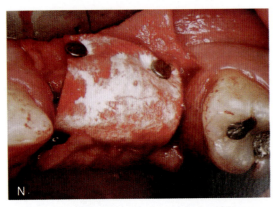

图2-22　N. 在植骨区顶部覆盖 BioMend 膜（Zimmer Dental, Carlsbad,CA,USA），并用平头钉固定。

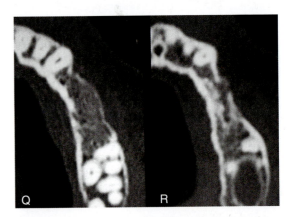

图2-22　Q、R. 两张 CT 影像显示骨组织颊侧形态的改善。

过携带具体的 DNA 片段的载体，传递至靶细胞，诱导骨再生所需生长因子的持续释放[96]。目标 DNA 可在患者体内被直接导入细胞，或先在体外被插入靶细胞后，再将携带该 DNA 的细胞输送进患者体内（ex vivo gene therapy）。通过病毒或其他非病毒载体如脂质体等，可以将 DNA 导入细胞。

关于种植体表面特征调控细胞行为的实验研究也有所突破。种植体的表面特征能够调控细胞的行为，调控整合素的表达，引发整合素介导的细胞活动，而这一细胞活动正是组织愈合和稳定的基础。该研究通过在光滑钛面（抛光后）、粗糙钛面（喷砂酸蚀后）和细胞培养的塑料面（对照组）上培养人牙龈成纤维细胞，评估钛表面粗糙程度对整合素表达和细胞形态的影响[144]。研究分别从实验组和对照组的细胞中分离出总核糖核酸（RNA），利用逆转录PCR评价整合素亚单位信使RNA（mRNA）的水平。用聚丙烯酰胺凝胶电泳分析所得产物，进行DNA序列分析确认，并用计算机辅助密度测量仪进行定量检测。采用流式细胞术在蛋白质水平上对整合素亚单位的表达进行分析。

结果显示种植体表面的人牙龈成纤维细胞出现多种整合素亚单位的表达；粗糙钛表面使细胞的形态发生变化，但对整合素的表达似乎影响不大。研究揭示种植体表面发生了一系列复杂的细胞水平、分子水平的活动，也许这就是改进软组织–种植体界面上软组织反应的关键。

口内骨移植的未来似乎一片光明。近期，实验室一直在进行基质干细胞的培养研究，旨在4周之内把基质干细胞扩增成自体成骨细胞系，然后将其注入骨质缺损处，诱导骨的形成[214]。这种技术称为细胞治疗。通常是从髂嵴收集骨髓细胞，在实验室用患者自身的富血小板血浆进行细胞培养。28d后把培养出来的细胞和备用植骨材料混合在一起，植入骨缺损处。

新骨再生过程十分精细复杂。缺损部位形成新骨需要凝血块的形成、成骨细胞的储备、与活组织的紧密接触。要取得移植骨的成功，应该牢记新骨再生的这3个要素。

种植界认为，优化余留牙槽骨的形态是种植修复取得长期功能和美学成功的重要因素。现在，临床医师可以根据各种情况，在一系列的植骨材料中进行选择使用。这些材料的使用极大地拓宽了种植手术的应用范围，提高了预期效果。实验室研究和临床应用表明每种植骨材料都具有一定适用范围和不同的操作性能。医师务必首先考虑到这一点，之后才能进行术前计划，以最小的创伤获得骨移植最佳的预期效果。

解剖因素

任何种植手术开始之前，都应该对术区的解剖标志了然于心，避免由于解剖结构的损伤而引起术后并发症。上下颌的解剖结构包括动脉、静脉丛、神经、肌肉附着和间隙。

熟悉下颌解剖结构，也包括一些重要肌肉如构成口底的下颌舌骨肌。下颌舌骨肌起自下颌骨内侧，止于舌骨。颏舌肌起自颏棘，向前止于舌背前方、向后止于舌骨。颊肌，连带颊脂垫共同形成颊部，起自上下颌牙槽骨的后部，参与口轮匝肌的组成。翼外肌、翼内肌、咬肌和颞肌在咀嚼过程中都参与了开闭口运动[187]。

在下颌进行种植，临床医师必须关注的重要神经有（图2-23，图2-24）：

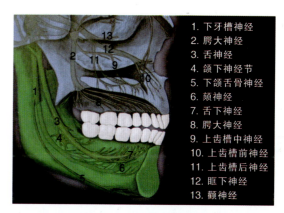

1. 下牙槽神经
2. 腭大神经
3. 舌神经
4. 颌下神经节
5. 下颌舌骨神经
6. 颏神经
7. 舌下神经
8. 腭大神经
9. 上齿槽中神经
10. 上齿槽前神经
11. 上齿槽后神经
12. 眶下神经
13. 颧神经

图2-23 上下颌神经分布。

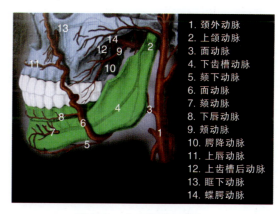

1. 颈外动脉
2. 上颌动脉
3. 面动脉
4. 下齿槽动脉
5. 颏动脉
6. 面动脉
7. 颏动脉
8. 下唇动脉
9. 颊动脉
10. 腭降动脉
11. 上唇动脉
12. 上齿槽后动脉
13. 眶下动脉
14. 蝶腭动脉

图2-24 上下颌供血动脉。

（1）下牙槽神经是下颌神经的最大分支，与下牙槽动脉相伴下行，起初在翼外肌下缘，经蝶下颌韧带与下颌支之间至下颌孔。向前通过下颌管，经由牙齿下方至颏孔，再分为颏神经和切牙神经两个终支。

（2）舌神经是下颌神经在颞下窝分出的一个分支[52]，支配舌前2/3的黏膜感觉。经翼外肌下缘穿出后，位于下牙槽神经的前内侧，有时该神经通过一个分支与下牙槽神经汇合，该分支横过颌内动脉。因此，在第二磨牙和第三磨牙附近手术时，容易损伤到舌神经。舌神经向前下方经过下颌支和翼内肌之间，由第三磨牙区的下颌舌骨肌后缘上方进入口腔。

（3）咬肌神经由翼外肌上缘向外侧，经颞下颌关节前方、颞肌腱后方，与咬肌动脉伴行越过下颌切迹至咬肌深面分布于咬肌，达到咬肌前缘。有纤维加入颞下颌关节。

（4）颊神经（颊长神经）自翼外肌上、下头之间穿出，下行于颞肌下部或穿行于其内，由咬肌前缘下穿出，分布于颊肌表面并在此与面神经颊支相互交织，在穿过翼外肌的同时发出分支分布于翼外肌，有时也可能会发出颞深神经[153]。

（5）下颌舌骨肌神经由下牙槽神经在进入下颌孔前发出，于下颌支深面沿下颌舌骨沟下行，到达下颌舌骨肌下面，分布于二腹肌前腹。

（6）颏神经由颏孔穿出，在三角肌下方分为3个分支，一支下行至颏部皮肤，另两支上行至下唇皮肤和黏膜。这些分支可与面神经相互连接[224]。

唾液腺是下颌重要的解剖结构。腮腺位于耳的前方，其浅叶覆盖下颌支，腺体绕过下颌骨后方形成深叶。它包裹在颈浅筋膜内，完全由结缔组织围绕。腮腺导管由腮腺前缘发出，穿过颊肌，开口于第二磨牙相对的颊黏膜上。导管有时也可能连接副腮腺。颌下腺位于下颌体中份的内侧，在肩胛舌骨肌外表面，绕过肩胛舌骨肌后部的游离缘，位居口底。颌下腺导管沿口底走行，开口于舌系带两侧。面动脉与颌下腺的浅部紧密相邻，而后越过下颌骨向上。舌下腺位于舌下，通过数条导管开口于口底（图2-25）。

下颌骨的供血动脉有舌动脉、面动脉等重要分支。舌动脉略呈向上凸的弓形，在舌骨大角末端上方约5mm处，经过舌下神经、茎突舌骨肌和二腹肌后腹的深面，并在二腹肌后腹前缘处转向上行走，直接延续为舌深动脉。面动脉与下颌骨的联系十分紧密，它经二腹肌下方、茎突舌骨肌和下颌角，而后向前经过颌下腺上面的沟。面动脉呈弓形绕过下颌骨下缘上行至

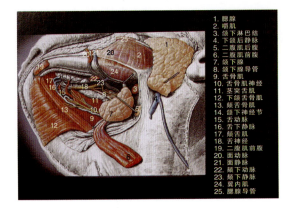

1. 腮腺
2. 嚼肌
3. 颌下淋巴结
4. 下颌后静脉
5. 二腹肌前腹
6. 二腹肌后腹
7. 颌下腺
8. 颌下腺导管
9. 舌骨肌
10. 舌骨肌神经
11. 茎突舌肌
12. 下颌舌骨肌
13. 颏舌骨肌
14. 颌下神经节
15. 舌动脉
16. 舌下静脉
17. 颏舌肌
18. 舌内肌
19. 二腹肌前腹
20. 嚼肌
21. 面静脉
22. 颌下动脉
23. 颏下静脉
24. 翼内肌
25. 腮腺导管

图2-25　口底解剖图。

面部，在下颌下缘和咬肌前缘交界处可以触及面动脉的搏动。

颌面部静脉主要有两大静脉，即颈外静脉和翼静脉丛。翼静脉丛分布于颞肌和翼外肌之间，凡与上颌动脉伴行的静脉都参与翼静脉丛的构成。由于翼静脉丛经眼下静脉与海绵窦相通，所以面深部和牙槽区的任何口颌感染都可以扩散到海绵窦，引发致命感染。

上颌骨有颊肌和口角提肌附着，具有许多重要的解剖结构。对牙种植来说，最重要的结构当属上颌窦了。成年人的上颌窦近似于金字塔形，大小约有15mL（34mm×33mm×23mm）。上颌窦以鼻腔侧壁为底，尖指向颧突；前壁有眶下孔，眶下孔位于前壁的中上部，眶下神经经过窦顶穿出眶下孔；前壁最薄的部分是尖牙窝，位于尖牙上方。上颌窦顶壁由眶底构成，眶下神经横越上颌窦顶壁。上颌窦后壁后方有翼上颌窝、颌内动脉、蝶腭神经节、翼管、腭大神经和圆孔。窦底的位置是变化的，从出生到9岁，窦底位于鼻腔之上，9岁时窦底的位置通常和鼻底在同一水平。腭大神经和眶下神经的分支支配上颌窦。上颌窦的血供主要来源于眶下动脉、蝶腭动脉外侧支、腭大动脉和牙槽动脉。

鼻后上外侧动脉相对靠近蝶腭动脉，也可能与面动脉和其他鼻部动脉相吻合。它从骨内经过上颌窦内侧壁，因此理论上讲，在进行侧壁开窗术式的上颌窦提升时，有可能发生较大的出血。如果鼻后外侧动脉或其分支位于骨内，在翻起上颌窦后壁内侧的黏膜时搔刮到这部分

的菲薄骨壁则可能伤及这根血管。一旦出血，可以采用电外科，或内镜结扎破裂的该动脉或蝶腭动脉来控制出血。内镜结扎动脉需要由经过专门培训的外科医师来完成。仰头可以减少出血。电凝止血或许是控制这种小动脉出血最有效的方法[62]。

上颌窦的静脉回流是向前汇入面静脉，向后汇入上颌静脉和颈静脉。上颌骨的神经分布有上颌神经及其分支、脑膜和神经节支、颧神经、上牙槽神经。上牙槽神经分类如下：

1）上牙槽后神经，由上颌神经在翼腭窝处发出，沿着上颌骨后面和外侧面，经过颞下窝附近，而后穿行到骨内，支配上颌窦，并分为几条小分支，相互吻合形成上牙槽神经丛，支配磨牙及邻近牙龈和颊部。

2）上牙槽中神经，起自眶下神经，经上颌窦外侧壁向前下走行，最终分为，数条小分支与牙神经丛相连，分布于上颌前磨牙。有时该神经可能缺如。

3）上牙槽前神经，起自眶下管由眶下神经外侧发出，经上颌窦前壁的管道下行，分为数条分支，分布于上颌切牙、尖牙，同时参与形成牙神经丛并发出分支支配上颌窦入口以下部分的鼻腔外侧壁。眶下神经是上颌分支主干的延续，穿过眶下孔位于眶部。

腭大神经由腭大孔进入口腔，沿硬腭下表面的沟与供应腭黏膜的动静脉伴行直至切牙。由于上颌骨的萎缩，它有可能移至腭部和牙槽嵴顶。鼻腭神经由鼻腭管进入口腔，从切牙孔穿出。在鼻底进行鼻下植骨或种植时，必须先麻醉该神经才能提升鼻底黏膜。

上颌骨供血主要来自上颌动脉的第三支。动脉分支如下：

（1）上牙槽后动脉：向前下方走行时发出许多分支进入上颌骨后侧骨内，分布于磨牙和前磨牙。其他分支分布于牙龈。

（2）眶下动脉：向前经过眶下裂，出眶下孔至面部；在眶下管内发出上牙槽前动脉和上牙槽中动脉。上牙槽前动脉分布于上颌前牙和上颌黏膜，但上牙槽中动脉常常缺如。上牙槽前、后动脉参与形成动脉环。

（3）腭大动脉：自腭大管下行，经硬腭两侧的腭大孔进入口腔。在下行过程中形成腭小动脉分布于软腭，由腭小孔穿出。咽部也由面动脉分出的咽升动脉及其分支供应。上颌骨前部的部分黏骨膜由来自面动脉的上唇动脉供应。上颌静脉的回流由下颌后静脉和翼静脉丛负责。

种植体周围软组织的优化处理

为确保种植修复体的周围牙龈组织具有健康美观的外形，要求对牙龈和牙周的任何缺损以及各种缺损的修复能力进行谨慎评估。种植患者术前检查时，应详细记述牙龈和牙周在美学方面的缺陷。

种植前的牙龈和牙周缺损类型多种多样，包括附着水平丧失、角化黏膜丧失、牙龈外形不对称或与邻近牙龈不协调、局部组织减少、牙间乳头圆钝或缺失、各种牙龈退缩。导致软组织质与量不理想的因素包括损伤性的刷牙习惯[62]、吸烟[169]、菌斑堆积[104]、外伤等多种原因。临床评估如果存在以上任意一种情况，种植修复前都应该纠正和消除这些不利因素。

前牙区的美观主要依赖于健康的角化牙龈。这一观点既适用于天然牙列，也适用于种植体支持的牙列缺损修复[18]。健康的角化牙龈还有利于种植义齿的长期维护。种植术前临床检查还应同时评估牙龈形态和颜色。

牙龈色素过度沉着不利于整个治疗效果，这方面的检查是十分必要的。口腔着色是很常见的生理现象，非生理性的色素沉着也可能遇到。生理性色素沉着主要由口腔上皮基底层中的黑色素细胞产生的黑色素所引起。色素沉着的病因可能是遗传、妊娠或药物诱导。非生理性色素沉着可以是病理性或非病理性。病理性色素沉着见于血管瘤、卡波特肉瘤、黑色素瘤等，也可能与某些系统性疾病，如爱迪生氏病、Peutz-Jeghers综合征、神经纤维病变或摄入重金属等同时出现。局限性的非病理性色素沉着是由口腔黏膜内的植入材料引起的牙龈变色。外源性着色剂有碳、铁粉、银（汞合金、纹身）

或铅粉、石墨等[157]。

手术切除着色牙龈时应尽量避免形成瘢痕组织。特别是笑线高的患者，瘢痕组织对美观会产生负面影响。应采用不翻瓣手术等创伤小的治疗方式来保持角化带的连续性（图2-26A）。要取得令人满意的种植修复的美观效果，牙龈根部外形、牙间组织形态、健康角化牙龈的质地和颜色都是重要的因素[206]。

上颌前牙区附着龈宽度的变化范围较大，约为2~8mm。龈沟底牙龈的唇舌向厚度约为1.5mm[77]。关于获得预期的美观和功能效果所需的软组织量，目前文献尚无定论。有人声称，保证成功骨整合的要素既不是消除软组织炎症也不是角化黏膜的具体量[1]。而另一些作者已证实缺乏角化黏膜可能危及种植体的存活[44,232]。此外，还有人认为要想保持天然牙列周围组织的健康，至少需要2mm宽的角化组织[51,112]；也有人认为如果菌斑控制良好，角化组织不到1mm也足够了（图2-26B~D）[201]。

总之，充足的角化黏膜带肯定会改善种植修复最终的美观效果。角化带的存在能减少术后的牙龈退缩，能承受刷牙的创伤，能抵抗肌肉牵拉，降低种植体以上软组织裂开的可能性。由于术后和修复过程中软组织有1mm左右的退缩趋势[17]，如果角化牙龈带足够就能代偿这部分退缩。因此，种植治疗前优化软组织的质和量是至关重要的准备。

要获得种植术的最终成功，诊断口内软组织缺损的类型和病因与制订适当的治疗方案一样有价值。一种改善软组织状况的方法就是游离龈移植或上置法牙龈移植。该方法的预期效果良好，如果使用较厚的移植皮片，与受植区龈乳头对位，褥式缝合，效果可靠。用柠檬酸酸蚀活化根面，效果更好。

前庭狭窄需进行前庭牙龈手术，前庭成形术可能是最佳选择。手术必须注意保持组织的位置，避免肌肉运动引起瓣膜的移位。近来结缔组织移植瓣在牙种植中十分流行，它能增加缺损部位的软组织量，改善外观。只要生物学宽度保持在正常范围内，单独采用冠向、根向移位手术或者联合其他术式皆可达到较高的预期效果。

牙周病和牙种植关系密切。任何牙周病理状况的存在和发展都会干扰种植修复的远期成

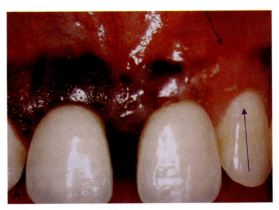

图2-26 A. 口内观显示左上侧切牙邻近的瘢痕组织导致角化龈缘颜色不连续。

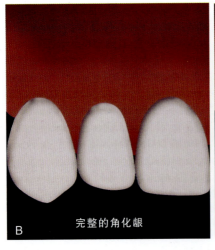

B 完整的角化龈

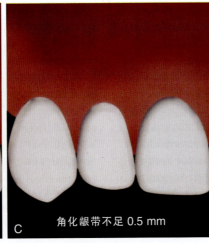

C 角化龈带不足0.5 mm

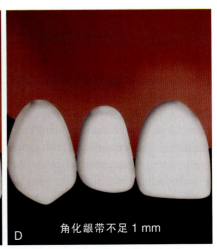

D 角化龈带不足1 mm

图2-26 B、C、D. 可利用角化组织的临床评价参数。

功。特别在上颌前牙区，软组织状况复杂。软组织与种植修复体和邻近牙列的关系将决定种植成功与否，并在很大程度上影响着治疗计划。对于已出现的牙周状况，种植治疗前应充分评价、诊断和治疗。

Gouvoussis 等 [80] 在一项研究中认为，同一口腔中一个部位的牙周炎病原菌能从牙周炎的区域扩散到种植区，提醒医师注意牙周炎与种植体之间的交叉感染。同时，对于失败的种植区所做的横断面微生物学研究也支持这一观点，即种植体失败区域的细菌分布与牙周炎的牙周袋内的细菌分布类似 [12]。种植失败与患者牙周的状况关系十分密切。失败的种植体周围革兰阴性厌氧菌和螺旋体显著增长 [172]。这些研究都支持这样的观念：稳定和失败的种植体周围的微生态环境分别类似于健康牙周和牙周患病状态时的微生态环境。

Sanz 等人报道 [180] 多形核白细胞（PMN）增多与牙种植体周围疾病的进展有关；Kao 等人发现 [100] 相对于其他健康区域，不良种植体龈沟液中的 IL-1B 的水平增长到 3 倍。这些结果与天然牙牙周变性的炎症反应结果相似，都表现为牙周组织中的慢性炎症细胞分泌炎性介质如 PGE2、IL-1B 或 IL-6 产生炎症反应，激活破骨细胞的活动 [71]。这些研究表明：种植体植入前的临床方案必须包括牙周病的治疗。

软组织的生物学特征及其影响

无论从美观还是从功能方面，牙周组织的组成和结构都会影响到种植修复的预后。辨别并确认牙周的生物型对于整个治疗计划和手术方法都是十分重要的。确认牙周的生物型不但关系到种植手术方法的选择，还关系到种植修复的最终命运。

健康的牙周组织由牙骨质、牙周韧带、牙龈和牙槽骨组成 [72]；牙周组织还可分成牙龈组和附着结构两种。牙龈组由游离龈、附着龈和牙槽黏膜组成，其组织学类型是较厚的角化上皮和致密结缔组织固有层构成的咀嚼黏膜；或较薄的非角化上皮和含有弹性纤维的疏松结缔组织的黏膜下层所构成的被覆黏膜。咀嚼黏膜分布在游离龈、附着龈、硬腭和舌背；而被覆黏膜则分布于口腔的其他部位。简单地说，游离龈是龈沟底以上的牙龈，通常不足 3mm。牙槽黏膜的颜色较红，因为覆盖上皮较薄。

附着结构包括牙槽骨、牙骨质和胶原纤维附着。牙槽骨由外侧的密质骨和内部的骨小梁组成。密质骨衬于牙槽窝内壁，作为胶原纤维附着的连接部位，又称为束状骨。牙骨质包绕牙根表面，是牙周韧带中主纤维的起源，主纤维由胶原纤维构成，起于牙骨质。龈牙组起自牙骨质止于游离龈。牙骨膜组起自牙颈部牙骨质，越过牙槽嵴顶，止于附着龈的黏骨膜。环形纤维不与牙骨质相连，而是位于游离龈，呈环形围绕牙颈部。越隔组起自牙骨质，越过牙槽嵴顶止于邻牙相应部位的牙骨质。这些纤维组对美观非常重要，因为他们是负责维持牙间乳头形态和位置的主要结构。但是因为牙种植体没有纤维能附着的牙骨质样结构，所以这些纤维只能作用于天然牙，不能作用于牙种植体。

牙周纤维组也是由胶原纤维组成的，因为它们插入牙槽骨故又被称为牙嵴组。牙嵴组牙周纤维包括牙槽嵴纤维、水平纤维、斜行纤维。牙槽嵴纤维起自牙槽嵴以上的牙骨质，向下斜行止于牙槽嵴顶。水平纤维起自牙骨质，水平走行插入牙槽骨。斜行纤维是最大的一组牙周纤维，起自牙骨质，斜向冠方进入牙槽骨。所有这些生物元素维持着牙周组织的协调稳定，使牙周组织独具特色。健康牙周组织的天然形态在唇颊面和邻面都具有起伏的龈缘和其下方起伏的牙槽嵴。口腔有两种牙周生物型：薄贝状生物型（thin scalloped biotype）和厚而平生物型（thick plat biotype）。厚而平类型较为普遍，约占 85%；薄贝状约占 15% [219,148]。每种类型的形态各具特点。

辨别牙周组织类型是选择种植体型号、种类，选择手术方法和估计预后的基础，目的是达到牙种植体与患者固有的牙齿和牙龈形态的协调。厚而平生物型拥有足量的咀嚼黏膜，质地致密且纤维丰富，之所以被认为"平"是因为其邻面和唇颊侧的边缘龈的最高点与最低点之间的高度差距很小。这类牙周组织多见于较大的方圆形牙齿。这类牙齿的邻面接触区更大，更靠近根方；牙颈部凸度较大；楔状隙由牙间乳头完全充填；根向的近远中距离较大，几乎与牙冠颈部宽度相当，因此相邻牙根之间的骨质相对减少了。这类生物型对牙体预备、取模、牙髓脓肿、牙隐裂、牙髓治疗失败等所引起的创伤，典型反应即是炎症和结合上皮的根方迁移，继而形成牙周袋。

厚而平类型的牙周组织，其边缘龈的急性炎症表现为龈缘呈红色或紫红色，而慢性炎症时，牙龈颜色的变化可以从红色到紫红色不等。炎性牙龈的形态可为正常或变得松软肥大。随着炎症持续发展，形成牙周袋。在骨质相对厚实的区域，牙周袋形成并伴有骨下缺损（骨内袋，译者注）。厚而平是种植体植入和美观修复的理想类型（图 2-27）。这时扇贝状的牙龈和骨质与釉牙骨质界（CEJ）平齐[69]。相邻牙的釉牙骨质界之间的起伏变化，与牙槽嵴顶的天然轮廓相一致。因此，小的釉牙骨质界曲线变化使牙龈组织状态较稳定，牙周组织术后发生退缩的可能性较小（图 2-28A、B)[53]。

薄扇贝状牙周组织特征如图 2-29，其特征包括牙龈菲薄而脆弱，咀嚼黏膜带狭窄，唇颊面骨质薄弱容易裂开和开窗。其牙冠形态通常为尖圆形（三角形）或牙冠细长（thin cylindrical form），接触区较小，偏向切端；牙颈部凸度比厚而平类型者小；牙间乳头细长，不能填满楔状隙，呈扇贝状外观[94]。此外，薄扇贝状类型者的牙根为较窄的锥形，牙根间的骨质较多。遭受创伤或急

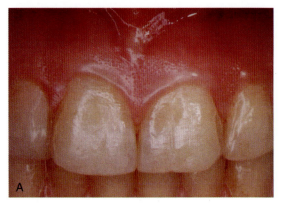

图 2-28　A. 厚而平类型的软组织口内照。注意方圆形的牙冠和角化组织带的宽度。

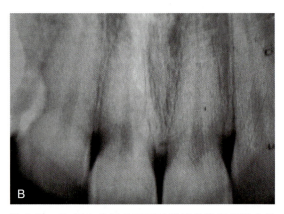

图 2-28　B. 根尖片显示厚而平类型的软组织形态特征。注意：根尖骨组织的厚度减少。

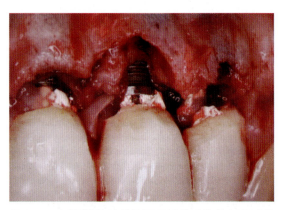

图 2-29　牙周袋的形成是厚而平类型的软组织对外来刺激的典型反应。

慢性炎症时，这类组织型的唇面和邻面都会出现牙龈退缩。骨吸收的最小量可达 0.5~0.8mm。骨质吸收速度常比牙龈退缩快，因此不会引起牙周袋的形成或骨内缺损[167,222]。不同患者骨壁的厚度不同，退缩的程度很难预计(图 2-30)。

在薄贝状组织类型的美学区植入种植体是一个非常棘手的工作，很难达到软组织外形的

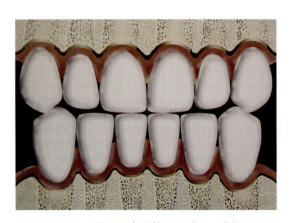

图 2-27　厚而平类型软组织特征示意图。

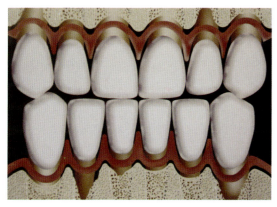

图2-30 薄扇贝状软组织类型的临床特征示意图。

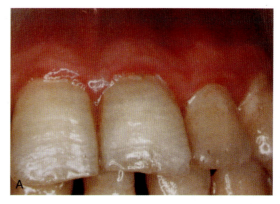

图2-32 A. 薄扇贝状软组织类型上前牙的临床照片。

均匀对称。这是因为这种生物型的种植体与天然牙牙周组织十分贴近，且咀嚼黏膜少 [58]，牙龈退缩和骨质吸收使牙根间出现平坦的外观，修复体边缘暴露，牙间乳头部分丧失 [209]。这一类生物型在拔牙时应尽量保存牙槽嵴，种植时最好采用不翻瓣的种植体植入方法，以保留完整的唇颊侧骨板（图 2-31A、B，2-32A、B，2-33）。然而同一例患者可以既有厚而平型组织又有薄

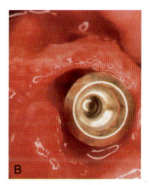
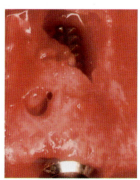

图2-32 B. 骨穿孔是典型的薄扇贝状组织创伤后反应。

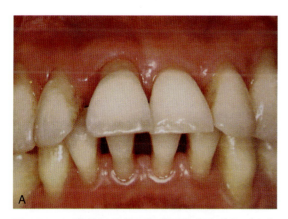

图2-31 A. 薄扇贝状软组织类型的临床照片。注意观察其牙冠宽度缩窄，牙间乳头根向退缩。

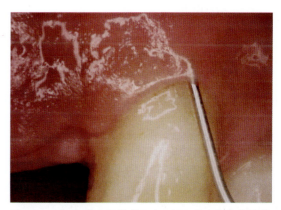

图2-33 探查薄扇贝状软组织时可透过菲薄的牙龈看到探针。

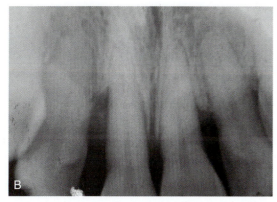

图2-31 B. 薄扇贝状软组织类型的根尖片。注意根间位置的空间。

扇贝状组织。尖牙、上颌第一磨牙近中根和下颌切牙处的唇侧骨板较薄，这些部位的牙龈也可能很薄。这些部位的牙龈可认为是厚型的或薄型的牙龈，或厚薄型兼有的牙龈类型 [167,222]。

牙周组织的定性评估是非常有价值的。美学区域牙种植前应对牙周组织进行恰当评估。临床医师应预计牙周组织对修复体边缘、炎症和损伤的反应。

组织结合性修复体（tissue integrated prosthesis）必须置于健康的组织环境，所以植入种植体前必须解决任何原发性或继发性疾病。局部炎症或需要控制的纤维化病变都应事先适当处理。由于修复体适合性差导致的炎症反应通常可以通过组织调整技术（tissue conditioning technique）来解决。任何由于组织反应导致的牙龈增生都应该预先处理。覆盖余留牙槽嵴黏膜的多余量也应在植入前进行评估。如果牙槽骨过度吸收，而覆盖黏膜萎缩不明显，则可能会出现活动的软组织牙槽嵴，术前应对这些活动软组织进行适当处理。肌肉附着对牙槽黏膜牵拉也应该考虑重新定位，如位于下颌前部的肌肉附着。牙周手术的最新进展不仅能解决牙周组织附着的再定位或再生问题，满足美观需求，还能改善修复体周围组织的质量，达到预期的治疗效果。

植入前进行软组织处理能够提高疗效的可预见性。在美学区域这个步骤是必不可少的，但却需要另外的手术，会增加患者的负担[101]。

制作理想的手术导板

手术模板是完成种植体三维定位的决定性因素，准确的种植体植入有利于美观、功能、发音和口腔卫生的维护。使用精确的手术模板能确保种植修复达到预期的美观效果。必须把种植体的位置和角度从研究模型上转移到术区，才能按植入方案完成最终修复体。精密加工的手术模板或导板在第一阶段治疗计划实施中具有积极的作用，它有助于保持种植体与邻牙牙根之间的天然生物间隙，还能协助保持种植体之间应有的距离。

在设计手术模板前必须仔细考虑以下几个重要因素：种植体的位置、数目、咬合关系、可利用的骨量、软组织的状况、种植修复体的组成部件、最终修复体的类型等[66,67]。

手术模板应当易于就位和摘除，结实稳定，方便手术操作，不干扰组织的活动，不妨碍观察钻骨的深度，不妨碍钻骨时冷却降温[35]。手术模板应光滑圆钝，制作精准，确保复制出所设计的种植体位置。不同的牙列缺损，模板的

设计也有所不同。缺牙区近远中均有天然牙时，毋需将模板向缺牙间隙的近远中都延伸至少两个牙位[42]。模板应该在蜡型完成后制作，保证种植体准确植入到理想位置而不会偏离到缺失牙之间的楔状隙的位置。种植定位的准确性如果得不到保证，最终的美观和发音效果可能都难以接受。

手术模板最简易的制作方法是用透明树脂复制出诊断蜡型，然后根据缺失牙齿的原有位置在树脂复制品相应的位点上加工出沟槽或缺口。模板完成后，能直观地显示出恢复健康的组织外形轮廓所需的软硬组织量[149]。将模板安装在工作模型上，然后在前牙的舌隆突、后牙的𬌗面中心制备直径3mm的引导孔，用以引导先锋钻在牙槽骨中钻孔。当下颌垂直距离适当的时候，可在对颌牙用另一种装置来指示种植体的位置。这种模板在有牙或无牙的对颌都可采用，模板需要有一个可以控制所需垂直距离的垂直距离停止点（vertical stop），这个停止点必须避开需要翻瓣的区域（图2-34A、B，图2-35）。

多数模板只能进行二维方向的定位，还不能对种植的深度（即冠根平面）进行定位[211]。模板越精确，最终种植体的定位就越准确。三维定位手术模板用于植入种植体钻孔时确定各个方向上所需的距离，而不仅仅是颊舌向和近远中向。要显示出种植体三维位置的最好方法是制作一个完整的诊断蜡型，从而标示出软组织边缘的位置、未来修复体的唇颊面和楔状隙。

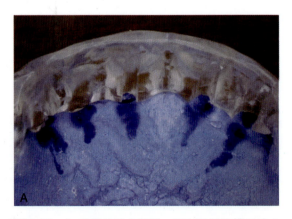

图2-34　A. 常用的手术模板，具有引导沟槽但缺少对轴向钻骨的控制。

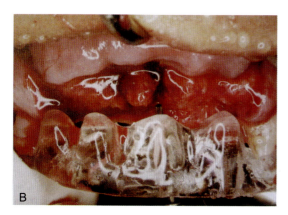

图 2-34 B. 常用的透明模板。

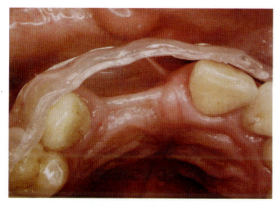

图 2-35 丙烯酸树脂模板显示出为了恢复原有外形所需的骨量。

然后以此蜡型制作模板使种植体位于设计修复体的位置上 [94,207]。

手术模板也可以用局部义齿代替，在义齿的树脂人工牙上做种植体位点的标记，义齿的唇面或舌面进行适当缓冲 [58,190]。透明模板和局部义齿手术模板都不能为种植体准确定位，因为它们无法控制钻针的颊舌向运动和冠根向运动。任何钻磨角度上的偏差都会造成种植体植入位置的改变。

把已知直径的 X 线阻射钢球封入模板内，模板在口内就位，拍摄全景片有助于确定种植体植入的最佳位置和方向。X 线片上阻射球显示潜在植入位点。把放射片上钢球图像直径除以钢球实际直径，就可以计算出全景片每个种植体位置的图像放大率 [68]。以图像中牙槽嵴顶到任一解剖标志的距离乘以图像放大率，计算出余留牙槽嵴的实际高度，即可进一步确定种植体精确长度。

X 线检查后，去除那些钢球，在模板上打

孔，然后消毒备用 [68]。制作模板最受欢迎、最流行的办法是将不锈钢套管嵌入树脂模板的钻孔处，这样可以引导颊舌向定位 [105,11]。这种模板能够做到种植体的准确定位，并具有精确的平行度，因为金属套管有利于在整个钻磨过程中保持各种植窝平行，防止骨钻旋转过程中对树脂模板侧面产生剧烈的摩擦，导致导板发生变形或碎裂。金属套管的存在能为钻针提供一个稳定位置，并沿着固定的角度钻磨。如图 2-36A、B，2-37A、B 和 2-38A、B 所示。Cehreli 等人[37] 描述了如何取上下颌牙弓的印模来制作精确的不锈钢手术模板。

取模后用Ⅲ型石膏灌模（Moldano，Bayer，Leverrusen，Germany），完成颌位记录，上半可调式颌架（Model 8500，Whip Mix Corp，Louisville，KY，USA），决定种植体的植入点，排人工牙。然后，用单组分的缩聚型硅橡胶制取人工牙的印模。印模材料固化后，分别去除印模和模型上的人工牙。热水去蜡，在模型表面铺一层锡箔代用品（Orthocryl2000，Dedtau-

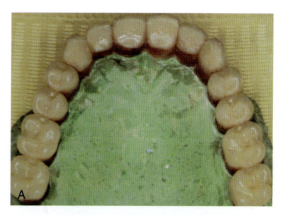

图 2-36 A. 右上中切牙蜡型。

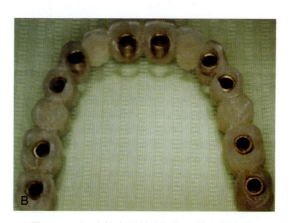

图 2-36 B. 连接在丙烯酯框架上的金属套管。

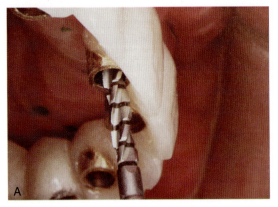

图 2-37　A. 手术模板在口内定位。

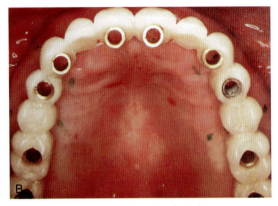

图 2-37　B. 丙烯酯模板上的不锈钢套管有助于种植体的精确定位。

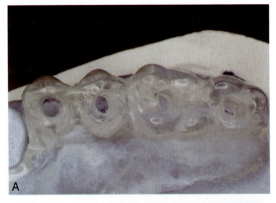

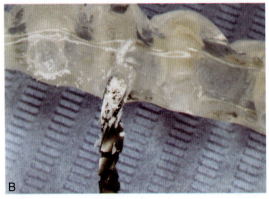

图 2-38　A、B. 钻磨纯丙烯酸树脂模板造成的影响，树脂碎屑进入了伤口区。

rum，Ispringen，Germany）。将自凝聚甲基丙烯酸甲酯树脂注入印模中原先人工牙形成的空腔内，再把模型重新插回印模并用橡皮带固定，然后放入压力锅内进行聚合。之后，从模型上取出树脂模板打磨、抛光。将手术模板连同模型放到观测仪的测量台上，倾斜调节测量台以确定种植体的理想角度。在树脂板上每一个种植体位点的假想中轴处预备直径 1mm 的孔洞。指示针插入每个孔，将树脂导板放入患者口中拍摄二维 CT（2D-CT），在模型和 CT 上再三检查种植体的最佳角度。测量可用骨的方向和角度，以确定合适的种植体植入位点和角度。指示针与骨的角度差异就是测量台所需倾斜的程度。

对于每一个种植位点，指示针的垂直方向表示原有天然牙所在的位置。一旦将指示针接入导板，依照邻近缺牙牙槽嵴的牙齿的角度，就可以确定指示针的近远中角度。去除部分导板，空出的位置嵌入不锈钢套筒导板。测量者可用 2mm 的手术麻花钻作为分析杆，把钻针穿过预制的不锈钢套筒。所用不锈钢套管的高度为 4mm，每根套管内径比手术钻针的直径小 0.1mm，便于手术钻针轻易通过。为 2mm 和 3mm 车针预备的不锈钢套管有水平扩展的领口，用以将不锈钢套管固定在连续的树脂导板上。最后用树脂把不锈钢套管固定在手术导板上。

两用模板是另一种能够维持种植体唇舌向精确位置的手术模板[38]，目的是制作的手术导板能够提供关于种植体位点和角度的关键信息，以及基桩相对于修复体上部结构的位置和角度的相关信息。放射模板随后可修改作为手术导板。CT 成像时，将 X 线阻射标记物嵌入 X 线模板中以确定种植体和未来基桩的位置及其轴向。通过这些标记物把相关数据转移到工作模型上，指示观测仪重新定向，预备引导沟。修改过程中，X 线阻射标记物应该保持在原位。

将 X 线模板转变成手术导板，就是将由二维 CT 扫描图像确定的适当的种植体植入位置和方向，变成临床医师可以方便地确定种植体植入道的一种手段。手术导板应稳定地就位于解剖结构上，便于医师能够方便进入术区和精确地观察种植位点[215]。近期，计算机导航手术和计算机研磨手术模板制作技术（computer-guided surgery and computer milled surgical templates）已应用于口腔种植治疗，用于制作种植治疗所需的一系列辅助装置[108]。

计算机研磨的手术模板（Compu-surge Template, Implant LogicSystems, Cedarburst, New York, USA）将 CT 扫描和手术模板制作结合起来，利用改良的 CT 数据和种植体位置的三维模拟，生成计算机磨制手术模板。通过 SIM/Plant 种植软件（SIM/Plant, Columbia Scientific, Columbia Maryland, USA）模拟种植体位置。模拟出的种植体位置的三维坐标被转移到五轴数控机床。手术骨钻的导向部件被安装在研磨的手术模板中以引导手术钻针预备种植窝。这种新颖的模板为手术获得最佳美观效果发挥了积极的作用。在植入多个邻近种植体时最好使用这种新型模板[132]。这种模板是根据诊断模型上的蜡型制作的。

利用模板中 0.8mm Kirschner 丝上的套管可以精确地确定种植体角度。模板放入口内覆盖在完整的黏膜表面上。模板引导着 Kirschner 丝穿过黏膜到达骨质。Kirschner 丝连接在一个特殊的插入助力器（insert）上，并固定于手机头上。这种插入助力器可使 Kirschner 丝轻松地插入骨内，然后在骨面以上 5~7mm 处修剪 Kirschner 丝。通过 Kirschner 丝做切口，将 Kirschner 丝彼此连接或将 Kirschner 丝与邻牙连接起来。

Kirschner 丝插入完成后，采用环型钻套住 Kirschner 丝，在其引导下，或用环型钻的特殊引导筒套住 Kirschner 丝进行钻骨。如图 2-36A、B 所示。

这种新方法能避免用传统模板直接引导种植窝预备时常出现的许多问题。引导丝能在牙槽嵴上达到种植体的精确定位。这种模板也有助于提高手术的安全性，降低了引导套管或模板的塑料或金属碎屑进入并污染伤口的风险，便于观察术区，不会出现黏骨膜翻瓣时造成的模板移位（图 2-39A~C）。

多功能模板具有以下功能：①X 线种植体定位导向；②准确的骨探通导向；③作为手术导板以及辅助翻瓣和印模托盘制作。模板的钻磨槽允许医师从颊向放入钻头以便更好地观察，同时也可应用于张口度较小的患者，以及利用机头的外部喷水系统进行冷却的种植机系统。穿龈骨探查可以描绘出种植位点的骨性形貌。这种方法结果读数准确，可重复测量，使图像分析更加可靠。由于材料的厚度和模板屏蔽了血液，可保持探针刻度清晰可见，甚至在探查多个位点时，这种模板的设计都能使医师可以准确地读出探查深度，从而提高了记录的准确性，减少测量误差[163]。

另一种手术模板可获得种植体准确的植入高度和种植体的最佳三维定位。这项技术是在 X 线模板的每个桥体牙中央窝上设计垂直于𬌗平面的导向针，并与新型设计的钻针套装一起使用[218]。把 X 线模板就位并进行 CT 扫描，全

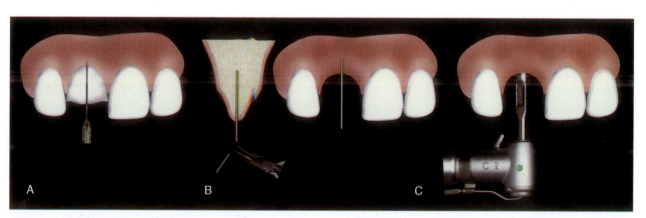

图 2-39 A. 用 Kirschner 丝穿过黏膜。B. 修剪 Kirschner 丝。C. 余下的 Kirschner 丝用来引导环型钻切割骨质。注意：在使用这种新型引导方法的时候，应采用小直径的环型钻代替原来的先锋钻。

景片能显示种植体的前后向倾斜度，而横断面图像则能显示种植体的颊舌向倾斜度，然后将这些关系复制到手术模板上。这样，附有真正垂直向参照的每个种植体的准确位置，将加载到相应的修正图像上。术前全景片和CT图像在诊室用Polaroid照相机（或35mm prints）复制。在每张图上的垂直导向针都是一个真实的参考线，表明钻骨点。在Polaroid图像上，从钻骨点沿着选定的最佳种植体方向画一条线。测量并记录参考线和最佳种植方向之间的角度。使用双轴观测台复制每个种植体颊舌向和近远中向的倾斜度。手术骨钻的引导管固定在导板内。这种导板在冠根向和颊舌向的定位上有很好的预见性（图2-40）。

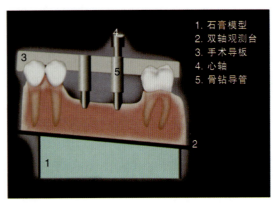

1. 石膏模型
2. 双轴观测台
3. 手术导板
4. 心轴
5. 骨钻导管

图2-40 三维定位装置。

普通导板存在的一些技术难题，如难以确保骨钻在预备种植窝中保持正确的位置和角度，不便观察，钻磨过程中的冷却问题，无牙颌翻瓣后导板难以获得可靠定位。而且，普通导板只能引导先锋钻，随后的钻磨仍会出现误差。

种植美学中的暂时修复

种植体支持的局部或全口修复体已经成为一种被广泛接受的、可预见的治疗方式。但是，愈合期间的功能和美观修复一直是一项艰巨的临床任务。美学区域种植修复的关键阶段是在种植体植入和二期手术之间的过渡期，因为达到完全骨整合需要几个月到1年的愈合期。所用种植体的数目，牙槽骨情况，种植体的位置和种植体的种类都会影响到骨整合期的长短。

许多患者担心这段时期会影响他们的社会形象或日常功能，并可能因此害怕或拒绝牙种植术。所以，在这一关键时期临床医师应该向患者提供一个稳定、具有功能的、美观的暂时修复体[56]。

多年来，暂时修复体只作为一种不必去细致考虑的治疗方法，一种只追求快捷、可用、便宜的抛弃型冠桥[188]。这种想法意味着暂时修复体不需要完美，因为它不会在患者口中长期停留。但是，现在牙种植已经作为牙齿缺失的常规修复方法而广泛应用于临床，暂时修复体的作用已经发生了巨大变化。在种植治疗前，患者可能长期缺牙，特别是那些具有美容意识的患者通常会提出这样的问题：种植体骨整合完成之前，是不是会一直缺着牙齿？因为出现在公共场合时如果没有牙齿或带着过分明显的暂时性"假"牙，患者会很尴尬[78]。患者一旦选择种植修复，就意味着要开始准备迎接全新的社会生活和美好时光，因此这种问题无法回避。医师应该精心设计暂时修复体以维持或促进患者种植治疗后的生活质量[8]。

依据"暂时性"这个词的涵义，暂时性修复的意思就是在永久修复之前的暂时使用或短时使用的义齿。其适应证并无特殊。制作暂时修复体时，需要考虑以下因素：

（1）不能干扰初期的创口缝合。

（2）咬合协调，不存在殆干扰。

（3）恢复美观及语音功能。

（4）保护其下方的牙龈组织（如保持龈牙组织的健康）。

（5）当选择采用延期负重种植修复方法时，暂时修复体不应该对其下方的种植体施加任何咬合力。

制作适当的暂时修复体可以提供重要的生物力学信息，有助于确定最终修复体的牙齿位置，牙齿颜色和咬合关系。而且，它能为最终修复体提供额外的信息以提高修复的美观度和患者的舒适度[8]。二期手术后，暂时修复体有利于引导种植体周围软组织的愈合，恢复原有解剖外形，减少了进一步软组织整复的需求[22]。所以，过渡期修复体可以作为最终修复体的设计参考[196]。

在术前计划期间，可以由种植小组的医师们来决定暂时修复体的类型。对于种植修复患者考虑暂时修复体时，可供选择的类型很多，包括患者原有的修复体、可摘局部义齿、树脂粘结桥或改良牙槽窝封闭模板技术，包括临时种植体和牙槽窝封闭方法（天然牙暂时性修复）。

利用现有修复体

当患者原有修复体不能行使良好的功能而需采用种植修复体代替时，原有修复体可以充当暂时性修复。原有修复体为固定桥时应遵循以下步骤：摘除原固定桥前取全口印模；采用直接或间接方法制作暂时桥，取出原固定桥后，粘结暂时桥就位；或当原固定桥松动脱落时，可以修改原固定桥的桥体组织面，解除组织面接触，然后临时粘结固定（图2-41）。

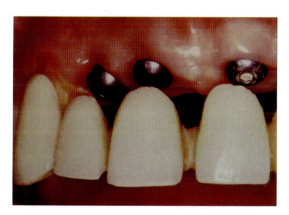

图2-41　用旧的固定桥复制品做暂时修复体。

局部可摘义齿

一期和二期手术之间的过渡时期，暂时修复体最简单的形式之一就是使用可摘修复体。它能作为局部（非游离鞍或游离鞍）或全口缺牙患者的过渡性修复。制作过程包括取模，灌模，然后画出鞍基设计，技工据此制作局部可摘义齿。在需要多次手术干预时，可摘修复体有其独特的优点，术前术后摘戴义齿

方便，临床调改亦不复杂。可摘义齿还可以在戴入最终修复体前刺激无牙颌患者种植体周围骨的形成，以及在最终修复体制作前确定骨整合[118]。

这种暂时性修复方法十分经济，可应用于任何治疗计划。当缺牙区戴入暂时修复体或其他相关面部构造获得恢复时，患者会在心理上有所安慰。但是，患者应该谨记这个修复体只是缺失牙的暂时替代品。可摘局部义齿由于它的不稳定，有其功能局限性，特别是在发音或咀嚼时。而且当局部或全口缺牙患者把可摘义齿用作暂时性修复时，应该注意以下问题：与种植体相对应的组织面应适度缓冲，以避免在愈合期给种植体施加任何咬合负重；同时不干扰软组织的愈合。还应告诉患者配戴这种义齿只是出于社交应酬，不是用来咀嚼食物的。

此外，重衬时衬底材料通常1~2个月就逐渐硬化。因此需要每月更换衬底材料，保持义齿组织面的弹性。可摘暂时修复体能影响到桥体下方的牙龈组织，刺激种植修复体周围天然牙龈的构建。可以通过桥体组织面添加树脂，使牙槽黏膜形成所需的形状和轮廓（图2-42，图2-43A~B）。

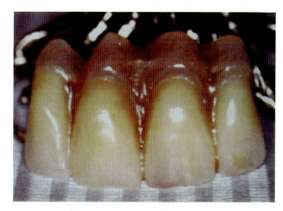

图2-42　种植翻瓣和骨整合期间，用可摘局部义齿充当暂时性修复体修复4颗前牙缺失。

粘结桥

粘结桥是美学区域修复牙列缺损的另一种较为保守的方法。它无需破坏天然基牙。粘结桥由Rochette提出，最初用于牙周夹板[170]。当用做

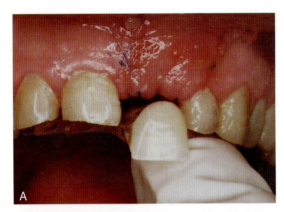

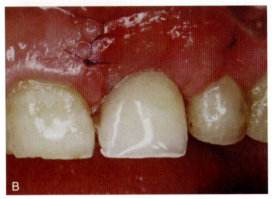

图 2-43 A、B. 用于美容修复的暂时可摘义齿。

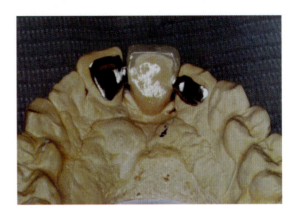

图 2-44 模型上的两个树脂粘结桥。

暂时修复体时，粘结桥有助于恢复美观，维持咬合，消除种植体的咬合负重[91]。而且不同于局部可摘义齿，粘结桥不会对种植区施加任何压力。因为其有更好的美观效果、稳定性和固位，所以患者更容易接受。然而，树脂粘结桥可能妨碍需要多次进入术区的操作。

粘结修复体完全由牙支持。邻牙经酸蚀，复合树脂粘结固定。与传统的固定桥相比，粘结桥的临床技术要求更高，在边缘和线角处可能发生继发龋，而且松动率高达 25%~31%，每次松脱都需要再次粘结[223]。当患者十分在意他们的社会形象或工作时，特别是需要公开讲话时，他们不能忍受口中有任何活动装置，就可以采取这种方法（图 2-44）。

临时种植体

1993 年，临时种植体开始应用于临床（MTI, Dentatus New York, NY, USA）。通过植入微型钛种植体进行暂时性的固定或可摘修复[155,63]，临时种植将暂时修复体带入了新的时代，解决了许多临床问题，特别是为无牙颌病例提供了一个稳固、美观的暂时性修复体。所有的暂时性种植体或过渡性种植体都采用一级商业纯钛或钛合金进行制作，形状像自攻螺丝，长短不一，直径 1.8~2.8mm；通过一期钻孔手术方式（只用先锋钻）植入，以最小的手术干预植入颌骨。临时种植体应距离永久性种植体 1~2mm，这样就不会干扰种植体–骨界面的骨整合。

临时种植体要求至少 7mm 的骨高度以保证初期稳定性，颌间距离至少 6~9mm。永久种植体完全愈合后，用反向力矩扳手逆时针旋转或用小直径环型钻就能轻松取出临时种植体。

临时种植体能够满足患者期望，在手术后立即获得一个固位良好、美观、能发挥功能的修复体[155]，患者容易接受整个种植治疗的过程[57]。可摘义齿会在永久性种植体或扩增的牙槽骨上施加一定的压力，而临时种植体能消除这种意外发生的过早负重，达到无干扰愈合。临时种植体也可以用于"救助修复"（rescue and repair）[21]，即为潜在种植区做引导骨再生时的临时修复体。临时种植体可用于支持暂时性修复体，以避免对再生的组织造成不必要的负重。

当使用临时种植体时，临床医师一定要提高警惕，因为如果临时种植体太靠近永久种植体，它有可能会干扰永久种植体的骨整合。而且，如果种植体太靠近天然牙根，还可能会损伤牙周。口腔卫生如果太差，无论临时种植体还是永久性种植体都容易失败。

种植体术前必须经过严格的高温高压消毒。

临时种植体的基本器械包括：

种植体（MTI,Dentatus,New.York.NY USA,图2-45）：其顶部有一个横槽，与单顶盖内的横杆（cross-bar）相匹配，使单顶盖就位。

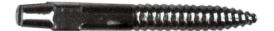

图2-45　MTI 临时种植体。

骨钻：直径为 1.3mm，用激光标记出相应的长度。

扩孔钻（reamer）：在 D1 类或 D2 类骨的情况下，用于扩大钻骨孔。

手动套筒扳手（manual socket key）：微型种植体具有自攻性，可以用手动套筒扳手将种植体直接旋入骨内。

单顶盖（singular coping）以及固定单顶盖的横杆塑料牙龈隔离保护器（plastic gingival protective spacer）：意在避免聚合修复材料侵入种植体颈部。安装临时种植体首先需要翻瓣、位点预备、植入永久性种植体之后，然后采用一步法钻孔，其深度应为临时种植体全长的一半，这样可以自攻植入到最终位置，主要靠初期机械固位。用棘轮扳手手工植入并确定其初期稳定性。骨孔预备后，用手动套筒扳手植入 MTI 种植体，并通过横杆使种植体的沟槽与牙槽嵴方向一致。临时种植体就位后，检查它们是否相互平行，如果需要可用平行杆进行任何角度的调整，平行杆内部有一个可以与种植体顶部凹槽吻合的横杆。修复单个缺失牙时，如果牙槽嵴宽度允许，临时种植体可就位于舌腭侧（图2-46A、B）。

随后开始制作临时修复体。关闭创口后，用橡皮障或薄膜覆盖 MTI 种植体，这样有助于防止丙烯酸树脂进入创口边缘或粘上缝线。然后将塑料牙龈隔离保护器放在种植体上，把种植体颈部同创口隔离开。粘结暂时修复体前，应取出牙龈隔离保护器。标准模具化的单顶盖在种植体上就位，按压，使顶盖自锁组装就位。修改钛杆的长度，将钛杆就位于过渡性种植体上的顶盖颊舌侧袖套内。在钛杆和顶盖组合上

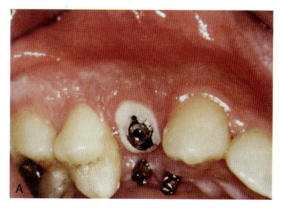

图2-46　A.腭侧植入的两颗临时种植体修复单个缺失牙。

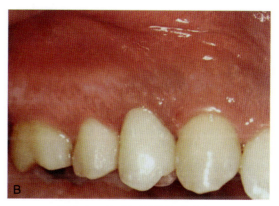

图2-46　B.暂时性修复的病例。

戴上填满自凝树脂的真空模板，待自凝树脂完全凝固后，摘下修整抛光，然后戴回口中，粘固（图2-47A~G）。

文献报道临时种植体行使功能负重8个月，其与骨组织具有良好的适合性，软组织情况正常 [28]。临时种植体也可以位于永久性种植体之间。手术时，可以采用在制作中心事先制作好的丙烯酸冠桥阴膜，用直接或间接法完成临时修复体的制作 [103]。

使用临时种植体需要注意以下几点：

（1）过度负重或临时种植体的种植床骨量不足可能会导致修复体断裂或早期失败。

（2）按照所用系统的说明，植入临时种植体要求至少 7mm 的骨高度，骨高度不足时禁忌使用临时种植体。

（3）因为修复基桩与种植体体部相连，颌间距离不能<6mm（4mm 的基桩，2mm 的顶盖和修复材料）

（4）为保证临时种植体的初期稳定性，要

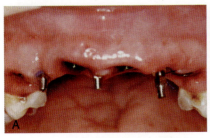 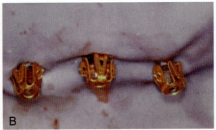 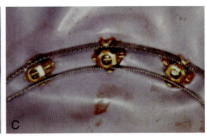

图2-47　A.临时种植体与永久种植体相隔2mm的距离，在临时种植体颈部戴上塑料隔离器。B.在临时种植体的头部放入单顶盖，使其内部的横杆与临时种植体头部横槽相适合，并使顶盖外侧的袖套（tab）位于颊舌侧。C.弹性钛杆就位于顶盖颊舌侧的袖套内。

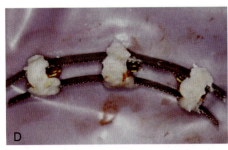 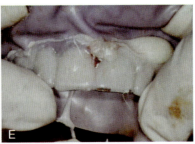 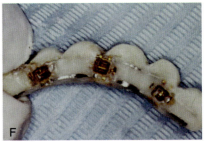

图2-47　D.自凝树脂固定顶盖–杆结合部。E.把自凝树脂填入真空压制的树脂外壳内，量身定做修复体。F.树脂桥修成理想的外形轮廓。

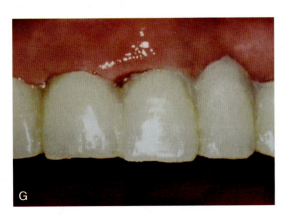

图2-47　G.修复体粘结就位。

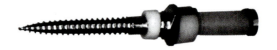

图2-48　Anew Dentatus 种植体。

求骨质为Ⅰ类或Ⅱ类骨。

　　（5）直线型局部缺牙的病例,使用临时种植体很可能由于转矩的作用，诱发纤维性包裹[63,155,174,133,234]。

　　现在有多个厂家生产临时种植体，可用于覆盖义齿修复或固定冠桥修复。ANEW 种植体（MTI Dentatus New York, NY,USA）被认为是新版的MTI种植体，厂家声称是一种永久性种植体或半永久性的种植体，在不完全负重的情况下，能够在较长的时间内有效修复单个缺失牙（图2-48）。

　　一项研究调查了 11 例患者，评估其 27 枚即刻负重的临时种植体的效果。所用种植体的直径为 1.8mm（IMTEC Corp. OK, USA），长度 13~18mm（平均 15mm）。研究认为临时种植体能够在植骨和种植体植入后立即提供稳定且美观的暂时性修复。而且，临时种植体经济实用，操作简单，是整个种植修复治疗计划中十分重要的部分[2]。对于追求美容修复的患者，应该鼓励他们去了解临床工作的全貌。当患者有充分的认识，他们就会感激医师所做的一切，并理解治疗过程中可能出现的困难[63,28]。

　　暂时性修复是种植治疗中一个重要的临床阶段，术前应该认真规划。现在已有各种暂时修复技术来完成功能和美观的修复。临床医师的责任是选择适当的技术，以满足患者的期望，达到良好的骨整合效果。应该满足修复的美观、语音和功能等方面的要求，同时保持或改善牙齿及牙龈状况直到完成最终修复。因此，为了确保最终修复效果，必须制作功能和美观兼具的暂时修复体 [63,28,2]。

构建美观的龈下轮廓外形

种植美容修复体应该从各个方面复制出天然牙原有外形的轮廓特征 [89,202,67]。种植体是临床牙冠在牙槽骨内的延伸，因此种植体在牙槽嵴中的位置对最终修复效果至关重要。

除了种植体与余留牙龈的位置关系，还有许多因素会影响种植美容修复的外形轮廓。这些因素包括组织生物型、术前可用的原有组织量、精确制作的手术模板、余留牙情况、口腔技工再现天然牙齿外形的技术实力。获得种植修复体周围平坦的组织外形，能为未来的修复部件的选用提供足够信息。种植体的形态特征与天然牙不同，圆柱形或螺纹种植体的植入肯定会受到牙龈下相应骨组织的影响，例如：中切牙在釉牙骨质界水平近远中径为 6.4mm，釉牙骨质界根方 2mm 处近远中径为 5.5mm，而常规种植体的大小尺寸则与天然牙不同。所以，为了塑造适宜的出龈外形，二期手术后就应戴入形态良好的暂时修复体，对种植体周围组织产生压力。这有助于形成理想的扇贝状牙龈外观，有助于重建龈乳头外形，使最终的修复体呈现出天然牙的外观 [15]（图 2-49A、B）。

为了补偿种植体和天然牙根形态差异导致的种植体周围与牙龈外形在空间上的不协调，医师必须精心制作暂时修复体，使其作用于软组织，形成软组织边缘，把种植体的圆柱形状逐步转化为天然牙根龈缘处横断面的形态，直到种植体周围软组织逐渐形成理想的外形 [220]。形成最佳的软组织形态是完成最终修复的关键，软组织边缘应与天然邻牙十分相似。

医师再现种植体周围天然牙龈外观的能力，是获得自然美观至关重要的因素。因为天然牙体的龈缘区域较为平坦，因此必须借助暂

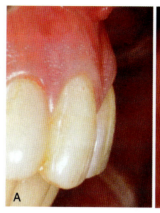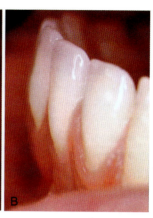

图 2-49　A. 天然上颌前牙平坦的出龈外形。B. 天然下前牙平坦的出龈外形。

时修复体的帮助来复制天然牙龈的外形。在植入种植体之前，医师应该利用多种 X 线片，仔细观察牙槽骨嵴顶与种植体界面，确认没有任何牙槽嵴顶的骨缺损。如果有任何可疑或确切的骨丧失，医师就应该直接评价软组织。无论是垂直型还是水平型骨缺损，无论是一壁、两壁还是多壁骨缺损，医师都应根据骨缺损的类型选择治疗方法。二期手术以后，戴入最终基桩和暂时修复体。当戴有暂时修复体的软组织完全愈合成形后方可进行最终修复 [141]。

也可以制作解剖模型，将暂时修复体的龈下轮廓外形转移到工作模型上。这一过程可通过把个别印模帽或者把暂时修复体装回到工作模型上来完成。种植体头部的最佳三维位置应位于邻牙牙龈顶部的根方 2mm 处，颊侧骨壁厚度至少为 1~2mm。为了解决牙龈或黏膜缺损的问题，可在任何时候采取牙龈扩增术（gingival agumentation），增厚较薄的唇颊侧组织，防止金属色透露，最终获得令人满意的疗效。

类似天然牙出龈外形的形成始于二期手术，此时的龈缘位置呈塌陷状态，但当其得到修复体上部结构的支持并与之形成附着之时，这种自然的牙龈轮廓就形成了 [159]。种植体周围的牙龈组织经过加强（enhanced）、影响（influenced）、诱导（developed）而形成，造就具有天然牙列周围牙龈组织相似的尺寸和外形，使种植体周边的牙龈缘获得天然牙出龈的平坦外形 [152,45]（图 2-50A~D）。

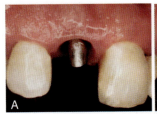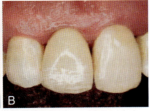

图 2-50　A. 与右上中切牙对应的种植体周牙龈组织。B. 通过牙龈重塑来重现出龈外形的修复病例。

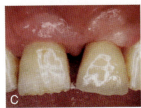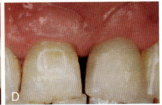

图 2-50　C. 用种植修复体来修复左上中切牙,结果显示由于修复体过小无法获得最佳的出龈外形。D. 修复体改进后牙龈外形有所改善。

　　牙龈下区域,特别是其生物学宽度,是形成与所修复牙相匹配的牙龈外形的"港湾"。使用精心制作的手术模板有助于种植体的精确定位,及其与相邻的牙列的位置关系,这会直接影响最终修复体的牙龈外形[212]。种植体的准确植入和软组织的处理能帮助临床医师使用暂时修复体重塑种植体周围的软组织形态。暂时修复体对牙龈组织产生轻微持续的压力,促进牙龈形态的成熟,为最终修复提供良好的牙龈外形。暂时修复体唇颊面颈 1/3 起到刺激种植体周围组织的作用,从而形成自然的出龈外形。这一过程有助于形成一个自然美观的软组织形态,为制作正确的软组织解剖模型提供指导。

　　暂时修复体可以在技工室用暂时帽(temporization coping)上制作。医师也可以用暂时帽在牙椅旁制作螺丝固位的暂时修复体或粘接基桩支持的粘接式暂时修复体。有许多临床方法可以用于复制牙龈的出龈外形。

　　有一种制作暂时修复体的方法可以精确地反映牙龈外形的量。不需在口内使用树脂单体,减少了对牙龈的损伤,利用外形良好的暂时修复体尽量减少牙龈的外科手术。它消除了聚合过程中可能产生的热损伤[121]。这种方法需要在二期手术后做暂时修复体外形的预备,所完成的形态才能被最终修复体复制。在印模帽周围

注入硅橡胶软组织替代品(Gingifast,Zhermack,Badia Polsin,Italy)或其他牙龈替代品,直至替代品的水平超过印模顶盖基桩复制品的连接处,这样,人工牙龈就可以在工作模型上摘戴,可以方便地观察牙龈边缘及外形轮廓。然后,在基桩替代体的咬合面外缘与游离龈缘之间,用钻头磨改软组织替代品,塑造出牙龈的内侧外形。摘下软组织替代品,把它放回模型上以避免损伤基桩代型。而后用诊断性蜡型的阴模制作热凝型暂时修复体。将临时柱放在基桩代型上进行修整,以便硅橡胶牙龈替代品能够完全就位;而软组织替代品与临时柱之间剩下的空间就是最佳外形所需要的空间。接着将丙烯酸树脂(Duralav,Reliance Dental Manufacturing CO,Worth,IL,USA)注入,这样就复制出了理想的牙龈外形。

正畸、牙周及牙髓病学因素

　　20 年来,正畸学和牙种植学都取得了长足的发展。由于美学托槽和弓丝技术的进步,延长了复诊的间隔期,扩大了正畸治疗的年龄范围,治疗不再局限于青少年。一方面,正畸治疗的起始年龄提前了,而另一方面,成年人甚至老年人也可以通过正畸治疗改善口腔状况。种植不仅是修复缺失牙的选择,也开启了许多正畸治疗的可能性。例如,种植体可以在缺牙区域为牙齿的移动提供支抗,使牙齿移动更方便和容易。

　　正畸的诊断和治疗计划准则也在发生变化。正畸医师的目标不再只是在牙弓内排齐牙齿。现代正畸医师致力于面部美学、牙科美学、牙周健康、最佳功能殆、颞下颌关节的健康和长期稳定性。这些能够帮助解决一定的临床难题,并减少了实施侵袭性手术的趋势。数字化图像和 X 线技术的发展极大方便了诊断和治疗计划的制订。许多先进的正畸软件程序能够模拟出治疗中可能出现的各种情况,使正畸医师们能够更好地与患者进行沟通。这种可视化的模拟治疗(visualized treatment objective),使医师和患者预先看到治疗的过程,检测治疗方案的可

行性以及该治疗对患者外貌所带来的变化。

牙齿缺失，特别是乳牙早失会引起邻牙位移。牙列拥挤，间隙不足，常常导致修复缺牙困难[177]，恢复原有缺牙间隙已经成为关系到最终治疗效果的重要因素[231]。拓展间隙（space developing）是目前恢复缺牙间隙的最好方法，虽然疗程长，但破坏性最小，能够创造出更为自然的组织形态。

Salana 等人[178]最先提出将传统正畸技术应用于种植治疗，通过正畸拓展间隙以帮助种植体的植入。他们采用所谓的修复性正畸增加龈上修复间隙，将这种技术应用于剩余空间不足以植入种植体的情况。

牙周和正畸联合治疗是现代正畸学的另一项成果，可以取得更多的骨支持[92]。这种方法通过殆向牵引无保留价值的残根，获得更多的骨支持进行种植修复。换句话说，就是通过有计划地处理软硬组织而获得美观的修复体[30]。

单独应用冠延长术或联合牙齿助萌，已经成为临床正畸的常规[177]。这一手术原来应用于手术器械无法接近的深龋或发生在龈缘下的冠根折裂。采用 25~30g 的轻力使牙根缓慢地萌出，带动整个附着组织冠向迁移[14]，根尖段新骨沉积并伴有牙颈部附着龈和牙间乳头宽度的增加（图 2-51）[152]。

正畸牙牵引包括牙齿冠向萌出或拔出两种技术方法。两者的区别主要在于是否切除了牙槽嵴顶以上的纤维组织，切除术目的是将牙槽嵴顶以上的牙周组织与牙面分离，减少这部分组织的冠向移动。但是由于当前的目的已经不只是拔除牙齿，而且要成型软硬组织，所以不用切除牙槽嵴顶以上的纤维使牙齿冠向移动直到可以轻松拔除，使种植体植入的空间得到扩展。临床和 X 线检查证实正畸牵引四个月后软组织和牙槽骨也向冠方延伸。随着软组织向冠方增长，牙周纤维也冠向迁移，由牙周纤维附着于根面的牙槽骨也跟着冠向增长，从而增加了牙槽骨的可用高度[131]。伴随着附着复合体的冠向迁移促进了牙龈乳头和邻近牙龈轮廓的再生，为种植手术和美观修复提供了更大的空间。轴向的偏斜会导致颊侧骨板破裂穿孔，因此牵引牙齿时只能在长轴方向上进行牵引。同时牵引速度不能超过骨沉积的速度，这样就需要 3~4 个月时间，而这只是骨移植所需等待时间的一半。牙齿被动伸长拔出不会对患者造成创伤，但患者的选择和动机是采取这些措施之前必须要考虑的重要因素（图 2-52A~C）。

种植窝周围的环境条件是种植术前关注的焦点。种植手术前应消除任何牙槽骨的病损，避免种植失败[54]，如果在骨整合初期种植体靠近病损的牙槽骨，种植体会特别容易受到细菌的侵袭[203,204]。病例报道认为，愈合阶段的种植体经受不住任何细菌的侵袭。

然而，Novaes[143]却认为，倘若操作仔细谨慎，在患有慢性根尖周炎的牙槽窝中植入种植体，最终不一定会失败。他提出完全去除病

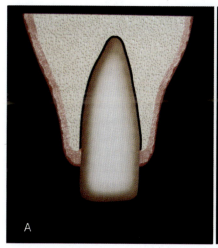

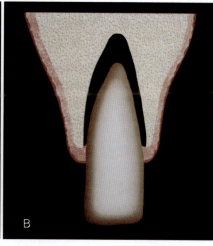

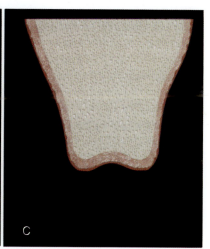

图 2-51 被动萌出示意图。

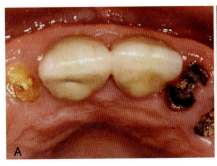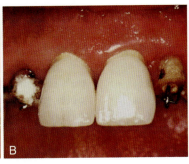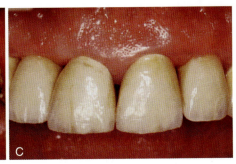

图 2-52 A. 前牙严重缺损，无法保留，牙间乳头的天然高度丧失。B. 使用正畸矫治器。注意：圈和钩连接在一起；残根被动萌出，牙间乳头明显向冠方移动。C. 最终修复。

因（拔出无法保留的牙齿），彻底清创牙槽窝。在术前 2d 至术后 10d 使用抗生素。这些措施可以减少甚至杜绝细菌污染的可能性，当停用抗生素后宿主细胞仍能控制感染。

无论是在治疗前，还是在植入种植体时消除病变，都取决于医师的判断。显然，现代正畸学对口腔种植学的巨大贡献，使我们获益匪浅。但当正畸治疗不能获得足够空间，无适应证，或者患者拒绝这种治疗的情况下，还是只能放弃种植治疗。

确定美学种植修复计划

牙种植修复治疗计划的决策反映了临床医师缜密的思维过程。这一决策包括所选择的治疗方法，具体的手术方案和所用的器材。所有这些都会影响到最终的治疗效果。对于任何一个治疗计划来说，影响决策的因素很多，如时间、文化和种族背景、外貌、年龄、职业、收入、生活方式、患者的性格、口内状况、面部情况、医师的技术水平、能够使用的现代诊断工具等 [199,64]。

现有数据、统计分析方法和技术的进步使医师能够以一种前所未有的方式提供一个详细的、可以预测疗效的治疗方案。当优先考虑美学效果时，就要求患者积极参与制订治疗计划的各个细节，这样临床医师就能准确地了解患者的具体期望。美学修复前医师最重要的是要了解患者的期望，以免将来患者对治疗结果失望。

经济因素

决定治疗方案之前必须告知患者整个治疗所需的大致费用与疗程时间。实际费用超出预计是引发患者不满意的重要原因之一，这常常导致不信任和质疑。预算需要涵盖所有治疗的细节和要素。此外还要告诉患者改动治疗方案的可能性，以及随之变化的费用。

种植失败后的费用收取问题是牙种植术实施过程中的关键问题之一。处理这个问题的关键在于明确医患双方的责任和义务。如果术后 1 年种植体失败，一些医师宁愿承担所有的种植费用（如果医师是在自己诊室里完成修复的），而另一些医师则认为患者应该为种植失败承担一定的责任。另外一些医师则愿意对患者做出使用寿命的承诺。但难办的情况是种植手术在一个诊所完成而上部结构的修复由另一个诊所完成，这时就要根据医患双方在治疗前制订的协议决定种植失败的最终责任归属，决定谁承担相应的费用；完全由完成修复的诊所承担责任，有时是不公平的。

美学种植修复体的制作不同于一般的功能性种植修复。美学种植的修复基桩常需要牙齿颜色的材料，需要激光切削，也需要进行额外的整形手术，费用较高。事实上，医师需要向患者解释为什么对美容修复的收费高于常规修复。种植体支持的前牙修复比后牙修复要耗费医师更多的时间和精力，对医师的技术要求更高。

况且医师可能要经过特别培训，学习如何

获得预期的美学修复效果。所以，单个前牙修复的整体费用要比后牙的多，甚至多达三分之一，治疗时间也可能是后者的两倍。因此，需要对每种治疗方案的费用和时间进行准确估计，而且这应该成为术前谈话的重要部分，并应以同意书的形式由患者确认、签字。

有的医师因为更擅长某些治疗方法，可能会忽视客观条件，按照自己的偏爱选择特别的治疗方案，而不是遵循常规[87]。那他应该为治疗抉择和最后的疗效负责。所以，要求医师选择既能满足患者需求又符合自己技术水平的合理方案，为每位患者量身定制治疗方法。

在有些国家，患者接受医生所制订的治疗计划，很大程度上受到治疗费用和相应保险支付范围的影响。治疗计划既要让患者能够承受费用，也应给予医务人员足够的报酬。许多时候，分期分段治疗可以最大限度运用保险。因而患者为尽量多地获得保险支付，牙科治疗的分阶段处理是很正常的，但这却不一定是理想的治疗顺序和治疗方法。例如，患者需要接受很多项牙科治疗而保险支付却十分有限。这种情况下，尽管后牙功能性恢复是必要的，但是患者还是会选择先修复影响美观的前牙。然而先治疗前牙也许是错误的，特别是在患者不能坚持完成后牙修复的时候。

我们不能为了迎合患者不切实际的需求，或是为了获取更多的保险支付，而打乱原本合理的治疗计划。公众一般认为牙科保险应该支付给牙科疾病的治疗；但事实上无论是针对创新性治疗还是公认的标准治疗方法如种植牙，大多数牙科保险都无法为有效的牙病治疗提供足够的保险支付。不断增长的保险计划和第三方支付者都影响并将继续影响治疗计划的实施。

最近的一项对比研究[25]评估了修复单个牙齿的两种治疗方法在1~4年中的总花费。37位患者共接受了41例传统的三单位固定义齿修复，52例患者接受了59例种植体单冠修复。研究者将患者费用分为3个方面：准备阶段、实际修复实施阶段和修复治疗后并发症阶段的费用；分别包括了就诊次数、椅旁就诊的时间，治疗费用，种植各部件的费用和技师的加工费用。

结果显示：总的治疗时间相近，固定义齿的加工费用较高，技术或生理性并发症的治疗费用相近。就每次就诊的花费而言，种植术是较为便宜的。两种修复的并发症治疗费用都差不多。经过短期观察后，种植修复被证实具有较高的性价比。特别是在不存在需要修复的天然牙或需要修复的天然牙数目较少，或骨量充足时，从经济角度上考虑应该推荐种植修复。

选择适当的治疗方案

前牙缺失的修复方法很多，如传统固定桥修复，树脂粘结桥，种植支持的修复体，可摘局部义齿或上述方法的综合运用。

传统固定桥

长期以来，传统固定桥一直被认为是修复天然牙列的最理想形式。临床证明，即使余留牙的结构欠佳，它仍具有较高的成功率、杰出的美观效果、能够长期行使功能[129]。然而，尽管有良好的临床表现，但传统固定桥的成功率不稳定，有文献报道其波动范围在80%与97%之间[150,183]。

这种波动是由临床操作的差异，制作时精密度的差异和采用合金种类的不同造成的。用传统固定义齿修复单个缺失牙需要注意一些生物因素和技术因素，如牙髓并发症，继发龋，菌斑难以控制所导致的牙周疾病，固位丧失，基牙断裂。传统固定桥修复失败的主要原因是不能确定修复后基牙何时会出现牙髓问题[130]。现在认为牙体预备时对基牙特别是健康基牙造成的损伤是固定修复的一大弊病。牙体预备中磨除大量牙体组织是造成基牙损伤的真正原因。

随着牙种植体的发展，人们越来越强调保存作为固定桥基牙的天然牙。换句话说，就是牙种植体能够帮助人们保住余留天然牙。牙种植无需借助相对健康的邻牙作为基牙，其自身就可以替代缺失牙行使功能。按照文献通用的说法，固定桥的平均使用寿命为8.3~10.3年[109,191]。这就提出了一个问题：年轻患者在其一生中到底需要多少个固定桥修复体呢？相反，如果缺牙间隙的邻牙严重磨损或有不良修复体，牙种植体也许就不是优先选择了，这种情况下就可以考虑用固定桥来保护条件不佳的基牙健康。所以，为了确定固定桥修复是否是合适的治疗方式，需要考虑余留牙的数目和条件，不良习惯，殆型和杠杆力学等因素。

粘结桥

粘结桥是一种不需要大量磨改天然基牙的固定修复方式。粘结破坏导致的粘结桥脱落发生率高达 25%~31%[91,223]。粘结破坏导致脱落是粘结桥修复的主要并发症，限制了它的日常应用。

树脂粘结修复体的临床效果文献报道差别较大。从 11 个月的疗效失败率为 54%（在缺少机械固位形的条件下），到 127 例（平均寿命为 5 年）中，成功率 92.9% 的报道不等[86,9]。所以只建议把树脂粘结桥当作一种特殊时期的经济的暂时性美容修复方法。医师应该向患者清楚地解释粘结桥的特性。

牙种植体

与以前治疗方法不同，牙种植修复，特别是对于无牙颌患者的种植修复，已进行了严格的临床对照研究[161,83,95]。自 20 世纪 80 年代晚期，持续的研究和完善的统计分析都表明牙种植修复是一种具有预见性的修复方法，牙列缺损或全口缺牙均适用。

后来，牙种植体的应用范围不断扩大，将其用于修复单个缺失牙。其 3~6 年的成功率在 91%~97%[161,83,95]。但种植修复也有少数并发症，据报道螺丝松动是单个牙缺失种植修复最常见的并发症[184]。这一缺点已被新型的种植体基桩连接方式所克服，这种方式能够提供更大的基桩和种植体的接触面积，具有良好的固位稳定性以抵抗侧向力的作用。

口腔种植学已经大大改变了牙科修复常规，启发了医师的临床思维，反过来也大大改善了种植治疗的美学效果。新型的软硬组织增量技术应

运而生，提高了牙种植美学的远期疗效[82]。对于牙列缺损病例，无论是年轻还是年长的患者，种植修复都是一种最理想的治疗方法，可以避免基牙预备，保护天然牙的结构完整性。种植体支持固定义齿的 5 年累积存活率为 95.4%，10 年累积存活率为 92.8%。这项数据是从平均跟踪 5 年的 10 个前瞻性、5 个回顾性队列研究和 6 个平均跟踪 10 年的前瞻性队列研究中得来的[113]。有 14 个研究调查了 1289 例种植体支持式固定义齿，负重 5 年后，累积存活率为 95%；3 个研究调查了 219 例种植体支持式固定义齿，负重 10 年后累积存活率为 86.7%[113]。

即使牙种植治疗失败了，仍可以采用其他治疗方法继续治疗，这也是种植修复的独到之处。而且，有报道称从回顾性和前瞻性研究中都证明种植修复有利于提高患者的生活质量，这使种植修复具有了另一层社会意义[23]。

可摘局部义齿

设计可摘局部义齿不仅仅是机械地选择卡环、支托、大连接体和其他部件，然后把它们组装到一起。有时制作一个理想的局部义齿也是一个繁琐的过程。设计可摘局部义齿时，评价口内条件时应该包含以下几点：

（1）牙周组织的健康状况。

（2）牙根的长度和冠根比例。

（3）将患牙单独修复，还是用夹板或者是固定修复将患牙与其他牙齿连接为整体。

（4）软组织的支持特征。

（5）邻牙的健康状况。

（6）牙槽嵴是否完全愈合。

（7）软组织是结实还是松软。

（8）牙齿的质地和强度，包括充填材料的种类。

（9）天然牙的结构状况。

（10）殆支托设计，要考虑银汞充填物、复合体、金和（或）瓷的修复体的位置和情况。

（11）患者是否能够接受金属暴露。

（12）理解患者的心理需要和期望。

可摘局部义齿常应用于牙列中多颗间断性

失牙的修复。对于余留牙松动、将来可能要拔除的病例，也是可摘局部义齿的适应证。此外，如果患者的经济条件有限，治疗费用是决定因素时，较便宜的可摘局部义齿就是不错的选择。但是和其他治疗方法相比，可摘局部义齿有不少缺点，其中最大的缺点就是可能会发生邻近基牙的牙周病和龋齿，其次是组织面的压力引起牙槽骨的吸收[213,229,227]。还有，微笑或说话时也许会露出义齿的金属支架和树脂部分，影响美观，不利于社交[43]。而传统的固定义齿则在美观和功能方面都优于可摘局部义齿[31]。

选择合适的治疗技术

最佳的种植方法，尤其在上前牙区，应该尽量保留牙槽嵴，为美学修复提供良好的基础，改善种植体周围的软组织轮廓。应综合多方面因素考虑选用即刻种植还是拔牙窝愈合后的延期种植[208]，这些因素包括软组织的健康状况和完整性，软组织的生物类型，牙间乳头的保留，防止牙槽骨吸收，拔牙后牙槽窝的病理和形态条件，患者的要求，骨整合的预期效果。同时还需注意植入的时机，因为这会显著影响最终的美观和功能效果。

标准的牙种植体植入方案要求牙槽嵴在植入种植体前完全愈合[111]，又称为延期植入。这种方案从拔牙到植入种植体需要 5~9 个月的愈合期[1]。经过愈合期，种植区的牙槽骨愈合成熟，种植体被植入到成熟的牙槽骨中。同时有关的软组织也愈合成熟，所以对软组织处理的需求也就较少。相反，即刻种植则需要最初的软组织缝合；近期种植能取得良好的骨接触，降低了植骨的必要性，消除了手术区上皮长入骨组织的可能性。

但是，延期植入不一定适用于所有区域。尤其是在上颌前牙区，延期植入会引起唇舌向和根向的牙槽骨吸收[5]，经常需要使用引导组织再生技术尽可能恢复美观。有研究显示如果没有进行植骨，拔牙后 6 个月牙槽骨会吸收 3~4mm[98]。另有报道称拔牙后 6 个月，前牙牙槽骨吸收达 23%[36]。软硬组织形态受到极大影响，不利于种植体的三维美学定位。

有些医师更喜欢延期种植，认为这样做可以减少感染，而且很少需要软组织处理[140]。关于拔牙后的骨吸收问题，一直存在争议。

而另一方面，出现了大量有关种植体即刻植入的报道[26,10,116]。即刻植入是指在拔除无法保留的牙齿后立刻植入种植体。即刻种植可以单独应用，也可以联合植骨术，在牙槽窝骨壁与种植体之间植入骨修复材料。即刻种植可以有效地预防拔牙后的牙槽骨吸收[50,185]。

即刻植入的可靠性已得到证实，这也是即刻植入越来越受欢迎的主要原因。多项研究指出即刻种植的成功率与延期种植相似[128,217,173]，无感染、良好的机械锚定作用和初期稳定性等特点也使人们越来越信任这项技术，特别是外伤导致牙齿无法保留，颊侧骨板完好的情况下，可以选用与牙槽窝形态大小相匹配的种植体进行即刻植入，同时又可获得最佳植入角度和位置。然而遗憾的是，大多数研究都以骨整合来衡量种植成功与否，没有考虑软组织的变化。

早期缝合关闭新鲜拔牙创会引起软组织的变化，这种变化会直接影响软组织的最终外观，因而也是即刻种植关注的主要问题。最近一项研究建议在美学区域使用大直径种植体需格外谨慎[192]，这一结论的依据是二期手术后大直径种植体周围的软组织会平均退缩 1.58mm，而小直径种植体周围的软组织平均仅退缩 0.57mm。

拔牙后的剩余牙槽骨特征各不相同。许多作者是在植入种植体时对拔牙创进行分类，并针对分类提出相应的临床种植方案[177,70,4,127,210]。临床医师可以根据这些分类进行准确诊断，并设计相应的临床方法。Salama[177]牙槽窝分类如下：

第一类指牙槽窝的骨壁完整，不论植骨与否都可以进行即刻种植。

第二类指牙槽窝的颊侧骨壁缺损，需要引导骨组织再生术，种植体周围需要植骨。

第三类指牙槽窝无法为种植体提供初期稳定，需要植骨，延期植入。

Garber 和 Belser [67] 将拔牙后即刻种植的牙槽窝分为以下几类：

Ⅰ类：牙槽窝裂口不到 5mm。相当于 Salama [177] 分类中的第一类。

Ⅱ类：牙槽窝裂口达到 5mm，需要自体植骨和采用 GTR 技术。

Ⅲ类：牙槽窝裂口超过 5mm，无法为种植体提供初期稳定，需要采用延期植入和植骨手术。

Meltzer [127] 将牙槽窝分为 4 类：

Ⅰ类：牙槽窝四面骨壁均完整。

Ⅱ类：牙槽窝有一面骨壁出现骨开窗。

Ⅲ类：牙槽窝虽然有足够高度，但宽度不足，或者丧失两面骨壁。

Ⅳ类：牙槽窝的高度不足。

此外，还需要对即刻种植的周围软组织进行分类。通过分类，可以更加准确地描述即刻种植时的牙槽窝状况 [210]。即刻种植具有许多优点，能获得最佳植入位置（即天然牙的原有位置），无需使用角度基桩；能够防止拔牙后的牙槽骨吸收，保留了牙槽嵴骨量，可以使用更长更粗的种植体。其他优点包括：①减少对解剖标志的损伤；②通过减少钻磨产热，减少骨吸收；③缩短了约一半的疗程。而且拔牙后即刻植入种植体，无需为了等待拔牙创愈合而推延种植，对患者的心理产生了积极作用。

Saadoun 和 La Gall [175] 提出即刻种植的非埋植式方案，即在植入种植体后立刻连接上愈合基桩，无需做软组织修整。这项技术减少了软组织损伤，对种植体周围软组织愈合成熟具有重要作用。最后，采用与牙槽窝大小匹配的种植体还能减少植骨的需要，防止软组织长入牙槽窝内 [221]。

然而，从骨整合的预期效果方面考虑，关于软组织的关闭仍存在争论。无法直接看到颊侧牙槽骨板，使愈合过程和临床成功存在一些疑虑。另一方面，即刻延期种植可以使牙槽窝顶部的软组织长出肉芽组织，拔牙后 6~10 周形成成熟的软组织。这个时候即刻延期种植植入有助于在牙槽窝顶部形成软组织封闭，就跟标准的延期植入法一样。新形成的角化组织有利

于减少即刻种植时软组织手术关闭创口所致的并发症。Osigo 等 [146] 提出了另一种有趣的延期植入方法：创口缝合前施行植骨手术，但不植入种植体；术后两个星期，患者再次手术植入种植体。作者发现在这段时间内预备的种植窝周围出现大量新生骨小梁和毛细血管，周围的纤维组织包裹较少，因此提高了骨整合效果。但这项技术在临床上不一定适用。

此外，还有一种一段式种植体植入技术。即通过一次手术完成一段式种植体的植入，这样就避免了二期手术。该技术类似于非埋植式种植，种植体通过喇叭型颈部穿出软组织暴露在口腔中。可用于即刻种植，也可以用于延期种植。因其在功能恢复以及修复方面非常便利，一段式种植体的非埋植植入方法在临床上获得了巨大的成功 [33]。一段式种植体在基桩与种植体之间的牙槽骨顶部不会存在微小缝隙。这些优点使一段式种植体倍受欢迎。但是必须注意：该技术仅适用于对美观要求不高的部位 [41]（图 2-53A~C）。

诊断列表

确立最终的治疗方法，过程十分繁琐。必须考虑许多因素：能选用的治疗方法，医师的技术水平，教育背景，医学哲学观，获得的文献资料，经济因素（如各种费用、保险、分期付款），还有患者的喜好，疗程的长短，复诊的次数，舒适度，术前和术后的并发症，患者是否接受手术。对于美容性治疗应该鼓励患者理解整个治疗过程，并对此做出评价。当患者充分理解所需进行的各种操作之后，就会获得积极的影响。换句话说，治疗期间患者的积极态度和主动配合会为治疗小组提供良好的工作氛围。

功能恢复一直是口腔种植学的首要目标。由于牙种植体可以长期存留在颌骨中，因此对于种植修复，应该首先强调功能及对功能恢复效果的预见性，而美观只是一种补充。处于美学区域的种植修复应该满足功能与美观的双重需求，而且不能因为过分强调美观效果而降低

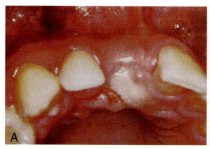 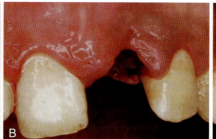 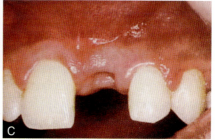

图 2-53 A. 在延期种植方案中，必须等到种植区的骨质愈合。B. 即刻种植方案可以在新鲜的拔牙创中植入种植体。C. 尚未完全愈合的拔牙创（即只有软组织愈合，而骨组织尚未愈合，这是延期即刻种植方案）。

对功能的要求。任何美观但无功能的修复体都是一种失败，反之亦然。要特别强调术前计划是整个治疗过程的一个关键部分，对于最终疗效十分重要。我们应该兼顾功能与美观，这两点相辅相成。Misch[139] 指出过分强调美观效果和软组织外形效果，可能会牺牲龈沟的健康。所以不能仅仅为了获得完美的软组织形态而进行过度治疗，不顾及骨组织支持等方面的因素会降低种植修复的质量。换句话说，任何最终的治疗计划都应考虑患者的适应证，无菌操作原则，生物力学理论，严格的口腔卫生维护等。

Belser[16] 等人发表了一项关于美学牙种植的临床操作评估。他们将美学区域客观定义为大笑时露出的牙槽范围。而从主观上说，美学区域就是对患者具有美学意义的牙槽区域。从 3 个方面展开讨论：①对上前牙区种植修复的效果分析；②上前牙区种植术的解剖和手术因素；③与上前牙区种植修复相关的实用固定修复技术。但是作者指出这其中的大多数研究都没有明确的美学参数。这些报道中，美学区牙种植修复的成功率与颌骨其他区域的成功率相近。由于有邻牙组织的支持，单个前牙种植能够达到包括美观在内的预期效果。美学区多个相邻种植体支持的固定修复报道较少，无法估计其美观修复效果，特别是种植体之间软组织的形态。

评估认为上前牙区种植是一项高深或复杂的技术方法，需要全面的术前计划，并根据最终修复设计进行精确手术。对患者的选择应十分谨慎，吸烟或系统性疾病都不利于种植的美

观疗效。选用种植体的大小和形状应当有利于软组织的健康和完整，有利于取得最佳的种植体三维定位等原则来决定。种植体的最佳三维定位能够保证种植肩台处于理想的位置，从而达到美观、稳定的疗效，获得种植体周围组织的长期支持。

为了获得最佳美学效果应该保证在水平方向和垂直方向上有足够的骨量[40]。如果有骨缺损，应采用适当的软硬组织扩增术。垂直型骨质缺损往往会导致美学修复效果的不足。种植体周围组织的各种美学因素，包括健康状况、高度、体积空间、颜色和形态，都必须与邻牙保持协调。修复体必须在各个方面模仿缺失牙的天然外观，如颜色、形状、质地、大小、光泽。建议在戴入最终修复体前使用暂时修复体，引导种植体周围软组织塑形，进一步提高美学效果。临床上可用的软组织美学参数有：

（1）种植体边缘唇颊侧黏膜中部相对于切缘或种植体肩台的位置。

（2）龈乳头尖端与邻接触点之间的距离。

（3）唇侧角化黏膜的宽度。

（4）黏膜状况（如改良牙龈指数、探诊出血）。

总之，当进行重大的美容修复时，必须同时兼顾美观与功能两个方面。图 2-54 是关于治疗计划中需要考虑的各种诊断因素的列表。一个成功的临床工作者应该对种植体植入后组织反应有良好的生物学理解，应该系统学习外科手术以保证能够进行精确地微创手术，同时大量的病例实践以获得美学种植修复的丰富经验[40]。

图 2-54　治疗计划中需要考虑的各种诊断因素

骨	高度
骨	宽度
缺牙区角化上皮与两侧对照组织相比较	与对侧水平相似
	< 0.5mm
	<1.0mm
牙槽窝状况	新鲜牙槽窝
	部分愈合（软组织愈合）
	完全愈合
天然牙列的正中关系	协调
	不协调
动态咬合关系	尖牙保护（牙合）
	切牙引导（牙合）
	组牙功能（牙合）
颌间垂直距离	理想
	过大
	过小
可利用牙间水平距离	理想
	过大
	过小
牙弓形态	方正
	卵圆
	V 型
牙周组织生物型	薄扇贝状生物型
	厚而平生物型
对颌牙列情况	天然牙列
	传统固定桥
	活动义齿
	种植体支持义齿
软组织色素沉着	有色素沉着
	无色素沉着
切牙牙齿形状	方形
	柱状
	三角形
相关的解剖结构	
缺损牙数目	单个
	多数
软组织的量	理想水平
	不足
骨密度	D1
	D2
	D3
	D4
牙槽窝的状况	化脓
	健康
	慢性感染
邻牙情况	牙周疾病
	根尖病变
	龋齿
	正常
瘢痕组织	存在
	不存在
不良习惯	无
	紧咬牙
	磨牙症
	叩牙习惯
	吐舌

龈乳头情况	充满邻间隙
	部分充满
	没有龈乳头
现有牙龈乳头的分类（Nordland）	I 类
	II 类
	III 类
种植体周围牙龈乳头高度的可预测性（Tarnow）（触点到牙槽嵴顶的垂直距离）	5 cm
	6 cm
	≥7cm
种植体周围牙龈乳头高度的可预测性（Salama 法）	I 类
	II 类
	III 类
下唇的位置	上唇盖着下唇
	上下唇接触
	上下唇不接触
上唇位置	正常
	过高
	过低
上唇弧形	上凸
	平直
	下凸
笑的弧线（smile arc）	平行
	直线
	与正常相反
微笑暴露的组织情况	上颌牙齿
	上颌牙齿+3mm 牙龈
	上颌牙+下颌牙
	只显露下颌牙
	上下颌牙都不显露
笑线	高
	中
	低
上下牙齿中线关系	协调一致
	偏左
	偏右
鼻唇角	前凸<90°
	正常=90°
	后缩>90°
Rickets E 平面龈乳头情况	正常
	凸
	凹
面部中线偏移	偏左
	垂直
	偏右
两侧间隙阴影	正常
	增加
牙齿对称性	对称
	不对称
牙龈色素沉着	生理性
	非生理性

（范利梅　李全利　译）

参 考 文 献

［1］Adell, R., U.Lekholm, B.Rocjler, and P.I.Branemark. 1981. A 15–year study of osseointegrated implants on the treatment of the edentulous jaw. *Int J Oral Surg*,(10),PP.387–416.

［2］Ahn, M., K.An, J.Choi, et al. 2004. Immediate Loading with Mini Dental Implants in the Fully Edentulous Mandible. *Implant Dent*, 13,pp.367–372.

［3］Albrektsson, T.1988. A multicenter report on osseointegrated oral implants. *J Prosthet Dent*,60,pp.75-84.

[4] Ashman, A., I.LoPoint, and J.Rosenlicht.1995. Ridge augmention for immediate post-extration implants: Eight year retrospective study. *Prct Periodont Aesthet Dent*,(7), pp.85-95.

[5] Atwood, D.A, anf D.A.Coy.1971. Clinical,cephalometric and ensitometric study of reduction of residual ridgr. *J Prosthet Dent*,(26),pp.280-293.

[6] Bain, C.A.1996. Smoking and implant failure-A Smoking cessation protocol. *Int J Oral Maxillofac Implants*,11,pp. 756-759.

[7] Bain, C.A., and P.K.Moy. 1993. The association between the failure of dental implants and cigarette smoking. *Int J Oral Maxillfac Implants*,(8),pp.609-615.

[8] Balshi, T.J., and D.G.Garver.1986. Osseointegration: The efficacy of the transitional denture. *Int J Oral Maxillfac Implants*,(1),pp.113-118.

[9] Barrack, G., and W.A.Bretz. 1993. A long-term prospective study of the acid etched-cast restoration. *Int J Prosthodont*,(6),pp.428-434.

[10] Becker, W., and B.E.Becker. 1990. Guided tissue regeneration for implants placed into extraction sockets and for implant dehiscences; Surgical techniquesand case reports. *Int J Periodont Rest Dent*,(10),pp.377-391.

[11] Becker, C.M., and D.A.Kaiser.2000. Surgical guide for dental implant placement. *J Prosthet Dent*,(83),pp.248-251.

[12] Becker, W., B.E.Becker, M.G.Newman, and S.Nyman. 1990. Clinical and microbiologic findings that may contribute to dental implant failure. *Int J Oral Maxillofac Surg*,5,pp.31-38.

[13] Bedrossian, E.2000. Veneer Graftion: A technique for augmentation of the resorbed alveolus prior to implant placement. A clinical report. *Int J Oral Maxillfac Implants*,15,pp.853-858.

[14] Beitan, K.1967. Clinical and histological observations on tooth movement during and after orthodontic treatment. *Am J Orthod*,(53),pp.721-745.

[15] Belser, U.C., J.P.Bernard, and D.Buser.1996. Implant-supported restorations in the anterior region: prosthetic considerations. *Pract Periodontics Aesthet Dent*,8,pp. 875-883,quiz 884.

[16] Belser, U., D.Buser, and F. Higginbottom.2004. Consensus Statements and Recommended Clinical Procedure Regarding Esthetics in Implant Dentistry. *Int J Oral Maxillfac Implants*,19,pp.873-874.

[17] Bengazi, F., Wennstrom, and U.Lwkholm.1996. Recession of the soft tissue margin at oral implants: A 2-year longitudinal prospective study. *Clin Oral Implant Res*, (7),pp.303-310.

[18] Berglundh, T., and J.Lidhe.1996. Dimension of the peri-implant mucosa: Biological width revisited. *J Clin Periodontol*,(23),pp.971-973.

[19] Bergstrom, J., and H.Preber.1994. Tobacco as a risk factor. *J Periodontal*,65(May suppl.),pp.545-550.

[20] Bezzon, O.L.1993. Allergic sensitivity to several base metal: A clinical report. *J.Prosthet Dent*, (70),pp.109-110.

[21] Bichacho, N., C.J.Landsberg, M.Rohrer,etal.1999. Immediated fixed transitional re storation in I,plant therapy. *Pract Periodontics Aesthet Dent*,11,(1),pp.45-51.

[22] Biggs, W.F.1996. Placement of a custom implant provisional restoration at the second-stage surgery for improved gingival management: A clinical report. *J Prosthet Dent*,(75),pp.231-233.

[23] Bloomberg, S., and L.Linquist.1983. Psychological reaction to edentulousness and treatment with jaw bone-anchored briges. *Acta Psychiatr Scand*,(68),pp.251-262.

[24] Bombonato, K., G.Brentegani, A.Thomazini, etal.2004. Alcohol intake and Osseointegration around Implants: A Histometric and Scanning Electron Microscopy Study. *Implant Dent*,13,pp.238-244.

[25] Bragger, U., P.Krenander, and N.P.Lang.2005 Economic aspects of single-tooth replacement. *Clin Oral Impl Res*. 16,pp.335-341.

[26] Brazilay, I.1988. Immediated implantation of pure titanium threaded implants into extraction sockets. *J Eent Res*,(7),p.234.

[27] Breeding, L.C.Dixon.1992. Compression resistance of four interocclusal recording materials. *J Prosthet Dent*,68,p. 876.

[28] Brown, M., and D.Tarrow.2001. Fixed provisionalization with transitional implants for partially edentulous patients: A case report. *Pract Periodontics A easthet Dent*,13,(2),pp.124-127.

[29] Brown, I.S.1973. The effect of orthodontic therapy on certain types of periodontal defects. *J Periodontol*,44, (12),pp.742-756.

[30] Bruskin, R., P. Castellon, and J. Hochstedler. 2000. Orthodontic extrusion and orthodontic extraction in prosthetic treatment using implant therapy. *Pract Periodon Aeasthet Dent*,(12),pp.213-221.

[31] Budtz-Jgensen, E., and F.Isidor.1987. Cantilever dridges or removable partial denture in geriatric patients: A two-year study. *J Oral Rehab*,(14),pp.239-249.

[32] Buhler, H.1988. Evaluation of root resected teeth.Results after 10 years. *J Periondontol* 59,pp.805-810.

[33] Buser, D., R.Mericske-Stern, J.P.Bernard, A.Behneke, N. Behneke, H.P.Hirt, U.C.Belser, and N.P.Lange,1997. Long-term evaluation of non-submerged ITI implants. Part 1: Eight-year life table analysis of a prospective multimember study with 2,359 implants. *Clin Oral Implant Res*,(8),pp.161-172.

[34] Buser, D., R.Mericske-Stern, K.Dula, and N.P.Lang.1999. Clinical experience with one-stage,non-submerged dental implants. Adv Dnet Res,(13),pp.153-161.

[35] Buser, D., W.Marin, and U.Belser.2004. Optimizing Esthetics for Implant Restorations in the Anterion Maxilla: Anatomic and Surgical Considerations. *Int J Oral Maxillofac Implants*,19,pp.43-61.

[36] Carlsson, G.E., B.Bergman, and B.Headegard.1967. Changes in contour of the maxillary alveolar process under immediated dentures. A longitudinal clinical and x-ray cephalometric study covering 5 years. *Acta Odontol Scand*,(25),pp.45-75.

[37] Cehreli, M., C.Cali, and S.Sahin.2002. A dual-purpose guide for optimum plancement of dental implants. *J Prosthet Dent*,88,pp,640 643.

[38] Cenrell, M.C, and S.Sahin.2000. Fabrication of a dual-purpose surgical template for correct labiopalatal positioning of dental implants. *Int J Oral Maxillofac Implants*,(15),pp.278-282.

[39] Chai, Y., and H.C.Slavkin.2003. Prospects for tooth regeneration in the 21st century: a perspective. *Microsc Res Tech*, April, 60,(5),pp.469-479.

[40] Chiche, G.J., and H.Aoshima.1997. Functional versus aesthetic articulation of maxillary anterior restorations. *Prac Periodont Aesthet Dent*,9,(3),pp.335-342.

[41] Cornrlini, R., A.Scarano, U. Covani, G.Petrone, and A. Piattelli.2000. Immediate one-stage post extraction implant: A human clinical and histolodic case report. *Int J Oral Maxillofac Implants*,(15),pp.432-437.

[42] Cowan, P.W.1990. Surgical templates for the placement of osseointegrated implants. *Quintessence Int*,(2),pp.391-396.

[43] Cowan, R.D, J.A.Gillbert, D.A.Elledge, and F.D.McGlynn. 1991. Patient use of removable partial dentures: Two-and four-year telephone interviews. *J Prosthet Dent*,(65), pp.668-670.

[44] Cox, J.F., and G.A.Zarb.1987. The longtitudinal clinical efficacy of osseointegrated dental implants; A 3-year report. *Int J Oral Maxillofac Implants*,(2),pp.91-100.

[45] Croll, B.M.1989. Emergence profiles in natural tooth contour.Part I: Photographic observations. *J Ptosthet Dent*,(62),pp.374-379.

[46] Curtis, D.A.Lacy, R.Chu, etal.2002. Treatment planning in the 21st Century: What's new? *J Cal Dent Assoc*.Jul;30 (7),PP.503-510.

[47] Dawson, P.E.1974. Evaluation,Diagnosis and Treatment of Occlusal Problems. St Louis,Mosby.

[48] De Bruyn, H., and B.Collaert.1994. The effect of smoking on early implant failure. *Clin Oral Implant Res*,(5),pp. 260-264.

[49] De Carvaho, P.S., L.W.Vasconcellos, and J.Pi.200. Influence of bed preparation on the incorporation of autogenous bone grafts: a study in dogs. *Int J Oral Maxillofac Implants*.Jul-Aug,15,(4),pp.565-570.

[50] Dennisen, H.W., W.Kalk, H.A.H.Veldhusis, and M.A.J. Van Waas.1993. Anatomic consideration for preventive implantation. *Int J Oral Maxillofac Implants*,(8),pp.191-196.

[51] Dorfman, H.S., J.E.Kennedy, and W.C.Bird.1980. Longitudinal evaluation of free autogenous gingival autografts. *J Clin Periodontol*,(7),pp.316-324.

[52] DuBrul, e.l.1982. Sicher's Oral Anatomy,St Louis,Mosby

[53] Dula, K., R.Mini, P.F.Van der Stelt, and D.Buser.2001. The radiographic assessment of implant patients: Decision-making ctiteria. *Int J Oral Maxillofac Implants*, (16),pp.80-89.

[54] El Askary, A.S., R.M.Meffert, and T.Griffin.1999a. Why do dental implants fail? Part I.*Implant Dent*,8,pp.173-185.

[55] El Askry, A.S, R.M.Meffert, and T.Griffin.1999b. Why do dental implants fail? Part II.*Implant Dent*,8pp.265-277.

[56] El Askary, A.S., and A.Shawkat.2003. Provisionalization in Aesthetic Implant Dentistry. *Interational magazine of oral implantology*,4,(2),pp.8-13.

[57] El Attar, M.S., D.el Shazly, S.Osman, etal.1999. Study of the effect of using mini transitional implants as temporary abutments in implant over denture cases. *Implant Dent*,8, (2),pp.152-156.

[58] Esposito, M.J., J.A.Sorensen, and P.Moy.1988. Optimum placement of osseointegrated implants. *J Prosthet Dent*, (59),pp.467-473.

［59］ Esposito, M., A.Ekestubbe, and K.Grondahl.1993. Radiological evaluation of marginal bone loss at tooth surfaces facing single Branemark implants. *Clin Oral Implant Res*,(4),pp.151–157.

［60］ Farman, A.G., and T.T.Farman.1999. Radiovisiography – ui: A sensor to tival direct exposure intra–oral x–ray film. *Int J Computerized Dent*,2,(3),pp.183–196.

［61］ Fieding, A.F., and E.R.Hild.1993. Maintaining the quality of life in the HIV patient through osseointegrated implants. Abstract. Second International Workshop on the Oral Manifestations of HIV infection. San Francisco,Jan. 31–Feb.3.

［62］ Flanagan, D.2005. Arterial Supply of Maxillary Sinus and Potentia l for Bleeding Complication During Lateral Approach Sinus Elevation. *Implant Dent* ,14,pp.336–339.

［63］ Froum, S., S.Emetiaz, and M.J.Bloom.1997. The use of transitional implants for immediate fixed temporary prosthesis in cases of implant restorations. *Pract Periodontics Aesthet Dent*,10,(6),p.737.

［64］ Frush, J.P., and R.D. Fisher. 1958. The dynesthetic interpretation of the dentogenic concept. *J Prosthet Dent*, (8),pp.558–581.

［65］ Ganz, c.h., s.a.Brisman, and V.Tauro.1989. Computer video imaging: Computerization, communication, and creation. *QDT Yearbook*,13,p.64.

［66］ Garber, D.A.1995. The esthetic dental implant; Letting the restoration be the guide. *J Am Dent Assoc.*,(126), pp.319–325.

［67］ Garber, D.A., and U.C.Belser.1995. Restoration –driven implant placement with restoration –driven site development. *Compend Contin Educ Dent*,16,pp.796 – 804.

［68］ Garg, A.K., and A.Vicari.1995. Radiographic modalities for diagnosis and treatment planning in implant dentistry. *Implant* Soc,(5),7–11.

［69］ Gargiulor, A. W., F. M. Wentz, and B. Orban. 1961. Dimensions and trlation of the dentogingival junction in humans. *J Periodontal*,(32),pp.261–267.

［70］ Gelb, D.A.1993. Immediate implant surgery: Three –year retrospective evaluation of 50 consecutive cases. *Int J Oral Maxillofac Implants*,(8),pp.388–399.

［71］ Genco, R.J.1992. Host responses in periodontal diseases: Current Concepts. *J Periodontol*,63,pp.333–338.

［72］ Glickman,I.1972. Clinical Periodontology,4th ed, W.B. Saunders, Philadelphia.

［73］ Goldstein, R.E., and C.E.Goldstein.1988. Is your case really finished? *J Clin Orthod*,702,p.22.

［74］ Gorman, L.M, P.M.Lamber, H.F.Morris, S.Ochi, and S. Winkler.1994. The effect of smoking on implant survival at second stage surgery: DICRG interim report. *Implant Dent*,(3)pp.165–168.

［75］ Green, E.N.1986. Hemisection and root amputation. *J Am Dent Asso,* 112.pp.511–518.

［76］ Gher, M.E, and A.C.Richardson.1995. The accuracy of dental radiographic techniques used for evaluation of implant fixture placement. *Int J Periodont Res Dent*, (15),pp.268–283.

［77］ Goaslind, G.D., P.B.Robertson, C.J.Mahan, etal.1977. Thickness of facial gingival. *J Periodontol*,48,pp.768 – 771.

［78］ Goldstein, R. 1997. Change your Smile. 3rd ed. Quintessence, *Chicago*, pp. 2–3.

［79］ Gocdson, W.H., and T.K.Hunt.1979. Wound Healing and the Diabetic Patient. *Surg Gyn Obstet*,149,pp.600–608.

［80］ Gouvoussis, J., D.Sindhusake, and S.Yeung.1995. Cross infection from periodontitis sites to failing implant sites in the same mouth. *Int J Oral Maxillofac Implans*,12,pp. 666–673.

［81］ Grossi, S.G., J.Zambon, E.E.Machtei, R.Schifferle, S. Adreana, R.J.Genco, D.Cummins, G.Harrap, et al.1997. Effect of smoking and smoking cessation on healing after mechanical periondontal therapy. *J Am Dent Assoc*, (128)pp.599–607.

［82］ Grunder, U., H.P.Spielman, AND t.Gaberthuel.1996. Implant supported single tooth replacement in the aesthetic region; A complex challenge. *Prac Periodont Aesthet Dent*,8,(9),pp.835–842.

［83］ Haas, R., N.Mensdorff –Pouilly, G.Mailathm, and G. Watzek.1995. Branemark single tooth implants: A preliminary report of 76 implants. *J Prosthet Dent*,(73), pp.274–279.

［84］ Halstead, C., ed.1982. Physical Evaluation of the Dental Patient. *Mosby,St.Louis*,pp.74–81.

［85］ Hansen, P.A., and L.A.West.1997. Allerdic reaction following insertion of a Pd–Cu–Au fixed partial denture: A clinical report. *J Prosthod*,(6),pp.144–148.

［86］ Hansson, O.1994. Clinical results with resin –bonede prostheses and an adhesive cement. *Quintessence Int*, (25)pp.125–132.

［87］ Hebel, K., R.Gajjar, and T.Hofstede.2000. Single –tooth replacement: Bridge vs.implant supported restoration. *J Can Dent Assoc*,(66),pp.435–438.

［88］ Henemyre, C., D.Scales, D.Hokett, etal.2003. Nicotine Stimulates Osteoclast Resorption in a Porcine Marrow Cell Model. *J Periodontal*.74,pp.1440–1446.

［89］ Higginbottom, F.L., and T.G.Wilson.2002. Successful implants in the esthetic zone. *Tex Dent J*,119,pp.1000–1005.

［90］ Holmes, D.C., and J.T.Loftus.1997. Influence of bone quality on stress distribution for endosseous implants. *J Oral Implantal*,(23),p.104.

［91］ Hussey, D.L., C.Pangi, and G.L.Linden.1991. Performance of 400 adhesive bridges fitted in a restorative dentistry department. *J Dent*,(19),pp.221–225.

［92］ Ingber, J.S.1974. Forced eruption, Part I.A method of treating isolated one and two wall infrabony defects – Rational and case report. *J Periodontal*, 45,(4), pp.199–206.

［93］ James, R.A., J.L.Lozada, and H.P.Truitt.1991. Computer tomography (CT) applications in implant dentistry. *J Oral Implantol*,(17),pp.10–15.

［94］ Jansen, C.E., and A.Weisgold.1995. Presurgical treatment planning for the anterior single–tooth implant restoration. *Compend Cont Educ Dent*,(16),pp.746–762.

［95］ Jemt, T., U.Lekholm, and K.Grondahl.1990. Three –year follow–up study of early single implant restorations. ad modum Branemark. *Int J Perioont Dent*, (10),pp.340–349.

［96］ Jin, Q., O.Anusaksathien, S.A.Webb, etal.2004. Engineering of tooth–supporting structures by delivery of PDGF gene therapy vectors. *Mol Ther*,9,5,pp.19–26.

［97］ Jisaander, S., B.Grenthe, and P.Alberius.1997. Dental implant survival in the irradiated jaw: A preliminary report. *Int J Oral Maxillofac Implants*,12, pp.643–648.

［98］ Johnson, K.1963. A study of the dimensional changes occurring in the maxilla after tooth extraction. Part 1: Normal healing. *Aust Dent J*,(8),PP.428–433.

［99］ Jovanovic, S.A.1997. Bone rehabilitation to achieve optimal aesthetics. *Pract Periodont Aesthet Dent*,9,(1), pp.41–52.

［100］ Kao, R.T., D.A.Curtis, D.W.Richards, and J.Preble.1995. Increased interlukin –1 beta in the crevicular fluid of diseased implants. *Int J Oral Maxillofac Implants*,10,pp.696–701.

［101］ Kacor, C.E., K.Al –Shammari, D.P.Sarment, etal.2004. Implant plastic surgery: a review and rationale. *J Oral Implantol*,30,(4),pp.240–254.

［102］ Keller, E.E.1997. Placement of dental implants in the irradiated mandible: a protocol without adjunctive hyperbaric oxygen. *J Oral Maxillofac Surg*,55, pp.972–980.

［103］ Keller, W.2001. Temporarily replacing congenitally missing maxillary lateral incisors in teenagers using transitional implants, *Implant News and Views*,3, (1), Jan/Feb,pp.1,4,5,10.

［104］ Kennedy, J., W.Bird, K.Palcanis, and H.Dorfman.1985. A longitudinal evaluation of varying widths of attached gingival. *J Clin Periodontol*,1985,12,pp.667–675.

［105］ Kennedy, B.D., T.A.Collins, and P.C.Kline.1998. Simplified guide for precise implant placement: A technical note. *Int J Oral Maxillofac Implants*,(13), pp.684–688.

［106］ King, M.A., G.W.Casarett, and D.A.Weber.1979. A study of irradiated bone; Histologic and physiologic changes. *J Nuct Med*,20,pp.1142–1149.

［107］ Kinsel, R., and R.Lamb.2002. Development of gingival esthetics in the edentulous patient prior to dental implant placement using a glangeless removable prosthesis: A case report. *Int J Oral Maxillofac Implants*,17,pp.866–872.

［108］ Klein, M., and M.Abrams.2001. Computer –guided surgery utilizing a computer –miled surgical template, *Pract Proced Aesthet Dent*,(13),pp.165–169.

［109］ Koth, D.L.1982. Full crown restorations and gingival inflammation in a controlled population. *J Prosthet Dent*,(48),pp.681–685.

［110］ Lam, R.V.1967. Contour changes of the alveolar process following extraction. *J Prosthet Dent*,(17),pp.21–27.

［111］ Laney, W.R.1986. Selecting edentulous patients for tissue –integrated prosthesis. *Int J Oral Maxillofac Implants*,(1),pp.129–138.

［112］ Lang, N.P., H.Loe.1972. The relationship between the width of keratinized gingival and gingival healt. *J Periodontol*,(43),pp.623–627.

［113］ Lang, N., T.Berglundh, H.Mayfield, etal.2004. Consensus Statements and Recommended Clinical Procedures Regarding Implant Survival and Complication. *J Prosthet Dent*,19,pp.150–154.

［114］ Langer, B., S.D.Stein, and B.Wagnenberg.1981. An evaluation of root resetions. A ten –year study. *J Periodontol*, 52,pp.719–722.

［115］ Latta, G.H., Jr., S.McDougal, and W.E.Bowles.1993. Response of known nickel –sensitive patient to a removable partial denture with a titanium alloy framework: A clinical report. *J Prosthet Dent*, (70),pp.109–110.

[116] Lazzara, R.J.1989. Immediate implant placement into extraction sites: Surgical and restorative advantages. *Int J Periodont Res Dent*,(9),pp.333–343.

[117] Lekholm, U., and G.A.Zarb.1985. Patient selection and preparation. In: Branemark, P.L, Zarb, G.A., albrektsson, T. (eds): Tissue Integrated Prosthesis – Osseointegration in Clinical Dentistry, p.199. Chicago, Quintessence Publishing Co.

[118] Lewis, S., S.Parel, and R.Faulkner.1995. Provisional implant supported fixed restorations. *Int J Oral Maxillofac Implants*,(10),pp.319–325.

[119] Lindholm, J., t.Steinlche,E.Rasmusen, etal.1991. Bone disorder in men with chronic alcohoilism: A reversible disease? *J Clin Endocrinal Met*,73,pp.118–124.

[120] Little, J.W., and D.A.Falace, eds.1993. Dental Management of the Medically Compromised Patient,4th ed.Mosby, St Louis.

[121] Machitosh, D., and M.Sutherland.2004. Method for developing an optimal emergence profile using heat – polymerized provisional restorations for single –tooth implant –supported restorations, *J Prosthet Dent*,91,pp.289–292.

[122] Malamed, S.F.1995. Physical and psychological evaluation. In: Malamed, S.F, ed. Sedation: A Guide to Patient Management,3rd ed.Mosby St.Louis,pp.32–62.

[123] Marizola, R., K.Derbabian, T.Donovan, and A.Arcidiacono.2000. The science of communicating the art of esthetic dentistry.Part Ⅰ: Patient–dentisti–patient communication. *J Fsthet Dent*,(12),pp.131–138.

[124] Marx, R.E., and R.P.Johnson.1987. Studies in the radiobiology of osteoradionecrosis and their clinical significance. Oral Surg Oral Med Oral Pathol,64,pp.379–390.

[125] Marx, R.E., Y.Sawatari, M.Fortin, etal.2005. Bisphosphonate –induced exposed bone (osteonecrosis/osteopetrosis) of the jaw: risk factors, recognition, prevention, and treatment. *J Oral Maxillofac Surg*,Nov,63,(11),pp.1567–1575.

[126] Melamed, B.G.1989. Psychological considerations for implant patients. *J Oral Implant*,15(4)pp.249–254.

[127] Meltzer, A.1995. Non –resorbable membrane –assisted bone regeneration: Stabilization and the avoidance of micromovement. *Dent Implantol Update*,(6),pp.45–48.

[128] Mensdorff –Pouilly, N., R.Haas, G.Mailath, and G.Watzek.1994. The immediate implant:A retrospective study comparing the different types of immediate implantation. *Int J Oral Maxillofac Implants*, (9),pp.571–578.

[129] Meyenberg, K.H.1995. Modified porcelain –fused –to –metal restorations and porcelain laminates for anterior aesthetics. *Pract Periodont Aesthet Dent*,7,(8),pp.33–44.

[130] Meyenberg, K.H., and M.J.Imoberdof.1997. The aesthetic challenges of single tooth replacement: A comparison of treatment alternatives. *Pract Periodont Aesthet Dent*,9,(7),pp.727–735.

[131] Meyer, M.D., and D.M.Bruce.2000. Implant site development using orthodontic extrusion: A case report. N.Z.*Dent J*,(96),PP.18–20.

[132] Minoretti, R., B.R.Merz, and A.Triaca.2000. Predetermined implant positioning by means of a novel guide template technique. *Clin Oral Implant Res*,(11),pp.266–272.

[133] Minsk, L.2001. Interim Implant For Immediate Loading of Temporary Restorations. *Compendium*,23, (3),pp.186–196.

[134] Misch, C.E.1982. Medical evaluation of the implant candidate.Part Ⅱ. *Int J Oral Implant*,(2),pp.11–18.

[135] Misch, C.E.1990. Divisions of available bone in implant dentistry. *Int J Oral Implant*,7,pp.9–17.

[136] Misch, C.E.1999a. Diagnostic casts,preimplant prosthodontics, treatment prostheses, and surgical templates. In:Misch C.E.,ed. Contemporary Implant Dentistry, Mosby,St.Louis,pp.135–149.

[137] Misch, C.E.1999b. Divisions of available bone. In:Misch, C.E.,ed. Contemporary Implant Dentistry. Mosby, St. Louis,pp.89–108.

[138] Misch, C.E.1999c. Bone density: A key determinant for clinical success. In: Misch, C.E., ed. Contemporary Implant Dentistry. Mosby,St.Louis,pp.109–118.

[139] Misch, C.E.1999d. Single tooth implant. In:Misch,C.E., ed. Contemporary Implant Dentistry. Mosby,St.Louis,pp.397–428.

[140] Mich,C.E., F.D.Misch, and C.M.Misch.1999. A modified socket seal surgery with composite graft approach. *J Oral Implantal*,(4),pp.244–250.

[141] Misch, C.E., K.E.Al –Shammari, and H.L.Wang.2004. Creation of interimp lant papillae through split finger technique, *Implant Dent*,13,pp.20–27.

[142] Murray, C.G., J.Harson, T.E.Daly, and S.Zimmerman.1980. Radiation necrosis of rhe mandible: a 10 –year study.Part Ⅱ.Dental factors: onset,duration and management of necrosis. *Int J Radiat Oncal Biol Phys*,6,pp.549–553.

[143] Novaes, Jr., A.B., and A.B.Novaes.1995. Immediate implants placed into infected sites: A clinical report. *Int J Oral Maxillofac Implants*,(10),pp.609–613.

[144] Oates, T., S.Mailer, J.West, et al.2005. Human Gingival Fibroblast Integrin Subunit Expression on Titanium Implant Surfaces. *J Periodontol*,76,pp.1743–1750.

[145] Ochsenbein, C., and S.Ross.1973. A concept of osseous surgery and its clinical applications. In:Ward, H.L.and Chas,C.,eds. A Periodontal Point of View. Charles C. Thomas, Springfield,IL.

[146] Ogiso, M., T.Tabata, R.Ramonito, and D.Borgese.1995. Delay method of implantation enhances implant –bone binding: Maxillofac Implants,(10),pp.415–420.

[147] O'Leary, T.J., R.B.Drake, P.P.Crump, and M.F.Allen. 1971. The incidence of recession in young males: A further study. *J Periodontol*,42,pp.264–267.

[148] Olson, M., and J.Lindhe.1991. Periodontal characteristics in individuals with varying forms of the upper central incisors. *J Clin Periodontol*,(18),pp.78–82.

[149] Palacci, P.2001. Optimal implant positioning. In:Palacci, P., and Erecsson, I.Esthetic Implant Dentistry.Soft and Hard Tissue Management. Quintessence, Berlin,pp.101–135.

[150] Palmquist, S., and B.Swwartz.1993. Artificial crowns and fixed partial dentures 18 to 23 years after placement. *Int J Prosthodont*,(6),pp.279–285.

[151] Parkinson, C.F.1978. Similarities in resorption patterns of maxillary and mandibular ridges. *J Prosthet Dent*, (39),pp.598–602.

[152] Perel, M.1993. Achieving critical emergence profile for the anterior tooth implant. *Dent Implantol Update*,(4), pp.88–92.

[153] Perint, J.1949. Surgical anatomy and physiology: detailed roentgenologic examination of the blood supply in the jaws and teeth by applying radiopaque solutions. *J Oral Surg*,2,pp.2–20.

[154] Persson, L., J.Bergstrom, and A.Gustafsson.2003. Effect of Tobacco Smoking on Neutrophil Activity Follow Periodontal Surgery. *J.Periodontal*, 74, pp.1475–1482.

[155] Petrugaro, P.S.1997. Fixed temporization and augmented ridge stabilization with transitional implants. Pract *Periodontics Aesthet Dent*,9,(9),pp.1071–1078.

[156] Petrugaro, P.S., M.D.Smilanich, and T.J.Adams.1999. Altering concepts of implantology for the 21st century. *Contemp Aesthet Restorative Prac*, March 2–7.

[157] Philips, G.E., and V.John.2005. Use of a Subepithelial Connective Tissue Graft to Treat an Area Pigmented With Graphite, *J Periodontal*,76,pp.1572–1575.

[158] Pietrokovski, J., S.Sorin, and Z.Hirscheld.1967. The residual ridge in partially edentulous patients. *J Proshtet Dent*,(36),pp.150–157.

[159] Potashinck, S.R., and E.S.Rosenberg.1982. Forced eruption: Principles in periodontics and restorative dentistry. *J Prosthet Dent*,(48),pp.141–148.

[160] Potter, B.J., M.K.Shrout, C.M. Russell, and M.Sharawy. 1997. Implant site assessment using panoramic cross-sectional tomographic imaging. *Oral Surg Oral Med Oral Pathol Oral Radiol Endod*., (84),pp.436–442.

[161] Priest, G.F.1996. Failure rates of restorations for single-tooth replacement. *Int J Prosthodont*,(9),pp.38–45.

[162] Proceedings of the 1996 World Workshop in Periodontics. 1996. Consensus Report. Implant Therapy Ⅱ .*Ann Periodont*,1,pp.816–820.

[163] Quinlan, P., C.R.Richardson, and E.Hall.1998. A Multipurpose Template for Implant Placement. *Implant Dent*,7,pp.113–121.

[164] Reddy,M.S., T.Donahoo, F.J.Vanderven, et al.1994. A comparison of the diagnostic advantages of panoramic radiography and computed tomography scanning for placement of root from dental implants. *Clin Oral Implant Res*,(5),pp.229–238.

[165] Reddy, M. S., and I. C. Wang. 1999. Radiographic determinants of implant performance. *Adv Dent Res*, (13),pp.136–145.

[166] Rees, T.D., D.M.Liverett, and C.L.Guy.1984. The effect of cigarette smoking on skin–flap survival in the face life patient. *Plast Recoustr Surg*,(73),pp.911–915.

[167] Reynolds, M. A., and G. M. Bowers. 1996. Fate of demineralized freeze dried bone allografts in human intrabony defects. *J Periodontol*,67,pp.150–157.

[168] Rifkin, L., D.Materdomini.1993. Facial/lip reprodutction system for anterior restorations. *J Esthet Dent*, (5),pp. 126–131.

[169] Robertson, P.B., M. Walsh, J. Greene, et al. 1990. Periodontal effects associated with the use of smokeless tobacco. *J Periodontol*,61,pp.438–443.

[170] Rochette, A.L.1986. Attachment of a splint to enamel of lower anterior teeth. *J Prosthet Dent*,(56),pp.416–421.

[171] Roge, M., and J. D. Preston. 1987. Color, light, and perception of form. Quintessence Int.(18),pp.391–396.

[172] Rosenberg, E.S., J.P.Torosian, andJ.Slots.1991. Microbial differences in two clinically distinct types of failures of osseointegrated implants. *Clin Oral Implants Res*,2,pp. 134–144.

［173］Rosenquint,B., and B.Grenthe.1996. Immediate placement of implants into extraction sockets: Implants survival. *Int J Oral Maxillofac Implants*,（11）,pp.205-209.

［174］Roseein, K., and F.Boris Ⅲ.2001. Stabilizing a Full Denture with a Transitional Implant-Supported Splint. *Contemporary Esthetics and Restorative Practice*,5,（3）, pp.68-74.

［175］Saadoun, A.P., and M.La Gall.1998.nPeriodontal implications in implant treatment planning for aesthetic results. *Pract Periodont Aesthet Dent*,（11）,pp.655-664.

［176］Sabes, W.R., S.Green, AND c.Craine.1970. Value of medical diagnostic screening tests for dental patients. *J Am Dent Assoc*,（80）,pp.133-136.

［177］Salama, H., and M.Salama.1993. The role of orthodontic extrusive remodeling in the enhancement of soft and hard tissue profiles prior to implant placement: A systematic approach to the management of extraction site defects. *Int J Periodont Res Dent*,（13）,pp.313-333.

［178］Salama, H., M.Salama, and J.Kelly.1996. The orthodontic periodontal connection in implant site development. *Pract Periodont Aesthet Dent*,（8）,pp.923-932.

［179］Sampson, H.W., N.Perk, T.H.Champney, et al.1996. Alcohol consumption inhibits bone growth and development in young actively growing rats. *Alcohol Clin Exp Res*,20,pp.1375-1384.

［180］Sanz, M.J.Alandez, P.Lazaro, et al.1991. Hiastopathologic characteristics of peri-implant soft tissues in Baanemark implants with 2 distinct clinical and radiological patterns. A histomettric and ultrastructural study. *Clin Oral Implants Res*,pp.128-134.

［181］Scaf, G., A.G.Lurie, K.M.Mosier, et al.1997. Dosimetry and cost of imaging osseointegrated implant with film-based and computed, *Radiol Endod*,（83）,pp.41-48.

［182］Schartz, M.S., S.L.Rothman, W.Chavetz, and M.Rhodes. 1989. Computed tomography in dental implant surgery. *Dent Clin North Am*,（33）,pp.565-597.

［183］Schwartz, N.L., L.D.Whitsett, T.G.Berry, and J.L.Stewart. 1970. Unserviceable crowns ang fixed partial denture: Lifespan and causes of loss of serviceability. *J Am Dent Assoc*,（81）,pp.1395-1401.

［184］Schwarz, M.S.2000. Mechanical complications of dental implants. *Clin Oral Implant Res*,11,（Suppl.1）,pp.156-158.

［185］Sclar, A.G.1999. Ridge preservation for optimum esthetics and function: The "Bio-Col" technique. *Postgrad Dent*,（6）,pp.3-11.

［186］Sendax, V.I.1996. Mini-implants as adjuncts for transitional prosthesis. *Dent Implantol Update*,7,（2）,pp. 12-15.

［187］Sharawy, M.1990. Companion of Spplied Snatomy,2nd ed, pp.1-103, Augusta, GA, Medical College of Georgia Printing Service.

［188］Shavell, H.M.1979. Mastering the art of provisionalization. *CDA Journal*,pp.44-51.

［189］Shelby, D.S.1977. Communication with the laboratory technician. In: Yamada, H.N., and Grenoble, P.B.9 (eds). Dental Porcelain the State of the Art. Univ of Southern California, School of Dentistry, Los Angeles,p. 269.

［190］Shepherd, N.J.1996. A general dentist's guide to proper implant placement from an surgeon's perspective. *Compend Cont Educ Dent*,（27）,pp.118-130.

［191］Silness, J.1970. Periodontal conditionsin patients with dental bridges. The relationship between the location of the crown margin and the periodontal condition. *J Periodontol Res*,（5）,pp.225-229.

［192］Small, p.n., d.p.Tarnow, and S.C.Cho.2001. Gingival recession around standard-diameter implants: A 3- to 5-year loungitudinal prospective study. *Pract Proced Aesthet Dent*,（13）,pp.143-146.

［193］Smiler, D.G.1987. Evaluation and treatment planning. *J Calif Dent Assco*,（10）,pp.35-41.

［194］Smith, R.A., S.Silverman, Jr., and O.Auclert.1989. Recognition of malignancy dysplasia in the dental implant patient. *J Oral Implantol*,15,（4）,pp.255-258.

［195］Smith, R.A., R.Berger, and T.B.Dodson.1992. Risk Factors A ssociated with Dental Implants in Healthy and Medically Compromised Patients. *Int J Oral Maxillofac Implants*,7,pp.367-372.

［196］Sobale, K., E.S.Hansen, H.Brockstedt-Rasmussen, C.M. Pedersen, and C.Bunger.1990. Hydroxyapatite enhances fixation of porous coated implants. *Acta Orthop Scand*, 61,（4）,pp.299-306.

［197］Spear, F.M.1999. Maintenance of the interdental papilla following anterior tooth removal. *Pract Periodont Aesthet Dent*,11,（1）,pp.21-28.

［198］Spencer, H., E.Rubio, M.Indreika, and A.Seitam.1986. Chronic alcoholism. Frequentely overlooked cause of osteopenia. *Am J Med*,80,pp.393-397.

［199］Stein, R.S., and M.A.Kuwata.1977. Dentist and a dental technologist analyze current ceramometal procedures. *Dent Clin North Am*,（21）,pp.729-749.

［200］Stein, J.M., and M.Nevins.1996. The relationship of the guided gingival frame to the provisional crown for a single–impalnt restoration. *Compend Contin Educ Dent*, 17,pp.1175–1182.

[201] Steeler, K.J., and N.F.Bissada.1987. Singnificance of the width of keratinized gingival on the periodontal status of teeth with submarginal restorations. *J Periodontol*,(58), pp.696–700.

[202] Sullivan, R.M.2001. Perspectives on esthetics in implant dentistry. *Compend Contin Educ Dent*,22,pp.685 –695. quiz 694.

[203] Sussman, H.I.1997. Endodontic pathology leading to implant failure: A case report. *J Oral Implantol*, (23), pp.112–115.

[204] Sussman, H.I., and S.S.Moss.1993. Localized osteomyelitis secondary to endodontic –implant pathosis: A case report. *J Periodontol*,(64),pp.306–310.

[205] Tallgren, A.1972. Thecontinuing reduction of the residual alveolarridge in complete denture wearers. A mixed longitudinal study covering 25years. *J Prosthet Dent*,(27),pp.120–123.

[206] Tarnow, D.P., and R.N.Eskow.1995a. Preservation of implant esthetics: Soft and restorative considerations. *J Esthet Dent*,(8),pp.12–19.

[207] Tarnow, D.P., and R.N.Eskow.1995b. Considerations for single unit esthetic implant restorations. *Compend Cont Educ Dent*,(16),pp.778–788

[208] Tarnow, D., and P.Fletcher.1993. The two to the three months post extraction placement of root form implants: A useful compromise. Implants.*Clin Rev Dent*, (2),pp. 1–8.

[209] Tarnow, D., A.Magner, and P.Fltecher.1992. The effect of the distinct from contact point to the crest of bone on the presence or absence of the interproximal papilla. *J Periodontol*,(63),pp.995–996.

[210] Tehemar, S.H.1999. Classification and treatment modaloties for immediated implantation. Part I : Hard and soft tissue status. *Implant Dent*,(8),pp.45–60.

[211] Touati, B.1997a. The double quidance concept. *Pract Periodont Aesthet Dent*,(9),pp.1089–1094.

[212] Touati, B.1997b. The double duidance concept. *Int J Dent Symp*,(4),pp.4–9.

[213] Tuominen, R., K.Ranta, and I.Paunio.1989. Wearing of removable partial dentures in relation to periodontal pockets. *J Oral Rehab*,(16),pp.119–126.

[214] Ueda, M., Y.Yamada, R.Ozawa, and Y.Okazaki.2005. Clincal case reports of injectable tissue –engineered

bone for alveolar augmentation woth simultaneous implant placement. *Int J Periodontics Restorative Dent.*, Apr,25,(2),pp.129–137.

[215] Verdi, M.A., and S.M.Morgano.1993. A dual0purpose stent for the implant –supported prosthesis. *J Prosthet Dent*,(69),pp.276–280.

[216] Wakley, G.K., and D. J. Baylink. 1988. Systemic influences on the bone response to dental and orthopedic implant. *J Oral Implant* ,14,pp.285–311.

[217] Watzek, G., R.Haider, N.Mensdorff-Pouilly, and R.Haas. 1995. Immediate and delayed implantation for complete restoration of the jaw following extraction of all residual teeth: A retrospective study comparing different types of serial immediated implantation. *Int J Oral Maxillofac Implants*,(10), pp.561–567.

[218] Weinberg, L., and B.Kruger.1998. Three –Dimensional Guidance System for Implant Insertion: Part I . *Implant Dent*,7,pp.81–93.

[219] Weisgold, A.1977. Contours of the full crown restoration. *Alpha Omegan*,(10),pp.77–89.

[220] Weisgold, A.S., J.P.Arnoux, and J.Lu.1997. Single–tooth anterior implant: A word of caution. *J Esthet Dent*,(9), pp.225–233.

[221] Wheeler, S.L., R.E.Vogel, and R.Casellini.2000. Tissue preservation and maintenance of optimum esthetics: A clinical report. *Int Oral Maxillofac Implants*, (15),pp. 265–271.

[222] Widerman, M., B.Pennel, et al.1970. Histogenesis of repair following osseous surgery. *J Periodontol*,41,pp. 551–565.

[223] Williams, V.D., K.E.Thayer, G.E.Denehy, and D.B. Boyer.1989. Cast metal,resin bondedprosthesis: A 10– year retrospective study. *J Prosthet Dent*,(61),pp.436– 44.

[224] Williams, P.L., and R.Warwick.1980. Gray's Anatomy, 36th ed,WB Saunders,Philadephia.

[225] Wilson, D.J.1989. Ridge mapping for determination of alveolar ridge width. *Int Oral Maxillofac Implants*,(4), pp.41–46.

[226] Winter, R.1990. Achieving esthetic ceramic restorations. *J Calif Dent Assoc*, Sept.21.

[227] Witter, D.J., P.van Elteren, A.F.Kayser, and M.J.van Rossum.1989. The effect of removable partial dentures on tne oral function in shortened dental arches. *J Oral Rehab*,(16),pp.27–33.

[228] Wood, R.e., and L.Lee.1994. Systenatic interpretation of

pathologic conditions on oral radiographs. *Ontario Dentist*,(Jan/Feb),pp.17-22.

[229] Wright, P.S., P.H.Hellyer, D.Beighton, et al.1992. Relationship of removable partial denture use to root caries in an older population. *Int J Prosthodont*,(5),pp.39-46.

[230] Zabalegui, J., J.A.Gil, and B.Zabalugui.1990. Magnetic resonance imaging as an adjunctive diagnostic aid in patient selection for endosseous implants, premilinary study. *Int J Oral Maxillofac Implants*,(5),pp.283-287.

[231] Zaher, A.2000. Personal communication, Alexandria, Egypt.

[232] Zarb, G.A., and A.Schmitt.1990. The longitudinal clinical effectiveness of osseointegrated dental implants: The Toronto study. Part Ⅲ: Problems and complications encountered. *J Proshtet Dent*,(64),pp.185-194.

[233] Zitzmann,N., C.Marinello, and T.Berglundh.2002. The ovate pontic design: A histologic observation in humans. *J Prosthet Dent*,88,pp.375-380.

[234] Zubery, Y., N.Bichacho, O.Moses, et al.1999. Immediate loading of modular transitional implants: a histologic and histomorphometric study in dogs. *Int J Periodontics Restorative Dent*,19,(4),pp.343-353.

第三章　当代面部评价方法

Abd El Salam El Askary

人类面容

　　面部是人体非常独特的部分，由不同大小的器官组合而成，匀称协调，极尽微妙与完美，独一无二。对追求完美美学修复理念的医师来讲，需要密切关注口腔解剖与面部形态特征的比例关系。人类面部外形变化无穷，给追求美学效果的医师们带来极大挑战。而人们情绪方面的差异性又使美学的追求更加复杂。

　　面部有很多器官参与到笑容的形成过程。面颊、鼻子、鼻梁、下巴、眼睛、眉毛、额头、颧弓、嘴唇、显露的牙齿，都是形成面部表情的可变因素。种族、肤色以及性格构成了人的整体形象。由于可变因素众多，对任何一种类型的笑容进行全面的临床评估仅仅属于个人的感受，不是一种按部就班的方法学。

　　人们作出很多尝试来建立口腔与面部解剖的比例关系。所得到的这些比例尽管已应用于许多病例，但是这些比例在另一些临床病例中却并不实用，这可能是由于面部表情变化无穷带来的结果[54]。面口复合体仍是牙医和整形外科医师的主要挑战。许多临床医师认为尽管面口复合体与牙颌复合体联系紧密，但他们彼此却相互独立。对牙医而言，所关注的内容主要涉及口内美学重建的相关因素。与此相反，整形外科医师则主要关注于口外部分和面部结构。结果，牙科和整形外科都没能做到尽善尽美。因此，制订治疗计划时，综合考虑这两个方面是必需的。另外，任何治疗方案应该在口外条件和口内条件之间达到某种微妙的平衡和协调。

　　通常情况下，寻求美学重建修复的患者都有某种程度的期望，这些患者往往不太重视修复体本身的质量和精度，更关注的是总体外貌的改善[5]。对医生而言，重要的是如何改善面相，尤其是使他们的笑容能够变得更漂亮、更年轻、更健康。记住这一点对于成功制订全面的治疗计划非常重要。满足患者的愿望要求我们一丝不苟地评估患者的面部和笑容，必须将其作为最初治疗计划的内容之一，维护口腔颌面系统的平衡。

　　口腔重建过程中，评估和判断笑容的类型是治疗中需要首先考虑的问题。面部外形以及将来与此相关的义齿修复体都应该进行深入分析。内容包括嘴唇的解剖[31]、唇的厚度、唇线、唇线曲度，以及鼻唇角、口角线、笑线、Burstone 线[9]、Steiner S 线[67] 和 Rickett 美学平面[64]（图 3-1）。

　　其他涉及面部美学的辅助因素和组成特点还包括面颊的大小、鼻梁的连续性、鼻子的整体大小、下巴的形状大小、眼睛的宽度、颜色、大小、眉毛上提的程度、额头的大小、颧弓突起的程度。因此，了解面部标志，判断笑容类型，查明牙齿显露量，观察和分析患者面部构成的细节，成为美学修复治疗极有价值的内容。大部分的信息应该在与患者进行语言交流的时候收集。因为当要求患者展示面部的时候，他们的面部反应往往会比较夸张，所以收集信息最好在患者还没有意识到评价过程的时候来进行。收集资料时应该记录患者的性格特点、职

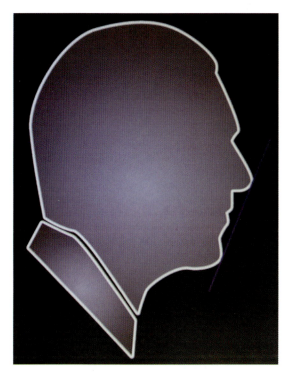

图 3-1　Ricketts 美学平面。

业、社会地位、治疗期望值等等。这些信息有助于治疗方案的整体评估。

　　牙齿缺失对面部形态的影响与口内、口外条件有关[43]。Misch 把缺牙后的面部变化描述为：面部高度的减小，唇颏角度丧失，面部垂直线加深，下巴向前旋转形成下颌前突的面部外形，口角唇侧水平角度减小，唇红缘变薄，表情肌整体弹性丧失，鼻唇沟加深，鼻小柱与人中的角度增加。这些因素使鼻子看起来更大。肌肉附着丧失导致下巴下垂，唇线反向，鼻唇角加大。失牙的这些影响是渐进性的，首先伴随骨的丧失，随后肌肉附丽的变化，然后软组织的丧失（图 3-2A、

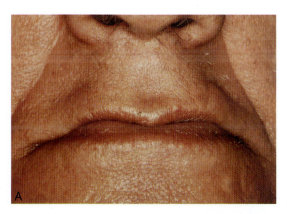

图 3-2　A. 失牙对面部的影响，注意深陷的鼻唇沟。

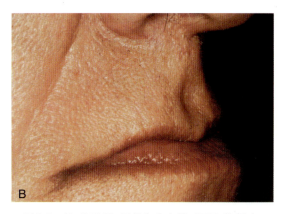

图 3-2　B. 失牙后，唇部失去支撑对面容的影响。

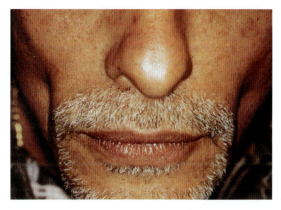

图 3-3　缺牙后，颊肌失去支撑而塌陷。

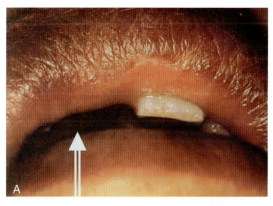

图 3-4　A. 右上中切牙缺失的口内观。

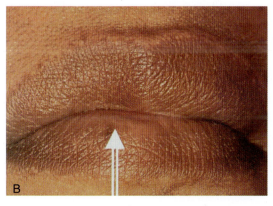

图 3-4　B. 即使缺失一颗牙也会引起唇部的塌陷。

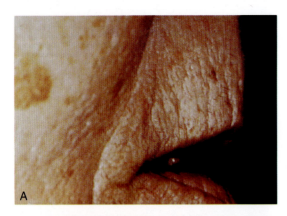

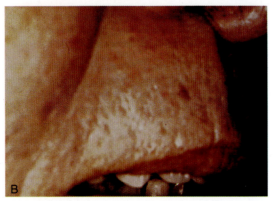

图3-5 A、B. 种植修复前后上唇的差别。

B，3-3，3-4A、B，3-5A、B）。

人类的微笑

  人类的笑容是胚胎时期即获得的一种仁爱。这种表情尽管给我们带来许多好处但并不能带来任何财富。笑容使我们的感情表达更加丰富，它转瞬即逝，却能铭刻记忆，经年不衰，即使笑容消散殆尽仍能使人感受到它的弥足珍贵。不管对象聪明与否、富贵与否，一个真切的笑颜总能给人带来愉快。笑容可以消融人类之间的障碍。它对人类心理的影响本身就证明了它的深奥与价值[34]。笑容是我们最为生动的面部表情，是一个人全方位的表现和展示。在众多面部表情之中，笑容是我们每天交流的基本形式，一种不需要言语表达的情感[51]。笑容使我们人类的脸庞更加美丽。

  笑容还能增加面孔的魅力。一个人一旦微笑起来，有多少回你能发现具有这种笑脸的人会缺少活力？笑容使人充满生机和活力，也折射

出人的性格和美德。笑容表达了无尽的情感：羞怯时刻的咧齿小笑，幸福欢欣的畅快欢笑，兴奋露齿的开怀大笑。不论是一笑而过，还是笑得热烈持久，都表达了幸福和高兴的情感[42]。人的笑容在文献上被定义为在情感作用下所发生的面部肌肉变化，是一种由嘴唇、牙齿、面部轮廓综合构成的协调动作，并对笑容赋予了独特的魅力[49]。

  为了重建笑容，Morley[46]认为笑容的临床评估应包括以下4个主要部分，这些部分互为补充：

  （1）面部美学是在说话、微笑、大笑的时候对唇和面部肌肉所作的美学评估。

  （2）牙龈美学针对的是牙龈的健康状态，如牙龈不对称、炎症、钝化龈乳头。

  （3）微观美学评价牙齿的解剖、牙弓内的排列位置、牙齿的色泽和特征。

  （4）宏观美学评价牙齿和面口结构的相互关系。

  一个人表现欢喜时，欢喜的情感是通过相应的面部肌肉来展现的。尤其是笑容，需要通过面部下1/3的唇周肌肉运动来表达。Duchenne[15]注释道，表达一种坦然的快乐是通过颧大肌和口轮匝肌下份的收缩来实现的。颧大肌的运动体现出人的意愿，口轮匝肌的运动只有在情感的驱动下才参与其中。伪装的欢喜或者欺骗式的笑容不能引起口轮匝肌下份的肌肉收缩。有关负责笑容的主要肌肉可参见图3-6：

- 上唇提肌，负责提上唇。
- 颧大肌和口角提肌，负责提升口角。
- 口角降肌，推口角向下。
- 笑肌，大笑时拉口角向侧方。
- 颊肌，将颊部推向牙齿的近中。
- 口轮匝肌，构成唇的基本结构，功能为开闭口。
- 颏肌，大笑时提颏部皮肤向上。
- 下唇降肌，推下唇向下。

  值得注意的是Gibson[18]在1989年建立了一套笑容训练课程来开发和控制面部肌肉，改

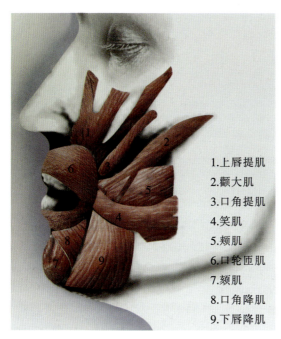

1. 上唇提肌
2. 颧大肌
3. 口角提肌
4. 笑肌
5. 颊肌
6. 口轮匝肌
7. 颏肌
8. 口角降肌
9. 下唇降肌

图 3-6 控制笑容的面部肌肉图示。

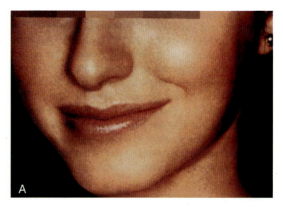

图 3-7 A. 社交式微笑。

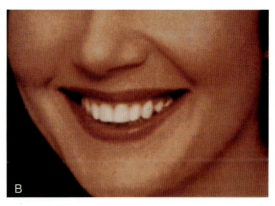

图 3-7 B. 开心的微笑。

善人的笑容。Gibson 笑容训练之初，患者面对镜子完成笑起来的整个过程。患者从浅笑逐渐过渡到大笑，然后反过来从大笑逐渐过渡到浅笑。每个位置保持 10s，并重复数次。这种等张训练，肌肉反复重复笑容运动的整个过程。静力锻炼法还包括通过对抗手指的力量来收住笑容，达到增加笑容的魅力和口周肌肉力量的效果。方法是让练习者做出大笑起来的面部动作，然后用手指牢牢撑住口角，然后慢慢闭上嘴唇回复到没有笑容的状态。回复过程中使口周肌肉对抗手指的拉力。

微笑的类型

评估某个人笑容的时候，应该记住一点：笑的类型是由笑的时候显露的牙齿数目所决定的。这一表述适用于所有的笑容分类体系。临床医师应该学习如何通过笑的时候显露的牙齿数量来确定笑容的类型。一群人对某种外来的刺激能够报以笑颜，但是他们笑起来显露牙齿的数目可能存在着差异。这一差异使得笑容因个性而互有区别。笑的时候牙齿所能显露的数量受到很多因素的影响：年龄、面部肌肉张力、刺激强度、上颌切牙的长度、嘴唇的长度和厚度、骨骼以及咬合类型。

图 3-7A、B 显示了 1998 年 Ackerman[1] 等人根据微笑的自然状态所进行的分类：

● 欢喜式的微笑出现在真正愉悦的时刻。此时唇部肌肉在不经意之间获得最大程度的收缩，也最大限度地显露出牙龈和牙齿（图 3-7B）。

● 社交式的微笑常见于寒暄的场合。是一种刻意而又自愿的情况下所摆出的面部姿态。此时唇部肌肉呈中等程度的收缩，显露出少许的牙齿和牙龈（图 3-7A）。

图 3-8A~E 显示了 1974 年 Rubin[54] 根据显露的牙齿数目对微笑所作的分类：

● 上颌微笑，仅显露上颌的牙齿。

● 上颌微笑，显露 3mm 以上的牙龈，常常指露龈式笑容。

● 单独下颌微笑。

● 同时露出上下牙的微笑。

● 上下牙均不显露的微笑。

Philips[48] 将笑线定义为双颌张开时嘴唇之

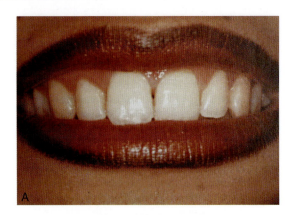

图 3-8 A. 只露上牙列的微笑。

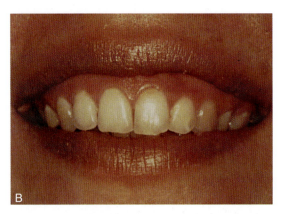

图 3-8 B. 微笑显露上牙列同时可见 3mm 宽的牙龈。

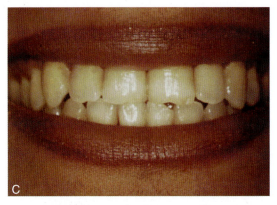

图 3-8 C. 同时显露上下牙的微笑。

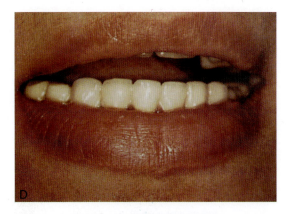

图 3-8 D. 只露下牙列的微笑。

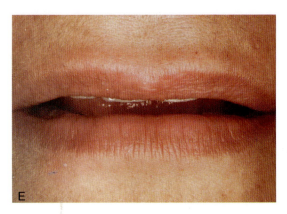

图 3-8 E. 微笑时上下牙均不显露。

间显露的暗黑色空间。换句话讲，笑线也可定义为上牙切缘与下牙切缘之间的轮廓。笑线形状不一，女性常呈突起形状。笑容展开的过程，从 1/4 笑、半笑到大笑状态，结合显露牙齿数目的关系，能帮助临床大夫判断牙与牙龈之间的不协调关系是否会暴露出来[31,60]。实际上，笑线是上唇的下缘，它限制了上牙的暴露量。笑线的上缘一般沿着上前牙切缘，笑线的下缘顺着下唇弧形的内侧缘。

Rufenacht[54]认为理想的笑线是口角连线与瞳孔连线和𬌗平面相平行，尖牙牙尖刚刚与下唇接触。当下唇向上弯曲，后方在口角处与上唇汇合时，观看者的注意力被吸引到以嘴唇为框架的牙列上。当观看者的视线处于下唇水平时，观看者的注意力就集中到𬌗平面和切牙平面。

Frush 和 Fisher[17]把笑线描绘成上前牙切缘和下唇上界的曲线之间的协调。Hulsey[31]发现了笑线的比例关系，认为下唇上缘的弧线曲度与上前牙切缘的弧线曲度的协调一致，对形成迷人微笑是至关重要的。最迷人的笑容其笑线比例为 1:1.25。Tjan 和 Miller[60]报道平常微笑时会露出上颌切牙的整个牙冠长度，显露出的上牙切端弧度与下唇内侧弧度相互平行，此时能看得到上颌的六颗前牙以及双尖牙。

Rubin[54]认为微笑有 3 种基本类型：

（1）合缝式微笑是最为常见的类型（67%）。口角首先推向前向外，随后上唇抬起仅仅可以看到上牙。

（2）丘比特式微笑。占人群的 31%，显露尖牙和口角。

（3）复合式微笑。仅占人群的 2%。此时上唇抬高，下唇缩短，可以同时看到所有的上下牙齿。

任何综合性美学治疗之前，应该收集有关原来牙列的位置、形状、大小以及牙列周围的面部组织信息，这些信息对于重建患者的微笑非常重要。临床大夫在微笑分析中，重点在于理解患者的意愿和对治疗的期望值，然后汇总那些导致美学或者功能性问题的信息，如创伤、不良义齿、病理因素等等。照相对于检查谈笑过程中某个瞬间的面部静态特征很有帮助。完全明了患者的意愿，洞察患者的个性特点和心理状况会使患者获得更高的满意度[38]。

微笑设计

1997 年 Morley[45] 提出微笑设计时，这还是一个崭新的概念。他将微笑设计定义为在进行全面的牙科治疗时所作的美学诊断和随后计划美学治疗的学科。换言之，就是在前牙美学区采用现行的工具、运用设计原理达到笑起来时增加牙齿显露数量的效果。这种方法在维护现有自然美的同时，能把普普通通的修复工作做得不同凡响[22]。

有助于微笑设计，影响治疗效果的美学因素包括：切牙平面，中切牙大小和倾斜度，中线的位置，余留牙的轴向排列，牙弓的大小形态，唇线与切缘的位置，牙列的形状，接触点的位置，牙龈高度，牙龈顶点的颜色和形态[54,12,47]。患者的性格和生活方式对治疗也有一定程度的影响。

医师个人的艺术才能和主观意识可以使每个治疗计划与众不同，从而让医师更加出类拔萃。因此，微笑设计应该注重个性化，使每个修复体的设计既能满足个人的特殊要求，又与其功能需要相协调。当面部不同的线条、面部的比例和结构相互达到视觉的平衡，就可以建立一种和谐的微笑[26]。通过改变这些比例，或者形成一些视觉差，减小由于牙齿、牙龈和唇部不恰当的排列和位置所造成的视觉紧张，就

可以轻微改善患者的微笑[47]。准备进行笑容设计时，不可把牙齿的问题孤立化，必须把牙齿作为面部结构的整体来考虑。

微笑的标志

进行一项新的微笑设计或手术时，应当诊断和评估颌面部的几个临床标志。这些标志对治疗效果影响很大，同时也有助于最大限度地取得自然的微笑，避免口内与口外关系失去平衡。任何以面容重建为主的病例，要期望取得美容修复的协调美观就应该仔细关注这些标志。

口角线

口角线是一条连接两侧口角的假想线。在微笑暂停时，上颌牙齿在口角线以下显露的多少可以提示患者年龄方面的信息。青年人微笑时，牙齿牙冠的 75%~100% 暴露在口角线之下。充满青春活力的笑容，其牙齿切端到口角线显露的长度约为 10~13mm。上了年纪的患者口角线以下暴露的上牙量更少，原因是面部肌肉张力减小和牙齿磨损。

口角线测量值反映患者的年龄和青春活力。口角线下方显露的牙齿或牙龈越多，人就显得越年轻。因此，该线可作为治疗的一项重要内容，对于无牙颌的重建尤其如此（图 3-9A、B）。

1991 年 Choi 和 Demf[11] 做了一项有趣的研究来评估年龄对微笑改变的影响。他们测量了中切牙在息止位和微笑位时显露的位置。研究纳入总人数 230 人，年龄 20~60 岁，其中男性 103 名，女性 127 名。研究结果为上颌中切牙显露量随年龄的增加而减少，同时伴随下颌切牙显露量的增加。切牙暴露的平均值上颌为 5.92mm，下颌为 2.78mm。

1969 年 Robinson[53] 在研究年龄与显露的牙齿量时指出，当下唇处于休息状态或睡眠时，30 岁年龄的患者上中切牙显露在 3mm 以上。40 岁为 1.5mm。50 岁显露 1mm 或更少。60 岁显露 0.5mm。80 岁时，唇缘与上牙切缘平齐。下唇与上牙切缘的这些比例与上唇相反。

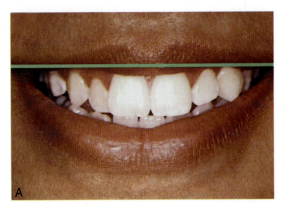

图 3-9 A. 年轻人的口角连线下方的结构更富有活力。

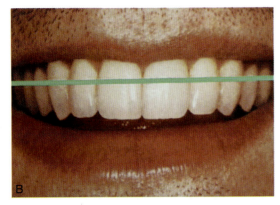

图 3-9 B. 年长者口角连线的下方结构缺乏一些生机。

微笑弧线

微笑弧线是指微笑时，上切牙切缘、尖牙牙尖与下唇弧线的关系。当切牙切缘与尖牙牙尖的连线，下唇弧线这两条线与眶下连线平行，与面中线相垂直时，即可出现理想的笑线。换句话说，理想的笑容弧线其实就是上切牙切缘的弧度与下唇弧度相互平行[22,47,55]（图 3-10A~C）。

上前牙切端与下唇曲线相平行可分为 3 类：

（1）平行——此时上前牙切缘与下唇上缘相平行。

（2）平直——上前牙切缘呈直线。

（3）反转——上前牙切缘与下唇上缘的曲线反向。

根据 Dong[14] 的一项研究结论，平行式最多，在研究人群中占 60%。平直式占 34%。反转式很少，仅占 5%。平行式和平直式比反转式能获得更好的美学效果（$P<0.05$）（图 3-11）。

Yoon 和 Dong[71] 在 1992 年的另一个研究中将理想的笑容描述为：上唇曲线向上弯曲或成平直，上前牙完全暴露在上下唇之间，上前牙切缘所构成的曲线与下唇相平行，可以看到第一磨牙（图 3-12A、B）。

前庭暴露

从前方观察牙齿时，不同的唇部位置在颊侧前庭所暴露的牙齿、牙龈结构的量称为前庭暴露。或者说，微笑时所暴露的后牙量称为前庭暴露。天然牙列上颌尖牙之后的牙齿看起来更小、更暗，变得模糊。制作上颌修复体时，应该复制出这种现象，不可破坏。违背这一自然现象，则称为前庭暴露不足或前庭暴露过度[46]。

临床上检查牙齿暴露程度的方法是，患者端坐位，发数次字母 M 的音。发音结束后，双唇回到休息位置，呈放松状态以便评估。此时可拍照观察牙齿显露的最小量。然后请患者发字母 E 的音，暂停以观察牙齿所能暴露的最大

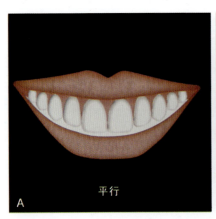

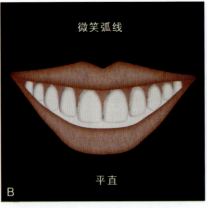

微笑弧线

A 平行

B 平直

C 反转

图 3-10 图示不同类型的微笑弧线。

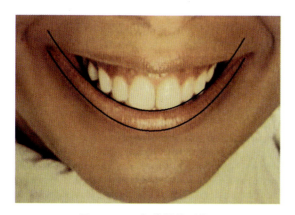

图 3-11　理想的微笑弧线。

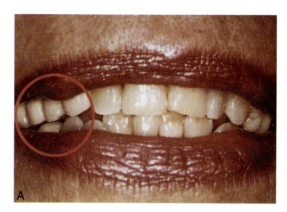

图 3-13　A. 右上牙冠垂直向暴露过多。

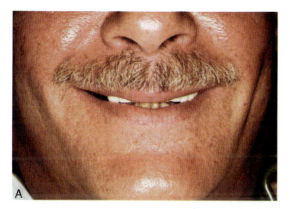

图 3-12　A. 牙科修复缺陷导致的反向微笑弧线。

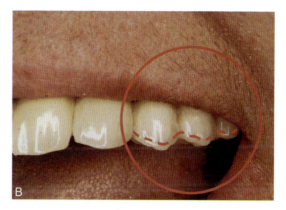

图 3-13　B. 垂直向暴露过多。红色虚线代表修复的最佳边缘。

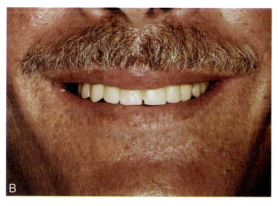

图 3-12　B. 义齿修正后的微笑线。

量值。通过检测这些参数，即可基本了解患者牙齿暴露的程度，最后修复时加以复制（图 3-13A、B）。

上下颌牙弓的关系决定了上切牙的长度，这一长度在下颌前伸运动和发音方面起着重要作用。无牙颌病例观测上切牙伸展应该考虑以下因素：上唇长度，患者年龄，牙齿暴露的最大量和最小量。在最大的牙齿暴露位置状态，

上牙在上下唇线之间应该露出一半的牙冠[65]。上颌中切牙的唇舌向倾斜度决定了字母 F 和 V 的正确发音。上中切牙应该轻轻压在红唇缘的内侧，阻止余留空气溢出口外[11]。

全口无牙颌最佳切缘位置在临床上常常是由医师随意确定的。Misch 注意到尖牙的位置更稳定，受年龄影响的程度没有前牙区的其他天然牙那么大[44]，于是制订了一套指导纲要确立上前牙切缘的最初位置。一般来说，尖牙牙尖是唇弓的侧位，在 20~40 岁年龄段发 M 音时比上唇长 1mm。40~60 岁期间，尖牙牙尖的位置与唇线平齐，而 60~80 岁时，上唇比尖牙牙尖长 1mm。尖牙的位置一旦确立，其他牙也可随之确定了。然后检查发音，通过发 F 音来确定牙的唇舌向位置。检查 N 字母的发音来确定切缘接触下唇的位置点。这一位置应该是上切牙切缘轻触下唇黏膜的干、湿交界处[29]。当患者发 E 的音时，上下唇之间 50%~70% 的空间被上中切牙占据。如

果中切牙占据这一间隙的量<50%，常常可以加长上颌中切牙。但是如果这一间隙被中切牙占据超过70%，加长牙齿就不合适了。

嘴唇的影响

上下唇构成嘴的框架，因而双唇对于面部和口腔的美学效果起着重要的作用。嘴唇就好比一幅窗帘，任何方位的帘子活动都会展示出隐藏在其后边的内容。一般来讲，双唇的作用是构成面型和发音。嘴唇包绕天然牙列，对牙齿的美观影响很大，因此需要仔细检查和评估嘴唇[31]。从解剖上讲，嘴唇由口轮匝肌包绕，口轮匝肌上界鼻底，侧边以鼻唇沟为界，下方止于颏唇沟。人中在上唇呈垂直向的凹陷，起于上唇结节之上的皮肤，止于鼻底。确定牙列中线位置的时候，人中是一个重要的面部标志[65]。肌张力减弱时，唇部的垂直和水平向位置很容易随头部的位置而改变。正常的嘴唇与唇裂的嘴唇之间的差异可使我们对上唇之于面部组成的重要性一目了然。

相比上唇，下唇更宽、更长、更丰满，弹性更好[51]。上下唇的关系依骨骼的咬合类型而改变。这种咬合类型主要影响牙齿的空间排列，而唇部的前突和后缩又在很大程度上影响面部的轮廓[62]。

制订治疗计划时，为了对面部畸形进行诊断，有作者已经对唇部的解剖学标志进行了描述。Burstone线即是连接鼻下点和颏点的参考线。上下唇位于这条参考线的上方，理想情况下，上下唇分别距离该线+3.5mm，+2.2mm[9]。Steiner S线是连接鼻尖与颏顶点连线的中点，这条线与嘴唇接触[67]。Ricketts E平面为连接鼻尖到颏顶点的连线，此时上唇、下唇距该线分别为4mm、2mm[91]。最讨人喜欢的美丽面容，其鼻下点与上唇之间的距离大致为下唇到颏下点连线距离的一半[52]。

考虑到上述的解剖标志，在大笑时进行记录时，上唇位置可分为三类(Dong式分类)[14]：

（1）高位唇：暴露整个上前牙以及邻近的牙龈。

（2）中位唇：显露上前牙冠部长度的70%~100%以及牙龈乳头。

（3）低位唇：显露上前牙冠部长度在75%以下。看不到牙龈。

另一种分类方法可将唇线分为3种（Touati分类）[61]：

（1）低唇线：遮盖牙龈和大部分前牙。息止位时难以显露前牙切缘。前牙在大笑起来时可能显露。这种类型可能有必要增加牙冠长度，建立息止位和微笑位的唇线平衡。

（2）中等唇线：息止位时上前牙切缘可显露1~3mm。

（3）高位唇线：某一微笑位时可看到4~5mm的牙龈。

中等唇线在几种口腔修复重建中是最适宜的类型（图3-14A~C）。

上唇曲度直接影响微笑的效果。上唇曲度也

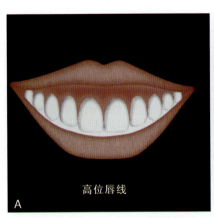
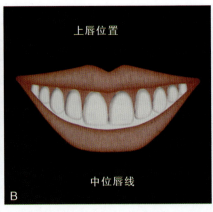
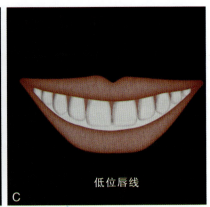

图3-14　A.图示高位唇线。B.图示中位唇线。C.图示低位唇线。

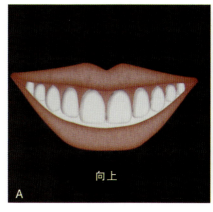 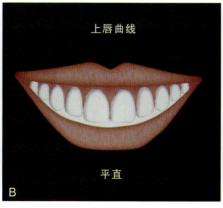 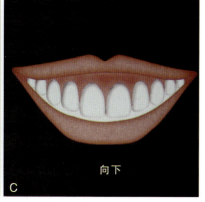

上唇曲线

向上　　　　　平直　　　　　向下

A　　　　　　B　　　　　　C

图 3-15　A. 图示向上弯曲的上唇曲线。B. 图示平直的上唇曲线。C. 图示向下弯曲的上唇曲线。

可分成以下 3 类（Dong 式分类）（图 3-15A~C）：

（1）向上弯曲：占 12%，嘴唇口角处高出上唇下缘的中份。

（2）水平直向：占 45%，口角与上唇下缘的中份在一条直线上。

（3）向下弯曲：占 43%，口角低于上唇下缘的中份[14]。

唇的大小会影响治疗计划的制订，这些影响体现在确定需要暴露的牙齿量以及口腔修复中人工牙的选择等方面。厚唇本身的组织多，掩盖了牙齿，因而多数牙齿和牙龈都不能暴露出来（图 3-16）。值得指出，在美学牙齿修复时，如果会暴露出修复体的边缘，厚嘴唇就比薄嘴唇更受欢迎。厚嘴唇更容易遮挡修复体暴露的边缘。相反，薄嘴唇会暴露出大部分的牙齿和牙龈。对于薄唇患者，修复体的边缘细节需要给予细致入微的关注。又短又薄的嘴唇，其后面的天然牙常常呈舌向内倾的状态[41]（图 3-17）。

牙齿过早缺失，嘴唇失去支撑而向口腔内

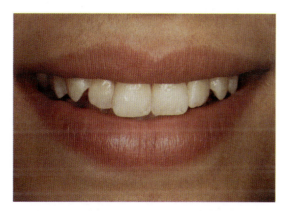

图 3-17　嘴唇薄,切缘舌倾,前牙显得短些。

塌陷，面部开始变形，皮肤随之出现皱褶。此时，牙医应该恢复对嘴唇的支撑，使之达到缺牙前的原始位置。现已证明，修复缺失的牙齿可以最大限度地改善面部的相貌。前牙缺失会影响对嘴唇的支撑，后牙缺失还会影响对颊部组织的支撑（图 3-18C）。

修复牙槽嵴严重吸收的缺牙病例，可以在研究模上制作蜡型，展示出支撑嘴唇、再现嘴唇原始位置所需要的骨组织量。修复体外形设计还要考虑牙冠的颈 1/3、中 1/3 形态对嘴唇支撑所起的决定性作用[40]。嘴唇的缺陷会影响牙齿暴露，正确运用唇增加手术有利于改善牙齿的暴露（图 3-19A、B）。厚嘴唇患者牙齿暴露常不够充分，牙齿配色时要求的色调要偏浅，以增加牙齿暴露的效果。一般而言，上唇对牙齿暴露的多少起着主要作用，下唇则主要负责发音。上唇为高位唇线的患者，治疗常常可能更复杂，疗效难以预料。仔细评估嘴唇的大小、

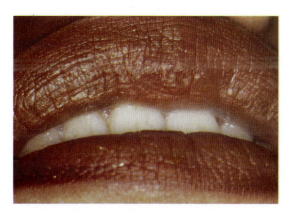

图 3-16　嘴唇厚,显露的牙齿少。

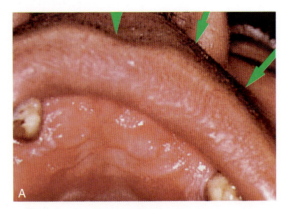

图 3-18　A. 牙列缺损,嘴唇失去支撑,面部变形。

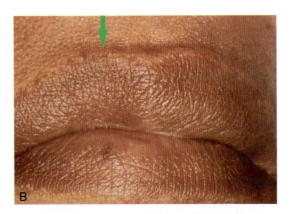

图 3-18　B. 中切牙缺失致唇部塌陷。

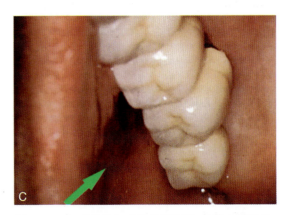

图 3-18　C. 种植修复后牙外形不当,颊肌支撑不足。

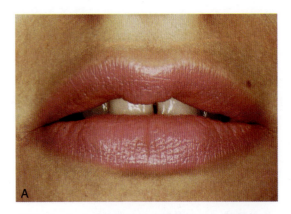

图 3-19　A. 上唇变形致牙齿暴露不充分,需要修正。

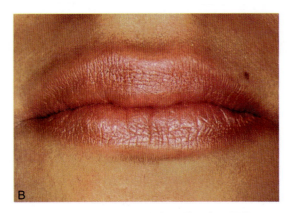

图 3-19　B. 通过唇增加术修正的牙齿显露效果。

厚薄、个性特征才能决定修复体在微笑时或在嘴唇的其他位置时所能暴露的程度。

牙齿的形态

当今科技革命的时代,解决美学问题要求牙医遵循循证医学的观念。1914 年 Williams[69] 采用修复牙齿的方法取得了美学探索的成功,与此同时,还有许多的作者涉猎其中,也涌现出许多理念[66,72]。尽管 Williams 享有了"开拓者"的殊荣,然而 Hall[27] 才是第一位描述面型和牙型相关性的专家。Hall 描述了牙齿的 3 种基本外形,即方形、锥形和椭圆形[57]。这种相关性描述的成功,其实并不是因为真正存在这种相关关系,而是这种描述的实用性以及商家的支持[72]。面部随着年龄、发型、眼镜、体重等的变化而变化,临床情况也就复杂多变。此外,由于面部外形变化大,建立迷人的脸庞也不能局限于有限的形式和程序,因此脸型和牙型并不存在显著的相关性[56]。对于所有病例,这里要提到的纲要只是总体上的大致参考,而不是必须遵循的准则。

正确理解人的牙齿形态有助于把种植体支持的修复体做得自然。Lombardi[39] 在 1973 年详细阐述了人工牙的特点以及人工牙对笑容的设计和最终治疗结果的影响。对新生天然牙解剖特征所作的研究使我们掌握了更多的知识和信息,这对于美学重建是很有价值的。全口或局部义齿修复中,年龄、性别、个性、习惯、牙位、色泽、光线、视觉差等等因素都会影响上前牙的选择。上颌美学区修复失牙，不管是否采用种植修复，医师都应该努力使修复的效果达到再现牙列缺损之前正常的牙齿状态。倘若牙齿已经缺失不能用作参照，我们可以尽量利用其他方法来参考。牙齿和人的面型的关系并不大，而个性、口内外因素对美学修复可能更有意义。

年 龄

上前牙的形态受患者年龄的影响极大。年轻人的中切牙和侧切牙呈长方形，体现出一种青春活力（图3-20A、B）。年长者的门牙因为磨损，切端常常出现较大或微细的缺损，有时牙齿表面还可能出现隐裂纹，牙齿从长方形变成了方形。由于功能错乱、牙龈退缩、牙釉质裂或牙科治疗不当，中切牙变短，微笑时显露的牙体结构更少了。切外展隙变小，牙龈退缩后龈外展隙变宽[21]。宽而平的切缘以及功能性或非功能性的整体磨耗导致后牙磨损，牙冠变短。上颌中切牙根向磨耗更快，舌侧牙釉质磨损更多，最终上颌中切牙与侧切牙的切龈向长度趋于一致（图3-21A、B）[70]。20岁的人小开口时，大致可以看到3.5mm的上切牙切端，下颌牙几乎看不到。30~40岁时，下牙暴露增多，而上牙长度缩短了[65]。

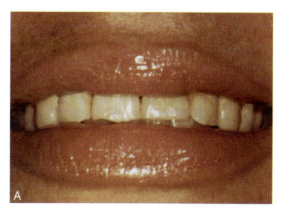

图3-21 A.切牙磨损,笑带沧桑。

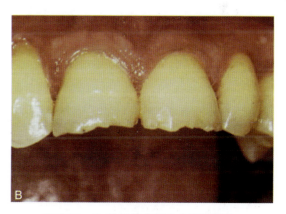

图3-21 B.功能异常所致中切牙磨损。

上颌中切牙是口腔中很关键的牙齿。中切牙的大小和位置在口腔的协调和美观方面起着举足轻重的作用。在嘴唇休息状态下有时看不到中切牙，只有微笑时才能见得到，这种牙列带给人苍老之感[16]。倘若原来牙齿的大小与对颌牙存在形态偏差，则可能需要采取多种方法联合治疗（图3-22A~E）。

恰当选择中切牙的形态在种植修复中是重要的。选择中切牙形态的参考因素包括[10]：①需要暴露的牙龈量；②唇线情况；③笑容的类型；④患者年龄；⑤可利用的颌间距离；⑥黄金分割；⑦现有的咬合状态；⑧上唇的长度和曲度。其他因素还有唇肌的张力，骨组织结构，切缘与切导的关系[50]。

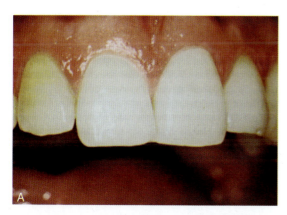

图3-20 A.中切牙方直修长,展现青春形象。

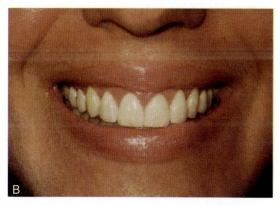

图3-20 B.年轻女性所具有的中切牙典型形态。

牙列缺失患者进行种植体支持的美学修复时，上前牙形态的选择以及微笑时暴露牙齿的多少成为预测治疗整体效果的重中之重。排列上颌人工中切牙时，切缘的位置最为关键。一旦确立了上颌中切牙的切缘位置，也就确定了正确的牙齿比例以及相关的牙龈水平。中切牙排列位置不当可能导致牙齿暴露不充分，或牙冠比例不尽人意（图 3-22A~F）。

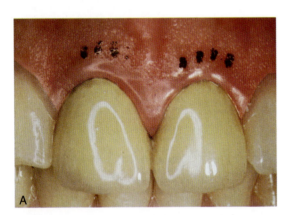

图 3-22　A. 两中切牙颈缘位置不当。黑点显示理想的位置。

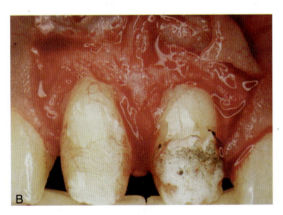

图 3-22　B. 牙周根方复位。

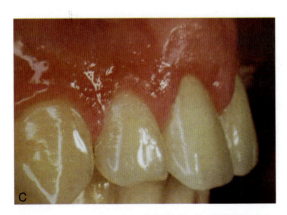

图 3-22　C. 牙冠切龈距离调整后，倍增微笑魅力。

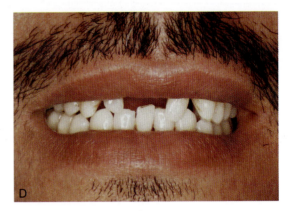

图 3-22　D. 前牙缺失，笑容难看。注意笑线缺乏中切牙高度的标志。

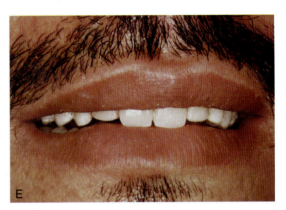

图 3-22　E. 种植临时修复牙冠就位。模拟的切牙切缘与下唇位置协调，展现理想的青春活力。

少数病例由于牙龈退缩，特别是高位笑线的患者牙齿暴露过多的问题，有可能需要通过缩短中切牙的长度来解决。患者对自身形象、对活力与青春效果的追求有助于确定牙弓的突度。上颌中切牙牙冠的平均长度一般为 10.4~11.2mm。治疗中记录原来牙齿的形态和高度有助于今后的修复重建。没有原始记录作为参照，就很难确定缺失牙的大小和形态。如果没有原始记录，临床上可以利用上唇的位置、笑容的弧度、余留牙来作参照。因此，确定缺失中切牙和上下唇之间的关系，除了上述参考因素，就主要依靠医师的技巧和修复经验了。

发音时，每个音所要求的双唇和牙齿位置关系不一样，所以上牙切缘的理想位置不但影响美观还会影响发音。医师让患者发字母 V 的音来决定上中切牙切 1/3 的长度和舌向倾斜度。通过发字母 F 的音来确定上牙与下唇位置的关

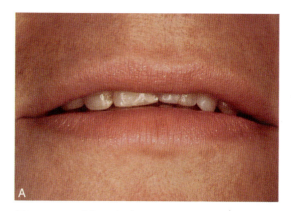

图 3-23　A. 中切牙长度不足,微笑时切牙暴露不够。

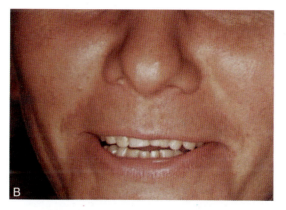

图 3-23　B. 面部展示出微笑的缺憾。

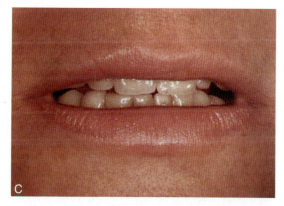

图 3-23　C. 修复两颗中切牙,调整牙冠的切龈关系。

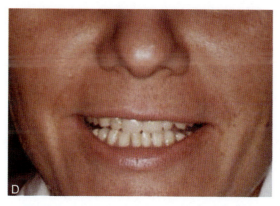

图 3-23　D. 牙齿形态的修整改善了微笑效果。

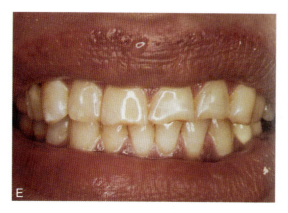

图 3-23　E. 牙齿显露不当的术前照片。

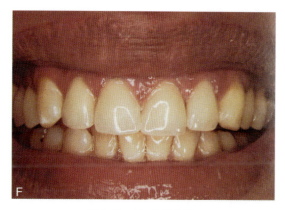

图 3-23　F. 术后效果。

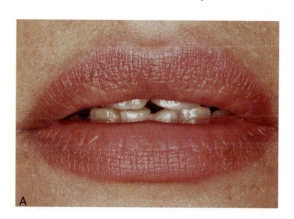

图 3-24　A. 发字母 M 音时,牙齿显露最少。

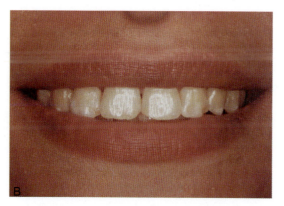

图 3-24　B. 发字母 E 音时,牙齿显露最多。

系（图 3-24A、B）。为了使所做的假牙看起来年轻一些，颈缘线可能会设计在实际的龈缘以下。用方圆形的切牙可能更好一点。年轻牙齿的釉质表面是半透明的，坚硬而富有光泽，表面带有不规则纹理。年轻的牙齿常有发育不全形成的白色条纹，个性化特征不明显，表面纹理更多，更为光亮，明度值更高[30]。

性　别

女性的牙齿线角一般呈圆形而不是方形。女性魅力一般用精细、柔和等词汇来表述，而男性的魅力则用活力、阳刚等词汇来描绘。典型的女性化外观特征是圆润、平滑、柔软。另一方面，按照 Frush 和 Fisher 的观点[16]，典型的男性化特征是轮廓分明、有力、健壮、精力旺盛。譬如上颌侧切牙，其外形特点在一定程度上就具有女性化的特征。女性侧切牙切缘圆钝，颈部内敛。而男性化的侧切牙，切缘较为方直、宽阔，线角明显[39]。如果把侧切牙的近中面向外扭转，超出中切牙的远中面，可以塑造出更加精致和柔和的侧切牙外观。相反，男性化的侧切牙显得方直，表面更平坦，线角更锐利（图 3-25，图 3-26）。

个　性

外表的吸引力主要集中在面部。对自己的面容非常满意的成人一般比其他人更加自信。尽管目前缺乏个性和面部特征关系的研究，但通常认为漂亮的成人和孩子在社交品质和智商方面比那些被认为丑的人具有更多优势[23,13,19]。

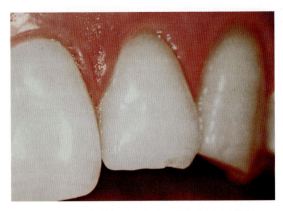

图 3-26　男性特征的侧切牙，线角平直而锐利。

Proffit 和 White（1990）把认为自己面容难看的患者的心理反应分成以下类型：

（1）补偿的反应：患者采取一种态度使他能够克服自身的心理缺陷。

（2）自信不足的反应：患者抱怨不好看的容貌给自己的生活和社会关系带来一定的困难。

（3）病态的反应：患者表现出确切的神经官能症和精神病前兆的特质。

身体负面形象可能引起某些严重的防御性性格情结，这种情结可能通过改善负面因素而逐渐消退。改善负面因素可能有利于调整与身体形象有关的心理问题[8]。对面部缺陷进行及早发现和及早处理可能会改善患者的心理和社会保障。一些不太严重的状况，如对于常见的颌骨畸形，患者所具有的心理问题可能常常没有引起注意，经过治疗使面部更加协调后，心理问题也随之迎刃而解了[58,6]。

为了证实口腔的美观对个人形象以及社会因素的影响，Kiyak 与 Bell[36] 在 1990 年调查了 977 名青少年，发现颌间关系异常与否的两组人群之间，其影响存在显著性差异。颌间关系的异常越严重，对自尊和个人形象的影响也越大。但是 Kenealy 等在 1989 年对 1~12 岁人群的研究却发现患有颌间关系异常的儿童并没有任何心理问题[33]。

一般而言，患者对口腔个性特点和外貌改善满意度的要求胜过对口腔功能性改善的要求。Wictorin 等进行了一项纵向研究[68]，术前调查了 95 例患者，术后 1 年调查了 49 例患者。96% 对手术满意。74% 的患者认为手术的效果增进了

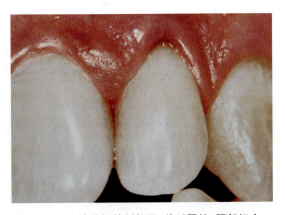

图 3-25　女性特征的侧切牙，外形圆钝，颈部细小。

他们的社会关系。60%的患者术后更为自信。Laufer等[38]在手术2~6年后跟踪调查了25例面部畸形患者，84%对手术满意并注意到手术还改善了性格。尽管结果喜人但仍有患者不满意手术的效果。虽然我们已经知道了某些可能因素，但常常还是难以探明其中的真相。有些患者先前就存在心理和精神问题，而这些问题却没有向医师公开说明。

Kim在性格与笑容的相关性研究中，假设笑容与个人的机体和心理状况存在密切关系[35]。实验选择没有失牙，从未接受过牙列矫正或修复治疗，牙列良好的男女学生各30名。每个受试者的性格通过问卷方式进行评估，内容涉及了16个性格因素。拍摄每个受试者大笑时的标准正面像并评价笑容等级，然后对笑容等级和性格进行相关性统计分析。性格因素中，那些具备温暖、平和、热情、冒险、自信、有团队意识、放松的性格特征者，其笑容富有吸引力。从初级性格特征中抽出的二级性格因素中，外向型和较少焦虑者的笑容吸引力更强。有意思的是，女性的性格与笑容的吸引力有关，而男性这两方面却没有关系。与男性不同的是，女性微笑的美学层次与4个主要的初级性格因素及两个二级性格因素的相关性在统计学上具有显著差异。

上颌尖牙可能起着强化性格活力的作用，因而成为提供笑容活力的关键牙齿[39]。锐利的尖牙使微笑更富有张扬的个性，而磨平了牙尖的尖牙体现的个性特征比较平和。个性特征不明显的尖牙，牙尖圆钝，外形突出，在侧切牙和尖牙之间有较大的切外展隙，呈现出消极的个性特点（图3-27A、B）[45]。同时，牙齿的色彩也能体现性格特征。通常浅色的牙齿代表年轻、粗旷、性格鲜明，而深色的牙齿有时体现工作狂、紧张、性格压抑的特点。上颌切牙排列稍微靠唇侧能使人显得乐观，富有青春朝气。另外，在有限的范围内（几微米）增加前牙的切缘能够起到提高个人影响力的效果（图3-28A~L）。

线角尖锐的牙齿使面部看起来轮廓鲜明。与面部形态协调的牙弓形状和正确的比例是获

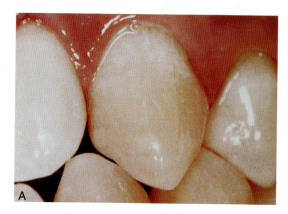
图 3-27 A. 尖牙牙尖尖锐，彰显个性活力。

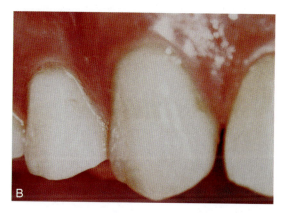
图 3-27 B. 尖牙牙尖低平，给人平和之感。

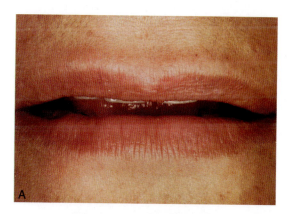
图 3-28 A. 牙齿显露的缺陷。

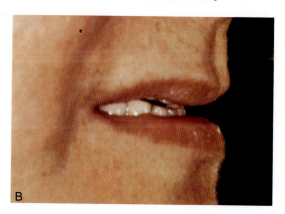
图 3-28 B. 侧面展示牙齿暴露的不足。

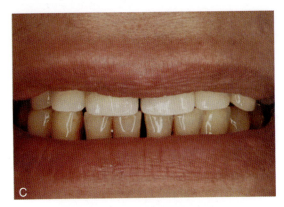

图 3-28　C.牙齿显露得到改善。

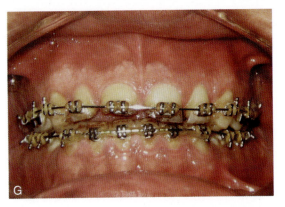

图 3-28　G.咬合平面及牙冠切龈关系得到改善。

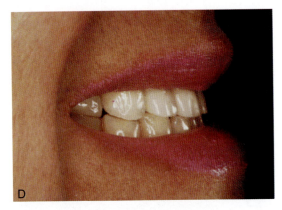

图 3-28　D.侧面改善的效果。

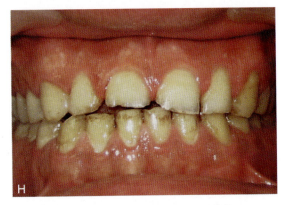

图 3-28　H.矫正结束,引起拆除后的状况。

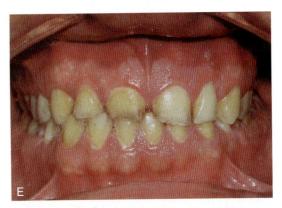

图 3-28　E.切牙区域切龈关系不调。注意中侧牙与
侧切牙的边缘龈水平,影响微笑时充分显露牙齿。

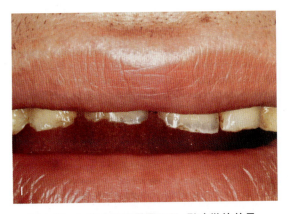

图 3-28　I.临床牙冠暴露不足,影响微笑效果。

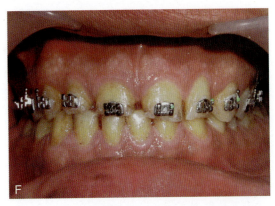

图 3-28　F.托槽粘结,矫正获得理想的切龈关系。

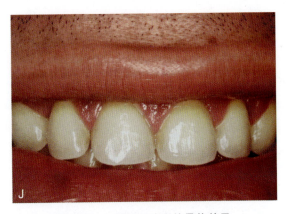

图 3-28　J.调整后达到的最佳效果。

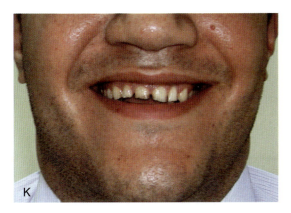

图 3-28　K. 治疗前微笑貌。

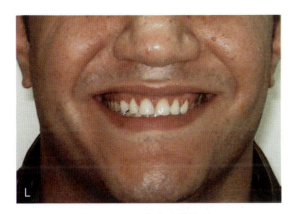

图 3-28　L. 治疗后微笑貌。

得具有个性特点、令人喜悦的牙列的关键。这种比例必须与面部的粗旷或柔和的特点相协调，在处理中切牙的长度时应用这些原则可以取得成功的美学效果[54]。

修复体色度

色度是维护面部协调的另一个重要因素。比较天然牙和比色板的颜色一般有两种方法。第一种是目测比较，也是最普及的方法；另外一种就是借助色度计等仪器来比色。两种方法各自都有不准确之处。视觉比色要求检查者经过专门培训，有专业的比色经验[25]，其色度选择受照明光源和周围物体的影响。仪器比色比较繁琐，设置困难，反复测量不但使仪器产热，测量精度下降，患者也不舒服[24,28]。牙齿色度可用孟赛尔（Munsell）表色系统来确定：

色调（hue）　指颜色的类型，又称为色相。使一种颜色区别于另一种。如红色、蓝色、黄色等等。

明度（value）　描绘颜色的明暗度，又称为亮度。代表相对的暗度和亮度。

彩度（chroma）　是颜色的浓度或强度。又称为饱和度[4]。

人工牙的色度是牙科学中最有争议的内容之一。人工牙色度受到患者的主观意愿和临床大夫观察的双重影响。时下，人们一般都想拥有一副洁白的牙齿，但对许多患者而言，洁白的牙齿并不适合他们。修复体的色度与许多临床因素密切关联。比如女性患者的红色唇膏可能使修复体着色，比色时可能希望人工牙更洁白、更清洁和光鲜[61]。因此，正确的修复比色在总体上直接影响着患者的福祉。

每个人的牙列都有其独特的渐进性色度变化。再现天然牙列色度的这种渐进性变化是重建自然微笑的重要举措（图 3-29）。例如，上牙弓的中切牙色泽最亮，侧切牙色调与中切牙相同而明度偏低。尖牙颜色最暗，而饱和度最高，明度最低，形成了自然的口角。到双尖牙色泽又开始变浅[23]。牙齿这种特有的色彩自然变化让人看起来浑然天成，一目了然。

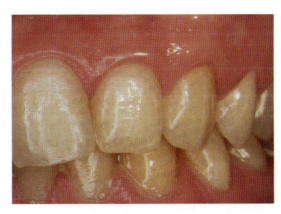

图 3-29　牙体颜色的自然过渡。

色度还与性别、嘴唇大小有关。为厚嘴唇的年轻患者修复时，要考虑使用浅色调的牙齿。相反，为老年患者修复时，可以采用比年轻成人色调稍暗的牙齿，这种牙齿明度低、饱和度高。为了模仿牙釉质磨耗的自然效果，色调的选择以牙本质色为主导。可以通过染色在牙齿上模拟烟斑或釉质表面裂纹的效果。如果为 80 岁高龄患者选用浅色的牙齿，这种做法不符合逻辑常规，因为浅色的牙齿与这个年龄段的特殊面部特征和肤色不相匹配。这样搭配看起来不自然，人工痕迹明显。对牙齿的颜色感知既受临床大夫的影响，还与牙齿本身的形态和位置有关（图3-30）[22]。

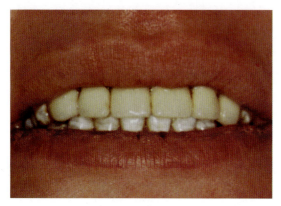

图3-30　种植修复体缺乏牙体的形态特征，缺乏颜色过渡。

比色的影响因素

影响人工牙比色的因素较多：

（1）患者个性：通常推荐浅色牙齿，因为浅色对人的性格有积极的影响。

（2）面部特征：患者如果有眼距宽阔、大鼻头、颏部突出等显著的面部特征，则需要浅色调的牙齿来与这些特征相搭配（图3-31）。

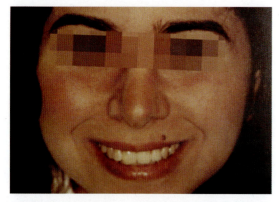

图3-31　突出的下巴，又大又黑的眼睛构成面部的显著特征。

（3）肤色：肤色深者应该选用浅色牙齿，这一观点成了临床医师的共识。目的是加大牙齿和肤色的对比。

现在有关牙齿染色和改变牙齿色度的研究文献甚多。Ahangiri[4]探讨了牙色和肤色的相关性。研究调查了119人，年龄18~80岁。全部检查均由接受过牙色检查训练的两位测试者完成。用Vita-Lumin比色板检查右侧或左侧的中切牙，实验调查的牙齿要求没有龋坏但是需要修复。采用L'Oreal True Illusion化妆色为模板把肤色分成浅色，浅色/中等色，中等色，深色四种。用分类模型方差分析和Fisher检验分析实验数据。该实验没有发现年龄、肤色与牙色之间存在任何相关性，也没有发现性别、肤色和牙色之间存在任何相关性，但是研究发现年龄与牙色有关系，年老者牙齿明度低，牙色更深。60岁以上者，明度在中、低范围的占85%，而31岁以下者，这种明度范围的牙色占17%。不同肤色的患者中，牙色的差异存在显著性。牙明度低，牙色深，肤色浅者占50%，肤色深者占17%。

研究结果，牙齿色度与肤色存在反向相关性。年龄较大的成年人牙齿明度低，牙色更深。研究提示牙齿色度与肤色具有显著相关性。不论性别和年龄，中等或深色肤色人的牙齿更亮，明度更高。而肤色较浅的人牙齿明度偏低，牙齿色调更深。但是由于深色皮肤与牙齿的颜色反差，使得牙齿在深色皮肤的背景映衬下显得更白，更清晰，所以深色皮肤不一定需要更浅色的牙齿（图3-32）。还需值得注意的是，皱纹皮肤与没有皱纹的皮肤相比，反射的光线较少。

（4）牙齿暴露的总面积：有的患者牙体变小了，常常需要尽量选用浅色调来赋予嘴部以吸引力（图3-33）。

（5）牙齿大小：牙齿暴露的面积大，色调

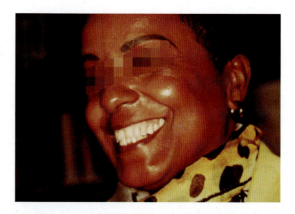

图3-32　深色皮肤者，不必选择更浅的牙色。

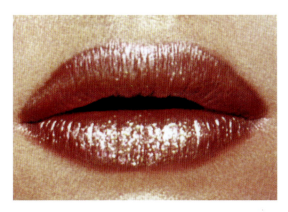

图 3-33 牙齿整体表面偏小使口腔看起来颜色灰暗。

需要调深一些使牙齿显得小一点。

（6）牙齿形态：牙体表面纹理粗糙有利于光线的折射和反射，会减小牙齿的亮度（图 3-34A~C）。

牙科的视觉差

牙医学中常运用视觉差原理来掩盖修复体的人工痕迹，达到逼真的效果。视觉差原理应用的一般原则如下：

（1）两个物体，大小相等，放的位置不同时，较近的一个显得更大（图 3-35）。

口腔中牙齿位置越靠后，前庭的光线越暗，使得牙齿看起来色调更暗、细节模糊、体积变小（图 3-36）。

（2）两物体大小相同，位置相当，色调浅的一个看起来更大（图 3-37）。

（3）宽度相等的牙齿，如果长度不同，看起来宽度并不相等。轮廓越小，牙齿看起来越小（图 3-38）。

（4）对比度增加，能见度相应增强（图 3-39）。

我们每天都在临床中运用这些原理。比如，为了使牙齿看来比原来的大，可以通过在牙面制备水平向纹理来达到这种效果。要使牙齿看起来窄小一点，简单做法就是把邻面线角向近中心偏移，或在牙面增加垂直向的线条使牙齿看起来长一些[42]。口腔前段的黑色间隙形成下唇和切牙之间的明显反差，反过来又使得外表更加生动。此时，如果人工牙缺乏个性特征，反光性太强，可能使假牙显得更假。牙齿表面反射的光线能改变牙体的大小和色彩以

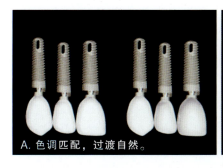

A. 色调匹配，过渡自然。

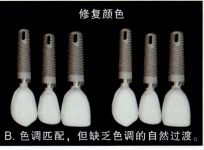

修复颜色

B. 色调匹配，但缺乏色调的自然过渡。

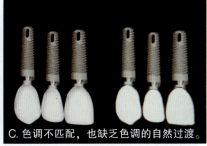

C. 色调不匹配，也缺乏色调的自然过渡。

图 3-34 A、B、C. 色调评估。

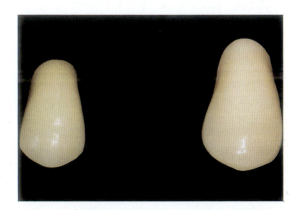

图 3-35 两颗牙大小相等，距离近者看起来更大。

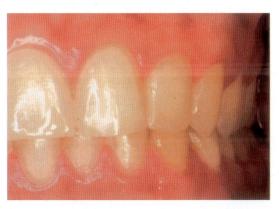

图 3-36 在颊侧前庭所见的天然牙，牙齿越偏远中，看起来越小、越模糊。

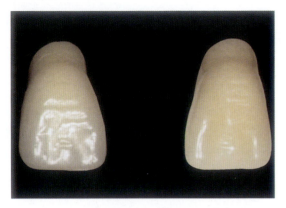

图 3-37　大小相等的两颗牙，颜色浅的牙看起来更大。

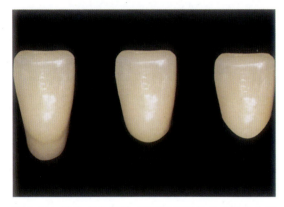

图 3-38　牙齿宽度相同，但不同的牙齿长度使宽度看起来不同。

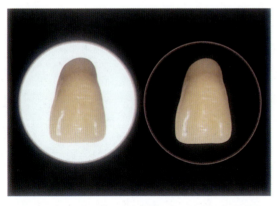

图 3-39　相同的牙齿，对比背景不同，呈现不同的视觉。

及牙体的距离感。增加牙面纹理，牙体显得越靠近观察者。表面越是光滑，牙齿看起来距离越远[63]。

治疗记录

收集缺牙患者的个人信息对制订治疗计划很有价值。牙齿丧失，也同时丧失了原来牙齿形态的参考信息。于是寻找缺失牙形态以及缺

失牙表面体征作为修复的参考就成为重要的事情[7]。缺失牙的资料可以从相片、幻灯、录像带中去收集。如果修复失牙的医师没有任何可资参考的资料来模仿或复制，就可能会出现各种问题。这种情况下，患者得到的牙齿与原来的外形可能不一致，心理上可能不喜欢这样的牙齿。从相片上收集的资料可能包括牙齿暴露的情况、牙冠形态、牙体个性特征、存在的间隙、笑线形式、切缘与下唇之间的关系等信息。相片还能作为证据记录并为治疗前后的对照提供参考（图 3-40A~C，3-41A~D，3-42A~C）。

对称性

对称与平衡带给人愉悦的视觉感受。具备对称与平衡，物体的那种自然之感才会明晰而不受干扰。对称和平衡是任何口腔修复美学的内在要求。口腔种植修复中，影响对称和平衡的决定因素是正确的咬合平面或切牙平面以及中线。这些因素有助于取得口腔功能和外观的平衡和对称[59]。口腔的对称性是指不同的组织结构和谐地组合起来，彼此照应。这种天然成就的对称性若有任何偏差都可能造成美学和功能方面的问题。

平衡是准确调整反向力后的一种稳定状态[20]。观察平衡性的方法是将视线从物体中心开始向远端移动，这与观察对称性的方法相反。相邻中切牙的大小不协调或其中一颗中切牙唇向或舌向扭转都是对称性欠佳的好例子。而中线偏离或种植支持的覆盖义齿高度不一致，就是平衡性不良的反映。Lombardi[39]注意到正确安排牙的中线对于修复体的稳定性是必要的。没有正确处理好中线，就不可能平衡两侧的牙齿。不平衡所产生的张力会使观察者感觉偏斜的中线必须要移到适当的位置来达到一种稳定和恒久（图 3-43，3-44A、B，3-45A、B）。

三等分原则有助于确定正确的咬合平面。该原则把面部下 1/3 再细分成三等分。咬合平面的理想位置在上 1/3 和中 1/3 交界线上（图 3-46）。牙列中线是一条垂直向的假想线，这条线不一定与面部中线一致。理想状态下，上颌中

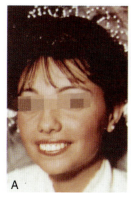
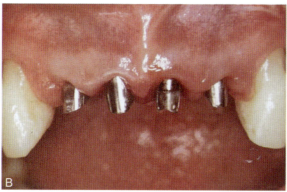
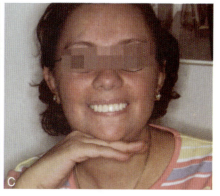

图 3-40　A. 拔牙前 15 年的照片。B. 种植体植入,连接基桩。C. 修复完毕所示失牙前后的一致性。

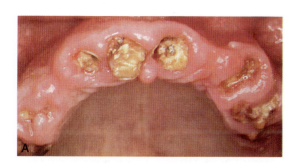

图 3-41　A. 失牙形态口内观。

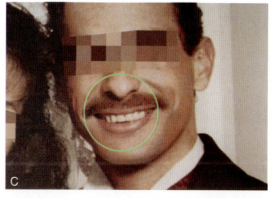

图 3-41　C. 老照片所展示的原来牙齿形态和显露的牙齿量。

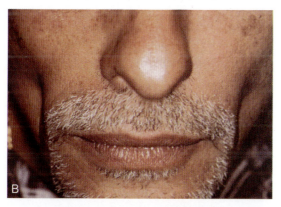

图 3-41　B. 失牙对面型的影响。

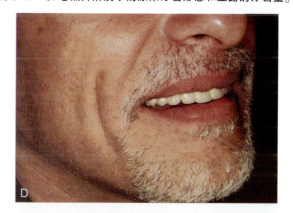

图 3-41　D. 修复后模拟出的牙齿形态及暴露的牙量。

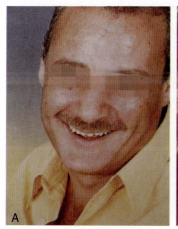
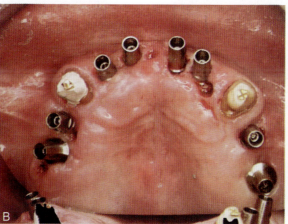
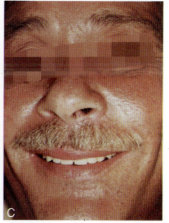

图 3-42　A. 失牙前的男性患者。B. 取模。C. 修复完毕,再现失牙前的微笑弧线。

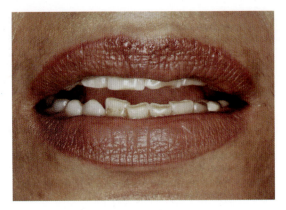

图 3-43　磨损使牙体丧失了对称性。

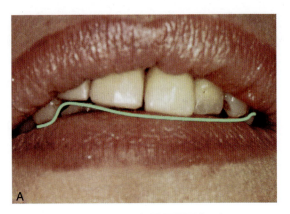

图 3-45　A. 切牙平面不良。

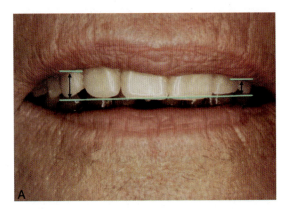

图 3-44　A. 种植覆盖义齿牙齿排列不对称。

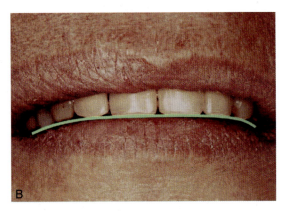

图 3-45　B. 修正后的切牙平面。

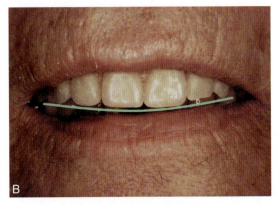

图 3-44　B. 改善了对称性。

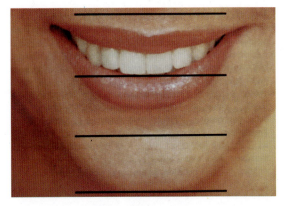

图 3-46　面下三分原则。

切牙之间的龈乳头与面部中线是一致的。由于患者的面部并非都是对称的，有时即使患者视觉上并无异常，他们的下巴或鼻子也不总在中心线上，因而也不必强求这种龈乳头与面部中线的一致[32]。另外一个例子就是当左右面颊不一致时，不能用它们作为确定面部中线的解剖标志[54]。

面部的自然外观不会影响牙列中线的整体

视觉效果。但是牙列中线应该与微笑时的面部中线相重叠、居中并且与修复体左右对称一致。有些病例，牙列中线与面部中线不一致时，应该使牙列中线与通过瞳孔连线中点的垂线相一致来避免这种不对称的错觉。一旦在布局上将牙中线竖直了，就会产生对称的效果，至少这种效果看起来是令人愉快的[37]。

（赵　勇　译）

参考文献

［1］Ackerman,J.,M.Ackerman,C.Brensinger,and J. Landis.1998. A morphometric analysis of the posed smile. *Clin Orth Res*. 1,pp.211.

［2］Adams,G.R.1977.Physical attractiveness research:toward a devwlopmental social psychology of beauty. *Hum Dev*,20, pp.217–230.

［3］Adams, G.R. 1978. Racial membership and physical attractiveness effect on preschool teacher's expectations. *Child Study J*,8,p.29.

［4］Ahangiri, A., S. Reinhardt, and R. Mehra. 2002. Relationship between tooth shade value and skin color:An observational study.*J Prosthet Dent*,87,pp.149–52.

［5］Ameed, A. 2001. Personal communications, London, United Kingdom.

［6］Arndt, E.M., Travis, A. Lefebvre, and I. R. Munro. 1987. Psychosocial adjustment of 20 patients with Treacher Collins syndrome before and after reconstructive surgery.Br *J Plast Surg*,40,pp.605–609.

［7］Baratieri,L.N.1998.Esthetics:Direct Adhesive Restoration Fractured Anterior Teeth,Sao Paulo:Quintessence,pp.270–312.

［8］Belfer,M.L.,A.M.Harrison,F.C.Pillemer,and J.E.Murray.1982. Appearance and the influence of reconstructive surgery on body image.*Clin Plast Surg*,9,pp.307–315.

［9］Burstone,C.J.1967.Lip posture and its significance in treatment planning. *Am J Orthod*, （53）,pp.262–284.

［10］Chiche,G.J.,and A.Pinault.1994.Esthetics of Anterior Fixed Prosthodontics. Chicago: Quintessence,pp.13–32,53–74.

［11］Choi T.R.,and I.K.Demf 1991.A study on the exposure of maxillary and mandibular central incisor in smiling and physiologic rest position. *J Wonkwang Dent Res Instil*, 5,371,p.79.

［12］Dawson, P. E. 1983. Determining the determinants of occlusion.*Int J Periodont Rest Dent*,3,p.9.

［13］Dickerson,W.1996.Trilogy of creating on esthetic smile, *Tech Update*, （1）,pp.1–7.

［14］Dion,K.,E.Berscheid,and E.Walster,1972,What is beautiful is good.*J Pers Soc.Psychol*,24, pp.285–290.

［15］Dong,K.,T.Ho,H.Cho,et al.1999.The Esthetits of the Smile: a Review of Some Recent Studies.*Int J Prosthodont*,72,pp. 9–19.

［16］Duchenne,G.B.1990,The Mechanism of Human Facial Expression.New York:Cambridge Univ Press.

［17］Frush, J. P., and R. D. Fisher. 1956, How dentogenic restorations interpret the sex factor.*J Prosthet Dent*, （6）, pp.160–17.

［18］Frush, J. P., and R. D. Fisher. 1985. The clynasthetic interpretation of the clentogenic concept.*J Prosthet Dent*, 8,pp.518–531.

［19］Gibson,R.1989.Smiling and facial exercise.*Dent Clin North Am*,33,pp.139–144.

［20］Goldman,W.,and P.Lewis.1977.Beautiful is good:evidence that the physically attractive are more socially skillful. *J Exp Psychol General*,13,p.125.

［21］Goldstein,R.E.1984.Change your Smile,1st ed.Chicago: Quintessence.

［22］Goldstein, R. E. 1998. Esthetics in Dentistry. 2nd ed. Hamilton,ON:BC Decker Inc,pp.133–186.

［23］Golub –Evans, J. 1994. Unity and variety: Essential ingredients of a smile design.*Curr Opin Cosmet Dent*,pp. 1–5.

［24］Goodkind, R. J., and W. B. Schwabacher. 1973. Use of a fiberoptic colorimeter for in vivo measurements of 2830 anterior teeth. *J Prosthet Dent*, 29, pp.358–382.

［25］Goodkind,R.,and W.B.Schwabacher.1987.Use of a fiber–optic colorimeter for in vivo color meaaurements of 2830 anterior teeth.*J Prosthet Dent*,58,pp.535–42.

［26］Goodkind,R.J.,K.M.Keenan,and W.B. Schwabacher.1985. A comparison of Chromascan and spectrophotometric color measurements of 100 natural teeth.*J Prosthet Dent*, 53,（1）,105–9.

［27］Gwinnett,A.J.1992. Moist vs.dry dentin: Its effect on shear bond strength. *Am J Dent*,5, pp.127–129.

［28］Hall,W.R.1886.Temperament in mechanical dentistry. Dental Practitioner,4,pp.49–54.

［29］Hasegawa, A., I. Ikeda, and S. Kawaguchi. 2000. colorand translucency of in vivo natural central incisors.*J Prosthet Dent*,83,pp.418–23.

［30］Heinlein,W.D.1980.Anterior teeth:Esthetics and function.*J Prosthet Dent*,44,pp.389–393.

［31］Heymann,H.O.1987.The artistry of conservative esthetic dentistry.*J Am Dent Assoc*, （special issue）,pp.14–23E.

［32］Hulsey, C.M.1970.An esthetic evaluation of lip–teeth re-lationships present in the smile. *Am J Orthod*, （57）,pp. 132–144.

［33］Johnston, C, D., D.J. Burden, and M. R. Stevenson.1999. The influencd of dental midline discrepancies on dental attractiveness ratings.*Eur J Orthod*,21,pp.517–522.

［34］Kenealy,P,.N.Frude, and W .Shaw.1989.An evaluation of

the psychological and social effects of malocclusion: some inmlications for dental policy—makin.*Soc Sci Med*,6,pp. 583–591.

[35] Kent,G.1992.Effect of osseointegrated implants on psychological and social well—being:A literature review.*J Prosthet Dent*, (68) pp 515–518.

[36] Kim, H.S.,I.P.Kim,S.C.OH, et al. 1995.The effect of personality on the smile. *Wonkwang Dent Res* ,29,pp. 311–314.

[37] Kiyak,H.A.,and R.Bell. 1990. Psychosocial considerations in surgery and orthodontics. In: Proffit, W.R., White, R. P..,eds. St Louis: CV Mosby Co.Surgical—orthodontic Treatment. PP. 71–93.

[38] Latta, G.H. 1988.The midline and its relation to anatomic landmarks in edentulous patient. *J Prosthet Dent*, 59,pp. 681–683.

[39] Laufer,d.,D.Glick,D.Gutman,and A.sharon.1976.Patient motivation and response to surgical correction of prognathism.*Oral Surg Oral Path Radiol*,41,pp.309–313.

[40] Levin,R.P.1988.Patient personality assessment improves ca presentation.Dent Ecom,78, pp.49–50,52,54–55.

[41] Lombardi,R.E.1973.The principles of visual perception and their clinical application to denture esthetics.*J Prosthet Dent*,29,pp.358–382.

[42] Maritato,F.R.,and J.R.Douglas.1964.A positive guide to anterior tooth placement.*J Proshet Dent*, (14) ,p.848.

[43] Martone,A.L.,and L.F.Edwards.1978.Anatomy of the mouth and related stuctures.Part 1.The face. *J Prosthet Dent*, (39) ,pp.128–134.

[44] Matthews,T.G.1978.The anatomy of a smile.*J Prosthet Dent*,39, (2) ,pp.128–34.

[45] Misch,E.C.2005a..Rationale for dental implants. In:Misch, C.E., ed. St.Louis:Elsevier—Mosby, *Dental Implants Prosthetics*.pp.10–12.

[46] Misch E.C.2005b.Maxillary Denture Opposing Implant Prosthesis and Modified Occlusal Concepts.In: Misch C,E., ed,St.Louis:Elsevier Mosby. *Dental Implant Prosthodontics*. pp.568–586.

[47] Morley,J.1997. Smile design—specific consideration.*J Calf Dent Assn*.25:633–7.

[48] Morley,J.1999.The role of cosmetic dentistry in restoring a youthful appearance,*JADA*,130.

[49] Moskowitz,M.,and A. Nayyar.1995.Determinants of dental esthetics:A rational for smile analysis and treatment. *Compend Cont Educ Dent*, (16) .pp.1164–1186.

[50] Philips,E.D.1990.The classifications of smile patterns,*J Can Dent Assoc*,65,pp.252–254.

[51] Philips,E.D.1996.The anatomy of a smile,*Oral Health*, (86) ,pp.7–9,pp.11–13.

[51] Qaltrough,A.J.E. and F.J.T. Burke.1994.A Look at Dental Esthetics.Quintessen Int,25,pp.7–14.

[52] Renner,R.P.1985. An Introduction to Dental Anatomy and Esthetics. Chicago: Quintessence, pp.125 –166,187 – 233,241–272.

[53] Rifkin,R.2000. Facial analysis:A comprehensive approach to treatment planning in aesthetic dentistry.*Pract Periodont Asthet Dent*, (12) ,pp.865–871.

[54] Robinson,S.C.1969.Physiological placement of artificial anterior teeth, *Can Dent J*,35, pp.260–266.

[55] Rubin,L.R.1974.The anatomy of a smile: Its importance in the treatment of facial paralysis.*Plast Reconstr Surg*, (53) ,pp.384–387.

[56] Rufenacht,C.R.1990.fundamentals of Esthetics.Chicago: Quintessence,pp.9–48,67–134.

[57] Sarver,D.2001.The importance of the incisor positioning in the esthetic smile:The smile arc.*Am Orthod Dentofacial Orthop*,120,pp.98–111.

[58] Sellen,P.N.,D.C.Jagger,and A.Harrison.1998.Computergenerated study of the correlation between tooth,face,arch forms,and palatal contour, *J Prosthet Dent*,80,pp.163–8.

[59] Stein,M.R.1936.Williams'classification of anterior tooth forms.*J Am Dent Assoc*,23,pp.1512–8.

[60] Strauss,R.P.,Y.Mintzker, R.Fenerstein,M.R.Wexler,and Y. Rand. 1988.Social perceptions of the effects of Down syndrome: school—based study of ratings by normal adolescents. *Plast Surg Reconstr*,81,pp.841–851.

[61] Strub,J.R.,and J.C.Turp.1999.Esthetics in dental prosthetics. In:Fischer, J., Esthetics and Prosthetics.Chicago: Quintessence,p.11.

[62] Tjan,A.H.L., and G.D.Miller. 1984. Some esthetic factors in smile. *J Prosthet Dent*, 51, pp.24–28.

[63] Touati,B.,P.Miara,and D. Nathanson.1999.Esthetic Dentistry snd Ceramic Restorations,New York:Martin Dunitz, pp.139–161.

[64] Tweed,C.H.1991.The diagnostic facial triangle in the control of treatment objectives,*Am J Orthod*,55,p.651.

[65] Vanini,L.1996.Light and color in anterior composite restorations.*Pract Periodont Aesthet Dent*,8,pp.673–682.

[66] Viazis,A.D.1991.A new measurement of profile esthetics.*J Clin Orthod*, (25) ,pp.15–20.

[67] Vig,R.G.,and G.C.Brundo.1978.The kinetics of anterior tooth display.*J Prosthet Dent*,39,pp.502–504.

[68] Wavrin,J.A.1920,A simple method of classify face forms.

Dent Dig,26,pp.331–5.

［68］ Weickersheimer,P.B. 1995.Steiner analysis. In:Jacobson, A,Ed Radiographic Cephalometry. Carol Stream, IL: Quintessence Publishing, pp.83–85.

［69］ Wictorin, L,K.Hillerstrom, and S.Sorensen. 1969.Bilogical and psychosocial in pa tients with malformation of the jaws. *Scand J Plast Reconstr Surg*, 3,pp.138–143.

［70］ Williams,J.L 1914.The temperamental selection of artificial teeth fallacy.*Dent Dig*,20 pp.63–75.

［71］ Yamamoto,M..,M Miyoshi, and S.Kataoka. 1990/1991. Special Discussion. Fundamentals of esthetics: contouring techniques for metal ceramic restorations. QDT,14,pp.10–81.

［72］ Yoon,M.E.,and J.k.. Dong.1992.A studyu on the smile in Korean youth, *J Korean Aciad l′rosthoc*,30,pp. 259–270.

［73］ Young,H.A 1954.Selecting the anterior tooth mold. *J Prosthet Dent*,4,pp.748–60.

第四章　美学种植的三维定位

Abd El Salam El Askary

为了取得满意的美学效果，有必要充分权衡种植体和剩余牙槽骨的尺度。对于任何涉及美观的种植支持式修复体，种植体在剩余牙槽嵴内的轴向也是极其重要的。种植体在牙槽骨内准确定位才能兼顾种植修复的美观和功能，这样的种植才算得上是成功的。

就修复体负重而言，口腔美学区的牙槽嵴性能与后牙功能区不同[16]。后牙区牙槽嵴上的种植体定位取决于咬合、咀嚼力、对颌牙、不良习惯、可用牙槽嵴的质和量、局部的解剖结构等因素。美学区种植定位，除了上述因素外，还受其他因素的影响，譬如笑线、唇支持、唇厚、面部对称性、软组织质量、牙周生物学类型、颈缘出龈形态、采用的修复体构件、最终的修复体外形等。这些因素不仅仅是种植成功的保证，也是种植修复长久稳定地保持美学和功能效果的保证。换言之，牙种植的正确定位就是在不牺牲功能的前体下，达到最佳的美学效果。

按照理想的说法，种植体应该准确植入到缺失牙的位置，恢复失牙前的面貌。不幸的是，由于拔牙后牙槽嵴吸收，临床上常常不能将种植体植入到拔牙前天然牙的位置上[1,26,6]。上颌前份的牙槽嵴通常呈水平型吸收，这将导致种植体植入的位置偏离原来牙的位置，而位于拔出牙根的腭侧[39]。这样植入的位置在大多数情况下对周围牙龈的形貌和修复体的最终外形都是不利的。因此，有必要将丧失的支持组织重建到原来水平，以便种植体能植入到原有的牙齿位置（图4-1A~I）[24]。

为达到种植体准确的骨内定位，有必要预先进行初期设计。首先，在研究模型的缺牙间隙上制作蜡型，精确反映牙列的原貌[9]。然后在蜡型的基础上准确制备手术模板，这样就能够确定种植体相对于所设计的修复体的理想位置[43,18,37]。手术模板的主要作用是种植体的两维定位，理想情况下甚至可以达到三维定位。这样就把研究模上预设的种植体位置精确地转移到手术区域。

通过美学种植定位来取得最佳临床效果有赖于以下两大要素，不容忽视。

首先，应该严格遵守临床原则，确保可靠的骨整合。这些原则包括采用相对轻柔的手术方法、精确进行种植床的骨预备、尽可能减小对牙槽骨的压力、最小的产热量、取得初期稳定[5,4,22]、充足的愈合时间、愈合过程中避免骨与种植体界面承受直接咬合力[44,2,3]。

其次，在努力取得最佳种植定位的同时，还应该精心保持牙龈健康和龈沟深度[30]。美学区的种植体植入更应倍加谨慎以取得种植修复的协调，并减小导致修复缺陷和种植体失败的风险[13,14]。种植修复失败不仅仅发生在骨整合的丧失，美观、功能、发音等方面没有取得相应的效果也同样导致种植的失败。换句话说，成功的骨整合不一定就能保证让患者满意，达到种植修复的最终成功[29]。

修复空间的处理

修复空间是指牙拔除后可利用的空间。修

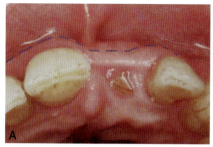
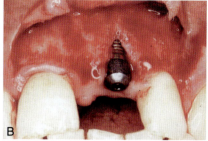
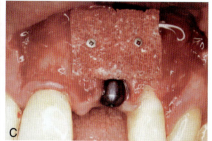

图 4-1　A.口内见唇侧修复距离不足。B.种植体植入牙槽骨。C.异种骨块（Tutogen Medical GmbH, 德国）固定, 修复唇侧缺损。

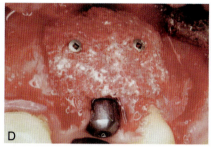
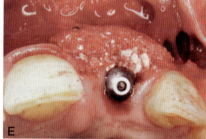
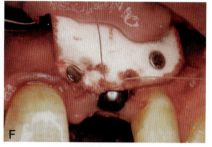

图 4-1　D.骨块修整。E.移植骨块的缝隙里填塞移植骨颗粒。F.移植部位覆盖胶原膜（BioMend, 美国）。大头钉固定, 消灭死腔。

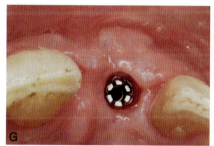
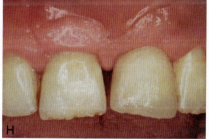
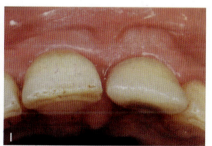

图 4-1　G.改善的唇侧外形。H.修复体的唇面观。I.修复体的切面观。

复空间的周界包括近远中径、颊舌径和垂直向的距离。影响修复空间的因素有牙齿的倾斜移位、萌出过长、骨吸收、错𬌗等。恰如其分地把握修复空间, 对于最终的美学效果至关重要。如果医师忽视了牙槽嵴不足的原因, 也就会忽视正确的修补措施, 常常导致许多临床遗憾。所幸的是, 现代种植学提供了很多技术来最大限度地改善修复空间不足所带来的限制。这些临床方法效果肯定（见图 4-2A、B）。对可利用修复空间应该认真优化处理, 以容纳种植体以及相关的修复部件（图 4-3）。

种植定位的影响因素

种植体的精确定位受诸多因素影响。这些影响因素与治疗有关, 技术性不强, 但对可预

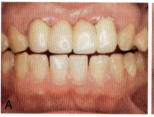
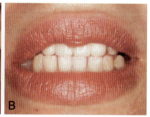

图 4-2　A.由于间隙处理欠妥, 种植修复体制作欠佳。B.患者笑容不够理想。

测的美学效果却很有保证。这些因素包括：

1. 手机头的握持方法

钻孔过程中, 手机头的握持方法会影响种植体植入的最佳位置。钻孔可用拳握式或执笔式来控制机头。拳握式比其他方式提供的控制力更强, 在上颌双尖牙区尤其如此。笔者个人意见, 上颌后部钻骨孔, 拳握式对手机头的控

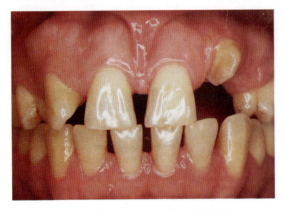

图4-3　修复间隙不够,需要调整间隙。

制更好。由于钻骨制备种植床不同于常规用涡轮机头制备龋齿的充填洞型,拳握式在这种情况下就更有优势,可以在种植过程中对抗骨阻力,在低速度、大扭力条件下更好地进行种植体的定位(图4-4A、B)。

2. 手术模板的准确性

手术模板越精确,种植体定位就越准确。就种植体的植入位点和种植体在牙槽骨内的轴向而言,运用CAD/CAM技术制作的新型模

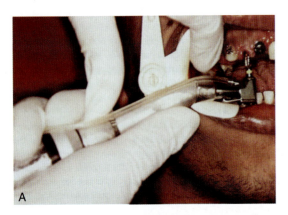

图4-4　A.拳握式手机握持能准确控制种植位置。

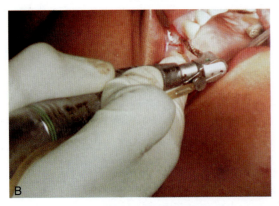

图4-4　B.握笔式手机握持法。

板可以实现种植体的精确定位。这种手术模板和CT扫描的设计系统结合应用,同时考虑患者的特异性解剖特征,优化选择骨密度,临床医师就能选择种植体的最佳植入位点[45]。CT顺牙弓长轴垂直向的图像重建的精确度可达95%。这样的精度足够满足种植修复的临床应用。

该技术的目标就是让临床大夫使用与患者牙槽嵴完全吻合的、个性化设计的种植床钻孔引导板。CAD/CAM对扫描模板的形状和种植计划的3D信息进行处理。种植床钻孔引导板可以把种植修复计划准确地转移到患者口内。而扫描照相模板还能够转换成暂时的固定修复体或最终的修复体进行即刻负重。

NobelGuide® 近来采用三维技术使种植定位达到了最佳的效果。这一系统不但实现了种植体轴向定位,还能进行软组织厚度的测量,这也是 NobelGuide® 的突出优点。这套系统使大部分手术及修复计划和制作都可以在口外进行,并在种植体植入之前彻底完成设计工作。这套系统具有革命性,它将口外的设计精确而简单地转移到口内。因此,不论是使用传统的模型或者是CAD设计,种植体、基桩、修复部件都可以同期放置就位。这套系统在手术前分析确定种植体确切的位置和植入深度,然后由实验室制作的手术模板从一开始就可以引导整个手术过程直至种植体的成功植入。与基于模型的设计相比,NobelGuide® 的设计数据来自CT扫描,因而解剖图像更为准确。个性化手术模板和所需的种植修复相关构件都可以定制,然后根据先前设计的方式来使用。

3. 骨钻锋利程度

钻头随着使用次数的增加而钝化,所以厂家都会规定一套钻头的使用次数,一旦器械使用次数超出规定即需废弃。保持骨钻锋利才能避免钻头在手术部位发生摆动,从而避免种植体偏离设计的角度和位置。实际上,因为初始阶段钻骨对其他后续钻头的钻入方向有导向的作用,所以保持麻花钻(rosette)或先锋钻的锋利十分重要。

4. 使用定位器械

定位器械可以帮助我们保持种植体与天然牙之间最佳的距离。德国有一套叫作 IPS 的新型种植定位系统，设计新颖，能辅助医师在种植预备时保持适当的植入位点和方向。这套定位系统包含一系列套筒和扩展器，用来保证种植体之间适当的邻面间距，保证种植体头部达到适当的根向水平。它可以帮助选择种植体的直径和植入方向，精确保持种植体与邻牙之间、种植体与种植体之间的间隔距离。这种定位器械适用于任何种植系统。同时，对于先天性牙缺失的患者，正畸医师可以利用这套定位系统来预测将来种植体的位置。此外，这套定位系统还有助于间隙模板的就位[23]（图 4-5）。

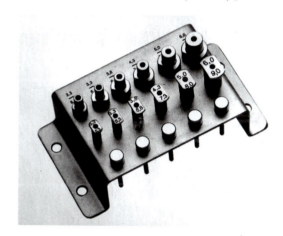

图 4-5　三维器械盒（Storz am Markt GMBH，德国），包括决定理想种植体直径的就位套。

5. 计算机导航手术的运用

正处于发展之中的计算机导航手术是在手术中对手术器械进行追踪和导向，最大限度地减小创伤的手术方法。计算机导航手术开启了当今种植技术的新纪元。这项技术的应用不但能够保证种植体在牙槽嵴内的精确定位，还能够最大限度地减少创伤[8]。计算机导航手术又叫影像引导种植术，适用于翻瓣和不翻瓣情况下的种植植入。不翻瓣种植手术过程中盲法操作可能导致的皮质骨穿孔的危险，完全可以通过计算机导航手术来避免。这种计算机导航系统可以实时提供钻头位置的图像，使不翻瓣的种植体植入过程完全处于可视图像的监控之下。手术大夫可以依靠计算机导航来调整钻头的位置和方向，达到与术前数字

化种植设计完全一致的效果。手术中计算机导航的高度精确性可以将术前的设计准确地转移到患者体内。牙种植的术中计算机导航要求界面模板必须在整个手术过程中牢牢地固定在手术的颌骨上。对于牙列缺损的患者，树脂夹板所做的模板可以固位在天然牙上。若牙列缺失，模板可用骨钉固位于颌骨[8]。

种植体形状与设计要点

现代种植学研究的涉及面众多，种植体本身的设计就是其中之一。现代种植体的设计在形态上与早期的经典外形设计相比有一些改进。经典外形设计大多模仿牙齿本来的形态。不幸的是，由于人类牙根的特殊性和多样性，同一牙弓的牙齿缺失，我们不可能用同样设计的种植体来修复所有的缺失牙。天然牙牙根有的具有抗旋转的特点，有的具有更强的支抗特性，还有一些具有更强的承担负重的能力。因此，将种植牙与天然牙进行对比是不公平的，种植牙也不应该称为人类的第三副牙齿。

用传统修复体修复天然牙列时，余留牙的解剖状况和牙周组织可以为恢复原有天然牙外形提供指导和依据。可是修复天然牙列缺失时种植体不能提供与天然牙相同的有价值的指导。多个牙缺失时更是如此。因此，临床医师在为患者植入种植体之前，头脑里应该有想象的蓝图作为治疗计划的指导和参考。完成这种蓝图需要通过正确估计缺失牙区域受植骨床的原有形状和生物学特性以及所用修复配件来决定。了解缺失牙的基本形状与种植体设计以及相关种植构件的关系，对取得种植牙成功的美学效果是绝对必要的（图 4-6）。

许多学者致力于种植体设计的技术改进。对骨组织的特性和细胞行为的深入了解，最终引发了新的设计。这些变化包括种植体的表面处理，可预见的界面结合，多种多样的种植体大小尺度，与种植体配套的新型修复构件等。最新的种植体设计已经在种植修复的美观和功能方面极大地提高了治疗效果，使种植体支持的修复体达到了新的水平。因此，选择适宜的

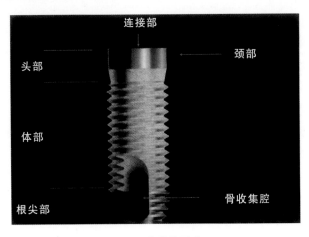

图 4-6 种植体形貌。

种植体形状和大小就成为现在追求最佳美学效果时每个治疗计划中不可或缺的要素。

种植体设计的要素包括：

（1）种植体的表面拓扑学特性，即表面微观特能；

（2）种植体的整体几何学特性，即种植体宏观特性，如长度、直径、螺纹、孔及沟槽等；

（3）种植体材料的组成成分。

这些因素有助于种植体的整体设计。接下来的问题不可避免地涉及到哪种设计最有利于种植体在受植部位的稳定，有助于种植体在骨组织中的机械固位，殆力分布最佳，能够取得最佳的美学效果[15]。

在现代负重模式条件下，采用根形种植体设计应该注意几个方面。如柱状种植体和带鳍种植体通过敲击摩擦就位时会对受植床侧壁产生压力。用现代种植负重的观点来看，这两种设计由于初期的骨与种植体接触面减少，所以其应用不能预测。此外，因为不是旋入就位，而是靠敲击就位的，这两种设计不能获得初期的皮质骨支持。骨与螺纹状种植体的初期直接接触量对于种植体的长期存活非常重要[25]。

Sennerby[42]等观察发现螺纹状种植体的脱位扭力不在于周围骨的量，而是依赖于可获得的密质骨的支持量。因而，种植体的理想设计应该最大限度地让螺纹与密质骨接触来取得最佳的稳定性。增加螺纹数量可以增加承担负重的面积。所以，螺纹数量越多，功能性表面积就越大。种植体的螺纹间距不一，有的是

1.5mm，有的是 0.4mm，螺矩越小，螺纹越多，表面积相应越大[31]。

螺纹的深度也是影响种植体设计的另一个方面。螺纹越深，功能性表面积越大，机械锚合作用越强。螺纹深度的范围一般为 0.2~0.42mm。螺纹的几何形态可能影响早期骨结合的强度和骨与种植体界面的强度。种植体的螺纹设计有 V 形、反支撑形螺纹或矩形螺纹。V 形螺纹作用于骨上的剪切力是其他类型的 10 倍。从骨的支持力来看，矩形螺纹比其他螺纹类型更高，V 形螺纹与反支撑形螺纹相似。锥状根形种植体的设计具有独特的物理性能：

（1）与柱状种植体相比，带锥度的种植体即刻植入时，根部骨壁穿通的可能性较小；

（2）避免损伤邻牙牙根；

（3）初期稳定性更好；

（4）植入时具有骨挤压效应。

许多根形种植体，除了螺纹设计外，还有孔道设计来提高骨愈合后的机械固位力。大多数螺纹状种植体的根部区域有一个或多个孔道[20]。另外，连接螺丝是种植体固位修复体系中不可或缺的组成部分。由于口内反复循环负重，连接螺丝出现材料的疲劳、松动和折断也是可以预料的。

关于种植修复螺丝松动的机制，Yousef[50]进行了体外模型实验，他们把 φ4mm×10mm 的种植体固定包埋在自凝树脂块中。基桩螺丝用 35Ncm 的力拧紧，标准牙冠修复。观察扭矩的变化、螺丝头的旋转、螺丝尺寸大小的变化、种植体与基桩结合的形变。实验用的种植体有 3 种：NobelBiocare，3i 和 BioLok。每个种植系统用 7 个试样。标本负重 300N，循环加载条件为 1Hz，5 万次。分别在加载的 10000，25000 和 50000 个循环周期检测扭矩的变化。实验结束后检测基桩螺丝逆时针方向的旋转角度。收集螺丝测量并与对照组比较。最后每一组选一个试样树脂包埋，顺长轴切割检查。

NobelBiocare 系统加载后扭矩减小了 9.4Ncm，并伴基桩螺丝逆时针方向旋转 7°，螺丝拉长 200μm。种植体长轴方向的切割面检查观测到结合部结构的压缩和变形。而 3i 和

图中标注：连接部、颈部、头部、体部、根尖部、骨收集腔

BioLok 种植体系没有发现扭矩减小、螺丝反时针旋转和螺丝拉长。纵剖面观测，螺丝接合紧密，没有变形。研究发现，当螺丝发生逆时针旋转，螺丝拉长或螺丝连接部变形时，各种系统都会出现螺丝的松动。这种松动变化与螺丝的结构和螺丝的物理性能这两方面均有关系。实验提示每颗种植体螺丝都需要与其设计的周围环境以及材料性能相适应。

种植体表面拓扑结构多样：相对光滑的表面，机械切削表面，粗糙表面，等离子喷涂表面，喷砂表面，酸蚀刻形成的羟基磷灰石样的多孔表面。种植体表面的粗糙度与初期稳定性呈正相关关系。Carlsson [7] 研究发现粗糙面比光滑表面的钛种植体在实验兔体内 6 周后拆卸所需要的扭矩更高。

种植体与基桩的连接也是种植体设计的重要内容。连接的效果预示修复体构件的稳固程度，稳固的连接有助于修复体负重后尽量减少边缘骨的吸收，有助于对抗旋转，防止以后连接螺丝的松动。大多数种植体的连接体由内螺纹构成，内螺纹起到固定基桩和方便基桩拆卸的作用。互锁构件的主要几何形态通常是内六角和内八角形。内六角和内八角在外形结构上与基桩相互嵌合，防止基桩旋转。具有互锁几何形状的内连接是基桩的理想形式，这种形式能够防止旋转，更好地承担负重。

深入了解种植体周围组织的特性也有助于种植体设计。明确患者牙周组织的特殊类型关系到种植体的设计，并直接关系到种植治疗的预后。人的牙周组织具有其特异性，包括两种基本的生物型：薄而呈弧形和厚而呈扁平形 [40,36,35]。每种生物型具有相应的特殊牙体解剖和骨组织形貌 [32]。

薄而呈弧形的生物型，其牙体解剖以狭窄的锥形牙根和三角形或柱状牙冠为特征。这种牙的邻接点更靠近切端，牙尖乳头也偏向切端。由于接触点靠近切缘，龈乳头常常没有完全充盈牙间隙。薄而呈弧形的牙齿，由于牙根为小直径的锥形，根间骨组织结构比厚而呈扁平的生物型更宽大 [47,46,19,41]。厚而扁平的生物型以球状根和方形牙冠为特点。有些部位，这种类型

的牙根宽度，其直径甚至与牙冠最宽处一致。邻面接触点越宽，越靠近根方，龈乳头越容易充满牙间隙。

基于这些原因，薄而呈弧形的生物类型进行单颗牙缺失的种植修复时，不能完全预计最终的美学效果，因为这种类型的软组织角化程度低，牙龈脆弱，牙间乳头和周围牙龈结构可能出现退缩。再者，种植体颈部与手术后轻微吸收的骨边缘之间垂直向距离的变化更大，导致种植体周的组织边缘与对侧形态不对称 [49]。任何进一步的骨重建均会使已经缩短的牙龈进一步退缩，从而使美学问题复杂化 [17]。

对即刻种植而言，颈部直径窄小的种植体设计能够增加牙根之间的距离，更适合薄而呈弧形的牙周类型。换言之，即刻种植应该选择锥形种植体，因为窄一点的种植体平台可以增加近远中向骨的厚度，减少骨的吸收。这种类型的种植体最好采用不翻瓣的种植体植入方法。

就修复相关的配件来讲，务必控制修复外展度。厚的生物型，由于牙拔出后余留空间大，种植体颈部和牙槽骨边缘的垂直向距离的变化相对较小。这种类型对种植临床无大碍 [49]，治疗时可选用宽直径的种植体。

厚而扁平的牙周类型，比薄而呈弧形的类型更能取得较肯定的美学效果。因此着手进行种植之前，认识和评估组织的生物型极为重要。正确评估才能根据不同的类型采取相应的手术方式。

修复缺失牙常采用根形种植体。螺纹根形种植体体部的标准直径为 3.75mm，平台直径 4.1mm。圆柱状种植体设计体部直径为 4mm，平台直径和带螺纹圆柱状的平台直径相同 [24]。圆柱状种植体和螺纹根形种植体基桩直径相同，两种种植体接合部与平台直径相同，然后向外展开达到 4.5mm 或 5mm。这些直径在不同的种植体生产厂家之间或义齿加工实验室之间有一定的差异，但是标准的种植体基桩有一定要求。譬如，修复上颌中切牙，种植修复的牙冠在相当于釉牙骨质界处的最小直径为5.5mm，牙冠的邻接点间修复的直径最小为7mm。

临床医师需要对种植体与缺失天然牙直径的差异进行补偿，使种植体支持式修复体具有天然的生物学形态（图4-7A、B）。这可以通过临时性的修复体来扩大软组织，使种植体颈部直径平滑地过渡到天然牙的颈部直径。选择的种植体直径大于或相当于修复的牙体直径会影响修复牙冠的大小，导致修复牙冠在生理上与周围组织不相适合。

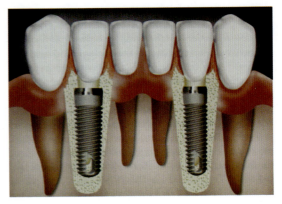

图4-8　A. 修复下颌侧切牙的种植体，在牙槽嵴顶处种植体直径与天然牙直径的偏差会导致穿龈处修复体与邻牙相比过大的现象

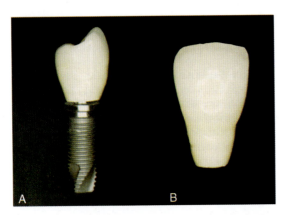

图4-7　A. 修复体与种植体相连接。注意最终修复体与种植体颈部大小的差异。B. 修复体从种植体横截面直径到正常牙冠的直径之间存在一个过渡区域。

最新的种植体设计包含不同的理念。[49] 如穿龈部呈弧形的种植体，植体颈部置于骨表面1.5mm以上，颈缘形状与骨形态吻合，这种设计最大限度地减小了邻间龈乳头区域的骨吸收。长期结果证实穿龈部呈弧形的种植体相距3mm或更小，骨组织水平也可以维持很长的时间。假如发生了骨吸收，种植体颈部就可能暴露。种植体平台转移是种植体设计中又一种更为可靠的理念。种植体颈部和基桩连结部向中心聚合，远离骨组织时，骨的吸收最少甚至不吸收。这可能是平台转移后使污染的微间隙远离了骨组织的缘故。

为了尽量减小种植修复的创伤，Nebot[33] 等研究了种植体平台转移对生物学宽度的影响。该研究对照组30例，实验组30例。分别于种植后的1，4，6个月X线图像评价种植体近远中邻面的骨吸收。对照组种植体近中和远中邻面的骨吸收平均值分别为2.53mm和2.56mm，而实验组的种植体，其近中和远中的骨吸收平均值分别为0.76mm和0.77mm。与对照组相比，实验组的骨吸收量显著减少（$P<0.000\ 5$）。说明种植体平台转移适用于临床。

天然牙牙根在牙槽嵴顶处的直径大小直接关系到种植体直径的选择。例如：上颌中切牙釉牙骨质界处牙根的直径为7~8.5mm，牙槽骨水平处的牙根直径为5~6mm，缺失牙种植修复的种植体直径在4~6mm之间[46]。因此，种植体的直径与牙根穿出牙槽骨处的直径有关，而与釉牙骨质界处的直径无关。如果种植体直径大于牙根在骨水平处的直径，最终会引起牙槽嵴顶的骨吸收。缺失牙牙根直径可以通过对侧同名牙或研究模型来确定。种植体的宽度决定了种植体在牙槽嵴的位置。种植体直径越大，根方能够容纳种植体的位置越小。反之，直径越小，种植体更容易根向种植，修复配件安放的"自由空间"就越多。

种植体直径的选择有很多因素需要考虑，如组织的生物型，不同个体，不同牙齿直径大小各异，拔牙后余留骨的状况，软组织形态的变化，以及种植体直径本身的变化。选择种植体大小的最好方法就是医师们各自进行相应的临床评估，针对千差万别的情况作出个性化方案，比简单遵从种植的一般原则更好。

种植定位的基本原理

在美学区植入种植体要求密切注意治疗的所有细节，才能取得可接受的临床效果，保护余留组织。最佳的骨组织空间和最佳的修复空间是种植体三维定位中的关键所在。在种植治疗中维持和保护这两方面的自然平衡，有利于种植体与其周围环境的生理结合[24]。有些原则可以帮助种植体进行三维定位：近远中轴向代表种植体与近远中邻牙的位置关系，颊舌轴向代表种植体在牙槽嵴的内外侧方向上的位置关系，以及矢状轴向的冠根向长度。

近远中位置

种植体与邻近牙齿或邻近种植体的近远中距离会直接影响美学效果，会影响今后在邻面边缘结合处的修复体外形，还会影响种植支持的修复体以及邻近组织的自洁性。如果软硬组织条件理想，种植体应该位于缺牙近远中间隙的中心，可使最终修复体位置适中。如果种植体近远中向位置不当，过分靠近牙间乳头，可导致牙龈的潜在性损害，甚至撞击牙龈。也可能影响血供，导致牙龈钝化或引起种植部位邻近牙的牙周损伤，导致牙根外吸收（图4-9）。种植体引起的牙根外吸收说明了不用柱状种植体的重要性。使用锥度设计的种植体可减少损伤邻牙牙根的概率。当种植区域近远中径窄小或邻近牙根弯曲时更是如此（图4-10）。

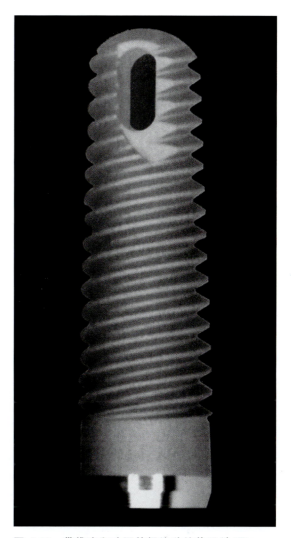

图 4-10　带锥度和孔洞的螺纹种植体设计 (Zimmer Dental, 美国)

Grunder [21] 等注意到种植体与天然牙之间最佳距离不能<1.5mm。低于这一最小距离，会损伤牙周组织的附着，引起龈乳头的退缩或缺损。如果种植体之间距离<3mm，种植体间的骨水平会根向吸收，可出现牙龈不足或缺损。这种情况在薄而呈弧形的牙周类型就更容易发生。薄而呈弧形的牙周类型种植时，种植体头部的植入位置与邻牙骨嵴水平相比，通常更靠近根方。只有种植体与种植体之间的距离在3mm以上才能保持牙槽骨的嵴顶在种植体的头部以上。如果种植体之间的距离没有处理恰当，以后的修复就会出现许多缺陷。

天然牙缺失前如果存在牙缝隙，更需要仔细把握种植体的近远中位置。牙缝隙存在时，可用的近远中间隙比原来缺失的牙体近远中径

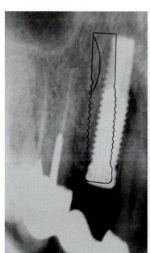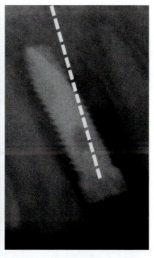

图 4-9　（左）种植体不正确的近远中位置有损牙周膜的完整性。黑色的种植体描线代表理想的位置。（右）不正确的种植体邻面位置。白色间断线代表最佳的种植体位置。

更大（图 4-11A、B）。种植时需要精确的手术模板来保证最佳的种植体定位[27]，来确定缺失牙的准确位置，同时保持牙缺失前原有的牙缝隙大小。

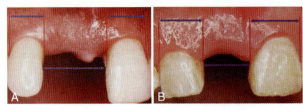

图 4-11　A. 右上中切牙缺失术前图片。以前在中切牙中间存在缝隙，要求种植体近远中向定位精确。B. 右上中切牙缺失，注意需要调整优化余留间隙。

对于多颗缺失牙的较大间隙，医师可以根据预先设计的牙齿大小、患者的意愿、中线的位置等因素来自由设计缺牙区缺隙的形状。通过完整的蜡型制作及仔细的术前计划，医师就能够取得最佳的临床效果（图 4-12A~F）。单颗牙缺失的种植修复要取得最佳近远中向位置，要求计算最小的间隙，包括牙周膜的宽度（平均 0.25mm），种植体与邻近天然牙牙周膜合理的最小距离应该保持在 1mm 以上[34]。牙周膜和健康骨的距离需要加倍以计算种植体的近中和远中面。简言之，植入 4mm 直径的种植体，近远中两颗天然牙之间的距离计算应该是：1mm+0.25mm+4mm+0.25mm+1mm。相加的总和 6.5mm

即是种植体近远中向需要的最小间隙。多颗种植体植入时，上述公式里每颗种植体之间再加上 2~3mm 即可[13]。

这些计算也仅仅是一个指导性方法，每个病例应该立足于个体进行计算。种植体近远中的位置取决于缺牙区的近远中径、有无牙间隙、缺失牙的大小、基桩的类型以及邻牙牙根的距离。

种植成角原理

种植体在牙槽嵴颊舌向的位置既影响种植支持的修复体穿出牙龈的位置，也影响龈缘外形的连续性和修复体的外观。从美观和自洁的角度，一般都希望修复体有适当的颈缘出龈形态。所以种植体头部在颊侧应像邻牙一样自然地穿出牙龈。

种植体体部在牙槽骨内的颊舌向位置取决于手术模板的精确性以及医师握持手机的稳定程度。种植体颊舌向准确植入应该保留 1mm 的唇颊侧骨壁[21]。单颗牙缺失时，种植体头部植入的位置应该与邻近天然牙的骨水平相当（图 4-13A~C）。

骨条件理想时，种植体应尽可能靠颊侧，距离颊侧骨缘 1.5mm[39]。假如牙槽骨宽度为 6mm，植入 3.75mm 直径的种植体时，其颊侧应

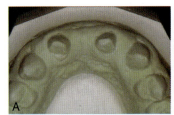 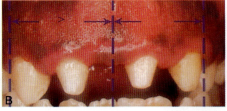 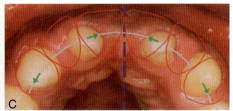

图 4-12　A. 上颌前牙邻面修复空间不足，滞留两颗乳中切牙。B. 初步测量显示左右侧距离不等，右侧大于左侧。C. 红线代表天然牙原始位置与错位牙的关系。注意红线位置与现有天然牙的偏差。

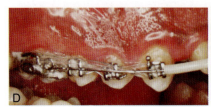 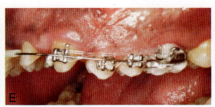 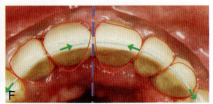

图 4-12　D、E. 牙颌矫治重建理想间隙。F. 修复结束后显示近远中间隙的最佳分配。

该余留足够的骨来维持理想的骨整合状态。如果颊舌侧牙槽嵴的厚度不足 6mm，就得使用较小直径的种植体。牙槽骨宽度不够，可采用骨膨胀和骨劈开等方法来增加骨量[24]。

种植体颊舌向植入非常关键。位置不当就会破坏唇颊骨板的完整性，导致骨壁穿孔或缺损，最终可致修复体的边缘过大过突。这种情况即使临床上使用角度基桩也难以修正。实际上，因为修复体的金属颈缘可使软组织向颊侧移位更多，导致牙龈退缩，种植体颈缘的牙龈颜色可能变灰，所以使用角度基桩反而可能使问题更加复杂化（图4-14A~C，图4-15A~C）。

种植体唇侧边缘与以后修复牙冠的唇外形高点有着直接的关系。当这两者之间的距离在种植体穿出牙龈处增加时，会使修复更加复杂。最糟糕时，距离过大，修复体在矢状面方向上会严重"内陷"。制作修复体时，为使边缘与邻近天然牙一致，把修复体的唇缘做成盖嵴式可

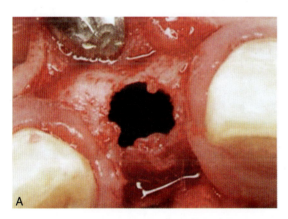

图4-13　A. 种植骨床预备，颊侧骨应保留 1mm 厚的骨壁。

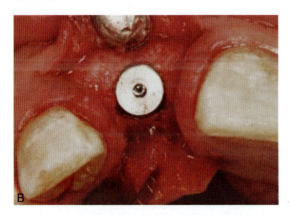

图4-13　B. 种植体在最佳的颊舌向位置植入。

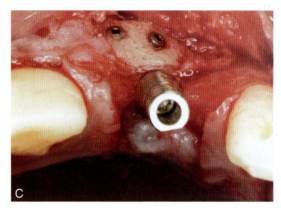

图4-13　C. 骨块植入时应保证种植体头部以上至少有 1.5mm 的骨组织厚度。

能是唯一的办法了。但是这样设计制作的修复体外形有碍卫生保洁，易引起菌斑堆积、牙龈炎症、根向移位和牙周袋的形成，并可能导致种植体失败，因此这样的设计对种植体的存活可能构成潜在威胁。即使进行改良设计，也会由于非轴向的负重而增加种植体的表面应力（图4-16）[38]。

种植体角度的制约因素较多：余留牙槽骨嵴的角度、咬合、手术模板的准确度、不同的种植体植入模式、即刻还是延期种植等。有作者对种植体角度与咬合平面的关系进行分类[11]。种植体如果以与𬌗平面相垂直的方向植入，最终修复体更偏腭侧，导致唇颊侧的盖嵴式边缘设计。当种植体与𬌗面角度呈 65°或 45°，种植体头部的位置偏唇颊侧一点，美学效果最好。这种位置常常需要角度基桩（图4-17A~C，图4-18A~C）。

即刻种植时，种植体的角度通常不会偏离天然牙牙根的角度太多。同样的牙槽窝进行延期种植时，由于拔牙后牙槽骨吸收，缺乏牙根位置的参照，种植的角度就会改变。两种情况下使用角度基桩对种植体的存活没有影响。种植体在牙槽骨成角度植入时，采用角度基桩可在颊舌向或近远中的方向上修正种植体的角度（4-19A~C）。

种植体定位一般是通过手术模板中的引导孔或引导管来确定钻头的方向，最近开发的新技术是通过控制手机头的角度达到控制种植体角度的目的[28]。这种设计避免了钻头接触模

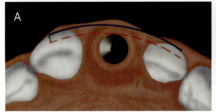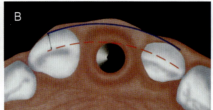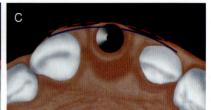

图4-14　A、B、C.图示种植体颊舌侧植入位置的不同效果。红线代表种植体头部的位置水平，蓝线代表天然牙唇侧的外形。A.显示种植体头部与天然牙唇侧外形的最佳距离。B.种植体与天然牙唇侧的距离太远。C.种植体头部与天然牙唇侧的距离太近，修复困难。

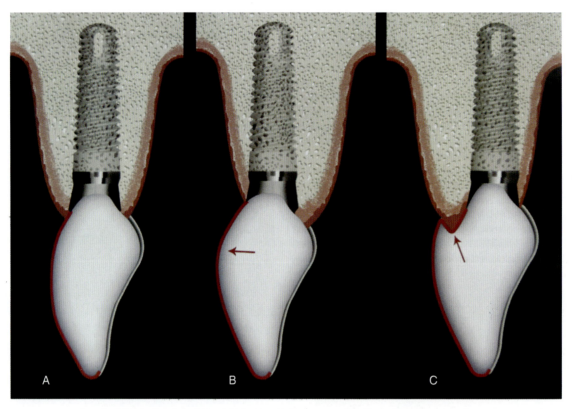

图4-15　A.种植体理想的唇舌向位置与天然牙唇侧的关系。B.种植体过度偏向唇侧致使修复的牙冠过突。C.种植体过度偏向舌侧，牙冠唇侧盖嵴式设计。

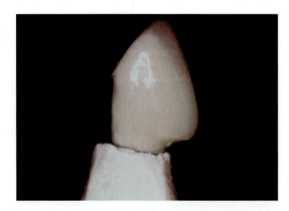

图4-16　改型设计的牙冠曲面以弥补种植体的舌腭向偏移。

板、导管或其他材料。手术导板使手术医师能够按照提前预定的方向进行骨床的制备。这一过程不会受医师的视觉或触觉的影响，种植床制备更方便，可取得最佳的种植植入角度。针对每个不同的治疗计划，都可以进行客观评估，决定种植的位点、种植的倾斜度和深度。

　　修复基桩也可能会影响种植体的角度以及唇舌向位置。种植体植入之前就应该确定修复所用的基桩和修复体的类型，确定采用螺丝固位还是粘结固位。种植体位置的选择取决于基桩就位所需要的空间。如使用粘结固位型基桩，

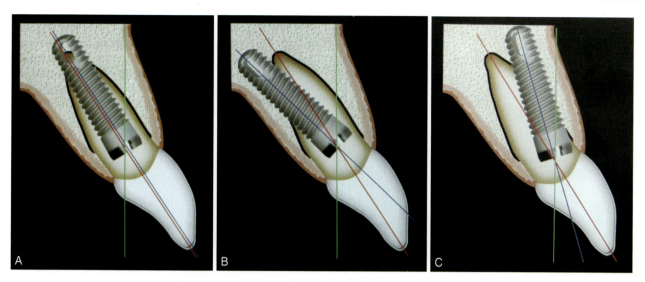

图4-17 A、B、C. 红线代表天然牙原有的长轴方向。蓝线代表种植体长轴。绿线代表患者的矢状面。A. 种植体与天然牙根长轴一致。B. 种植体在矢状面上偏向腭侧。C. 种植体偏颊侧植入，与矢状面呈45°。

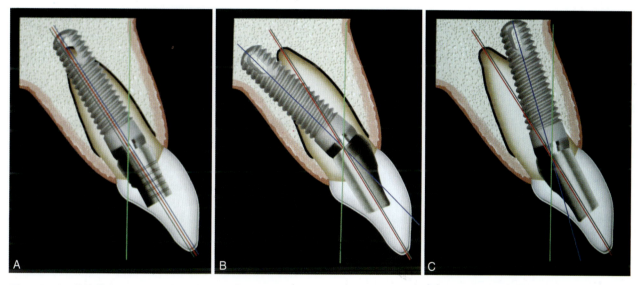

图4-18 A. 种植体与天然牙位置相同，基桩与种植体方向一致。B、C. 种植体角度偏离天然牙的唇侧和舌侧，决定了角度基桩的使用。

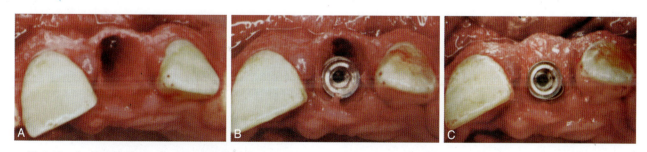

图4-19 A. 拔牙窝状况。B. 植入种植体最佳的颊舌向位置，注意种植体与牙槽骨嵴之间的间隙。C. 移植骨充填间隙。

种植体的位置要与今后修复牙冠的长轴一致。如果使用螺丝固位型基桩，种植体应该略偏向 牙冠长轴的舌侧以便连接螺丝从舌侧进入（图4-20A、B）[12]。

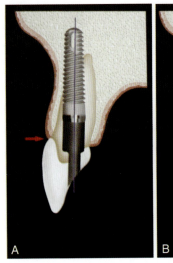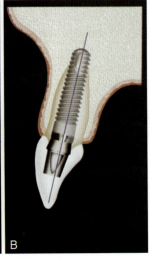

图4-20　A. 螺丝固位时种植体的长轴方向。B. 粘结固位时种植体的长轴方向。

轴向定位原理

种植体的轴向位置将影响到最终修复体的暴露程度，明显影响修复的美学效果[24]。种植体的冠根向位置与其近远中向或颊舌向的位置同等重要。遗憾的是手术模板一般对种植体植入的冠根向定位以及种植体的美学定位帮助甚少。模板制作复杂，也比较昂贵。计算机设计制作的模板大多有金属阻止环来控制根向钻孔的深度。种植体头部的位置理想，修复体才能很自然地穿出牙龈[48]，修复体的外形也才得以在种植体周围的软组织中逐渐过渡、延展成型。这样，最终的修复体看起来就很自然地如天然牙一般穿出牙龈了。

种植体头部的轴向距离受以下几个因素的制约：①修复体所需要的空间距离；②余留牙槽骨的外形；③邻近天然牙的龈缘位置；④所用种植体的直径。由于种植体颈部外形和天然牙存在解剖差异，种植体头部有必要进行最佳的轴向定位。同时要求种植修复体从窄小的种植体头部过渡到天然牙的自然外形。

所有种植体轴向定位的参考位置均为一条连接天然邻牙的牙龈顶点的假象线。多颗种植体连续植入时常缺乏天然牙做参考，更需要在新的修复体周围重建牙龈的天然外形。这些种植体应该植入牙槽嵴相当于修复缺失牙所在的

位置之内，才能在邻近的修复体之间再现出自然的外展隙，重建天然的牙龈外形[39]。种植体理想的冠根向位置应该是种植体的头部与邻近天然牙牙龈顶点连线相距 2~3mm。按此位置正确植入种植体，才会有自由空间以利于形成生物学宽度 （图4-21）[38]。

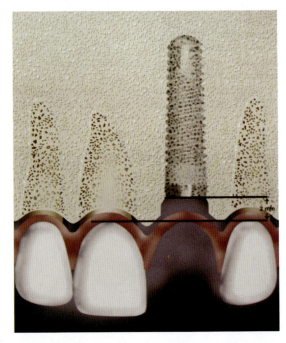

图4-21　图示种植体植入深度的最佳位置是种植体头部距离天然牙牙龈顶点连线 2~3mm。

这一自由空间指的是围绕种植体头部四周，深约 2~3mm 的软组织间隙（图4-22）。这个间隙可以容纳修复体构件，使修复体自然地穿出牙龈。为了使牙龈组织间隙与原有牙冠相匹配，可使用暂时修复体来逐步扩展成型牙龈组织。

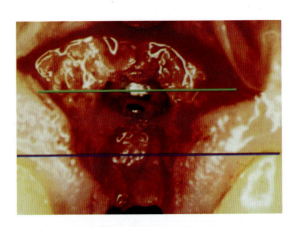

图4-22　从牙龈顶点到种植体头部的理想距离。蓝线代表牙龈顶点，绿线代表种植体轴向的最佳位置。

采用解剖式基桩尚没有证实比暂时修复体逐步成型更为有效。因为牙龈组织一旦失去支持就会塌陷，其本身并没有记忆来保持原有的形状大小。去除解剖式基桩后牙龈组织又重新恢复牙龈领圈的形状，这是由于形成生物封闭的牙龈环形胶原纤维受压所致。就临床而言，毋需使用解剖式基桩来获得牙龈自然的生理外形。已经证明，临时修复体有良好的牙龈成形作用和临床可预见性（图4-23）。

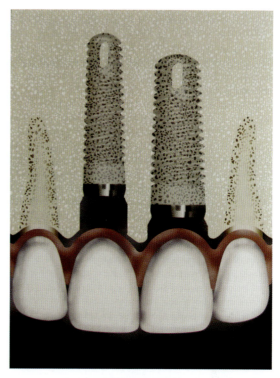

图4-24　图示较宽直径的种植体只需要较浅的根向植入。

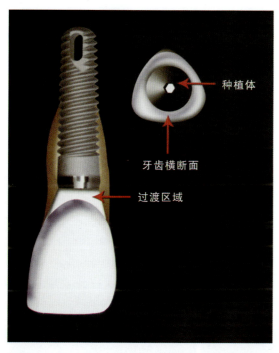

图4-23　图示种植体与天然牙横截面的差异及过渡区域。

种植体直径与种植体在龈下放置的位置呈反变关系。种植体直径影响种植体头部轴向下沉的程度，宽直径种植体比窄直径种植体过渡到天然牙大小所需要的空间小。需记住，这并没有违背所有的生理学理念。螺纹状种植体的轴向就位精度比柱状种植体更高。将种植体旋入骨组织时，螺纹的机械特性能控制植入的深度。而柱状种植体有时需要将植入的种植体退出少许来调整最佳的种植体垂直向位置，致使这一过程常常难以控制（图4-24）。

邻牙的牙龈顶点可作为种植体冠根向位置的参考标志。有人基于许多缘由提出种植体头部的位置与余留天然牙牙龈的顶点连线有关，而与釉牙骨质界或牙槽嵴顶的关系不大。

比如，牙龈顶点的连线代表种植体植入时软组织龈缘的实际临床水平。牙龈顶点的连线不是静止的标志，牙龈退缩时该连线会向根方移动，因为它代表的是种植体植入时软组织的临床边缘水平。相反，釉牙骨质界是一个静止不变的标志，是一条沿牙根表面均匀走行的弧形曲线，在牙齿的颊舌侧和邻面边缘呈凸凹起伏的波浪形。牙龈退缩时这条弧形曲线不会相应移动，因此在牙龈退缩及龈缘水平不一致的情况下，釉牙骨质界就不是种植体冠根向定位的理想参考标志（图4-25）。波浪形走行的釉牙骨质界这种静止标志不能提供稳定的参考。用牙龈顶点连线为标志可以使最终种植支持的修复体获得与天然牙相一致的牙龈水平（图4-26）。

牙槽嵴顶由于骨吸收而常有变化，所以用它来作为种植体头部位置的测量参照也不太理想。有很多例子说明种植部位的骨组织并不是最佳的标志（图4-27）。例如，牙槽骨发生垂直向骨吸收后，种植体头部就会最终处于骨水平以上，所以骨嵴不应该作为测量的标志点（图4-28）。

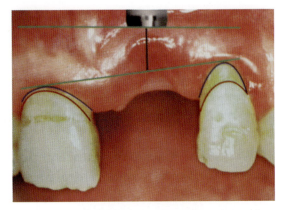

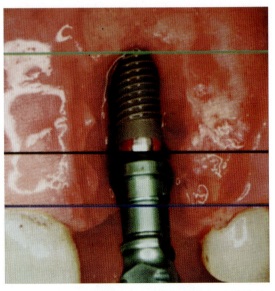

图 4-25　两个龈缘不对称。蓝色代表牙龈实际的顶点，红色为釉牙骨质界的描线，绿色线显示牙龈凹陷最高点到种植体头部距离的计算。种植体头部位置用黑色描记。

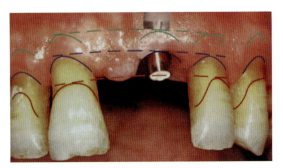

图 4-26　牙龈退缩 种植体轴向位置与釉牙骨质界没有关系。红线代表釉牙骨质界，蓝线代表实际的牙龈位置，绿色代表骨嵴水平。

图 4-27　垂直向骨吸收时种植体头部低于牙槽嵴顶，证明种植体头部应该与牙龈顶点的连线有关。绿色线代表骨嵴顶，黑色线为种植体头部水平，蓝色线代表牙龈顶点。

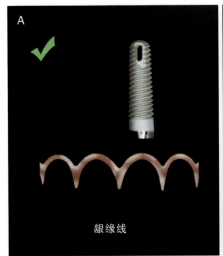

龈缘线

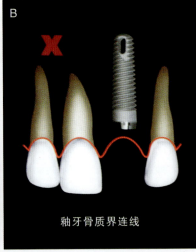

釉牙骨质界连线

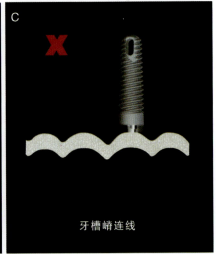

牙槽嵴连线

图 4-28　3 种不同种植体位置的可能性。

（赵　勇　译）

参 考 文 献

［1］Atwood, D.A., and D.A.Coy.1971.Clinical, cephalometric and densitometric study of reduction of residual ridge, *J Prosthet Dent*, （26）, pp.280–293.

［2］Block, M.S., J.N.Kent, and L.R.Guerra. 1997. *Implant in Dentistry*. Philadelpia: Saunders Co.

［3］Brunski, J.B., D.A.Puleo, and A.Nanci.2000.Biomaterials and biomechanics of oral and maxillofacial implants: Current status and future develop ments.*Int J Oral Maxillofac Implants*, （15）, pp.15–46.

［4］Burger, E.H., and J.Klein–Nulend.1999.Responses of bone cells to biomechanical forces in vitro, *Ady Dent Res*, （13）, pp.93–98.

［5］Buser, D., R. Mericske–Stern, K. Dula, and N. P. Lang. 1999.Clinical experience with one–stage, non–submerged dental implants, *Adv Dent Res*, （13）, pp.153–161.

［6］Carlsson, G.E., B.Bergman, and B.Headegard.1967.Chan Es in contour of the maxillary alve olar process under immediate dentures.A longitudinal clinical and X –ray cephalometric study covering 5 year.*Acta Odontol Scand*, （25）, pp.45–75.

［7］Carlsson, L., T.Rostlund, B.Albrektsson, et al.1988, Removal torques for polished and rough titanium implants. *Int J Oral Maxillofac*, 3, （1）, pp.21–24.

［8］Casap, N., E.Tarazi, A.Wexeler, et al.2005.Intraoperative Computerized Navigation for Flapless Implant Surgery and Immediate Loading in the Edentulous Mandible. *Int J Oral Maxillofac*, 20, pp.92–98.

［9］Chiche, G.J., and H. Aoshima. 1997. Functional versus aesthetic articulation of maxillary anterior restorations.*Pract Periodont Aesthet Dent*, 90, pp.335–342.

［10］Daftary, F.1995. Natural esthetics with implant prosthesis. *J esthete Dent*, （7）, pp.9–17.

［11］Davidoff, D. 1996. Developing soft tissue contours for implant supported restorations: A simplified method for enhaned aesthetics. *Pract Periodont Aesthet Dent*, （8）, pp.507–513.

［12］El Askary, A.S., R.Meffert, and T. Griffin. 1999a. why do dental implants fail?Part I. *Implant Dent*, （8）, pp. 173–185.

［13］El Askary, A.s., R.M Meffert, and T.Griffin. 1999b.why do Dental Implants Fail? Part II. *Implant Dent*, （8）, pp. 265–277.

［14］El Askary, A.s.2 000.Multi faceted aspects of Implant esthetics:The anterior maxilla. *Implant Dent*, 10, pp.182–191.

［15］English, C.E.1993.Biomechanical concerns with fixed partial dentures involving implants. *Implant Dent*, （2） pp.221–242.

［16］Esposito, M., a. Ekestubbe, and K.Grondahl. 1993. Rakiological evaluation of marginal bone loss at tooth surfaces facing single Branemark implants. *Clin Oral Impl Res*, 4, （3）, pp.151–157.

［17］Garber, D.A.1995.The esthetic dental implant:Letting the restoration be guide.*J Am Dent Assoc*, （126）, pp. 319–325.

［18］Glickman, I.1972.*Clinical Periodontology*, 4th ed. Philadelphia: W.B.Saunders Co., p 21.

［19］Gores, R.J., C.K.Hayes.and k.k. Unni.1989.Post mortem examination of six maxillary Core–vent implants. Report of a case. *J Oral Maxillofac Surg*, 47, （3）, pp.302–306.

［20］Grunder, U., S.Gracis, and M.Capelli.2005.Influence of the 3D Bone–to–Implant Relationship on Esthetics. *Int J Periodontics Restorative Dent*, 25, pp.113–119.

［21］Herrmann, G. 2000. Primary stability of oral implants. *Int Mag Oral Implantol*, （1） pp. 22–24.

［22］Iglhaut, M. 2003. Implant Surgical Guide and Positioning System –A Case Report. *Int Magazine Oral Implantol.*, （1） pp. 389–391.

［23］Jansen, C.E., and A. Weisgold.1995. Presurgical treatment planning for the anterior single–tooth implant restoration *compendium*, （16）, pp.746–763.

［24］Johansson, C., and T.Albrektsson. 1987.Integration of screw implants in the rabbit :Al–yr follow–up of removal torque of titanium implants. *Int J Oral Maxillofac Implants*, 2, （2）, pp.69–75.

［25］Johnson, K.1963.A study of the dimensional changes occurring in the maxilla after tooth extraction.Part I: Normal healing.*Aust Dent J*, （8）, pp.428–433.

［26］Kennedy, B.D., T.A.Collins, and P.C.Kline.1998.Simplified guide for precise implant placement :A technical note. *Int J Oral Maxillofac Implants*, （13）, pp.684–688.

［27］Koyanagi, K. 2002. Development and clinical application of a surgical guide for optimal implant placement. *J Prosthet Dent*, 88, pp.548–52.

［28］Meffert, R.M.1992. Treatment of failing dental implants. *Curr Opin Dent*, （2）, pp. 109–144.

［29］Misch, C.E.1995. The maxillary anterior single tooth implant aesthetic health compromise. *Int Symp*, （1）, pp.4–9.

［30］Misch, C.E, H.L.Wang, C.M, MISCH, et al. 2004.

Rationale for the Application of Immediate Load In Implant Dentistry:Part II. *Implant Dent,* 13, pp.310–321.

[31] Morris,M.L.1958.The position of the margin of the gingival. *Oral Surg Oral Med Oral Pathol,*（11）,pp. 722–734.

[32] Nebot,V.X.,R.Ciurana, and C. Alfonso.2006.Benefits of an implant platform modification technique to reduce crestal bone rseorption. *Implant Dent,*15. pp.313–320.

[33] Ohenell,L.,j.Palmquist,and P.I. Branemark. 1992.single tooth replacement. In:Worthington, P., and Branemark, p. l., eds. *Advanced Osseointegration Surgery Aplications in the Maxillofacial Region.* Carol Stream, IL:Quintessence Publishing CO.,PP.211–132.

[34] Olsson, M., and J. Lindhe. 1991. Periodontal characteristics in individuals with varying forms of the upper central incisors. *J Clin Periodontol,*（18）, pp. 78–82.

[35] Oschsenbein, C., and S. Ross.1973. A concept of osseous surgery and its clinical applications. In:Ward, H.L.,and Chas, C.,eds. *A Periodontal Point of View.* Sprinfield, IL: Charles C.Thomas.

[36] Palacci, P.2001. Optimal implant positioning. In:Palacci, P., and Ericsson, I. *Esthetic Implant Dentistry. Soft and Hard Tissue Management.* BerlinL: Quintseence Publishing Co., pp.101–135.

[37] Parel, S.M., and D.Y. Sullivan. 1989. *Esthetics and Osseointegration.* Dallas, TX:Taylor Publishing.

[38] Potashnick, S.R.1998. Soft tissue modeling for the esthetic single–tooth implant restoration. *J Esthet Dent,*（10）, pp.121–131.

[39] Seibert, J. 1973.Surgical management of osseous defects. In:Gorman, H.M.,and Cohen, D.w.,eds.*Periodontal Therapy,* 5th ed. St. Louis: C.V.Mosby Co., pp.765–766.

[40] Seibert, J., and J. Lindhe. 1988. Esthetics and periodontal therapy. LINDHE, J.,ed. *Text Book of Clinial Periodontology,* 2nd ed. Copenhagen: Munksgaard.

[41] Sennerby, L.,P. Thomsen, and L.E.Eric son. 1992.. A morphometric and biomechanic comparison of titanium implants inserted in rabbit corical and cancellous bone. *Int J Oral Maxillofac Implants,*7,pp.62–71.

[42] Spiekerman, H.S.1995.Special diagnostic methoda for implant patients. In:*Implantology.*Stuttgart:Thieme Verlag, pp. 91–124.

[43] Szmukler –Moncler,S.,H.Salama, Y. Reingewirtz, et al. 1998. Timing of loading and effect of micromotion on bone–dental implant interface:Review of experimental literature. *J Biomed Mater Res,*（43）,pp192–203.

[44] Tardieu, p.,L.Vrielincd, and E Escolano. 2003.Computerassisted implant placement. *A case report:treatment of the mandible.Int J Oral Maxillofac Implants.*18,pp. 599–604.

[45] Wheeler, R.C. 1950. *A Text Book of Dental Anatomy and Physiology,* 2nd ed. Philadelphia:W.B.Saunders Co.

[46] Wheeler, R.C.1961.Complete crown form and the perodontium. *J Prosthet Dent,*（11）, pp.722–734.

[47] Wheeler, R.C.1974. *Denttal Anatomy, Physiology and Occlusion.*5th ed. Philadelphia:W.B. Saunders Co.

[48] Wohrle, P.S. 2003. Nobel Perfect esthetic scalloped implant:Rationale for a new design. *Clin Implant Dent Relat Res,* 5（supp）（1）, pp.64–73.

[49] Yousef, H., A Luke, J.Ricci, et al. 2005.Analysis of Changes in Implant Screws Subject to Occlusal Loading: A Preliminary Analysis. *Implant Dent,* 14, pp.378–385.

第五章　口内软组织成形

Abd El Salam El Askary

口腔内覆盖牙槽嵴的黏膜分为角化黏膜和非角化黏膜。每一种黏膜都具有独特的外形特点，对创伤和手术的生理反应也不一致。非角化黏膜（即前庭黏膜）弹性更好、血供丰富，但是厚度较薄、质地较脆。角化黏膜紧贴于牙槽嵴上，韧性较大，弹性较差。随着种植修复重建技术的发展，临床医师从组织保护的角度更加关注口腔软组织，发展了多种软组织外科成形技术。口腔软组织对天然牙冠及种植义齿上部结构的颜色、对比度和光泽有一定的衬托作用。

软组织构成口腔的外形轮廓，赋予口腔的美感和吸引力。这也说明了种植体周围软组织对于获得自然的组织外形和喜悦的微笑的重要之处。许多临床医师的还没有意识到软组织在牙种植治疗成功的过程中所扮演的这种重要角色。口腔软组织覆盖在表面，保护着内部的组织结构，同时也是细菌和微生物入侵种植体的门户。

正确理解种植体周围软组织特性可以帮助我们选择最适合的软组织处理方法。有些部位组织比较脆弱，血供较少，要求手术更为精细。显而易见，没有种植体周围软组织与邻近组织在颜色、形态上的协调，就不可能取得满意的美学效果[46]。

目前，许多临床遇到的小问题都可以通过大多数种植体周围的软组织整复方法来解决[35,5,26,110,116]。例如结缔组织移植能够改善较小的牙槽嵴缺损，增加宽度和高度，恢复牙槽嵴外形[108,122,53]。

利用暂时性修复体扩增软组织是目前应用较多的一种软组织成形方法。通常用来改善美学效果，解决临床出现的软组织缺陷[30,29,44,90,115]。种植体及其穿龈部分与天然牙不同，是金属的材料，没有任何来自于牙周膜或其他血管的血液供应，包绕种植体颈部的是一个结构更致密、缺乏细胞的纤维结缔组织带[15,1,4,14,43]。此外，种植体周围黏膜脆弱，使软组织成形的治疗存在许多不可预知性，尤其是在软组织较薄且牙龈曲度较大的患者[99]。一般来讲，任何治疗计划都应该遵循基本而标准的手术原则。因此，临床医师必须追求微创手术、完美的骨膜翻瓣、无张力缝合。这些指导准则对种植治疗取得功能和美学的效果至关重要。

与种植体周围软组织的健康相关的直接因素如下：

（1）美学区的种植体位置会直接影响软组织的轮廓和外观[96]。种植位置越精确，越容易取得上部修复的软组织的自然外形，并能最大限度地减少软组织整形和重建的手术需要。

（2）准确的诊断和治疗设计有助于确定理想的手术时机和手术顺序，达到软组织的理想外形。

（3）全面了解口腔组织的特性。

（4）全面了解系统性因素对组织愈合的影响。

软组织处理要遵循一定的时序。根据临床干预的时机，种植体周围软组织处理可分为四类：①种植体植入以前；②种植体植入之时，③连接基桩之时；④基桩连接以后[45]。手术整形龈黏膜可以在植入种植体前进行，软组织处理不当导致美学区域牙龈外形的缺陷也可以安排在种植体植入后纠正，有助于提高种植义齿的美学、发音和口腔卫生维护[27]。

拔牙时软组织处理的方式也会影响最终的美学效果。具体可以选择各种软组织手术或不翻瓣的无创手术方法。精细的软组织修整可以在基桩连接后或者在二期手术时进行，这完全取决于医师根据特定的临床情况来决定。

1993年，Lazara注意到足够的时间对于软组织愈合和成形极其重要[80]。经过手术干预的软组织必须达到一个稳定的状况后方能进行下一步临床操作。Small和Tarnow[114]也重申了这一重要性，推荐二期手术后，应该有3个月的软组织愈合时期才开始选择基桩，取模制作最终的修复体。他们测量了11位患者63颗种植体周围软组织手术后的水平，以期发现软组织变化的可预见的规律。这项实验的软组织基准线水平以两种埋植式种植体系统二期手术时的测量结果为准。随后分别在术后的1周、1个月、3个月、6个月、9个月和1年进行测量。结果发现，牙龈退缩主要发生在前3个月，种植体颊侧有80%出现退缩，因此选择基桩、制作最终修复体之前的3个月愈合时期对于软组织稳定和成熟，非常关键[87]。

文章认为，基桩连接后牙龈一般都有大约1mm的退缩。愈合时间影响软组织的成形效果，因为种植体周围软组织需要更多的时间进行改建以达到稳定。

对现存软硬组织缺损所作的分类，使得临床医师一开始就能够考虑到手术重建，也允许医师们进行更好的交流。缺损分类不仅有助于评估临床的状态，便于牙科治疗组确定现有的软组织状况，描述起来也更科学、更有针对性。

根据缺损的大小、严重程度和范围，牙槽嵴缺损的描述有多种方式。Allen[7]根据牙槽嵴缺损与正常软组织边缘的关系将牙槽嵴缺损分为3类：①小于3mm的轻度缺损；②3~6mm的中度缺损；③大于6mm的重度缺损。Seibert和Salama[109]将牙槽嵴缺损也分为3种类型：Ⅰ型，牙槽嵴颊舌向缺损而冠根向高度正常；Ⅱ型，牙槽嵴颊舌向宽度正常而冠根向的高度减少；Ⅲ型，牙槽嵴颊舌向宽度和冠根向高度均减少。

口内软组织愈合反应

创口愈合可以影响种植体周围软组织的健康，并直接影响种植义齿功能和美学的预后效果。影响种植体周围创口愈合的全身和局部因素有：①任何表浅和深层的感染；②术前的创口污染；③现有修复体的压力；④术前缺乏有效抗菌；⑤残留的缝线；⑥电解质紊乱导致脱水，影响心脏功能；⑦肾功能异常；⑧细胞代谢异常；⑨营养不良，这可能影响创口愈合的细胞活性和胶原合成；⑩血氧含量不足；⑪低血清蛋白血症以及缺乏维生素C、维生素A、维生素K；⑫其他任何隐匿性的系统疾患[102]。

创伤愈合主要有一期愈合、二期愈合和结痂愈合3种方式。一期愈合属于最简单的伤口愈合，外科手术后创口立即开始吸引未分化间充质细胞、成纤维细胞、血浆和白细胞。完成这一步骤以后，创口在术后24h即达到完全的封闭。然后白细胞向创口移行汇集，释放水解酶来清除局部的坏死组织，出现局部的疼痛、肿胀、水肿等炎症反应[105]。

一周之内成纤维细胞沿着创缘生成胶原纤维，重建所有的非上皮组织，使创口在愈合过程中具备一定的抗张力，抵御创口关闭后再度受损。成纤维细胞所包含的肌纤维母细胞具有平滑肌的特性，使创口回缩[118]。与此同时，创口开始产生淋巴回流，新生血管、胶原纤维最后相互交织，不断提高创口的抗张能力，胶原纤维结缔组织进一步沉积，形成瘢痕。二期愈合的方式见于拔牙创口的愈合，拔牙后沿创伤部位形成的肉芽组织内含肌纤维母细胞。愈合过程通常从牙槽窝底壁开始，逐渐向上发展。愈合时间长，易并发感染是这种愈合方式的特征。

结痂愈合，系指伤口在表面由渗出液、血液及坏死脱落组织干燥后所形成的一层褐色硬痂下发生的愈合。

移植材料植入后，伤口修复过程通常伴随着不同的组织反应，愈合速度和愈合周期与通常的组织愈合过程不同[124]。富含蛋白的细胞外液不断聚积，炎性细胞包绕在种植材料周围，蛋白质吸附在种植材料表面，影响种植体周围的细胞生物学行为[67]。炎性细胞也可以改变种植材料表面的理化性质，常常导致巨细胞反应，激活巨噬细胞，加速释放细胞因子刺激胶原和骨组织的形成[10]。移植材料会被一层厚薄不一的纤维组织包绕，形状与移植材料的部位、机械刺激和材料界面的化学性质有关。如果移植材料生物相容性好，则愈合过程所受到的影响小，组织纤维化表现亦小。生物相容性是指材料在特定的应用过程中引起适当的宿主反应和材料反应的能力。因此，生物相容性涉及到骨移植材料的理化性质，应避免出现系统或局部的毒性、致癌效应和基因毒性反应[67]。

机体创口分清洁创口、可疑污染创口、污染创口和感染创口4类[36]。口腔创口一般属于可疑污染创口，因为大多会受到口腔微生物的污染。口腔创口的处理一般要采取以下手段来减少创口感染，促进愈合：

（1）使用消毒器械。

（2）采用无菌技术。

（3）切口整齐。既要充分暴露手术视野，又要创伤最小化。

（4）翻瓣时要轻柔，防止损伤骨膜。

（5）无创技术，保持组织瓣在无张力和压力的状况下愈合。张力可引起血供与淋巴回流出现问题，改变创口的生理状态。

（6）控制术中出血，减少血肿形成，以免干扰创口愈合。

（7）始终保持组织瓣的清洁和湿润。

（8）消除死腔。

（9）使用理想的缝合材料。

（10）无张力关闭创口。

（11）消除创口任何内部和外在的压力。

由于种植体周围软组织质地脆弱，所以处理时要特别细心。可以采用小型外科器械，提高操作的精度，减少创伤。El Askary微型手术工具是目前较常用于口腔软组织成形的器械，该套器械夹持方便、创口暴露充分，组织创伤小。这套器械包含（图5-1）：

微型刀柄，用于牙间乳头等部位的细小切口；

微型骨膜剥离器；

直型或弧形的1:2有齿组织镊；

直型TC 0.8mm碳钢头敷料夹，专用于夹持膜片；

直型或弧形的微型剪刀；

TC 0.8mm碳钢头微型持针钳，用于5-0~8-0缝线的精细缝合。

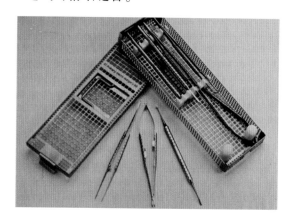

图5-1 El Askary微型手术工具。

切口时，手术刀片要锋利，要选用合适的器械进行翻瓣，尽量保持软组织瓣的生命力。切口时要注意固定软组织，切入组织的角度正确。如果需要用全厚瓣，翻瓣时要特别注意避免撕裂组织。需要半厚瓣时，要避免切穿组织瓣。长期缺牙部位的黏骨膜瓣可能与骨面粘连很紧，必要时可考虑使用解剖刀，将刀口平行于骨面慢慢分离黏骨膜瓣。切口应该在研究模型上预先设计。在美学区手术时，一定要避开龈乳头，牙间乳头可以保留在翻开的组织瓣上，也可以避开牙间乳头进行翻瓣。应该用微型骨膜分离器分离龈乳头，防止局部撕裂（图5-2A、B）。翻开的组织瓣在手术过程中要始终覆盖湿纱布、湿海绵或喷洒盐水来保持润湿。

如果用有齿镊夹持软组织，要防止刺穿脆弱菲薄的软组织，避免出现术后并发症。腭部软组织弹性差、容易出血，处理也宜谨慎。医师应该知道如何控制出血，种植手术常常会涉及3条主要的动脉：下齿槽动脉、面动脉和舌动脉。口内出血常会导致呼吸道阻塞和低血压，处理不当，可能危及生命。一般来讲，口内出血最好先用数字脉搏仪确定出血来源。第二步是通过抬高头部，加压血管来控制出血。头部抬高后，鼻腔黏膜的血流量会大大减少。在出血的骨孔处应用骨蜡或静脉注射维生素K也可

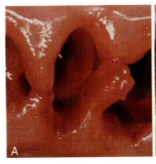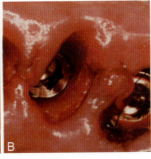

图5-2 A.拔牙后牙间乳头撕裂。B.微创缝合撕裂的龈乳头。

以控制出血。

骨膜翻开时要特别小心，可以采用圆形拉钩来牵引软组织，以防止撕裂软组织，或者用缝合的办法来固定术中需要一直翻开的软组织。创口一定要在无张力的状态下关闭缝合，组织的封闭和组织的美学效果对种植的成功具有同样重要的作用。无论是翻瓣还是不翻瓣手术，都要遵循严格的程序来封闭软组织创口。掌握了种植体周围软组织的手术技术不仅能取得最佳的软组织结构，还可以避免出现不期望的术后反应。拔牙时，不管是否即刻种植，都需要有足够的耐心和细心减少创伤。要尽一切可能防止拔牙过程中破坏牙槽骨板。即刻种植病例，用刀片切开牙周韧带，可能有助于松解被拔的牙齿。为了保护颊侧骨板，可用牙周膜剥离器进一步切断牙周韧带。如果使用牙挺，应该用小型的牙挺，从近远中方向施力。拔牙钳宜选用带锥度的拔牙钳，这种拔牙钳比标准牙钳更贴合牙体。如果剩余牙体太小不能使用拔牙钳时，可将残余牙根仔细分开，分段取出，避免拔牙时对牙槽骨产生压力。

缝合也是软组织处理的关键步骤。理想的缝合材料具有如下特点：

（1）通过缝合最少的组织来关闭组织创口，最大程度地减小创伤，防止穿孔。缝线的张力永远要低于组织的张力。

（2）容易穿过组织，牵拉最小。

（3）摩擦系数小，容易通过组织。

（4）打结精确。

（5）缝合打结容易,降低组织嵌顿的可能性[119]。

理想的手术缝合线应满足下列条件：①可消毒灭菌；②无电解性；③无毛细作用；④无

致敏性；⑤无致癌性；⑥无磁性；⑦组织反应小；⑧张力高，能固定伤口而不会对组织产生切割和撕裂损伤；⑨有防收缩能力；⑩柔软便于操作；⑪直径均匀。

缝线有可吸收或不可吸收两种，单股或多股。单股线容易穿过组织，不容易吸附微生物导致缝线感染，打结容易[40]；另一方面，多股线强度高，弹性好，但容易吸附微生物。

可吸收缝线在机体内可以水解吸收，机体反应小，有天然的，也有人工合成的。在吸收的第一阶段，缝线强度呈线性逐渐减小。第二阶段反应常与第一阶段相伴，以缝线吸收、质量减少为特征。两个阶段都伴随着白细胞反应，这有助于从缝线局部去除细胞碎片和缝线材料。可吸收缝线的缺点是如果暴露在口腔内，可能引起感染或过早吸收。非吸收缝线强度更好，组织反应较小。典型代表有黑色丝线和尼龙线。尼龙线是一种惰性很好的缝合材料，组织反应和炎性反应都很小，即便遗留在口内创口很长时间，也不会引起细菌的局部聚集。但是，如果尼龙缝线遗留在唇舌活动部位，其尖锐的线头可能导致局部溃疡（如图5-3）。

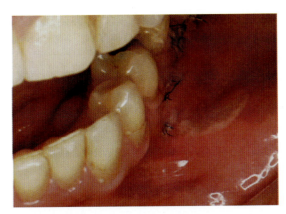

图5-3 尼龙缝线的尖锐线头摩擦黏膜引起溃疡。

缝针应该选用直径较小的以尽量减少对组织的创伤，而且应该尖锐、结实、耐腐蚀。拆线也应注意无菌操作，步骤如下：

①局部消毒；

②用镊子提起缝线的一端，紧贴皮肤黏膜剪断缝线；

③从另一侧轻轻拉出缝线。

近来有一些研究开始关注药物对软组织愈

合的影响[19]。研究发现长期服用一些非甾体抗炎药可能会导致牙周手术的出血问题，他们测试了血浆布洛芬峰值对术中出血的影响，研究选择了 15 例体格健康，但有两个部位需要进行牙周手术的患者，男性 7 人，女性 8 人。每个人两个部位所做的手术，其复杂程度、类型和治疗时间都相似。进行一侧手术前，患者按要求服用布洛芬。手术前检测记录患者的标准出凝血时间和龈乳头出血指数。术中 15min 的时间里收集创口的液体并减去冲洗的液体量来确定准确的创口出血量。

结果显示术前服用布洛芬的患者出血量为 31.93 ±15.72mL，显著高于对照组的 17.80 ± 9.57mL。布洛芬可以增加术中的出血量，出血时间也明显延长，实验组为 4.17±0.96min，对照组为 3.8±0.92min，出血仍在正常范围之内。两组之间牙龈乳头出血指数没有太大的变化。手术涉及骨组织时，术前服用布洛芬会明显增加出血量。研究认为术前服用布洛芬后，术中出血量是不服用布洛芬组的两倍以上。Nyeiva[93] 研究了摄入维生素 B 对组织愈合的影响。该研究的 30 例患者（男性 13 人，女性 17 人），均患有中度和重度的牙周炎。每个患者在一个象限内至少有两颗探诊出血、牙周袋（六点法）超过 5mm 的患牙，需要接受牙周翻瓣手术治疗。研究采用随机、双盲法，对照组使用安慰剂。患者每天服用 50mg 维生素 B 胶囊，这些药物有多种形式如盐酸硫胺素、核黄素、烟酰胺、泛酸钙、盐酸维生素 B_6 等，50μg 维生素 D 和维生素 B_{12}，还有一些服用 400μg 叶酸，对照组服用安慰剂。翻瓣术后连续服用 30d。术后 30d，90d 和 180d 测量临床附着水平，并进行苯甲酰精氨酸萘酰胺（简写 BANA）水解试验，组织愈合反应通过检测手术当天和第 7、14、30、90、180d 的牙龈指数、菌斑指数来评估。每组内的参数均采用均数，组间的差异采用方差分析处理。

结果显示，与安慰剂相比，维生素 B 有助于牙周创口的愈合，提高了牙周手术治疗后新附着的形成。临床医师需要针对不同的情况作出特殊对待，必须掌握正确的种植体植入和软组织处理方法[93]。

种植区组织状况的改进和处理

现代有许多牙种植体周围的软组织处理方法来提高其美学效果。种植治疗之前，作为一种预防措施来避免可能发生的术后并发症，改善现存软组织的美学问题。现在，可以在拔牙时采取保存骨量的措施，减少牙槽骨高度、宽度不足的可能，为植入种植体提供理想的骨条件，取得更大的种植体与骨的接触面积，允许植入更长和直径更粗的种植体，有助于形成协调的牙龈软组织结构，穿龈外形更佳，有更好的最终修复美学效果。众多方法，归结起来包括软组织和硬组织的增量技术，或者综合运用两种方式来建立牙槽窝的最佳状态，取得种植修复可预见的美学和功能效果。

常用的软组织手术包括：①牙槽窝治疗，保护牙槽骨结构；②微创技术；③组织瓣的美学设计；④创新的软组织创口关闭技术；⑤创新的二期手术方法，既要使二期手术时创口的暴露充分，又要使形成的瘢痕最小；⑥内置法软组织移植；⑦外置法增加局部角化黏膜，减少软组织退缩。

种植前要仔细评估将来的种植体周围软组织外形，对于角化组织可能出现的缺损和不足要有充分的准备，避免治疗过程中出现的不良反应。对于口腔黏膜的特性要了然于心，任何种植区相关的软组织手术都需要在一期手术前的 2~4 个月进行，以便软组织有足够的时间改建达到稳定状态[116]。

植入种植体前进行相关的软组织治疗可以改善局部软组织的质和量，消除局部病变。在此阶段进行游离龈移植[106]，结缔组织移植[78]，或二者结合运用可以提高最终修复的美学效果，防止在一期和二期手术期间出现相关并发症[63]。拔牙后由于唇侧骨板的吸收和因此产生的软组织退缩会极大地影响牙槽嵴形态，并可能导致修复效果欠佳。骨吸收的病例尽管可以采用骨移植来改善骨和牙龈形态，但疗效常常不可预测，且治疗时间长，花费高。这在上颌前牙区尤其重要，前牙区软组织的情况及其与种植修复体、相邻牙列的位置关系是决定种植修复成功的关键[66]。

改善牙槽窝情况

种植前改善种植区牙槽窝状况是将来种植修复体及其周围组织健康的保证。足够的角化黏膜能够显著减少软组织并发症的发生（尤其是即刻种植），种植体周围软组织边缘也更加稳定。许多医师注意到，很难在即刻种植时完全关闭软组织创口，尤其是那些菲薄软组织生物型的患者。

初期关闭软组织创口是即刻种植时最大的一项挑战[12]。尽管现在没有发现种植治疗中关闭创口与未关闭创口对种植成功率有什么不同影响，许多病例中牙槽窝周围的膜龈组织状态都比较差，不宜于初期关闭创口。有建议采用骨膜松弛切口、腭侧旋转瓣等方法来完全关闭创口，但这些手术会改变角化黏膜的连续性，而且关闭创口所致的张力可能引起植骨材料和膜的暴露，最终

导致骨的丧失、感染，甚至种植体脱落。

为了克服这些临床困难，有学者提出一种促进牙槽窝角化黏膜生长的方法（图5-4A~L）。Langer[75]提议可以利用机体的再生能力在即将拔除的患牙周围增加局部角化黏膜，有助于种植创口的封闭，减小创口关闭所引起的创伤，恢复牙龈黏膜的完整性，消除拔牙后牙槽骨吸收的概率[98,8]（图5-5A~D）。

方法就是将剩余的牙齿调磨至牙龈下方2mm，使之与牙槽骨平齐，2~4周以后，周围牙龈增生盖过牙根根面。该技术有助于保存牙槽嵴，达到手术后完全封闭种植体和移植骨，还通过残留的牙根防止了牙槽骨吸收。角化牙龈增生盖过牙根后，翻开黏骨膜瓣，再拔除牙齿、植入种植体。

该技术突出的优点是一期手术时完全封闭

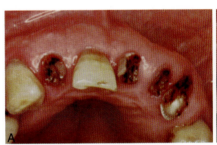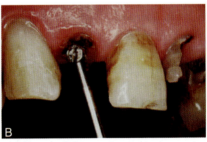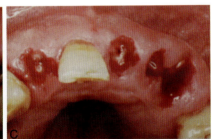

图5-4　A.多颗残根，计划拔除。B.磨改牙根直达骨水平。C.根面高度降低后口内像。

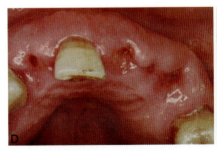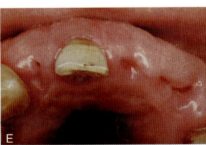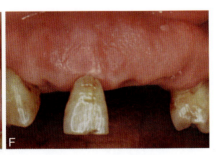

图5-4　D.根面降低两周后长出大量新生角化组织。E.根面处理5周后殆面观。F.根面处理5周后颊面观。

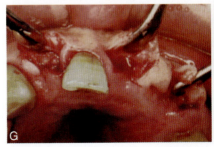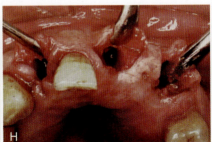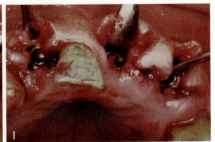

图5-4　G.保守翻瓣暴露残根。H.微创拔除残根。I.植入3枚种植体(TSV. Zimmer Dental. USA)。

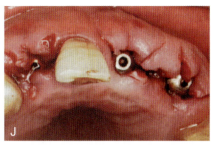
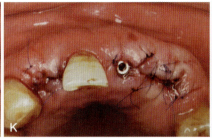
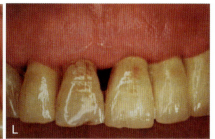

图5-4 J.连接愈合基桩。H.缝合关闭创口。I.修复结束。

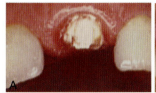
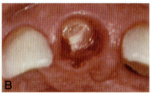

图5-5 左上中切牙残根,无法保留。B.根面降低至牙槽骨嵴以下。

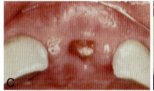
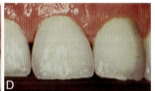

图5-5 C.术后两周,新生角化组织。D.修复体就位,软组织状态良好。

种植创口,减少了治疗时间和治疗费用。缺点是拔牙时可能损伤牙槽嵴,如果牙槽嵴有穿孔或骨缺损,还需要进一步的组织移植。

残留的牙根可以阻止上皮沿着牙槽窝向下生长,为角化牙龈生长提供支撑。软组织只需数周即可长满牙槽窝。

Langer建议术前拔髓以避免出现术中疼痛。进行完善的根管治疗,确保种植体植入时牙槽窝内不存在感染。临床应用时,软组织的再生量各不相同,常取决于再生的时间长短,要达到软组织的完全覆盖和成熟改建至少需要3个月的时间。有时覆盖在根面的软组织可能太薄,还需要处理相关的软组织来应对可能出现的穿孔。

再生组织的量最好能够多一些,以补偿组织改建和组织收缩。软组织愈合经过足够时间达到稳定后,再切除过多的组织[100,54]。

另一个改善拔牙创口软组织状态的方法是牙槽窝封闭。种植治疗之前施行牙槽窝封闭,可以缩短覆盖牙槽窝软组织的形成时间,改善将来种植体周围软组织的状况。牙槽窝封闭就是在拔牙后立即封闭覆盖拔牙窝的手术技术。该术式首先由landsberg和Bichacho提出[72,74],目的在于保护牙槽嵴的完整性,抑止上皮长入牙槽窝,改善牙槽窝的状况以便更适合种植体的植入[38]。

牙槽窝封闭术要求首先用牙周膜剥离器进行不翻瓣的微创拔牙,然后进行牙槽窝清创刮治以增强牙槽窝内的成骨能力,再用刀片切除或用粗糙金刚球钻在注水冷却的条件下清除牙槽窝边缘游离的牙龈软组织上皮,为后续的软组织移植提供血供,促进牙槽窝内血凝块形成。完成上述操作后,选择合适的植骨材料填塞牙槽窝,自体或异体植骨材料均可,还可以添加生长因子。从腭部切取一块相当厚度的游离牙龈组织瓣覆盖在骨移植材料上,保护创口不受口腔环境的干扰,仔细修整游离龈瓣使之与受植部位吻合,最后与去上皮化的边缘龈严密缝合,彻底封闭牙槽窝。

牙槽窝封闭能够保护机化的血凝块和植骨材料,免受口腔理化因素、细菌污染的影响[38]。为了预备出将来种植部位的最佳条件,该技术更受欢迎并作为一项简单的临床手术与拔牙同时进行。

由于移植的游离龈覆盖在骨移植材料表面,下方没有软组织和骨膜,血供完全来源于周围的牙槽窝边缘牙龈,因此软组织容易出现变薄、坏死或者随后感染,即使软组织瓣成活,其色泽或纹理也与周围软组织不同。由于术后不能达到很高的可预期成功率,故需谨慎采用。

为了改善移植的临床效果,提高移植的可预期性,Misch[85]对上述手术进行了改良,旨在保障组织移植的良好血供，并称其为改良式牙槽窝封闭。

改良式牙槽窝封闭手术是在种植体植入前改善局部软组织和骨组织的质量，拔牙时保护牙槽嵴的生物学结构，把种植体植入到一个更加理想的植入部位，取得更理想的种植修复功能和美观效果。

手术中必须保护好牙槽窝侧壁，从上颌结节切取复合组织瓣，移植封闭拔牙创。复合组织瓣包含上皮组织、结缔组织、骨膜、皮质骨和松质骨。复合组织瓣移植有两大优点，首先，复合组织瓣中的结缔组织比单纯的角化组织效果更佳，可以与周围组织融合成为一体，形成的组织在颜色和结构上与相邻组织一致；其次，自体骨移植的骨再生效果更为可靠[39,57,81]。

Misch 等还从患者的血小板中提取生长因子作为趋化因子，吸引周围的间充质细胞，加速形成软骨和骨组织[85,61]。该手术首先用不翻瓣的无创拔牙技术拔除不可挽留的牙齿，随后彻底刮治牙槽窝，去除皮质骨。用金刚球钻或锐利刀片去除牙槽窝边缘的软组织上皮，用直径大于牙槽窝口子的环形锯在上颌结节取一块复合组织移植瓣。取组织瓣时需用低速的、大扭矩手机，钻取组织时骨钻内外大量喷水冷却。

分离供区的骨块基底处，从皮质骨下方的松质骨层分离取出复合组织块，注意勿穿通上颌窦。术前通过 X 线片或数码影像准确定位，确定钻取的范围。复合组织瓣的角化上皮要用锋利的刀片切除，保留骨表面约 3mm 厚的结缔组织。如果复合组织块大于牙槽窝则需要修整与之适应。牙槽窝的根尖 1/3 填塞脱钙冻干骨，表面涂布疏松血小板衍生生长因子(platelet derived growth factor，PDGF)，最后把移植块植入牙槽窝，用小锤或钝器轻敲就位。

复合组织瓣就位后，其表面应与牙槽窝骨嵴外形水平一致，也可以略低于周围龈组织边缘，使得周围上皮组织能移行到复合瓣的结缔组织表面。最后将周围牙龈组织与瓣的结缔组织缝合。术后最初几周以内不能戴用暂时性活动义齿，否则复合组织瓣会受压移位，使骨组织过早负重。

供区的骨缺损可用任何类型的植骨材料或

大量明胶海绵包扎。可以通过潜行分离周围的软组织来初期关闭创口，或用树脂模板封闭缺损部位直至二期愈合。

该技术减少了局部发生病变的危险，因为上颌结节以松质骨为主，其多孔的腔隙为血液循环和骨的形成提供了最好的环境，牙槽窝上新形成的软组织质量也与周围组织相似，牙槽窝内成骨更快，今后种植预后的整体效果更加可靠（图 5-6A~G）。

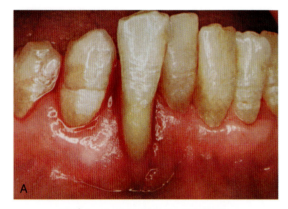

图 5-6　A. 严重骨吸收，牙龈退缩。

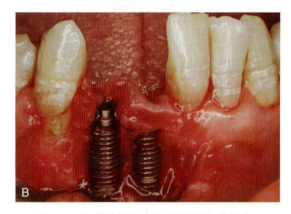

图 5-6　B. 拔除两颗患牙，即刻植入种植体。

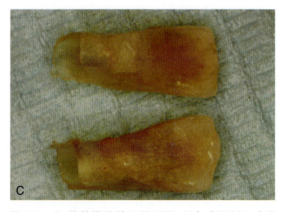

图 5-6　C. 修整拔除的天然牙冠，制备成即刻无功能负重的种植临时牙。

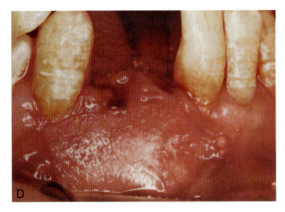

图5-6　D. 用颗粒状骨替代材料增量缺损骨,其上覆盖可吸收生物膜。

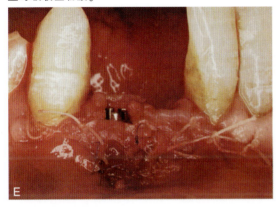

图5-6　E. 带蒂次全厚皮瓣内衬结缔组织游离瓣,向近中转移覆盖骨缺损。

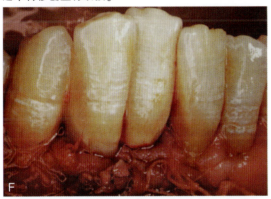

图5-6　F. 利用天然牙冠临时修复缺牙间隙。

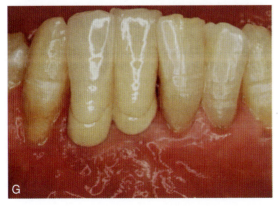

图5-6　G. 软组织完全愈合,重建后完成修复。

创新的美学切口设计

　　采用保守的组织瓣切口设计是现代美学种植的一项常规原则。尽管翻瓣已经是许多美容治疗计划必不可少的一部分,但种植手术中,在充分暴露创口的前提下避免不必要的翻瓣是非常重要的。目前已经可以在一期种植手术时采用许多种切口的设计方法,并成为种植的手术常规,使临床受益[11,95]。这些切口技术大多遵循黏骨膜瓣操作标准,着眼于保护天然组织的美观。骨膜的完整性和血液循环是术后创口愈合的重要因素,局部组织的血管再生是考虑切口设计和缝合方法的关键,最终达到稳定的术后组织愈合。

　　Nobuto[92]等利用三维和超微结构监测骨膜翻起后局部的血管化过程,研究骨膜血管丛对组织愈合的作用。黏骨膜瓣手术在9条成年beagle犬体内进行,术后第3、5、7d分别进行血管墨汁灌注,然后采用光镜、超薄切片透射电镜和血管树脂灌注扫描电镜这3种方法观察研究血管的情况。通过超薄切片和血管树脂灌注观察,术后3d就发现新生血管通过出芽、桥接和套叠方式形成。修复组织中还看到岛状成团的不成熟的内皮细胞。术后5~7d,血管树脂灌注三维观察发现这些新血管在骨膜血管丛间质中有窦腔样结构。随着血管逐渐成熟,这些窦腔样结构的连续性逐渐增强,微血管内皮层逐渐变薄。

　　研究显示黏骨膜瓣翻开后,骨膜血管通过多种血管形成机制和修复活动表现出潜在的血管形成活性。临床医师应该尽量减少骨膜操作,保持最大的组织修复潜能。骨内种植手术有几种模式,每种模式都各有其适应证和优点。这些模式包括:延期埋植式种植手术(包括牙槽嵴顶和前庭沟两种切口方式)、不翻瓣非埋植式手术、延期非埋植式手术、软组织完全封闭式即刻种植和软组织不完全封闭式即刻种植[17,22](图5-6H~I)。

　　美学区域延期埋植式种植手术的标准步骤:首先局部麻醉;然后在牙槽嵴顶略偏腭侧或牙

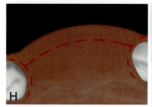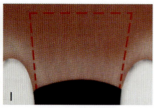

图 5-6　H. 牙槽嵴顶手术进路植入种植体。I. 前庭进路植入种植体。

槽嵴顶正中作切口，一直切到邻牙的远中面；再根据需要作颊侧松弛切口，并避开牙龈乳头；随后仔细翻起软组织瓣，翻瓣时尽量避免损伤软组织；根据手术导板所示用小球钻在骨面准确标记出种植体的植入位置；种植体就位时，仔细检查种植体的最终位置，这一步是确定是否需要结缔组织瓣增加局部软组织厚度，改善软组织外形的最佳时机；最后复位、缝合颊舌侧瓣。

选择特定的切口不仅取决于种植的植入方式，还与手术过程有关，如是否需要同期骨移植、同期结缔组织移植，或二者一起移植。

延期种植与即刻种植的手术过程差异极大，术后的软组织愈合也因不同的切口设计、黏骨膜瓣处理、软组织操作、暂时性修复体和组织瓣关闭等方式而呈现不同的效果。精心选择最佳的手术方案对于保障种植体周围软组织健康，最大程度地避免术后并发症起着积极的作用。

非埋植式种植与埋植式不同，种植体植入后种植体的平台位于软组织之上，不需要通过二期手术暴露种植体[25,121]。Buser认为非埋植式种植体植入的骨整合效果同样可靠。原因是非埋植式种植体消除了牙龈下方种植体与基桩的连接缝隙，消除了种植体周边缝隙内的菌群繁殖，而且咬合应力远离了牙槽嵴。然而，当美学作为种植的首要因素考虑时，非埋植式种植就受到了限制，这是由非埋植式种植体系的自身特点所决定的[21]。非埋植式种植体穿龈部分的"喇叭口"外形会妨碍临时修复体成形牙龈。非埋植式植入时，愈合基桩在种植体植入的同时就位，种植体在非埋植式的状态下愈合，软组织形成的自由度更大。所以，即使需要首先

考虑功能因素的情况下，许多临床医师还是更愿意采用埋植式手术，原因可能是关于这种植入方式的文献报道时间长、影响深，种植体骨整合过程不受咬合负重的影响[23,84]。

医师决定采用哪种手术方法和哪种植入方式，需要考虑种植体的设计类型、组织的生物类型、骨量、骨质、咬合类型、种植体的负重方式、美学要求、经济条件、患者的全身状况等因素[24,18]。

各种不同的美学组织瓣设计

种植义齿的美观和功能修复与组织瓣设计密切相关。组织瓣需要提供方便的术区进路、良好的手术视野、可操作性，不干扰软组织的完整性和健康。经典的黏骨膜瓣设计着重于完全暴露缺牙区域，极少考虑牙龈高度和龈乳头等美学细节，常常忽视了术后牙龈局部的细微结构和外观[9,37]。所有组织瓣的设计都要求在最小的组织创伤和有利于保护附着龈组织前提下方便手术进路、视野良好[65,33]。

选择某种特定的组织瓣主要考虑是否有利于理想的创口愈合，有助于种植体存活，有利于良好的美学效果[82]。实际上口腔环境对种植体是极为不利的。创口是污染的清洁伤口，在这样的环境植入种植体需要格外谨慎[70]。Esposito等在1998年就注意到创口愈合与种植体存活的重要关系：对于埋植式种植体，局部组织在创口愈合阶段出现感染征象，种植失败的风险就会增加[48]。未控制的系统性疾病如糖尿病、严重贫血、尿毒症、黄疸等都会威胁到组织瓣的存活和营养。

经典的埋植式手术的前庭沟术式是1985年由Branemark首先提出来的[22,23]。该式可以暴露整个牙槽嵴，术区进入方便、视野开阔。该手术是在前庭沟做一平行于牙龈边缘的切口，再在组织瓣的两侧做两条垂直的切口，翻瓣形成腭侧或舌侧带蒂组织瓣。目的是使切口远离种植体头部，但是如果前庭沟浅、黏膜较薄，这种切口设计就难以达到目的。部分病例有时还会出现术后水肿和炎症反应，具有潜在的感

染风险。

前庭沟术式也有一些改良，如在牙槽嵴侧方采用半厚组织瓣，牙槽顶区域采用全厚组织瓣。但是这一方法的临床应用并不多。牙槽嵴顶切口具有许多优点：简单，不需要丰富的外科经验；缝合简单；愈合快；血供好；炎性反应较小。有许多研究比较了牙槽嵴顶切口和前庭沟切口对埋入式种植效果的影响。Casino[28]比较了二者对骨整合的影响，381 例患者 1 705 枚种植体采用牙槽嵴顶切口，141 例患者593 枚种植体植入时采用前庭沟切口。二期手术时检测两组的骨整合情况，结果显示两种方法对种植体的骨结合影响没有差异。

Scharf 和 Tarnow[104] 也做过一个类似的回顾性分析，共有 265 个种植体采用前庭沟法植入到 60 例患者体内，二期手术成功率约为98.8%；另外 121 枚种植体用牙槽嵴顶切开法植入到 32 例患者体内，成功率为 98.3%，结果也显示两种方法没有统计学差异。

Hunt[62] 曾试图提示牙槽嵴顶切口与前庭沟切口两种方式中，哪一种更适于种植体的植入，结果发现任何单一的切口方式都不是理想的。选择种植手术瓣要考虑到以下一些基本因素：组织瓣设计、血供、视野、手术路径、微创、术后创口的无张力关闭。

从这些研究中可以看出，两种切口方式都可以达到同样的目的，但是其应用范围均局限于以功能为主的修复中，如果对修复部位美观非常重视，则要考虑采用新的翻瓣方法和改良的切口。

Fugazzotto[51] 提出组织瓣设计应因人而异，不存在一种通用的组织瓣切口方法。他将上颌单个前牙缺失区情况分为如下几种类别：

一类：较小或者没有颊舌向、冠根向的牙槽嵴萎缩，不需要软硬组织增量技术；

二类：轻度颊舌向萎缩，没有冠根向牙槽嵴萎缩；颊舌向骨量足以保证种植体植入到理想位置；

二类 A 型：轻度颊舌向和冠根向萎缩，骨量足以保证种植体在理想位置植入；

三类：中度颊舌向萎缩，没有冠根向萎缩；

三类 A 型：与三类相似，伴有中度的冠根向萎缩。

四类：中到重度颊舌向萎缩，伴有或没有冠根向萎缩；由此导致种植体的植入位置受到限制，术前需要硬组织增量。

第一类缺牙区的种植植入简单，应避免任何颊舌向的松弛切口。手术方案如下：在嵴顶偏腭侧切开黏骨膜，切口延伸到邻牙龈沟，翻开全厚组织瓣。颊侧暴露充分，种植体植入后，组织瓣复位，严密缝合。

第二类牙槽嵴的处理方法与第一类相似，切口一般在牙槽嵴顶腭侧转角的腭侧 1mm，无需做颊侧松弛切口。如果遇到冠根向萎缩，则要在植入的种植体上方移植一块结缔组织，切口则要进一步向腭侧偏斜以延长组织瓣长度。

重度的第四类颊舌向萎缩牙槽嵴，需要采用更为积极的组织瓣设计。水平向切口在邻牙腭侧线角的腭侧 5~7mm 处。再在缺牙区对应的牙槽嵴颊侧近远中做较长的松弛切口，注意切口要尽量倾斜。垂直松弛切口越过膜龈接合部，向缺隙相反的方向做长约 4~6mm 的水平向松弛切口。该切口所涉及的软组织关闭问题，本章稍后部分将有详细描述。

保留牙间乳头的切口设计

在美学区域，特别是上颌前牙区进行手术时，对牙龈乳头应常规采用保守性的处理方法。由于目前组织翻瓣造成的软硬组织创伤对种植体周围骨组织的影响程度还不清楚，因此采用创伤性较小的切口设计是关键。

邻间牙槽骨对于种植修复后的美学效果是非常重要的（图 5-7A、B）。为了强调保留邻间牙乳头切口的重要性，Roman[101] 比较了单颗牙种植时采用两种切口方式对牙槽嵴骨丧失的影响。一种是翻瓣范围较大、包括牙龈乳头的切口方式，另一种是采用保留牙间乳头切口方式。结果发现采用保留牙间乳头切口组牙槽骨丧失明显低于另一组。戴牙冠时其邻间骨丧失是 0.29mm± 0.46mm，另一组为 0.79mm± 0.87mm。戴冠一年后骨丧失是 0.29mm± 0.38mm，另一组为 1.12mm± 1.14mm，结果差异有显著性。

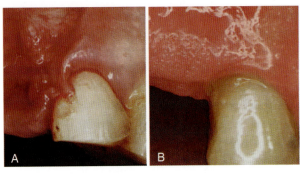

图 5-7 A. 翻瓣时撕裂牙间乳头,暴露下方骨组织。B. 由于骨吸收导致龈乳头部位组织退缩。

采用传统的切口方式,骨丧失率较高与牙龈乳头翻开有关,这可能是由于骨膜翻开后,骨面的血供受到影响(图 5-8A、B)。因此,切口避开牙龈乳头有利于治疗后的美观以及达到稳定的软组织边缘。

一些作者认为翻开牙龈乳头将影响美学效果 [69,49]。每次全厚骨膜瓣翻开都将引起轻度的

骨组织吸收,进而导致软组织退缩 [123]。在一期手术和二期手术时采用保留牙间乳头的切口方式将起到保护牙间乳头、稳定种植义齿相邻的牙龈软组织边缘、减少术后牙龈软组织退缩、减少边缘骨吸收程度的效果 [97,20]。

由于牙龈乳头脆弱的本质,在组织瓣处理过程中容易出现撕裂,因此,保留牙间乳头的切口设计可以保护牙间乳头。保留牙间乳头的切口方式目前用于常规种植体植入、二期手术、中度骨移植手术等临床情况。

保留龈乳头切口的手术步骤如下:在牙槽嵴顶全层切透牙龈及骨膜,然后沿牙颈缘做颊舌向切口,在颈缘中份避开牙龈乳头。然后翻瓣检查牙槽嵴,必要时可再做两条垂直切口,切口延展到附着龈以外,增加组织瓣的活动度 [58] (图 5-9A、B)。这种切口,组织瓣复位缝合时贴合性较好,也就是说组织瓣复位时与邻近组织的接触是软组织与软组织的接触,容易关闭完全。

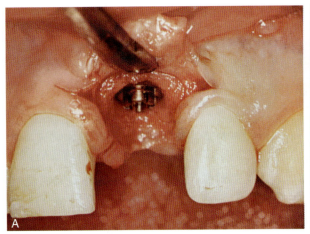
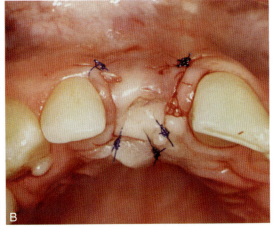

图 5-8 A. 通过牙龈乳头的保护切口,翻起黏骨膜瓣。B. 瓣膜复位与两侧龈乳头紧密贴合。

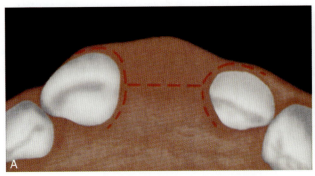
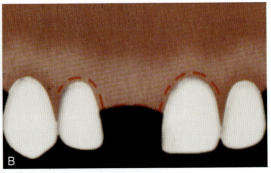

图 5-9 A、B. 𬌗面及颊面所见的龈乳头保护切口示意图。

不保留牙间乳头的切口设计，切口直接接触牙齿，这样组织瓣复位时与邻近组织是软组织对牙体硬组织的接触[101]。

大型骨移植时，需要组织瓣充分游离。黏骨膜瓣可能包括邻间乳头以获得更好的手术进路，此时垂直切口应尽量远离术区，保证有较好的血供，减小缝线裂开的可能性，减少瘢痕的形成（图5-10A~C）。

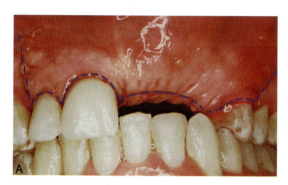

图5-10　A.大量植骨时,切口可能涉及龈乳头,垂直切口尽量远离术区。

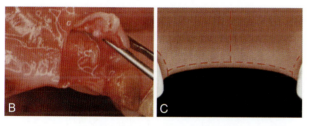

图5-10　B.牙槽嵴的其他切口设计。在不同手术中提供更多的进路,减小创伤。C.切口设计示意图。

隧道式切口设计

隧道式切口是另一种新型的切口方法，主要用于牙槽嵴水平吸收时进行骨移植，不用于种植体的植入（图5-11）。这种切口不需要彻底翻开组织瓣，而是经由植骨部位一侧的垂直切口为入口，直达中心植骨区，止于植骨区另一侧垂直切口。注意垂直切口至少离开植骨区域一个牙位的距离。技术操作：首先做一条从牙槽嵴顶到前庭沟深部的垂直向长切口；然后用骨膜分离器，弯曲面朝向骨表面，将牙槽黏膜从牙槽嵴的颊侧剥离；翻瓣的方向是从近中向远中；分离和松弛植骨部位牙槽嵴牙合方的附着龈，注意防止黏膜穿孔。这样形成的隧道腔可

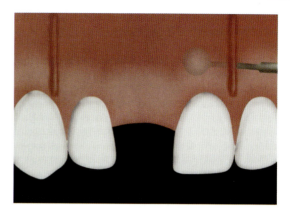

图5-11　隧道式切口示意图。

以用来放置植骨材料，块状植骨材料是这种术式的最佳选择。这种切口保持了角化黏膜的完整性，避免了嵴顶切开时发生创口裂开的可能。

改良 Elden-Mejchar 技术

该技术是替代经典的全厚黏骨膜瓣的一种选择，用于埋植式种植体植入。Hertel 等在1993年改进了原来的 Elden-Mejchar 前庭成形术式，可以创造一个稳定的黏膜状态，减小种植体周围的牙周袋深度[59,47]。应用于无牙牙合患者的种植修复，也可应用于牙列缺损病例。

手术可以减小种植体周围软组织的厚度，保护角化组织带，消除相邻肌肉组织对种植体周围的干扰，避免增加额外手术来修整过多、过高的牙龈软组织，为种植义齿提供更大的颌间间隙。另一方面，该技术的风险在于，翻开部分厚组织瓣时容易发生瓣膜穿孔，也容易因为颊侧缺少骨膜导致血供不足而发生组织瓣的坏死脱落。

深达黏膜下层的浅切口顺着牙槽嵴顶颊侧并与牙槽嵴顶相距约10mm，无牙牙合病例中，切口延伸到最后一个种植体的远中15mm处。切口末端注意不要正对种植体的植入部位。用刀片从前庭沟向牙槽嵴顶锐性分离半厚组织瓣，下层结缔组织与骨膜相连，组织瓣分离到牙槽嵴顶的舌侧后切断下层黏骨膜，再在颊侧浅切口附近切断下层黏骨膜，分离去除这部分黏骨膜，植入种植体。种植体植入深度应该位于骨面以下以免使余留的薄层软组织发生穿孔。将

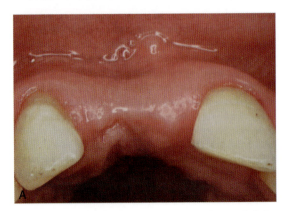

图 5-12　A. 术前切面观显示的水平骨缺损。黏膜薄，质脆，需要微创移植。

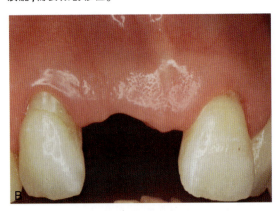

图 5-12　B. 唇面见软组织质量差。

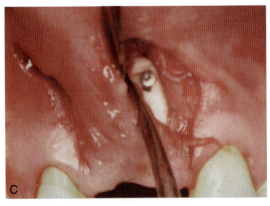

图 5-12　C. 用钛螺钉将自体皮质固定在缺损的左侧。

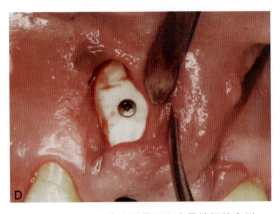

图 5-12　D. 将自体皮质骨固定在骨缺损的右侧。

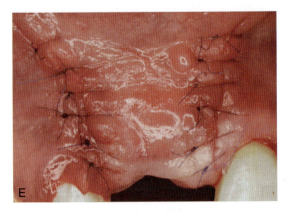

图 5-12　E. 缝合。

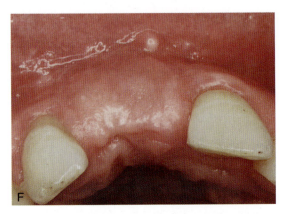

图 5-12　F. 植骨 5 个月后，组织外形得以改善。

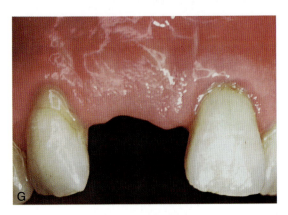

图 5-12　G. 种植前唇面观。

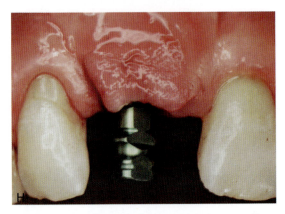

图 5-12　H. 通过两条小斜切口植入根形种植体。

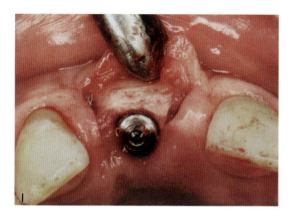

图 5-12　I. 种植体植入到再生的骨组织上。

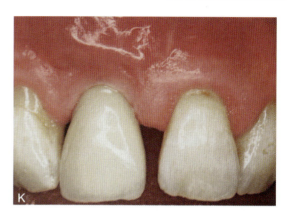

图 5-12　K. 完成修复。

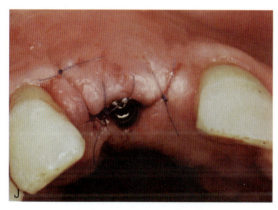

图 5-12　J. 愈合基桩周围缝合。

半厚组织瓣重新复位，用可吸收缝线缝合固定于颊侧骨膜上，颊侧边缘与相对的黏膜对位缝合（图 5-14）。

显然，并没有一种十全十美的组织瓣设计能够适用于所有的临床情况。最好的瓣膜设计取决于医师的偏爱。但是在制订治疗计划时，必须考虑患者的全身状况、角化组织质量、软组织生物类型、前庭情况、有无骨缺损、种植体植入设计、重要解剖结构等因素。

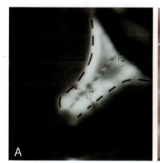
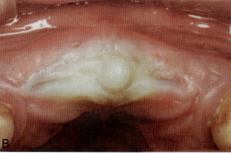
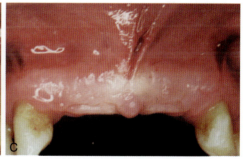

图 5-13　A. 植骨前牙槽嵴的 CT 图像。B. 牙槽嵴中等程度的水平骨缺损。C. 隧道式切口，固定自体皮质松质骨块。

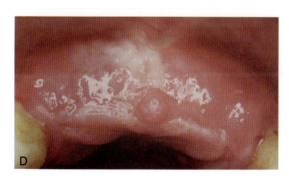

图 5-13　D. 组织愈合后显示牙槽嵴宽度明显增加。

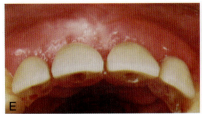
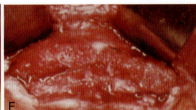
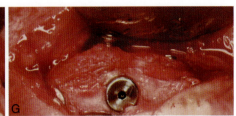

图 5-13　E.手术模板就位,牙槽嵴宽度明显增加。F.植骨6个月后骨再生的量。G.植入种植体,再生骨组织发生改建。

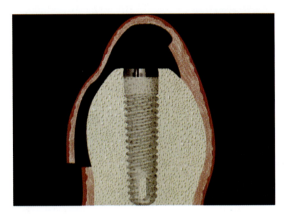

图 5-14　牙列缺损,种植体植入。改良 Elden-Mejchar 前庭进路的黏骨膜瓣示意图。

各种不同的软组织关闭技术

　　理想的软组织关闭是美学种植修复成功的前提。软组织关闭有助于软组织愈合,保护创口免受口腔环境的干扰,防止骨移植材料从创口溢出。骨移植时取得软组织的无张力闭合对于任何口内的重建手术都十分重要。完善的软组织关闭要求无张力条件下的创口封闭,足够的创口血供,可靠的打结技术[58,125]。

　　组织瓣的设计方式会在很大程度上直接影响软组织的最后关闭,因为组织瓣的基部形状可以有效提高瓣膜的弹性和可操作性,血循环和淋巴引流都通过瓣膜的基部来维系。组织瓣设计不当或创口存在张力可能影响软组织瓣的存活或者种植体的骨整合[48]。

　　所有软组织手术都应该严格强调微创的组织关闭技术,避免创伤,保证骨再生[52]。过去20年已发展出许多无创手术技术来改善软组织覆盖植骨区域的效果,从而提高骨移植和牙种植的成功率[79]。

　　良好的组织关闭始于手术的切口设计。黏骨膜瓣切口设计需要考虑以下基本要素:①保留术区解剖标志;②手术操作精细明了;③手术进路便捷、术区暴露充分。骨膜瓣剥离要完整、细致,为创口提供合适的微环境。组织复位关闭时还要注意没有张力,血供充足,骨面最好有出血。缝合时缝针要均匀穿过切口两侧的软组织,保持组织瓣的弹性和有一定的活动度。这些操作要求具备有关肌肉纤维走行方向的知识和骨膜组织的处理技巧。

　　因此,骨膜切开、瓣膜翻起与保持组织瓣血供之间存在着微妙的平衡。骨膜剥离过度不仅危害软组织瓣,还会导致术后坏死。骨膜处置不妥当或处理不完善会导致软组织关闭不良或者缝合时有张力(图 5-15A、B,图5-16A、B)。

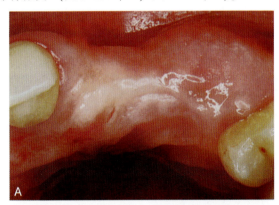

图 5-15　A.术前示上颌牙槽骨水平吸收。

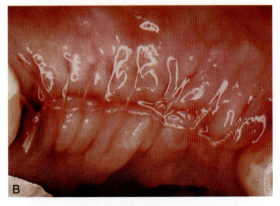

图 5-15　B.骨移植增加牙槽嵴后,关闭软组织切口。

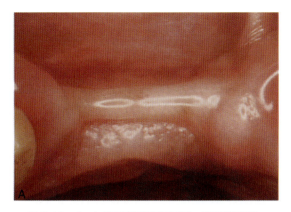

图 5-16 A．上前牙槽骨严重吸收，需要骨移植。

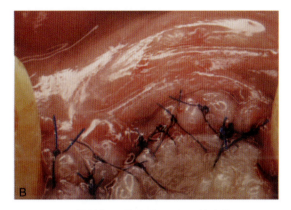

图 5-16 B．骨缺损区骨移植，无张力缝合软组织。图示理想软组织关闭的重要性。

颊侧瓣移位关闭法

中度或大型的植骨，会显著增加牙槽嵴的丰满度，但是植骨后完全关闭黏骨膜瓣，达到组织瓣的对位封闭就很困难。为解决这一问题，Fugazzotto[52] 提出了一种最可靠的软组织关闭技术用于美学和非美学区域。这种关闭技术启发和帮助了许多临床医师获得了愈合的完

美结果。该技术还得追溯到 1936 年，归功于 Von Rehrman 所提出的口鼻窦穿通的软组织关闭技术[120]。

Fugazzotto 黏骨膜手术处理和关闭是目前引导骨再生手术中最为可靠的软组织关闭技术。大致临床要点是：①从牙槽嵴顶到前庭沟的垂直切口；②在组织瓣下方两条水平向切口；③在组织瓣蒂部做深切口切断骨膜（图 5-17A~C）。

详细技术要求在嵴顶腭侧缘的 1~2mm 做一近远中向的嵴顶切口，切口斜向嵴顶颊侧锐分离在牙槽嵴顶形成半厚瓣；再在嵴顶颊侧缘近远中作垂直切口，直到前庭沟；在垂直切口近前庭沟的末端两侧向外做 3~4mm 的水平松弛切口；然后做潜行剥离，牙槽嵴顶处由腭侧向颊侧锐分离成半厚瓣，至颊侧缘处水平向切透骨膜，并开始向前庭沟钝分离骨膜形成黏骨膜全厚瓣，最后在组织瓣基底部水平向切断骨膜，以便组织瓣有足够的活动度和弹性；牙槽嵴处带骨膜的结缔组织半厚瓣向腭侧翻开作为腭侧瓣的一部分。

组织瓣翻开后进行必要的骨组织移植手术，再根据临床情况确定是否同期植入种植体。手术完成后，如果软组织关闭可以达到合适的无张力状态，就开始缝合。缝合时缝针先穿过舌侧组织，再准确对位穿过唇侧组织瓣，缝合方向从舌侧到唇侧有利于组织更好贴合。首先在近邻牙处用间断缝合方式打结，然后在瓣的另一端靠近另一颗邻牙处打结，这样有利于瓣的固定和安全。关闭嵴顶切口时针间距约 1~2mm。缝合垂直切口时如果缝针同时穿透切口两侧组

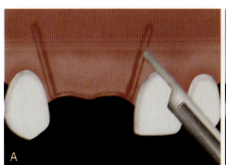
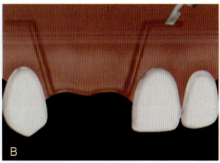
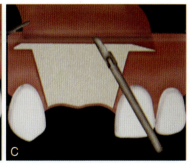

图 5-17 A．Fugazzotto 创口关闭法的两条垂直切口。B．Fugazzotto 创口关闭法的两条水平切口。C．图示水平向骨膜切开。

织，容易造成软组织撕裂，影响美观。因此，缝合应先在瓣的松弛端距边缘2mm进针，穿过切口，再与对侧邻牙附近的软组织缝合。为了保持组织稳定，有必要在垂直切口和邻牙处间断缝合一针，以免拉伤垂直切口附近的组织。判断软组织是否松解得当，可以通过向各个方向牵拉嘴唇来判断，如果牵拉嘴唇时会出现切口线的活动，可能需要再次切断骨膜（图5-18A、B）。

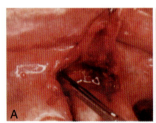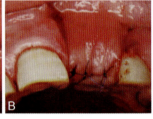

图5-18　A.深层水平切口松解瓣膜。B.拉直瓣膜,获得无张力的端端对位,关闭切口。

　　为了完全固定切口两侧的黏骨膜瓣，还需要掌握正确的打结方式以免线结在组织愈合过程中随着肿胀和机械创伤而发生松动。Heller[58]推荐了一种四步打结法：先是两圈顺时针打结，轻轻牵拉关闭组织瓣；然后一圈顺时针打结，使第一和第二个结形成老奶奶结（granny knot），这是一种不牢但容易成为死结之结；第三步打一圈反时针的结，与先前的结形成方结，此时可以用较大的力，使缝合线结头紧扣；第四步再作一圈顺时针打结，与先前的方结形成另一个老奶奶结，此时可以用较大的拉力，锁紧缝线。

腭侧皮下结缔组织瓣关闭法

　　颊侧瓣组织关闭法都有一个共同的缺点，就是角化组织带从原来位置发生移位（图5-19，图5-20A~E）。为了使植骨部位的软组织能够无张力闭合，同时又可以保持膜龈联合的原有位置，许多学者作了各种尝试和介绍[75,93,68,76,73]。比如，从腭侧切取带蒂结缔组织瓣，转移到受植区，供区组织也能获得初期闭合[68]。

　　带蒂结缔组织瓣是从磨牙区向前牙区缺损

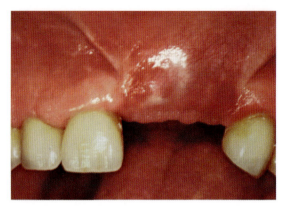

图5-19　由于颊侧瓣迁移关闭创口,改变了角化带位置。

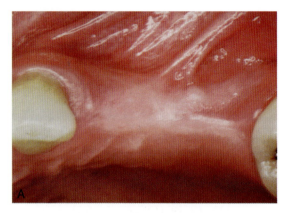

图5-20　A.牙槽嵴缺损术前照片。

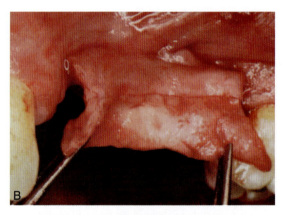

图5-20　B.从腭侧翻起带蒂结缔组织瓣。

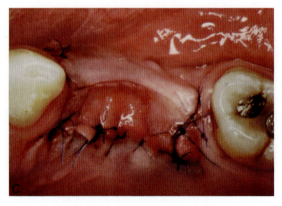

图5-20　C.结缔组织瓣对位缝合。

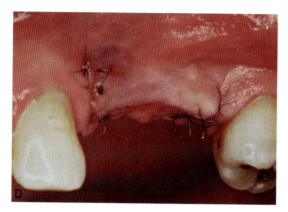

图5-20　D.颊面观显示,角化组织带连续性没有发生改变,同时创口关闭良好。

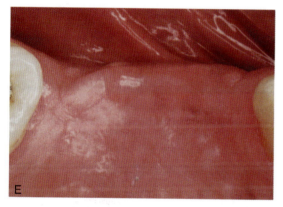

图5-20　E.软组织愈合后,角化组织带位置也无变化。

处做一腭侧切口,切口的长度两倍于缺损的宽度。解剖黏骨膜瓣和上皮下结缔组织约5~8mm,再平行于第一次切口做一深切口获得结缔组织瓣,该瓣在前部与软组织相连接。然后将结缔组织瓣翻开、旋转,覆盖在缺损区,关闭创口。腭侧供区创口可以完全关闭、缝合。患者用洗必泰太漱口两周(图5-21A~D,图5-22A~I)。

　　该方法的主要优点是供区由腭侧上皮组织覆盖,不会暴露组织创面,而植骨部位角化组织带的位置也不会改变。但是腭侧组织血供丰富,手术可能会引起局部较严重的出血,需要较高的临床技巧来应对出血问题。

　　腭黏膜皮下组织瓣还可以用来覆盖牙槽嵴缺损[75]。方法是通过分离腭侧软组织来延长组织瓣,覆盖牙槽嵴顶。将带蒂结缔组织向颊侧方向滑行,覆盖牙槽嵴组织扩增的部位,并与颊侧软组织边缘相缝合,不会影响角化组织的连续性。但是,当腭部软组织较薄时,这种术式的应用就会受到限制。而且通过延长腭黏膜所获得的软组织量并不是都能够满足需要。最

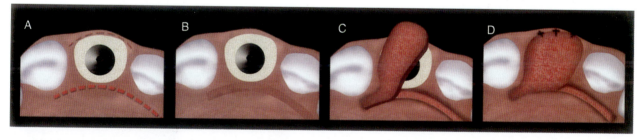

图5-21　A.皮下结缔组织瓣关闭创口图示。B.腭侧皮下结缔组织瓣切口。C.旋转腭侧带蒂皮下瓣覆盖颊侧缺损。D.将腭侧结缔组织瓣与颊侧组织缝合。

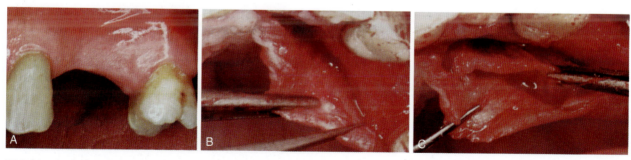

图5-22　A.上颌双尖牙区颊侧缺损,需要骨移植来增加牙嵴骨量。B.腭侧水平切口增加腭侧结缔组织瓣活动度。C.结缔组织转移。

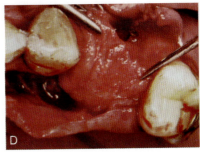
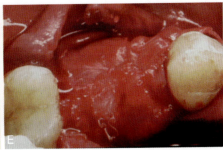
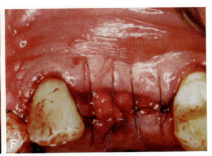

图 5-22　D. 结缔组织瓣转移到颊侧。E. 将腭侧瓣缝合到颊侧组织上。F. 最终关闭了创口。

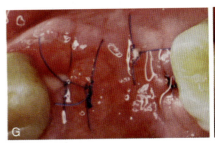
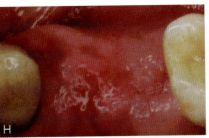
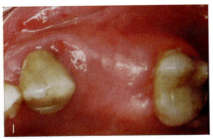

图 5-22　G. 术后 5d。H. 术后 15d。I. 术后 4 周。

后，黏骨膜瓣软组织的闭合手术涉及到微血管桥接和上皮覆盖再生等机制，在复杂的口腔环境中，必须精确操作才能达到种植义齿美观和功能这两方面的成功。

内置式软组织移植

固定义齿修复前牙缺失时，小到中度的缺牙区牙槽嵴缺损可能引起较严重的美学问题。如果患者对美观高度关切，由牙槽嵴缺损所致的美学问题将更突出。牙槽嵴畸形者，标准的桥体大小和形态不能与其下方的组织保持正常和协调的关系，这时需要修整牙槽嵴。牙槽嵴畸形最重要的原因包括发育缺损、进行性牙周病、拔牙后骨吸收、拔牙创伤和手术损伤。重建牙周手术可以修复软硬组织、恢复原有形态，提高治疗的美学结果。种植修复中应用这些手术，疗效可靠。

现代种植义齿美学治疗中，应用结缔组织瓣是效果最为肯定的治疗方法之一。可有效改善组织的高度和外形，治疗小的牙槽嵴缺损，

辅助关闭组织创口，遮盖基桩颈部影响美观的金属颜色（图 5-23A，B）。结缔组织移植也用于补偿脆弱、过薄的口腔上皮组织。当代大多数相关技术的发展都可以溯源于 langer 和 Calagna[77,78]，正是他们首次对皮下结缔组织瓣移植以解决牙根暴露和牙槽嵴美观问题的技术方法、适应证应用作了详细描述。后来这项技

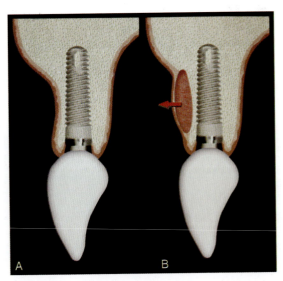

图 5-23　A. 颊侧小型缺损与种植体的关系图示。B. 用结缔组织瓣改善颊侧外形。

术又经 Langer 和 Miller 进一步改良，使其在天然牙和种植体周围软组织缺损治疗方面取得了肯定的疗效。皮下结缔组织瓣还可以用来治疗牙根暴露达 2~6mm 的病例[77]。

目前许多医师已经常规采用皮下结缔组织瓣来改善种植义齿周围的软组织外形。结缔组织瓣包括带蒂瓣或不带蒂的游离瓣。带蒂瓣一般用于受植区位于供区附近的组织移植，其血供较好。不带蒂游离组织瓣移植可以植在离供区较远的区域。结缔组织瓣的临床应用一般有两种形式：①单一的结缔组织瓣；②带有上皮边缘的结缔组织瓣（复合组织）。单一的结缔组织瓣用于增加牙槽嵴，改善牙槽嵴形态，而带上皮边缘的结缔组织瓣用于治疗根面暴露，遮盖种植体颈缘的颜色变化。

结缔组织瓣移植综合了软组织移植和带蒂组织瓣移植的特征[112]。这种综合效应增加了组织瓣的血供，提高了存活率。而且结缔组织瓣移植获得的组织颜色和结构均与周围组织相同。如果预计到种植体基桩要从非角化黏膜区露出，就要考虑游离龈移植。手术应在二期手术前完成。过薄的牙槽嵴黏膜会影响种植修复的美观，尤其是那些笑线比较高的患者（图 5-24A~L）。

内置式结缔组织移植之所以成功可行，是因为内置式结缔组织移植是通过增加种植体周围软组织厚度来达到遮色效果的。在此类特定的病例中，组织瓣一般要超过种植体对应的范围，这样可以补偿瓣的血供不足，促使周围组织与移植瓣组织更好的吻合。

内置式结缔组织移植涉及两个主要临床步骤：①受植区准备；②获取组织瓣。首先用手术刀在龈缘沿牙长轴做一个沟内切口，再做两个垂直的附加切口，采用钝分离将部分厚组织瓣翻开直到前庭沟，翻瓣时切忌穿孔，否则会导致血供障碍。

结缔组织瓣可以从腭部或上颌结节获得。在离游离龈约 5~6mm 处从后向前做一直的或水平形的切口，然后与该切口平行距离游离龈缘 3mm 处再做一切口，切口与第一个切口长度一

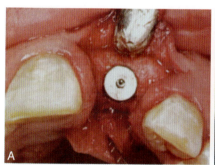
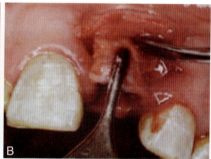
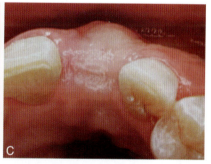

图 5-24　A. 种植体颊侧的小缺损。B. 结缔组织游离瓣移植到缺损部位。C. 缺牙部位结缔组织移植后的颊侧外形具有天然牙根形的效果。

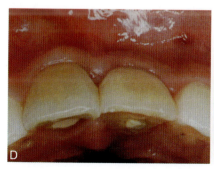
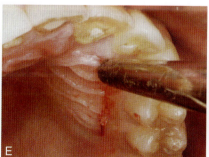
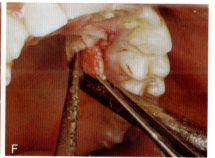

图 5-24　D. 左上中切牙种植修复后的颊侧牙龈外形。E. 腭侧做一切口获取结缔组织瓣。F. 分离腭侧结缔组织瓣。

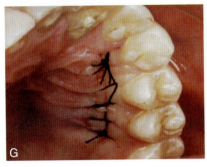
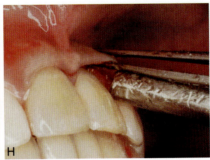
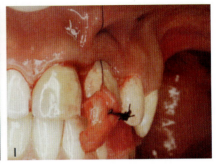

图 5-24　G. 缝合腭侧切口。H. 顺种植修复牙冠龈缘作骨膜上切口,并向根方剥离。I. 将结缔组织瓣置入剥离的组织袋内。

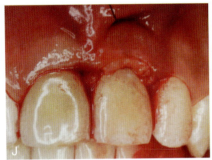
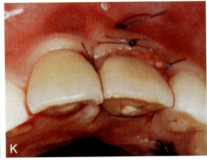
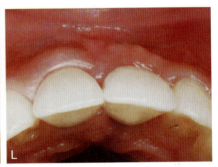

图 5-24　J. 结缔组织就位。K. 创口缝合。L. 牙槽嵴增量后的组织外形。

致,然后在切口两端做垂直切口连接两个水平切口,再按照组织瓣的大小在组织瓣根方做另一个水平切口以方便组织块取出。按照此术式,可以获得 2~3mm 宽的带上皮边缘的结缔组织,腭侧创口采用连续定位缝合,再将组织块修整植入到受植区半厚组织瓣下面,然后采用悬吊法与颊侧黏膜缝合固定。

美学区域如果仅仅要求增加组织的高度,则无需做垂直松弛切口,以避免将来可能形成瘢痕。结缔组织移植瓣可以置入袋状的局部受植区[7,109,77,107]。这种技术仅用于较小的牙槽嵴缺损,移植部位的颜色和表面性质都与原来的没有差异,不会影响种植体的功能(图 5-25)。

有关游离组织移植的长期效果现在还不得而知。手术完成之初,术区移植效果明显,随着时间的延长,移植组织会因为改建而出现收缩。该术式也称为闭合式结缔组织移植手术,由于移植组织瓣完全埋在软组织中,因此移植效果更加明显(图 5-26A~C)。

手术制备骨膜上袋时,先做一个由附着龈

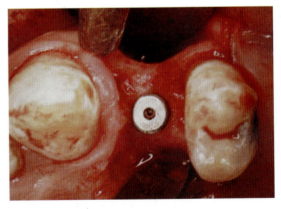

图 5-25　骨缺损不影响骨结合,但可能需要结缔组织移植。

向膜龈联合的根向垂直切口,绕过缺损区域,然后钝分离组织,扩展形成袋状受植区。上颌结节和腭部是最常用的软组织取材部位,仔细解剖分离获得一个 2~3mm 厚的结缔组织瓣,去除上皮,再将组织瓣置入移植区袋状瓣下方,用可吸收线固定。缝针先穿过袋状受植区基底部和游离组织瓣末端,打结固定;然后再缝合第二针固定组织瓣中份,将组织瓣固定在其下方的骨膜上;最后间断缝合关闭袋状受植区切

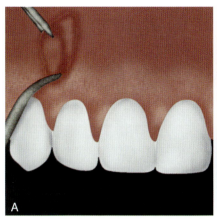
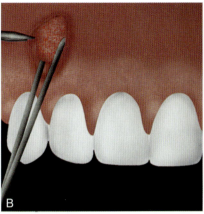
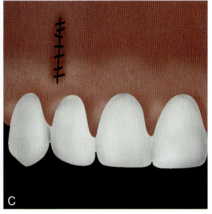

图 5-26　A. 在颊侧做一条垂直切口制备组织袋。B. 结缔组织填塞到组织袋内。C. 缝合切口。

口（图 5-27A~I）。

　　中到重度牙槽骨缺损的病例，如果不适宜单纯进行骨移植，可以考虑采用结缔组织结合骨移植的方法来增加软组织的质量[6]。在移植骨上方放置结缔组织瓣能增加组织体积（图 5-28A~C）。联合运用两种移植手术增加了软组织的高度和稳定性，虽然软组织的术后改建仍然是一个值得关注的问题，但是，用结缔组织增高牙槽嵴的 3 年效果已经得到了论证。结缔组织移植增高牙槽嵴时可以保持原有的黏膜特性，在口腔的可视范围内取得更好的美学整体效果。保持原有组织的色泽和结构可以避免二次手术。

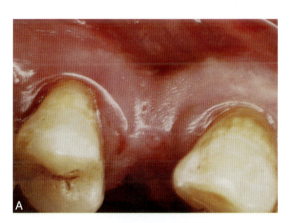

图 5-27　A. 种植部位的颊侧缺损。

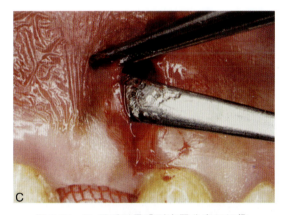

图 5-27　C. 用弧形骨膜剥离器分离组织袋。

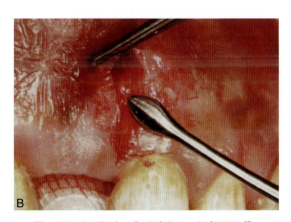

图 5-27　B. 通过一条垂直切口，制备组织袋。

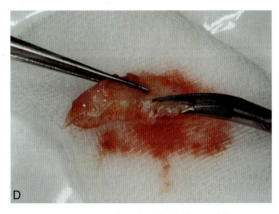

图 5-27　D. 获取并制备结缔组织瓣。

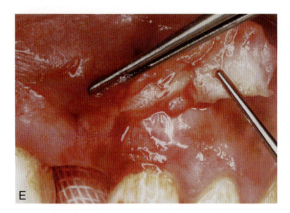

图 5-27　E. 结缔组织置入组织袋。

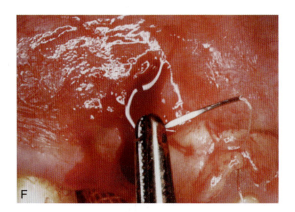

图 5-27　F. 固定缝合移植瓣。

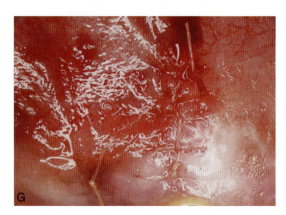

图 5-27　G. 关闭缝合组织袋。

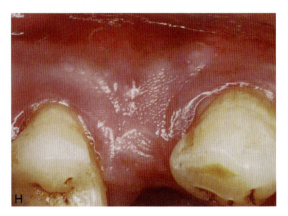

图 5-27　H. 殆面所见牙槽嵴外形改善。

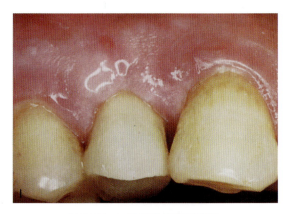

图 5-27　I. 最后修复的颊面观。

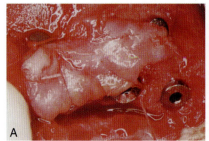
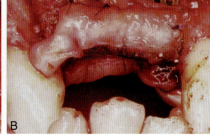
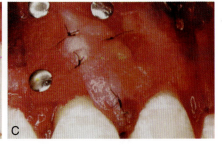

图 5-28　A、B、C. 在不同的临床应用中同时采用骨移植和结缔组织移植。

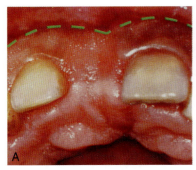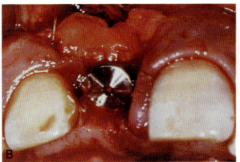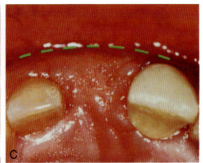

图 5-29　A.绿色线代表牙种植部位的颊侧缺损。B.采用结缔组织来弥补缺损。C.术后所改善的颊侧外形。

然而对于牙槽嵴垂直高度不足，单纯的内置式软组织移植不能完全解决问题。结缔组织移植唯一的缺点就是需要在另外一个手术部位切取组织（图 5-29A~C）。

外置式组织移植

　　牙种植体周围的软组织界面是种植体抵御外来细菌侵袭的第一道防线。很多时候，种植体周围角化组织带的减少将使种植体周围软组织界面变得脆弱，本质上可能就是由于非角化的可动黏膜结构菲薄。除了天然牙周围的沙比纤维（Sharpey's fiber）附着和纤维结缔组织排列方向，种植体周围软组织的其他方面都与天然牙周围是相同的，因而把用于天然牙的方法稍加调改即可对种植体周围软组织进行重建和治疗。种植体周界面缺少生物学封闭，其生物学封闭主要依靠界面上平行排列的纤维组织张力。纤维的完整性直接关系到种植体周炎症发生的可能性。此外，宿主的免疫状态，患者的口腔卫生状况都会影响种植体周组织的炎症状况。因此，保持种植体周围软组织的健康和防御功能是种植成功的重要前提[112]。

　　种植体周围软组织应该能够抵御外力，为其下方的骨组织床提供一个良好的稳定环境，有助于种植修复体和软组织之间紧密贴合。然而种植体周围软组织并非总是处于理想的状态。软组织量的不足可能是一个制约因素。通过外置法进行软组织移植可以增加缺损的组织量，手术可以在种植体植入之前或基桩连接的时候以及种植修复的任何环节时进行（图 5-30，图 5-31A~F）。

　　外置式组织移植是采用全厚或部分厚的腭侧游离组织瓣，可以增加牙槽嵴高度，消除牙龈的银汞合金着色，修补创伤所致的牙龈缺损。外置式软组织移植最大的缺点是新植的软组织与原来的软组织颜色可能不相匹配，引起美学问题。根据移植软组织的厚度不同，移植块会出现中到重度的术后收缩。外置式软组织移植要求血供充足，毛细血管快速增生来达到愈合和修复的目的。因此，需注意外伤后血供不足的位置不适宜采用这种方法。

　　外置式软组织移植及其相关的改良技术，正广泛应用于治疗种植体周围软组织的缺损，文献对此已有广泛描述[41,32,56]。该技术原来主要是用以增加角化组织的宽度，治疗膜龈缺损以及天然牙周的组织退缩。手术时要遵循软组织移植的基本原则，确定软组织的移植量，受植区的临床状况，可供选择的供区，移植区的解

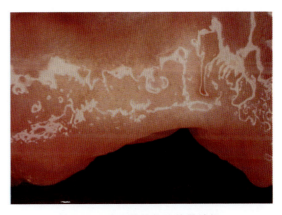

图 5-30　缺牙鞍基部分的骨缺损。

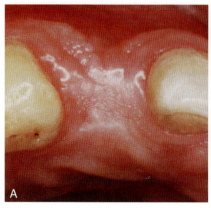
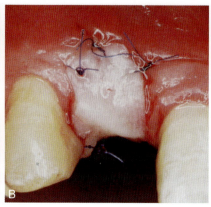
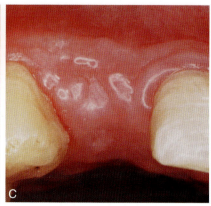

图 5-31　A. 软组织小缺损术前观。B. 采用软组织上置移植。C. 术后 1 个月软组织外观。

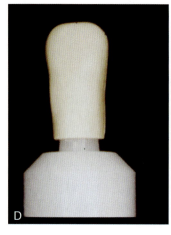
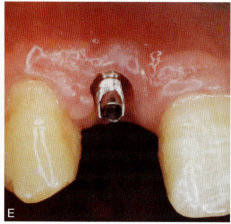
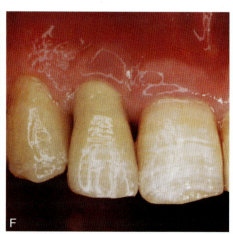

图 5-31　D. 铝–锆瓷底冠。E. 连接金属基桩。F. 完成修复。

剖标志，评估患者的口腔卫生状况，这些都是关系到最终修复效果的重要步骤[41]。移植组织块的厚度和术后存活的组织量将直接关系到最终所能获得的软组织量[32]。一般认为，薄的组织瓣移植用以增加附着组织的量，而厚的组织瓣移植用于牙槽嵴的增量。如果需要获得较高的牙槽嵴高度，可以每间隔 2~3 个月重复手术，进行外置式软组织移植，直到获得理想的牙槽嵴外形。

在种植体周围进行外置式软组织移植与经典的天然牙周围软组织移植完全相同。手术涉及两个术区：受植区和供区。受植区制备时，手术刀片与牙槽嵴相平行，从缺损区远中端向缺损的近中端做一水平切口，然后在膜龈联合下方做另一条水平切口，长度与第一条水平切口相等。之后用刀片或者高速车针去除受植区

的角化上皮带，使上皮裸露。随后做根向锐分离，把牙槽嵴黏膜和肌肉纤维从骨膜上分离开来。骨膜床的延伸分离最好稍大一点以补偿组织块今后可能发生的收缩。最后修剪锡箔纸，根据受植床面积确定所需移植块的确切大小。

通常选择腭部作为供区。供区制备时首先沿腭部的殆方做一个斜切口，然后切口向根方延展。翻起和分离组织瓣时用组织镊夹住移植瓣远中直到组织瓣完全分离。修整去除组织瓣上可能妨碍组织瓣存活的脂肪组织和腺体，形成规则的外形。移植瓣准备好以后，将其放在受植区，试大小，就位缝合。然后用湿纱布压迫瓣膜 5min 左右，使之形成纤维凝块，防止术后出血。受植区有时需要覆盖敷料，为避免缝线与敷料粘结，可先用橡皮障覆盖术区。供区创口可用预先制作的丙烯酸模板覆盖，以减轻

术后不适。

缝合游离移植龈瓣可用可吸收或不可吸收的缝线。移植瓣缝合后应该稳定不动，紧贴受植床的骨膜。通常使用 5-0 的缝线，缝针用反刃口三角针，穿刺骨膜和移植瓣时创伤小。如果供区出血严重，可以采取深部缝扎来结扎血管，或者用可吸收止血剂外加透明真空成形模板，持续加压出血部位。移植瓣至少需要 4 周的愈合期才能进行牙龈成形，如果考虑制作暂冠或者翻瓣植入种植体，愈合时间至少 6 周[113]（图 5-32A~F）。

外置式软组织移植的缺点和并发症有：移植区软组织的颜色和结构与周围组织不同，呈现补轮胎式的外观；组织瓣与受植区不匹配；移植区形成血肿，移植瓣活动；移植瓣收缩，完全愈合后收缩量约 30%[89]；移植瓣与种植体基桩贴合困难，致使许多临床医师在基桩连接后就放弃采用这种手术[64]。

有关外置式软组织移植的一项最新进展是

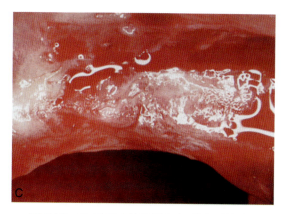

图 5-32　C. 手术去除表层上皮，制备受植床。

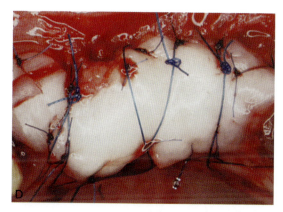

图 5-32　D. 上置法游离上皮移植改善鞍基部分牙槽嵴。

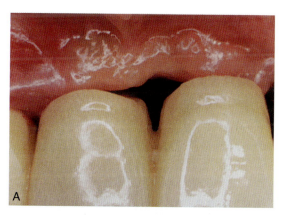

图 5-32　A. 鞍基部分牙槽嵴缺损。

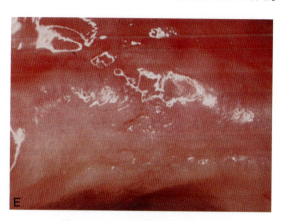

图 5-32　E. 术后移植皮瓣愈合。

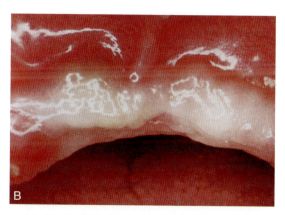

图 5-32　B. 拆除种植修复体，暴露缺损的牙槽嵴。

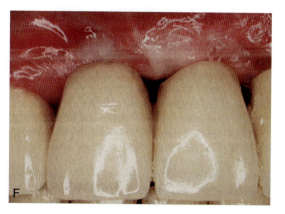

图 5-32　F. 修复完成。

把脱细胞真皮基质引入临床。自体组织瓣或冻干皮肤移植瓣都是增加或修复附着龈可以接受的方法。这些办法原用来治疗烧伤。用脱细胞真皮基质进行牙龈移植与传统的外置式游离移植相比有许多优点：提高了移植瓣与周围组织颜色和外形的匹配性；无需供区手术；组织瓣大小不受限制[111]。利用外置式软组织移植来增加种植体周围的软组织量也是种植修复的重要手段，一般应该在种植体植入前加以考虑，并确定最佳的手术时机[112]。

手术暴露种植体的美学原则

种植体周围软组织的形态学特征及其与种植修复体的毗邻关系对种植美学具有重要价值。二期手术过程中，医师改善软组织外形的技术能力会影响最终的修复效果。二期手术施行得当，可以帮助修复丧失的组织生理轮廓，修复相关的软组织外形。种植体周围软组织成形可采用多种组织瓣的设计来解决临床所遇到的美学问题。二期手术时软组织的处理非常关键，技术含量极高，小小闪失都会带来不利的后果。因此，为每个患者制订有针对性的、个性化的治疗方案，对达成最终理想的治疗效果十分必要。

尽管治疗方案的选择与各个临床医师的洞察力、经验和喜好有关，但在美学区域进行二期手术要考虑以下治疗目标：

（1）保护角化组织带的连续性。

（2）避免形成有缺陷的组织边缘。

（3）避免种植修复体出现不对称外形。

（4）术后取得稳定的软组织状况。

（5）获得类似于天然牙周组织的大小结构。

（6）避免在颊侧形成瘢痕。

（7）保护龈乳头等天然的邻近结构。

二期暴露种植体时应该考虑到种植体周围软组织的最终形态，选择减量法、增量法，或者二者结合的治疗方法[16]。如果缺牙区软组织水平和体积较为理想，可以单纯采用减量法，但是在美容区不适合采用这种方法。减量法手术时首先触诊，并用探针确定出覆盖螺丝的中

心，然后用环形切刀去除表面的牙龈，即可暴露覆盖螺丝。

传统的二期手术通常是在牙槽嵴顶或颊舌侧中份从种植体的远中向近中作长切口。随后翻开全厚或半厚颊舌侧黏膜瓣，去除覆盖螺丝上方多余的骨组织，彻底清理种植体上端。此时可以考虑骨成形手术，然后就位牙龈愈合基桩、缝合。该方法的主要缺点是操作涉及的组织多、创伤大、手术切口长、骨面暴露较多。为此，临床可以采用一些保守的方法。

如果美学问题是考虑的要点，可能需要辅以外科手术来增加组织厚度，获得理想而健康的软组织外形。颊侧中份的组织应该至少有1mm的过矫正以补偿软组织改建和愈合后的组织收缩。一旦软组织处理达到了理想的外形，则去除覆盖螺丝，置入牙龈愈合基桩。愈合基桩略低于牙槽嵴顶牙的龈，可让牙龈爬行到愈合基桩的上面，愈合基桩过高则容易导致牙龈退缩。二期手术时同期取印模或不取均可（图5-33A、B）。

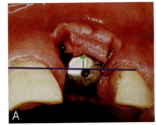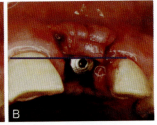

图5-33 A. 蓝色线代表天然牙颊侧外形。采用粗大的基桩会影响软组织的自然外形，将软组织向颊侧过度推挤。B. 使用较细小的基桩后，软组织外形轮廓的协调状态。

美学区域二期手术的目的不仅仅是为了修复而暴露种植体，而且要建立种植体周围健康的附着龈黏膜[60]。因此，手术中必须严格遵守所有的基本事项，包括理想的组织瓣设计，这有助于局部血供、最佳手术进路、视野清楚。美学切口的应用可以提高二期手术的美学效果。

美学切口是向组织瓣中心呈45°的倾斜切口，倾斜切口可以减小术后的软组织瘢痕。使用小刀片，小号缝针。二期手术的有关原则旨在减少术后并发症、增加种植体周围的美学效

果，对于追求手术美学的临床医师们，这些原则均可资参考。

种植体在牙槽嵴中的位置与种植体周围的软组织外形密切相关。Choquet 等研究了触点与牙槽嵴顶的距离与种植体两侧的牙龈乳头成形的关系，以及二期手术暴露种植体对最终修复效果的影响 [31]。这项回顾性研究涉及 26 例患者，27 枚种植修复。通过临床检测和放射学测量分析术后 6 个月单颗种植体周围牙龈乳头的水平。17 个种植体采用标准技术暴露种植体，其余则采用牙龈乳头成形术来暴露种植体。总共观察了 52 个牙龈乳头，记录是否出现牙龈乳头，并分析了以下相关因素：两种手术方式对龈乳头的影响；种植体与邻牙之间的牙槽嵴顶高度与牙龈乳头高度的垂直关系；牙龈乳头水平与牙冠触点与种植体水平的垂直关系；触点到牙槽嵴顶的距离。

测量数据显示，使用改良手术技术与二期种植体暴露和修复时牙龈乳头的形成之间存在着正相关性；牙槽骨嵴对种植体与相邻天然牙之间的龈乳头形成与否具有明显影响。为此，作者提出了一些临床原则，这些原则不是必须的，但要期望获得较好的美观效果，又是不可或缺的。临床上可以单独或联合运用这些方法。每条原则各有其适用条件，取决于种植部位、软组织的量、骨吸收的严重程度、组织的生物类型。因此，坚持应用以下原则可以获得理想的种植体周围软组织形态：

（1）增加角化黏膜：二期手术中增加唇侧软组织是种植美容修复要点之一。一般来讲，可以单独或联合运用手术来增加角化组织或结缔组织以改善种植体周围的组织形态。临床上可以在二期手术时通过扩大角化黏膜来增加种植体唇侧软组织量。因手术需要挪动黏骨膜瓣后，常导致牙槽嵴顶或种植部位形成可移动的非角化黏骨膜。此时要求在种植体上连接基桩时，有必要把腭部软组织移植到唇侧以便在局部形成角化黏膜。二期手术时要考虑将切口设计在种植体的腭侧，将全层黏骨膜瓣翻向唇侧，通过愈合基桩来帮助黏骨膜瓣重新在颊侧定位愈合。这在种植体的唇侧形成角化黏膜的手术，

即是所谓的种植体周围软组织成形术。增加种植修复体颊侧的软组织厚度不仅可以改善种植体周围的软组织外形，还可以帮助种植体唇侧形成合适的生物学宽度，这是保持种植体周围软组织长期稳定所必需的。由此增加的软组织不仅可以提高将来种植修复的美学效果、稳定相关软硬组织边缘，还可以补偿将来的组织改建和萎缩。在种植体唇侧完全移植软组织随之增加了修复体的体积和外观。从技术层面看，种植体周围软组织成形术可以描述为 rehrman-plasty 成形术的逆向过程（图 5-34）。

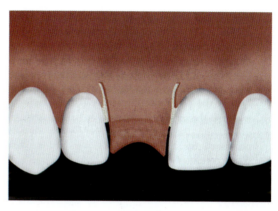

图 5-34　二期手术时将腭侧角化黏膜向颊侧转移的切口设计（角化组织堆积）。

种植体周围边缘软组织的收缩一般发生在种植体基桩连接后的 6 个月以内。这一点已由两个重要的研究得到证实，这提醒许多临床医师要注意种植体周围软组织的这种特性。Bengazi 等所做的一项纵向研究测量了二期手术后局部和全颌种植修复体周围软组织边缘的位置变化 [13]。研究显示上颌非植骨病例种植义齿颊侧边缘在 6 个月后退缩了 0.4mm、24 个月后退缩了 0.7mm。目前认为软组织收缩主要源于重建牙周生物学宽度的过程中所发生的软组织改建。另一个重要研究是 Grunder 于 2000 年对 10 例单颗种植体的软组织稳定性所作的评估 [55]。研究的病例均进行了引导骨组织再生和结缔组织移植，修复 1 年后颊侧软组织收缩了大约 0.6mm。这些发现进一步证实，在二期手术时尽量扩增颊侧的角化软组织以补偿修复后软组织收缩是必要的。而且这也说明在基桩连接后 6 个月内先用暂冠修复，待软组织稳定后再制

作永久修复体是十分必要的。软组织稳定后，多余的软组织可以修剪去除（图5-35，5-36A~C）。

（2）采用结缔组织移植。二期手术时，不仅应该增加基桩周围的角化黏膜，还可以通过结缔组织移植来改善组织的整体外形（图5-

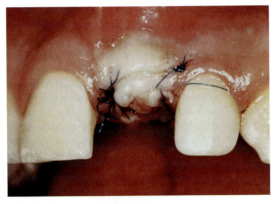

图5-35　角化黏膜在愈合基桩颊侧堆积的临床应用。注意颊侧的角化组织量。

37A~E）。这不仅可以从形态上修复种植体周围微小的骨缺损，还可以形成类似于根形的结构。结缔组织瓣可以放置在黏骨膜瓣下方，用可吸收缝线进行固定以改善软组织外形。许多学者在二期手术时用结缔组织移植来治疗较小的软组织缺损或者模仿根形外观[77,107,2]（图5-38A~C）。

Abrams[2]介绍了一种有趣的办法来改善缺牙区的小型骨质缺损，这种技术就是将腭侧的结缔组织蒂上的上皮剥除，然后将结缔组织向颊侧翻卷在黏膜下方。该方法对于提高缺损区域的牙槽嵴外形效果非常明显。Scharf和Tarnow在1992年介绍了一种改良的Abrams方法[103]，主要是保存带蒂的上皮覆盖结缔组织供区的骨面，可以减少创面。但是Tarnow提供的方法主要用于种植之前，由于该方法可以避免暴露腭部骨面，极大地减轻了患者的不适。

作者Askary[46]介绍了一种改良的转瓣技

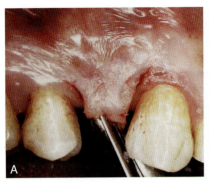
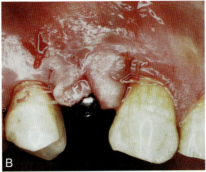
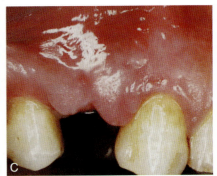

图5-36　A.二期手术时，黏骨膜瓣在颊侧固定。B.在颊侧瓣中份做松弛切口，缝合于愈合基桩周围。C.术后5周显示良好的颊侧组织量和软组织的稳定性。

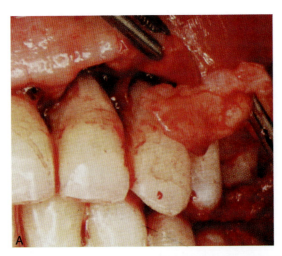
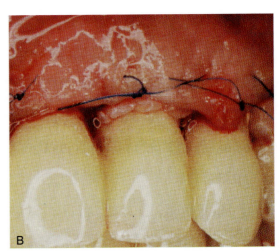

图5-37　A.二期手术时采用结缔组织瓣增加软组织外形。B.缝合结缔组织瓣。

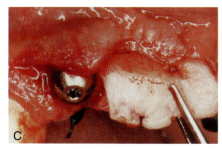
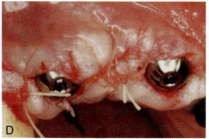
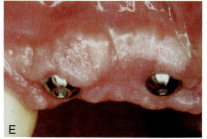

图 5-37　C.在临时修复时直接采用结缔组织瓣来改善颊侧形态。D. 缝合瓣膜。E. 术后愈合。颊侧组织质量均获提高。

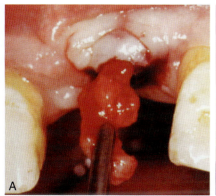
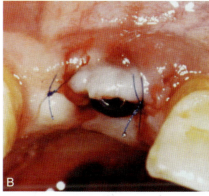
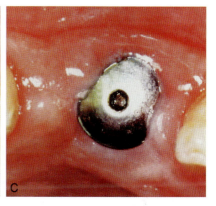

图 5-38　A. 左上中切牙种植体周围的小缺损采用结缔组织游离瓣改善颊侧形貌。B. 将游离的结缔组织缝合在瓣膜下方。C. 种植体周围软组织轮廓模拟出根部的自然外形。

术，主要在二期手术愈合基桩连接时采用（图5-39A、B）。愈合基桩可以起到帮助固定结缔组织瓣的作用，同时对辅助唇侧形成根形也十分重要。在二期手术时进行旋转瓣移植只适用于小缺损，而对较大的缺损则要求在种植治疗前就进行手术治疗。

　　该技术要求从腭侧获取一个带结缔组织延

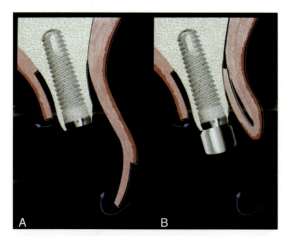

图 5-39　A. 折叠缝合前的改良折叠瓣图示。B. 瓣膜折叠与缝合图示。

伸部或结缔组织蒂的上皮瓣，再移植至颊侧所需区域。具体操作方法是从嵴顶到腭侧做两条垂直的全厚松弛切口，注意保护缺隙两侧的牙龈乳头。切口的长度依赖于所需的结缔组织量。然后在嵴顶做一水平切口（只切透上皮），向腭侧分离上皮和结缔组织层，翻开上皮层，按照设计的结缔组织长度切断结缔组织。然后剥离结缔组织瓣。再潜行分离颊侧黏膜和牙槽嵴形成袋状受植区，将结缔组织瓣旋转置入颊侧黏膜与骨面之间的袋状受植区中。最后缝合固定在愈合基桩颈部，通常可采用悬吊缝合。一般来讲，颊侧瓣的大小越合适，瓣与基桩之间的死腔就越小。将腭侧的带蒂上皮瓣覆盖在骨面、缝合。愈合四周时间，可达到满意的组织愈合效果。在进行下一步修复之前，必须等待足够的愈合时间让软组织能够改建成熟（图5-40A~E）。

　　（3）种植体周围扇贝形软组织成形技术：Moy 等在 1989 年提出了一种扇贝形的全厚组织瓣技术，能使软组织更加贴合种植体颈部[88]。为了让种植体周围的软组织与种植体颈部的圆

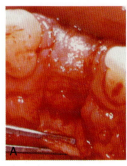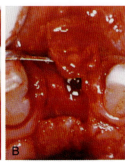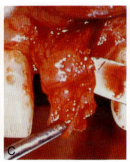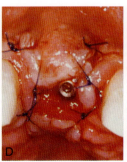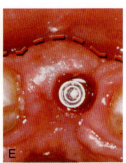

图 5-40　A. 运用改良折叠瓣时,先做两条垂直切口。B. 翻起颊侧瓣及连接其上的腭侧延长瓣。C. 修整结缔组织。D. 缝合。E. 术后 4 周,明显改善了颊侧外形。

弧形相一致,二期手术时可在种植体颈部的舌侧做一个水平向的 C 形切口,切口的凸起部分对着唇颊侧。在 C 形切口的两个末端可以做 1~2mm 的垂直松弛切口以便翻开组织瓣。然后推组织瓣向唇侧,使其与种植体牙龈愈合基桩的颈部贴合。该技术可以确保组织瓣与基桩的密合性,因此减少了死腔的形成,最大限度地减少了种植体周围软组织缺损、软组织边缘不整齐的可能。Hertel 等在 1994 年描述了另一种手术方式 —— 颈部折叠技术[60],也能使组织瓣紧密围绕种植体颈部(图5-41A、B)。

(4)保守切口及小翻瓣:一般来讲,切口较小、偏保守的组织翻瓣可以减小创伤,创口愈合效果好。Hertel 等 1994 年提出了一种二期手术方式[60],该术式所有组织瓣及切口设计均在角化黏膜上进行,可以保证种植体颈部具有合适的角化组织。避免向前庭做松解切口,以防止局部瘢痕的发生。该技术的特点是以最小的翻瓣来确保软组织与种植体基桩最大限度地

贴合,最终形成稳定的软组织边缘位置和美观的软组织外形。二期手术中将切口限制在附着黏膜上,可以减少黏膜的可动性,从而达到较好的愈合(图 5-42A、B)。

(5)保留完整的牙龈乳头:为了减少邻面软组织进一步退缩和塌陷,在二期手术时切记尽量不要损伤牙间乳头,这也是牙周整形外科手术中强调的原则之一(图 5-43A、B)。不改变牙龈乳头的原始位置有助于保持种植体周围组织的稳定性,防止天然牙或种植体周围软组织出现退缩。保护邻间牙乳头也可以减少手术时软组织的创伤[2,103]。

2005 年 Douglass[42] 在研究黏骨膜瓣的翻瓣手术对牙龈乳头高度的影响时,证实了上述观点。研究对比了翻瓣与不翻瓣拔除的上颌前牙的牙龈乳头高度,拔牙数量分别为 35 和 38 枚。分别在拔牙前和拔牙 6 周后进行对比,翻瓣组平均损失牙龈高度 1.6mm,而不翻瓣组只损失 0.85mm,因此,在手术中保留完整牙龈乳

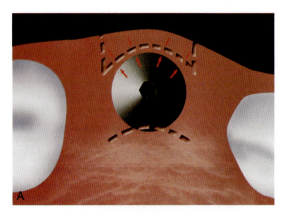

图 5-41　A. 愈合基桩周围扇形瓣效果图示。

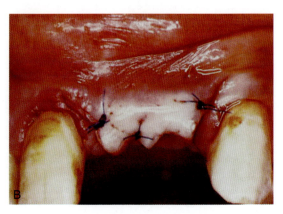

图 5-41　B. 扇形软组织瓣的临床应用。

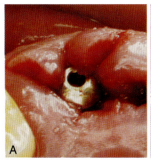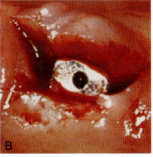

图 5-42　A. 在角化组织上所做的小切口。B. 小切口暴露种植体。注意切口的斜行方向。

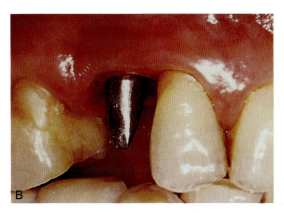

图 5-43　B. 二期手术时软组织处理不当导致牙间乳头低平。说明了龈乳头保留的重要性。

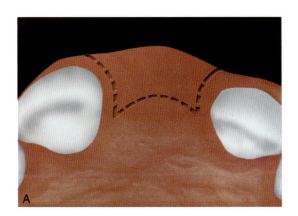

图 5-43　A. 保留龈乳头的切口图示。

头是非常重要的。

　　Misch 等在 2004 年介绍了一种指状切开技术以增加种植体周围牙龈乳头的软组织，临床效果肯定 [86]（图 5-44A~C）。在种植体两侧邻牙的腭侧 2~3mm 处做一弧形的龈沟切口，长度至少 2~2.5mm。近远中两个切口向颊侧汇合，在颊侧形成指状半圆形，该半圆形弧形正对今后所设计的种植修复牙冠边缘。唇侧指状瓣用于重建龈乳头的高度，然后将向颊侧的指状突起组织瓣一分为二，每侧宽度至少 2~2.5mm 分别向近远中翻起、缝合。这样软组织就保持了

愈合基桩周围所增加的高度。

　　指状分割的龈乳头形成术也可以用于两个或多个种植体之间。这种情况可以采用 4-0 或 5-0 的缝线进行垂直褥式缝合。当邻间组织过薄时，则可以在牙龈乳头基部采用间断缝合。作者评估了 21 例患者上颌前牙区共 39 枚种植体，分别在修复后 6 个月到 1 年测量牙龈乳头高度，结果表明该技术可以有效增加牙龈乳头的高度（图 5-45A~D）。

　　Adriaenssens [3] 还介绍了一种在二期手术时增加牙龈乳头的方法，可以用于单颗或多颗种植体。该技术称为腭侧滑行带状组织瓣，这种瓣设计可以帮助形成前牙区种植体之间或天然牙之间的牙龈乳头。腭侧黏膜组织向唇侧滑行，不仅形成牙龈乳头，还提高了牙龈乳头的高度。首先在种植体两侧沿颊舌侧方向做两个垂直切口，切口抵骨面，然后在腭侧做一个水平向全层切口（只包括远中 2/3），然后以剩余的 1/3 组织为蒂部，再向腭侧做两个平行切口，切口不抵达骨面，最后在这两个垂直切口末

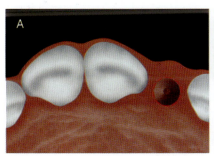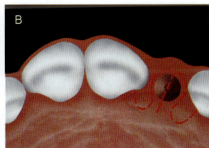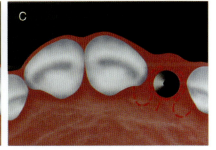

图 5-44　A. 指状切开牙龈的方法图示。B. 切口设计。C. 愈合基桩周围的软组织缝合。

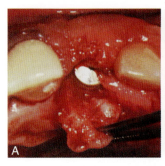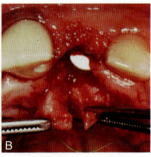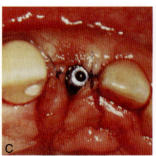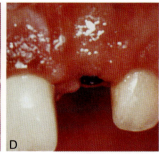

图 5-45　A. 指状切开术中翻起腭侧指状黏膜瓣。B.用手术剪将腭侧瓣一分为二。C. 缝合切开的组织瓣。D. 术后 3 周的愈合情况。

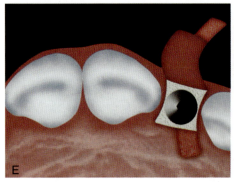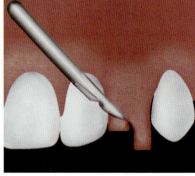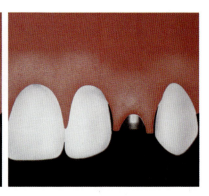

图 5-45　E. 单顶种植牙二期手术时采用 Adriaenssens 术式的图示。

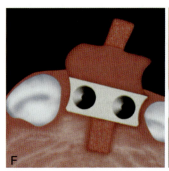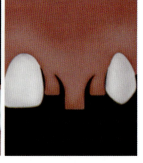

图 5-45　F. 相邻多颗种植牙二期手术时采用 Adriaenssens 术式的图示。

端再做一个小的水平切口。这个延伸的组织带位于种植体的近中，用于种植体近中的牙龈乳头重建。完成切口后进行翻瓣，暴露种植体，就位牙龈愈合帽。在腭侧延伸瓣远中做一个半月形切口，注意半月形切口要在邻牙的釉牙骨质界或牙龈的冠方，否则，最后形成的牙龈边缘将位于邻牙的龈缘根方。半月形切口将形成两个条带，远中组织带向腭侧旋转 90°置于牙龈愈合帽远中，而近中组织带（包括腭侧延伸瓣）则置于牙龈愈合帽的近

中。该手术可以同时重建两侧的牙龈乳头。牙龈愈合帽和手术形成的颊侧转移瓣可以帮助增高颊侧软组织。采用简单缝合技术即可固定两侧转移瓣。对于两颗相邻的种植体可以采用类似的术式来解决，所不同的是腭侧延伸瓣位于两颗种植体之间，翻开黏膜后上牙龈愈合帽，牙龈愈合帽可以帮助支撑和维持颊侧的软组织。然后在延伸瓣两侧做半月形切口，注意半月形切口要在邻牙的釉牙骨质界冠方。这样形成了 3 个组织带，两侧条带分别向腭侧旋转重建牙龈乳头，中间的腭侧延伸瓣用于两颗种植体之间的牙龈乳头重建。

　　该技术有以下优点：①创伤小；②组织瓣血供好、营养供应充足；③有软组织增量作用；④牙龈乳头得以重建；⑤避免附加创口和多次手术。余下的腭侧创口会二期愈合。改良的 Abrams 方法有许多好处：血供好，不用另选供区，能达成初期愈合，前牙区腭侧软组织厚度足够[12]。

　　(6) 颊侧中份松弛切口：由于角化黏膜缺少弹性，黏骨膜瓣与创口侧方的组织边缘对位常常

欠佳。当组织瓣从腭侧向颊侧转移以增加颊侧的组织量时，组织瓣的两侧要与相对应的软组织边缘对位良好，通常难度挺大（图5-46A、B）。为了达到双侧无张力缝合，在邻近的牙间乳头上，可以在黏骨膜瓣颊侧中份做一个垂直切口，这个切口必须尽量小，而且仅局限于角化黏膜的范围之内，不能延伸到前庭组织（图5-47A~F）。这样的松弛切口可以增加组织瓣的弹性，消除转移瓣与双侧软组织之间的缝隙、死腔等等。该方法可以形成协调的软组织边缘，达到稳定的软组织外形（图5-48A~F，图5-49A~C）。

（7）美学切口设计：二期手术最精细，同时也对种植义齿的最终美学效果影响最大。因此，在处理种植体周围软组织的时候一定要特别谨慎、细心。要采用较为保守的、无创的美学切口设计达到较好的愈合效果。尽量避免采用垂直于骨面的切口，而多考虑斜行的、水平

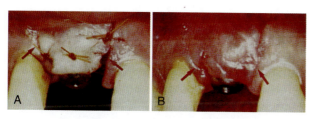

图5-46　A.由于角化组织弹性差，瓣膜与切口之间出现缝隙。B.软组织边缘对位不良，形成瘢痕（红色箭头所示）。

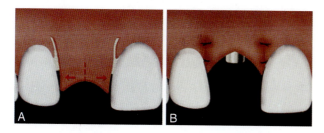

图5-47　A.颊侧中份松弛切口设计图示。B.缝合组织瓣。

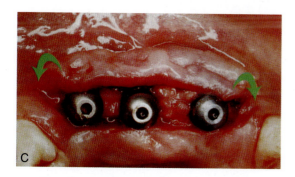

图5-47　C.连接上愈合基桩的3枚种植体。

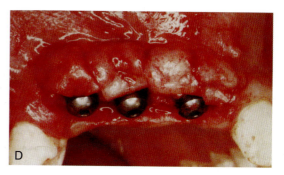

图5-47　D.在颊侧中份做松弛切口。

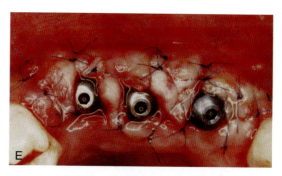

图5-47　E.瓣膜对位，正确缝合。

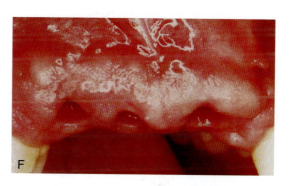

图5-47　F.愈合3周后的组织反应。

的切口。另外，45°的斜行切口允许组织瓣与其周围组织有更大的接触面，贴合性会更好，从而减少了局部瘢痕的形成或过度增生。使用小型刀片和黏膜剥离器可以减少创伤，医师操作也更为便捷（图5-50）。

（8）软组织的过度矫正：过度矫正是当前再生种植学所提倡的一种矫枉过正的观念，指的是软硬组织再生时，再生的组织量应比正常所需量多，以补偿组织改建后的收缩。组织再生过程中常会出现改建，然后发生收缩，从这一点来看，组织瓣的设计必须要考虑到组织能够形成超过正常所需的量。二期手术时软组织过度形成一般通过结缔组织瓣移植、滑行瓣和旋转瓣移植来实现。经过足够的愈合时间后，组织改建完

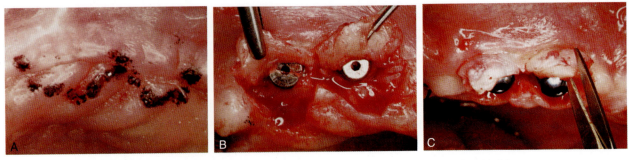

图 5-48　A. 二期手术进路标示。B. 暴露种植体。C. 用手术剪完成颊侧中份松弛切口。

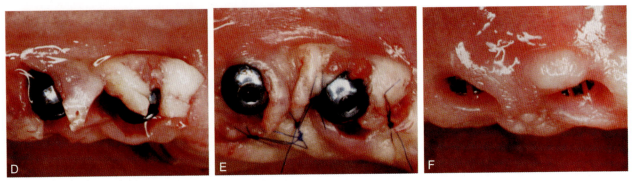

图 5-48　D. 颊侧瓣中份的松弛切口。E. 瓣膜缝合，龈乳头与侧方切口缝合。F. 术后 3 周所示的愈合效果。

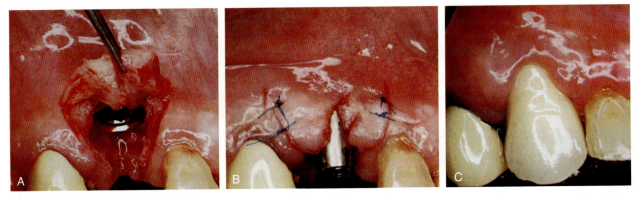

图 5-49　A. 翻起黏骨膜瓣暴露种植体。B. 颊侧中份切开，瓣膜缝合于两侧切口。C. 术后 3 周显示颊侧中份松弛切口的效果。

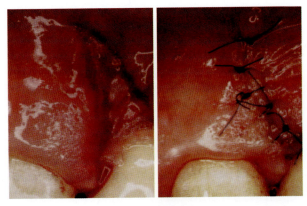

图 5-50　45°斜切口。

成并达到稳定状态，这时去除过多的软组织，可以达到理想的组织形态（图 5-51）。

（9）软组织的精细修整：二期手术后组织愈合受全身和局部等多方面因素的影响，愈合后形态可能不尽如人意。即便上述步骤都已经考虑周全，但其他因素，如患者的口腔习惯，也会影响创口愈合。创口不良愈合表现为组织的过长、塌陷、粗糙、形成台阶、组织退缩或瘢痕。因此需要精细修整软组织，消除手术操作所致的局部组织形态不良，达到更美观的外形。这

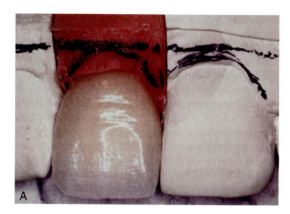

图 5-51　模型义龈检测需要切除多余牙龈的量。

种操作称之为种植体周围组织的精细修整。

为了解决组织缺损和畸形，常常需要进行口内牙周软组织的整形外科手术。口内软组织整形手术的基本原则是由 Miller[83] 提出来的，他也是首位介绍膜龈手术和牙周整形手术的学者。这些手术是用于矫正和消除由于解剖、发育和外伤所致的牙龈、牙槽黏膜畸形。目前这些手术与种植修复相结合用来改善种植体周围软组织的外形。软组织矫正手术可能涉及以下一种或数种治疗选择：

（1）牙龈外形重建术；

（2）"迷你"软组织移植治疗软组织沟裂和缺损（图 5-52A~C）；

（3）利用临时修复体重建或扩展牙龈边缘。

牙龈外形重建术要求角化组织质量、状态理想[16]。美容激光表面平整技术目前已广泛应用于整形外科，具有抗菌效应，可以促进术区达到一种内在平衡状态，不会导致任何术后不适，与单纯使用手术刀进行手术相比，减少了

术后药物治疗的需要。

美容激光表面平整技术比其他方法更能精确地控制去除组织的厚度，进行细微的组织去除过程中创口不出血，视野清楚，相对于旋转切割器械而言，产热少，对下方的组织影响小。成形牙龈或修整增生结构时，激光平整技术绝对可以达到最少的组织去除量。其另一个应用较为广泛的领域是创缘的组织焊接。组织移植时初期的创口封闭十分必要，这时采用低强度设置的激光焊接可以达到组织的严密闭合，防止上皮组织长入[60,91]。

电刀手术成形也是一种可用于牙龈组织整形的小型外科技术，具有许多独特的、极有价值的优点。如切开组织可以同时止血、无瘢痕愈合、不需要任何压力的精细切割以及该技术对创口自身的杀菌消毒都是其明显的优点。无创伤组织切开和局部消毒杀菌消除了一些采用手术刀进行手术带来的不利反应，使创口快速平稳地愈合。电刀切口精细，这使得许多通常情况下采用手术刀无法安全进行的复杂的口腔手术也成为可能[94]。角化牙龈足够时，可以用电刀修整不理想的牙龈形态[31]。但是电刀只能用于种植体周围软组织类型为厚平型的患者。种植体周围软组织完全成熟后才能使用电切手术。从电极释放的热能有时可能会延缓创口的愈合。在低功率状态下配合普通手术刀使用时，可以极大地减少手术出血和创伤。但是必须小心的是，如果电极长时间接触种植体表面，可能破坏种植体的骨结合（图 5-53A~D，图 5-54A~C）。

二期手术后进行渐进性的组织扩增，重塑

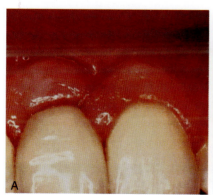
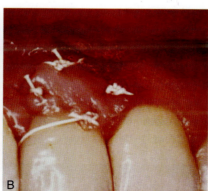
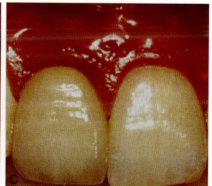

图 5-52　A. 右上中切牙相应部位在二期手术后形成的瘢痕。B. 小块软组织上置移植处理缺损。C. 术后 3 个月。

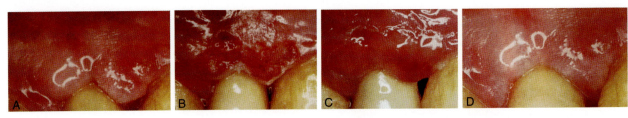

图 5-53　A. 二期手术形成牙龈增生。B. 电刀进行表面整形。C. 术后 3d。D. 术后 1 个月。

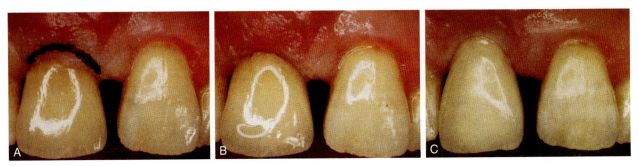

图 5-54　A. 术前所示过多的组织边缘。B. 电刀切除修整软组织。C. 术后 1 个月。

种植体周围软组织外形的阶段，临时修复体也是一个重要因素。暂时性修复体可以刺激周围软组织形成与缺牙前相似的组织天然形态和组织量。把口腔内的软组织外形从口内转移至模型上时，可将软组织形态修整成理想状态，然后据此制作合适的临时修复体，再将临时修复体就位于口内，修复体会对软组织施以向外和颊向的压力。软组织因为压力会产生暂时性的发白现象（图 5-55），这将使软组织形成适合于将来永久性修复体的外形。

（10）软组织环切术：二期手术时如果局部角化组织充足，那么切除环形软组织，暴露种植体的手术方式，创伤最小。这种方法，不翻瓣就可以保持种植体周围软组织的外形，只需要切除种植体覆盖螺丝正上方的软组织即可。该技术只适用于种植体局部宽度足够、状态稳定的角化黏膜，简化了手术，组织创伤小，不需要贵重的大型设备，只需要解剖刀、环形切刀或金刚砂车针即可完成手术。但是如果种植体定位不准确，切口出现偏差，就可能会危害种植体的唇侧软组织外形，导致 3~4mm 的角化组织丧失，这也限制了在美学区域应用这种方法。因此，除非种植体植入时的手术导板尚在，可以帮助确定种植体的位置，否则使用该技术

就存在较大的盲目性。当种植体颈部处于牙槽嵴顶平面以下时，二期手术还要进行牙槽嵴成形术，因为骨组织可能妨碍修复部件的就位。此时如果采用软组织环切则会妨碍骨组织成形术的进行（如图 5-56）。

以上 10 点有助于达到可靠的美观效果，然而这些方法不能在一个病例里全都采用。医师需要根据特殊的临床情况，选择最好的方案。例如：对于较薄的扇贝形组织类型的病例，获取足量角化组织和结缔组织是很有必要的。牙龈乳头不足时，可用指状分开切口（split-finger）或 Adriaenssens 等方法增加龈乳头[3]。扇贝形软组织成形技术只用于单颗种植体修复

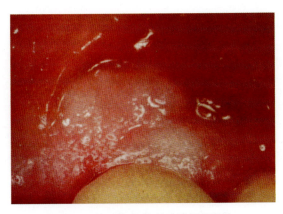

图 5-55　临时修复体所致的牙龈发白。

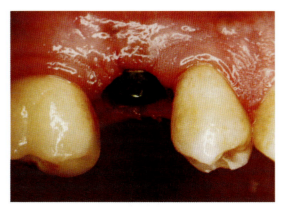

图 5-56 切除覆盖牙龈，暴露种植体。

的病例。颊侧中份松弛切口一般在牙龈乳头处于正常水平，需要获得理想的颊侧外形时采用，而且此时需要有充足的角化组织。

（谭　震　译）

参考文献

[1] Abrahamsson, I., T. Berglundh, P.O. Glantz, and J. Lindhe. 1998. The mucosal attachment at different abutment: An experimental study in dogs. *J Clin Periodontal*, （25）, pp. 721–727.

[2] Abrams, L. 1980. Augmentation of the deformed residual edentulous ridge for fixed prosthesis. *Compend Cont Educ Dept*, （1）, pp. 205–213.

[3] Adriaenssens, P., M. Hermans, A. Ingber, et al. 1999. Palatal Sliding Strip Flap:Soft Tissue Management to Restore Maxillary Anterior Esthetics at Stage 2 Surgery: A Clinical Report. *Int J Oral Maxillofac Implants*, 14, pp. 30–36.

[4] Akagawa, Y., T. Takata, T. Matsumoto, H. Nikai, and H. Tsuru.1989. Correlation between clinical and histological evaluations of the peri –implant gingival around single crystal sapphire endosseous implant. *J Oral Rehabil*, （16）, pp. 581–587.

[5] Alberktsson, T., and H.A. Hansson. 1986. An ultrastructural characterization of the interface between bone and sputtered titanium or stainless steel surfaces. *Biomaterials*, （7）, pp. 201–205.

[6] Allen, E.E 1993. Pedicle flaps, grafts, and connective tissue grafts in aesthetic treatment of gingival recession. *Pract Periodont Aesthct Dent*, （5）, pp. 29–38.

[7] Allen, E.P., C.S. Gainza, G.C. Farthing, and D.A. Newbold.

1985. Improved technique for localized ridge augmentation. A Report of 21 cases. *J Periodontal*, （56）, pp. 195–199.

[8] Atwood, D.A. 1963. Postextraction changes in the adult mandible as illustrated by microradiographs of midsagittal sections and serial cephalometric roentgenograms. *J Prosthet Dent*, （13）, pp. 810–842.

[9] Bahat, O., and M. Handelsman. 1991. Periodontal reconstructive flaps, Classification and surgical considerations. *Int J Periodontics Restorative Dent*, （J1）:481–487.

[10] Bao, J.Y. 1997. Comparative bone healing. *J Biomater Sci Polym*, （8）, pp. 517–532.

[11] Becker, W., and B. Becker. 1996. Flap designs for minimization of recession adjacent to maxillary anterior sites, a clinical study, *Int J Oral Maxillofac Implants*, （11）, pp. 46–54.

[12] Becker, W., B.E. Becket, G. Polizz, and C. Berstrom. 1994. Auto –geneous bone grafting of bone defects adjacent to implants placed into immediate extraction sockets in patients: a prospective study. *Int J Oral Maxillofac Implants*, 9, pp. 389–396.

[13] Bengazi, K, J.L. Wennstrom, and U. Lekholm. 1996. Recession of the soft tissue margin at oral implants. *Clin Oral Implant Res*, （7）, pp. 303–310.

[14] Berglundh, T., J. Lindhe, I. Ericsson, C.P. Marinello, B. Lijenberg, and P. Thomsen. 1991. The soft tissue barrier at implants and teeth. *Clin Oral Implant Res*, （2）, pp. 81–90.

[15] Berman, G.R., J.W. Rapley, W.W. Hallmon, et al. 1993. The perimplant sulcus, *Int J Oral Maxilofac Implants*, （8）, pp. 273–280.

[16] Bichacho, N., and CJ. Landsberg. 1997. Single implants restoration prosthetically induced soft tissue topography, *Pract Periodontics Aesthet Dent* 9, pp. 745–752.

[17] Block, M.S., and J.N. Kent. 1995. *Endasseous Implant for Maxillofacial Reconstruction*. Philadelphia: W.B. Saunders.

[18] Boss. J.H, I. Shajrawi, and D.G. Mendes 1994. The nature of the bone –implant interface. *Med Prog Technol*, （20）, pp. 199–142.

[19] Braganza, A., N. Bissada, C. Hatch, et al. 2005. The effect of non –steroidal anti –inflammatory drugs on bleeding during periodontal surgery. *J Periodantal*, 76, pp. 1154–1160.

[20] Bragger, U., L. Pas quali, and K.S. Komman. 1988. Remodeling of interdental alveolar bone after periodontal flap procedures assessed by means of computer –assisted ensito –metric image analysis （CADIA）. *J Clin*

Periodontal, （15）, pp. 558–564.

[21] Bragger, U., U. Hafeli, B. Huber, et al. 1998. Evaluation of postsurgical crestal bone levels adjacent to non–submerged dental implants. *Clinl Oral Implant Res*, （9）, pp. 218–224.

[22] Branemark, P.I., G.A. Zarb, and T. Albrektsson, Eds. 1985. Tissue–integrated Prostheses: *Osseointegration in Clinical Dentistry*. Chicago: Quintessence.

[23] Branemark, P.I., B.O. Hansson, R. Adel, et al. 1997. Osseointegrated implants in the treatment of the edentulous Jaw. Experience from the 10–year period. *Scand J Plastic Reconstr Surg*, 11 （Suppl . 16）, pp. 1–132.

[24] Brunski, J.B., et al. 1979. The influence of functional use of endosseous dental implants on the tissue–implant interface. II. Clinical aspects. *J Dent Res*, （58）, pp. 1970–1980.

[25] Buser, D., H.P. Weber, and N.P. Long. 1990. Tissue integration of non–submerged implants: One–year results of a prospective study with 100 ITI hollow–screw and hollow cylinder implants. *Clin Oral Impl Res*, （I）, pp. 33–40.

[26] Buser, D., R.K. Schenk, S. Steinemann, et al. 1991. Influence of surface characteristics on bone integration of titanium implants. A histomor pho metric study in miniature pigs. *J Biomend Mater Res*, （25）, pp. 889–902.

[27] Carlsson, G.E., H. Thilander, and G. Hedegard. 1967. Histologic changes in the upper alveolar process after extractions with or without insertion of an immediate full denture. *Acta Odontol Scand*, （25）, pp. 1–31.

[28] Casino, A.J., P. Harrison, D.P. Tarnow, et al. 1997. The influence of type of in incision on the success rate of implant integration at stage II uncovering surgery. *J Oral Maxillofac Surg*, （55）, pp. 31–37.

[29] Chee, W.W.L, and T.E. Donovan. 1995. Treatment planning and soft tissue management for optimal implant aesthetics, *Ann Acad Med Singapore*, （24）, pp. 113–117.

[30] Chee, W.W.L., G.C. Cho, and T.E. Donovan. 1997. Restoration of the anterior edentulous space. *J Cal/f Dent Assoc*, （25）, pp. 381–385.

[31] Choquet, V., M. Hermans, P. Adriaenssens, et al. 2001. Clinical and Radiographic Evaluation of the Papilla Level Adjacent to Single–Tooth Dental Implants. A Retrospective Study in the Maxillary Anterior Region. *J*

Periodontol, 72, pp. 1364–1371.

[32] Cohen, E–S. 1994. *Atlas of Cosmetic and Reconstructive Periodontal Surgery*, 2nd ed. Baltimore, MD: Lea and Febiger 84–98.

[33] Corn, H. 1973. Mucogingival surgery and associated problens. In: Goldman, HA4., and Cohen, D.W., Eds. *periodontal Therapy*, 5th ed. St Louis: Mosby, pp. &38–751.

[34] Cranin, A.N., M. Klein, A. Sirakian, et al. 1991. Comparison of incisions made for the placement of dental implants. *J Dnt Res*, （70）, p. 279.

[35] Croll, B.M. 1989. Emergence profiles in natural tooth contour. Part I: Photographic observations. *J Prosthet Dent*, （62）, pp. 374–379.

[36] Cruse, P., and R. Foorde. 1980. The epidemiology of wound infection, *Surg Clin NA*, 60, （1）, pp. 27–40.

[37] Dahlberg, W.H. 1969. Incisions and suturing. Some basic considerations about each in pe riodontal flap surgery. *Dent Clin North AM*, （13）, p. 149.

[38] Dahlin, C., A. Lindhe, J. Gottlow, and S. Nyman. 1988. Healing of bone defects by guided tissue regeneration. *Plast Reconstr Surg*, （8）, 1, p. 672.

[39] Dahlin, C., P. AIberius, and A. Linde. 1991. Osteopromotion for cranioplasty. An experimental study in rats using a membrane technique. *J Neurosurg*, （74）, p. 487.

[40] Dineen, E 1997. The effect of suture material in the development of vascular infection. *Vase Surg 11* （I）, pp. 29–32, January/February.

[41] Dordick, B., J.G. Cosier, and J.S. Seibert. 1976. Clinical evaluation of free autogenous grafts placed on alveolar bone. Part I. Clinical predictability. *J Periodontol*, （47）, pp. 559–567.

[42] Douglass. G.L. 2005. Alveolar ridge preservation at tooth extraction. *J Calif Dent Assoc*, 33, pp. 223–223.

[43] Egelberg, J. 1966. The blood vessels of the dento–gingival junction. *J Periodontal Res*, 1 （3）, pp. 163–179.

[44] El Askary; A.S. 1999. Esthetic considerations in anterior single tooth replacement. *Implant Dent*, （8）, pp. 61–67.

[45] El Askary A.S. 2000. Multifaceted aspects of esthetic implantology. *Implant Dent*, （10）, pp. 182–191.

[46] El Askary, A.S. 2002. The use of connective tissue grafts to enhance esthetics. *J Prosthet Dent*, （87）, pp. 129–132.

[47] Elden, A., and B. Mejchar. 1963. Plastic surgery of the.

vestibulure in periodontal therapy, *Int Dent J*, （13）, p. 593.

[48] Esposito, M., J.M. Hirsch, U. Lekholm, et al. 1998. Biological factors contributing to fail ures of osseointegrated oral implants. 1. Success criteria and epiciemiology. *Eur J Oral Sci*, （106）, pp. 527–551.

[49] Evian, C. [., H. Corn, and E.S. Rosen berg. 1985. Retained interdental procedures for maintaining anterior esthetics. *Comte'hal Contin Educ Dent*, （1） pp. 58–65.

[50] Fugazzotto, P.A., S. DePaoli, and S.P. Benefenati. 1993. Flap design considerations in the placement of single maxillary anterior implants: Clinical report. *Implant Dent*, （2）, pp. 93–96.

[51] Fugazzotto, P.A. 1998. Flap designs and suturing techniques related to anterior single tooth implant procedures. *Dent lmplantol Update*, 9, （2）, Feb.

[52] Fugazzotto, R 1999. Maintenance of soft tissue closure following guided bone regeneration; technical considerations and report of 723 Cases. *J Periodontol*, （70）, pp. 1085–1097.

[53] Garber, D.A. 1981. The edentulous ridge and fixed prosthodontics. *Compend Contin Educ Dent*, （2）, p. 212.

[54] Garretto, L.P., I. Chen, J.A. Parr, et al. 1995. Remodeling dynamics of bone supporting rigidly fixed titanium implants. A histomorphometric comparison in four species including human, *Implant Dent*, （4）, pp. 235–243.

[55] Grunder, U. 2000. Stability of the mucosal topography around single –tooth implants and adjacent teeth: One–year results. *Int J Pcriodontics Restorative Dent*, （20）, pp. 11–17.

[56] Haeri, A, and F.G. Serio. 1999. Mucoginigval surgical procedures: A review of the literature. *Quintessence Int*, （30）, pp. 475–483.

[57] Hammack, B.L., and W.E Enneking. 1960. Comparative vascularization of autogenous and homogenous bone transplants, *J Bone Joint Surg*, （42A）, p. 811.

[58] Heller, A.L., R.L. Heller, G. Cook, et al. 2000. Soft tissue management techniques for im plant dentistry: a clinical guide. *J Oral Implantol*, 26, pp. 91–103.

[59] Hertel, R.C., P.A. Blijdorp, and D.L. Baker. 1993. A preventive mucosal flap technique for use in implantology. *Int J Oral Maxiilofac Implants*, （8）, pp. 452–458.

[60] Hertel, R.C., P.A. Blijdorp, W. Kalk, and D.L. Baker. 1994. Stage 2 surgical techniques in Endosseous Implantation. *Int J Oral Maxillofac Implants*, （9）, pp. 273–278.

[61] Howes, R., J.M. Bowness, G.R Grotendorst, G.R Martin, and A.H. Reddi. 1988. Platelet derived growth factor enhances demineralized bone matrix and induces cartilage and bone formation. *Calcif Tissue lnt*, （42）, pp. 34–38.

[62] Hunt, B.W. 1996. Effect of flap design on healing and osseointegration of dental implants. *Int J Periodontics Restorative Dent*, （16）, pp. 582–593.

[63] Hurzeler, M.B., and W. Dietmar. 1996. Pert –implant tissue management:. Optimal timing for an aesthetic result. *Pract Periodont Aesthet Dent*, （8）, pp. 857–869.

[64] James, W.C., and W.T. McFall. 1978. Placement of free gingival grafts on denuded alveolar bone. Part I: Clinical evaluations. *J Periodontol*, （49）, p. 283.

[65] Johnson, R.H. 1976. Basic flap management, Dent Ciin North Am, （20）, p. 3.

[66] Kan, J.Y., G. Shiotsu, K. Rungcharassaeng, and J.L. Lozada. 2000. Maintairing and attenuating periodontal tissues for aesthetic implant placement. *J Oral Implantol*, 26, pp. 35–41.

[67] Kenley, R., L. Marden, T. Turek, L. Jin, E. Ron, and J.O. Hollinger. 1994. Osseous regeneration. *J Biomend Mater Res*, （28）, pp. 1139–1147.

[68] Khoury, E, and A. Happe. 2000. The palatal subepitheIiaI connective tissue flap method for soft tissue management to cover maxillary defects: A clinical report. *Int J Oral Maxillofac Implants*, 15, pp. 415–418.

[69] Kirkland, O. 1936. Surgical flap and semilunar technique in periodontal surgery. *Dent Digest*, （42）, p. 125.

[70] Knox, R., R. C, audill, and R Meffert. 1991. Histologic evaluation of dental endosseous implants placed in surgically created extraction defects. *Int J Periodonties Restorative Dent*, （11）, pp. 36,5–375.

[71] Lain, R.V. 1960. Contour changes of the alveolar process following extraction. *J Prosthet Dent*, （10）, pp. 25–32.

[72] Landsberg, C.J. 1997a. Socket seal surgery combined with mediate implant placement:. A novel approach for single–tooth replacement. *Int J Periodontics Restorative Dent*, （17）, pp. 141–49.

[73] Landsberg, C.J. 1997b. Chirurgischer Verschuss tier Alveole mitunmittelbarer Implantation: Fin neuer Ansatz fur das Einzelzahnimplantat. *lnt I Parodontoi Rest Zahnheikd*, 17, 133–141.

[74] Landsberg C.J., and N. Bichacho. 1994. a modified surgical/prosthetic approach for optimal single implant supported crown. Part I: The socket seal surge. *Pract Periodont Aesthet Dent*, (6), pp. 11–17.

[75] Langer, B. 1994. Spontaneous in situ gingival augmentation, *Int J Periodontics Restorative Dent*, (14), pp. 525–535.

[76] Langer, B., and L. Calagna. 1980. Subepithelial connective tissue graft. *J Prosthct Dent*, 44. PP. 363–367.

[77] Langer, B., and L. Calagna. 1982. The subepithelial connective tissue graft. A new approach to the erthancement of anterior cosmetics. *Int I Periontics Restoraioc, Dent*, (2), pp. 22–33.

[78] Langer, B., and L. Langer. 1985. The subepithelial connective tissue graft technique for root coverage. *J Periodontol*, (56), pp. 715–720.

[79] Langer, B., and L. Langer. 1990. The overlapped flap: A surgical modification for implant fixture installation. *Int J Periodontics Resloratitr Dent*, (10), pp. 209–216.

[80] Lazara, R.J. 1993. Managing the soft tissue margin: The key to implant aesthetics. *Pract Periodont Aesthet Dent*, (5), pp. 81–87.

[81] Male, A.J, J. Gasser, R.J. Fonseca, et el. 1983. Comparison of only autogenous and allogenic bone grafts to the maxilla in primates, *I Oral Maxillofac Surg*, (42), pp. 487–499.

[82] McKinney, Jr., R.V: 1991. Endosteal Dental Implants. In: Shelton, D.W, Ed. *Basic Surgical Principles for Implantology*. St. Louis: Mosby Yearbook, pp.75–87.

[83] Miller. P.D. 1988. Regenerative and re constructive periodontal plastic surgery. *Dent clm Norlh Am*, (32), pp. 287–306.

[84] Misch, C.E. 1990. Progressive bone loading. *Pract Period Esthet Dent*, 20, pp. 27–30.

[85] Misch, C.E., F.D. Misch, and C.M. Misch. 1999. A modified sockct seal surgery, with composite graft approach. *J Oral Inplantol*, (4), pp. 244–250.

[86] Misch, C.E., K. AI Shammari, and H.L. Wang. 2004. Creation of Inter –imphnt Papillae Through a Split – Finger Technique. *Implant Dent*, 13, pp. 20–27.

[87] Moberg, UE., P.A. Kondell, L. Kuliman, A. Heimdahl, and G.W. Gyniher. 1999. Evaluation of sintgle –tooth restorations on ITI dental implants. A prospective study of 29 patients. *Clin Oral Implants, Res*, 10, pp. 45–53.

[88] Moy P.K., hi. Weinlaendes, and E.B. Kenny. 1989. Soft tissue modifications of surgical techniques for placement and uncovering of osseointegrated implants. *Denlt Clin North Am*, 33, pp. 665–681,

[89] Nabers, J. 1966. Free gingival grafts. *Periodontics*, (4), pp. 243–245.

[90] Neale, D., and W.W.L. Chee. 1994. Development of soft tissue emergence profile: A technique. *J Prosfhel Dent*, (71), pp. 364–368.

[91] Neill, M.E. 1997. Clinical efficacy of the Nd–YAG laser for combination periodontitis therapy. *Pratt Periodont Aesthet Dent*, 9, (Suppl 6), pp. 1–5.

[92] Nobuto, T., F. Suwa, T. Kono, et el. 2005. Microvascular Response in the Periosteurn Following Mucoperiosteal Flap Surgery. in Dogs: 3–Dimensional Observation of an Anglo–genic Process. *J Periodontal*, 76, PP. 1339–1345.

[93] Nyeiva, R., K. Shammari, E Nociti, et el..2005. Effects of Vitamin –B Complex Supple mentation on Periodontal Wound Healing. *J Periodontol*, 76, pp. 1084–1091.

[94] Oringer, M.J. 1982. Broader horizons and indications for use of electrosturgry in oral surgery. *Dent Clin North Am.*, Oct, 26, (4), pp. 729–44.

[95] Palacci, P. 1995. Pert –implant soft tissue management: Papilla regeneration technique. In: Palacci, R, Ericsson, I., Engstrand, E, et al. Eds, *Optimal Implant Positioning and Soft Tissue Management for the Branemark System*. Chicago: Quintessence, pp. 59–70.

[96] Palacci, P. 1996. Optimal implant positioning and soft– tissue considerations. *Oral Maxillofac Surg Clin North Am*, (8), pp. 445–452.

[97] Pennel, B.M., K.O. King, M.N. Wilderman, and J.M. Barrorn 1967. Repair of the alveolar process following osseous surgery. *J Periodtontol*, (28), pp. 426–431.

[98] Pietrokovski, J., and M. Massler. 1967. Alveolar ridge resorption following tooth extraction, *J Prosthet Dent*, (17), pp. 21–27.

[99] Potashnick, S.R. 1998. Soft tissue modeling for the esthetic single –tooth implant restoration. *J Esthet Dent*, (10), pp. 121–131.

[100] Roberts, E.W., EK. Turley, N. Brezneak, et el. 1987. Bone physiology and metabolism. *J Calif Dent Assoc*, (15), pp. 54–61.

[101] Roman, G. 2001. Influence of Flap Design on Pert–implant Interproximal Crestal Bone Loss, Around Single– tooth Implants. *Int Oral Maxillofac hnplants*, 16, pp. 61–67.

[102] Sadig, W., and K. Almas. 2004. Risk factors and management of dehiscent wounds in implant dentistry, *lm-*

plant dent, 13, pp. 140–147.

[103] Scharf, D.R., and D.E Tarnow. 1992. Modified roll technique for localized alveolar ridge augmentation. *Int J Periodonfics Restorative Dent*, (12), pp. 415–425.

[104] Scharf, D.R, and D.P Tarnow. 1993. The effect of crestal versus mucobuccal incisions on the success rate of implant osseoin–tegration. *Int J Oral Maxillofac lmplanls*, (8), pp. 187–190.

[105] Schultze –Mosgau, S., M.B. Blatz, E Wehrhan, et al. 2005. *Principles and mechanisms of peri –implan soft tissue healing.* Quintessence Int., 36, (10), pp. 759–69.

[106] Seibert, J.S. 1983. Reconstruction of deformed, partially edentulous ridge, using full thickness orday grafts. Part I. Techtnique and wound healing. *Compendium*, (4), pp. 437–453.

[107] Seibert, J.S. 1990. Surgical preparation for fixed and removable prosthesis. In: Genco, R.J., Goldman, H.M., and Cohen, D.W., Eds. *Contemporary Periodontics.* St. Louis: Mosby, pp. 637–652.

[108] Seibert, J. 1993. Reconstruction of the partially edentulous ridge: Gateway to improved prosthetics and superior aesthetics. *Peract Periodont Aesthet Dent*, (5), pp. 47–55.

[109] Seibert, J.S., and H. Salama. 1996. Alveolar ridge preservation and reconstruction. *Periodontol 2000*, (6), pp. 69–84.

[110] Sennerby, L., E Thomsen, and L.E. Ericson. 1993. Early bone tissue response to titanium implant inserted in rabbit cortical bone. I. Light microscopic observations. *J Mat Sci Mat Med*, (4), pp. 240–250.

[111] Shulman, J. 1996. Clinical evaluation of an acellular dermal allograft for increasing the zone of attached gingival. *Pract Periodont Aesthet Dent*, (8), pp. 203–208.

[112] Silverstein L.H., and M.D. Lefkove. l994. The use of the subepithelial connective tissue graft to enhance both the aesthtics and periodontal contours surrounding dental implants. *J Oral Implantol*, (2), pp. 135–138.

[113] Silverstein L., M. Lefkove, and J. Gamick. l994.The use of free gingival soft tissue to improve the implant/soft–tissue inter face. *J Oral Implantol*, 20, (I), pp. 36–40.

[114] Small, RN., and D.P. Tarnow. 2000. Gingivai recession around implants: A l–year longitudinal prosoecfive study, *Int J Oral Maxillofac Implants*, (15), pp. 527–532.

[115] Stauts, B. 1991. The anterior single –tooth implant restoration. *J Calif Dolt Assoc*, (20), pp. 35–40.

[116] Strid, K.G. 1985. Radiographic procedures. In: Branemark, P.I., Zarb, K.G., and Albrektsson, T., Eds. *Tissue Integrated Prostheses. Osseoinegration in Clinicnl Dentistry.* Chicago: Quintessence.

[117] Tarnow, D.E, R.N. Eskow, and J. Zamok. 1996. Aesthetics and implant dentistry. *Periodontol 2000*, (11), pp. 85–94.

[118] Van Beurden, H.E,, P.A. Snoek, J.W. Von den Hoff, et al. 2005. Dynamic protein expression patterns during intraoral wound healing in the rat. *Eur J Oral Sci*, Apt, 113, (2), pp. 153–8.

[119] Van Winkle, Jr., W., and J.C. Hastings. 1972. Considerations in the choice of suture material for various tissues, *Surg Gyn and Obs*, 135, pp. 113–126, July.

[120] Von Rehrman, A. 1936. Eine Methode zur Schliessung von KeiferhohJen Perforationen. *Dtsch Zahnaczth Wochen–Schr*, (39), p. 1137.

[121] Weber, H.P., D. Buser, K. Donath, et al. 1996. Comparison of healed tissues adjacent to submerged and non–submerged unloaded titanium dental implants. A histometric study in beagle dogs. *Clin Oral Implant Res*, (7), pp. 11–19.

[122] Wennstrom, J.L. 1996. Mucogingival therapy. *Ann Periodontol*, (1), pp. 671–701.

[123] Wilderman, M.N. 1964. Exposure of bone in periodontal surgery. *Dent Clin North Am*, (3), pp. 23–36.

[124] Williamas, D.F. 1987. Bone healing processes. *J Bio Eng*, (1), pp. 231–245.

[125] Zola, M.A. 1972. Methods of designing, elevating and suturing the intra oral flap. *Oral Implantol*, 3, pp. 5–18.

第六章　即刻美学种植治疗

Abd El Salam El Askary

常规的种植植入现已获得了较高的临床成功率，使得大家可以把更多的精力投放在怎样促进种植的美学成功上，在美学要求较高的部位进行种植的时候，更是如此。改进之一就是即刻种植，尽管这种方法很多年前就已经提出，但是直到最近才进行了系统的研究[39]。

即刻美学种植的积极意义显而易见：节省治疗时间，避免拔牙后骨吸收从而保留牙槽嵴高度和宽度，减少手术步骤，缩短疗程，更佳的美学效果。Paolantonio[57]提出拔牙后即刻种植可以防止拔牙后骨吸收，从而维持牙槽嵴的原有形态；他们认为早期植入可能有助于保留牙槽骨解剖形态，而即刻种植可帮助维持骨嵴结构形态。但是Botticelli[15]的临床研究结果并不支持上述假设。

Araujo通过动物实验研究拔牙后即刻种植时牙槽骨的空间结构变化[3]。结果显示即刻种植不能防止拔牙窝骨壁的改建。3个月后种植区和无牙颌区颊舌侧骨壁高度是相似的，牙槽嵴垂直向骨吸收颊侧多于舌侧。并且，同一拔牙窝颊侧骨吸收显著大于舌侧骨壁。这也许跟缺乏束状骨或者拔牙窝颊侧骨壁结构比舌侧薄弱有关。

因为沿着天然牙根的角度植入，即刻种植可以减少解剖结构的损伤，也可以减少植入床预备后的骨吸收，降低热损伤，有助于增加种植义齿边缘软组织的稳定性。经证明，即刻种植对患者心理有积极作用[34,23,41]。

文献证实即刻种植的成功率与延期种植是相同的[12,51]。相对其他临床治疗方法，选择即刻种植要考虑以下几点：①骨形态；②牙槽嵴顶和邻间隙骨水平；③笑线；④牙龈组织状况；⑤牙槽窝的病理和形态学情况；⑥软组织生物型；⑦是否需要保留牙间乳头；⑧是否需要防止牙槽嵴顶骨吸收；⑨患者的要求。

然而，要获得即刻种植的高成功率需要满足一定的临床要求，如：①无明显的进行性感染征象；②种植体在牙槽窝内有良好的机械固位和初期稳定性；③无创拔除患牙；④尽量保留唇侧骨壁；⑤选择与拔牙窝相适应的种植体类型；⑥恰当的植入角度和位置。

大量美学区种植的高成功率文献证明，满足这些要求不但有助于获得功能性成功，而且有助于美学成功[39,34,23,41]。即刻种植需要把握的一项最基本的治疗原则就是严格选择病例，要考虑患者的全身及口腔病史，这是获得临床成功的关键。病例选择后，就可进行相关的临床记录，如口内拍照，制取研究模型，必要时拍摄根尖片和全景片，特殊病例还需要进行植入区域的CT检查[12]。

拔牙原因应至少包括以下因素：冠根比例不够、剩余牙根长度、牙周附着水平、种植区邻牙牙周状况、严重龈下龋坏、根管桩过大致根折、牙根吸收、固定义齿基牙严重根分叉病变、需要根管再治疗的问题牙等。通常情况下，截根术、牙半切或复杂的牙周治疗没有确切的疗效，因此进行此类操作前应将种植作为备选治疗方案之一，为患者提供远期疗效的相关信息。同样，死髓牙在龈缘部位发生牙折，牙根长度短于13mm，应考虑种植治疗。然而，临床医师必须谨记：种植是修复缺失牙的手段，不能为了种植而拔牙。

无保留价值的牙齿应在手术中无创拔除。拔牙时一定要小心谨慎，尤其要注意保护唇侧骨壁，所以拔牙时要注意减少颊舌向摇动，控制手的运动，使用牙周膜剥离器离断牙周韧带。拔牙窝唇侧骨板是否缺失决定了即刻种植治疗方法的差异，如果骨板缺失，则需要复杂的软组织瓣设计、植骨术（图6-1）。

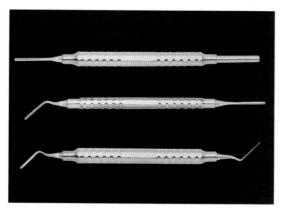

图6-1　无创牙周膜剥离器（Storz am Markt GMBH, Emmingen–Liptingen, Germany）。

拔牙后，用刮治器或探针检查颊侧骨板的位置以及完整性。拔牙窝搔刮清理干净后再备洞，种植体长度至少要超过根尖3mm以保证其初期稳定性。种植体稳定性可通过共振频率分析来检测，在种植体头部或者螺丝固位的修复体基桩上放置电传感器，连通低电压的电流。电流不是由患者自身来感受，而是在电脑上记录下种植体周围骨对传感器振动的抵抗值。最初的测量值是赫兹。不同传感器都要对赫兹值进行校准，电脑再把赫兹值转换成种植体稳定值，最终显示的结果就是种植体稳定度[12,51]。

种植体的稳定性还可通过扭矩力来确定，达到30~40Ncm即属具有较好的初期稳定性。但是扭矩力也不能过大，否则会破坏种植体表面螺纹，或者对周围骨组织压力过大而引起骨坏死。拔牙窝与种植体之间的间隙可填入骨移植材料，表面覆盖屏障膜，最后无张力缝合软组织。

种植体形态可影响即刻种植治疗的效果。相对于柱状种植体，根形锥状种植体可提供更好的操作性和稳定性，可减少对邻牙牙根的损伤，避免唇侧骨壁穿孔。在上颌前牙区域，要避免将种植体直接植入到拔牙窝，这样会不可避免地导致唇侧骨壁穿孔，影响种植体稳定性

或者影响美学效果。种植体长轴方向应偏向原天然牙长轴的腭侧，种植体切端也应比邻牙切缘略偏腭侧。偏腭侧植入可使种植体的颊侧保留更多骨量，以增强剪切抵抗力。精确制作手术导板可以确保植入的方向和角度[12]。手术后可立刻取模，制作基桩和暂冠。手术愈合后即可戴入基桩和暂冠实现即刻修复。

填充种植体与拔牙窝多余间隙的骨移植材料已有较多研究。Schwartz–Arad [63]不使用屏障膜，只用自体骨块直接填充骨缺损，也获得了较好效果。为提高即刻种植骨移植的成功率，Cochran [22]利用重组人骨形态蛋白（rhBMP-2），比较了覆盖与不覆盖PTFE屏障膜对于成骨的差别。4周和12周的组织学检查结果显示，未使用屏障膜组的新生骨量略多于覆盖屏障膜组，每个样本的新生骨质都是一致的。

使用重组骨形态蛋白有一定优势，不会混杂其他蛋白，不会传播感染性疾病。有13种骨形态蛋白（从BMP-1到BMP-13）已经被纯化和克隆，其中Ⅱ型重组人骨形态蛋白（rhBMP-2）的成骨活性最强。BMP诱导新骨生成，新生骨与原有骨性质是一致的，成骨过程包括了软骨生成、软骨骨化。BMP缩短了种植体的骨整合时间，对牙周附着组织的修复具有优异的治疗潜质[17]。此类蛋白活性很高，目前对其活性的调控还是未知之谜。获得强效而安全的骨形态蛋白尚需进一步的临床研究。

脱钙冻干异体骨移植材料（DFDBA, Pacific Coast Tissue Bank, USA.）的应用也有大量研究[14]。当血管新生长入移植材料时，脱钙冻干骨作用于宿主的未分化间充质细胞，发挥骨诱导活性，生成新骨。脱钙冻干骨还具有骨传导性，在吸收的同时为宿主骨提供支架，产生新骨。临床观察未发现冻干骨和脱钙冻干骨在促进骨缺损修复方面存在明显差异。使用异体骨移植材料的优点在于材料易于获取，避免因自体取骨而新开辟手术部位，缩短麻醉和手术时间，减少出血[14]。缺点主要就是要受到供体状态的制约。骨移植材料的质量主要受到供体健康状况的影响：如，供体无感染史、癌症、骨吸收疾病、乙肝、丙肝、性病、自身免疫缺陷、或者

可能引发的交叉感染。因此，最关键的是移植前对供体的筛选，包括病史、种族以及社会背景等方面。异体骨移植的缺点还包括宿主排异风险、高感染率、骨不结合、吸收过快以及在出血部位包扎、固定骨移植材料所涉及的精细操作等问题。

为避免上述同种异体骨和异种骨的并发症和缺点，合成骨替代材料也应用到临床。生物相容性合成材料的使用已逾20年，应用前景广阔，随着材料性能的改进，临床效果也有极大提高。合成骨替代材料有可吸收的和不可吸收的；有孔径<350μm的微孔材料、孔径>350μm的大孔径材料、无孔材料；有晶体材料、非晶体类材料；有颗粒状与不定形材料等。这些材料的公认优点，就是取材容易、灭菌可靠、便于储存、安全、耐受良好等。其中最突出的优点就是不会导致交叉感染。这些材料都具有骨传导性，但不同材料的理化性能不同，因此选择时最好针对临床要求，具体问题具体分析。

关于再生屏障膜，文献尚无定论。一些学者[47,8]使用聚四氟乙烯薄膜（ePTFE）来防止结缔组织上皮长入种植体周的骨缺损区域。这就是引导骨组织再生技术（GBR）。这项技术源于引导组织再生技术（GTR），两者都通过使用屏障膜来获得组织再生。不同的是，GTR是促进牙槽骨、牙骨质、上皮新附着、根周牙周韧带等结构的再形成，而引导骨再生仅仅是为了促进骨组织再生。由于引导组织再生的环境更加不利，如受到牙根表面的菌斑、牙石、毒素等的影响，所以就成骨而言，通常认为GBR效果比GTR好。GBR的环境相对更为有利。此外，使用骨移植材料也能维持必需的空间，提高GBR的成骨效果[14]。

如今GBR技术在牙种植领域应用广泛。引导骨再生屏障膜在愈合期起着分隔组织，防止上皮组织根向生长，为骨再生维持必需的空间，防止骨移植材料流失的作用。GBR膜分为可吸收性和不可吸收性两种。然而，使用不可吸收性的ePTFE膜引导种植体周骨组织再生时，很多学者发现，ePTFE膜发生暴露和感染的比例较高，约

占39%~41%，常常不得不提前取出[9]。

可吸收膜也用在即刻种植治疗中。胶原膜由于其良好的生物学性能而成为最近研究的焦点。I型胶原是牙周结缔组织的主要成分，也是构成胶原膜的主要成分。此外，胶原还有其他优势，如免疫原性低、止血效应、成纤维细胞趋化性等[18]。

胶原植入体内后的吸收速度可通过化学处理或交联程度来控制。现在已有很多的交联方法，如紫外光照射、六亚甲基二异氰酸酯（HMDIC）处理、叠氮化磷酸二苯酯（DPPA）处理、戊二醛（GA）或甲醛（FA）加射线照射等方法[28,68]。交联后胶原还可有效抑制上皮细胞迁移[46]。

如图6-2A、B所示，拔牙后直接使用可吸收膜覆盖，并未植入植骨材料，结果发现可以显著减少牙槽骨的吸收[49]。在研究中，首先翻开颊侧舌侧的黏骨膜瓣，拔除牙根，然后在实验区覆盖可吸收膜，而对照组不覆盖任何膜，最后缝合关闭软组织瓣。愈合过程中无一例发生膜的暴露。6个月后二期手术翻瓣，显示可吸收膜覆盖组有助于保持牙槽骨高度，拔牙窝内骨组织充填更多，减少了牙槽骨水平性吸收。研究提示，拔牙窝覆盖可吸收膜的方式可以保存拔牙后的牙槽骨量，防止牙槽骨缺损。

另一方面，也有学者[24]研究了即刻种植时既不做骨移植，也不覆盖屏障膜的情况。结果显示，不做GBR，种植体周骨缺损也可以达到临床愈合，并且可能因为没有使用屏障膜和（或）骨移植材料，术后并发症明显减少。但是从人体的即刻种植组织学观察结果显示[69]，种植体周围>1.5mm的缺损形成

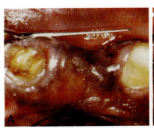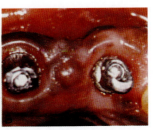

图6-2　A.上颌左侧中切牙拔除后唇侧骨壁明显吸收，而右上中切牙的存在则较好地维持了牙槽骨外形。B.通过骨移植纠正了唇侧骨缺损外形。

了结缔组织愈合，而没有骨结合。研究提示，对于水平向不超过1.5mm的种植体周小的骨缺损，只要骨壁完整，就不需要使用屏障膜。但是作者没有进一步阐述间隙大小跟上皮组织长入的相互关系。

另一方面，Rosenquist等认为使用GTR屏障膜覆盖拔牙窝则不必要求彻底关闭创口的软组织[61]。沿着拔牙区近远中邻牙做颊舌侧龈沟内切口，无需做垂直松弛切口，翻起黏骨膜瓣，植入种植体（间隙可填入植骨材料）。将同源性的皮质骨膜（Lambone, Pacific Coast Tissue Bank, Los Angeles, USA）覆盖于种植体头部之上、黏骨膜瓣之下，颊舌侧应位于黏骨膜瓣下5~6mm。该膜在各个方向上与骨面贴合，然后复位黏骨膜瓣，固定缝合。膜的中心部位暴露，经过足够的愈合时间，软组织可以完全覆盖生长。

新鲜拔牙创使用GTR技术效果不太确定，因为口腔内的细菌可在膜上或者膜下面大量繁殖，容易出现感染。并且，膜下面的肉芽组织可以导致膜松解，影响骨移植或骨整合。

Wilson[70]在即刻种植中使用结缔组织屏障膜促进种植体周骨接触，以及初期垂直向的种植体骨接触。该研究采用10枚表面经过大颗粒喷砂酸蚀（SLA）处理的纯钛种植体，即刻植入5例患者的拔牙牙槽窝内，表面用结缔组织膜彻底覆盖，初期完全关闭软组织。植入后6个月，对其中7枚种植体进行组织学观测。结果发现，所有骨缺损区均形成骨整合，骨结合率较高。在体内当SLA纯钛种植体被结缔组织膜完全覆盖后，即使即刻种植床水平向骨缺损>4mm也能形成骨整合。至于是什么原因，是膜的种类、膜放置位置、种植体表面类型，或者上述三点的结合促进了骨缺损区的骨整合，该研究未能给出明确结论。

最近Hammerle[39]发表了一篇关于即刻种植的文章，文中提到放射学和组织学研究结果显示拔牙创骨愈合伴随有拔牙窝骨壁的外吸收，以及不同程度的拔牙创骨充填愈合。人和动物实验中种植床水平性骨缺损（比如种植体周间隙）≤2mm，在纯钛粗糙表面可见自发性骨愈合及种植体骨整合。当间隙>2mm以及牙

槽窝的骨壁破坏时，使用屏障膜及植骨材料可有效促进骨再生，形成骨整合。文中还提到，有局部炎症的牙齿，拔除后即刻种植的留存率与骨愈合后的延期种植是相似的。但是，大部分研究都没有明确指出组织瓣类型，如厚薄、平整等。

该文章建议即刻种植的患者也要遵循标准延期种植的诊断程序。应用了骨增量技术的患者术后应使用抗生素。建议采用无创拔牙技术，颊侧骨板损失时，建议种植体的植入应避免与拔牙术同时进行。并且，骨增量技术适用于组织瓣薄而松弛的患者。种植体的初期稳定性是即刻种植成功的重要影响因素。

即刻种植的软组织关闭

种植治疗成功的前提是种植体上方软组织的完全封闭[48]。选择埋植式的种植体有利于保护骨移植材料，防止上皮组织长入种植体周围。于是，许多学者[34,8,59,37]建议即刻种植初期软组织关闭应该成为标准临床操作。于是，出现了许多技术来帮助获得软组织的完全关闭，如松解软组织边缘以适应创缘，或者使用特殊手术技术以达到此目的[35,10,4,36,29,31]。

在这些软组织关闭技术出现以前，新鲜拔牙窝内即刻种植体出现早期暴露是很常见的。种植体的早期暴露会影响骨再生过程，从而影响种植体的成活率[9,48,50,64,40]。即刻种植时完全关闭组织创口需要高超的技术，需特别注意，它会影响附着黏膜的宽度、位置、形态以及修复后冠周软组织的外形[60]。软组织关闭最常用的方法有颊侧瓣移位关闭法、腭侧旋转瓣、颊侧旋转瓣、带蒂组织瓣移植以及GTR技术。

颊侧瓣移位关闭法

颊侧瓣移位关闭法是口腔软组织关闭中最常用的方法。最初该方法是用于关闭口鼻窦瘘管[67,43]，如图6-3A、B所示，现在则多用于即刻种植初期软组织的缝合关闭。该方法首先在拔牙窝的两侧朝向前庭沟内做两条平行垂直切

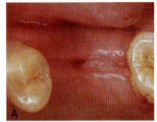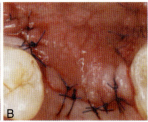

图6-3　A. 上颌第一磨牙缺失区口窦瘘管。B. 使用颊侧瓣移位关闭法关闭口窦瘘管。

口，朝前庭沟方向翻起全层黏骨膜瓣，然后在瓣膜基底部水平向离断骨膜，如果需要更多延长瓣膜，可做多条切口。瓣膜充分松解延长后与腭侧或舌侧的黏膜缝合覆盖拔牙窝。该方法可以很好地关闭拔牙创，但是因为把颊侧的黏膜剥离拉拢到牙槽嵴顶，破坏了其连续性因而

影响了美观。尽管如此，牙龈黏膜的连续性可以通过二期手术来纠正，即把角化组织从牙槽嵴顶向唇侧根方移位，以获得软组织的完整性（图6-4 A~O）。

腭侧旋转瓣

　　Nemkovesky [54] 提出了腭侧旋转瓣技术。腭瓣既可以是全厚瓣也可以是半厚瓣，其目的都是为在不改变颊侧角化组织情况下关闭即刻种植创口，以维护种植义齿的美学效果。将腭瓣转向颊侧黏膜以覆盖拔牙创。在使用半厚旋转腭瓣时，沿着将要拔除的患牙龈沟做切口，并在其腭侧做切口，最大限度保留牙龈乳头等软组织。翻起全厚黏骨膜，伸展范围至少是拔除患牙的近中、远

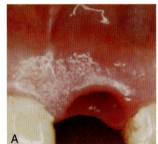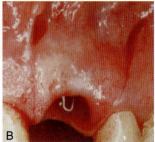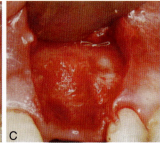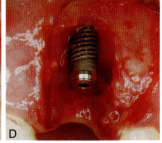

图6-4　A. 拔牙窝。B. 即刻种植黏骨膜瓣设计。C. 翻起黏骨膜瓣。D. 伴骨缺损的种植体植入。

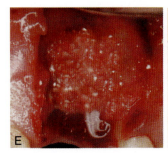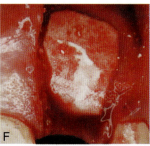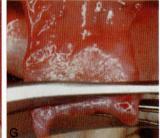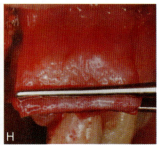

图6-4　E. 缺损区填入骨。F. 移植骨表面覆盖可吸收膜(BioMend, Zimmer Dental, Carlsbad,CA,USA)并且软组织完全关闭。G. 修整龈缘以适应腭侧软组织。H. 修整后龈瓣。

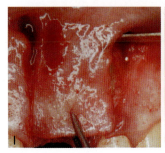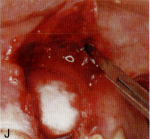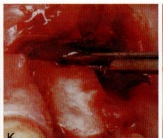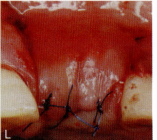

图6-4　I. 检验瓣膜的边缘适合性。J、K. 基底部离断骨膜以松弛瓣膜。L. 缝合唇腭端切缘。

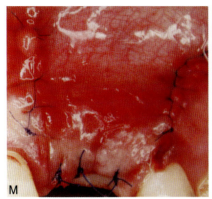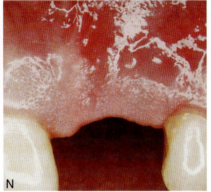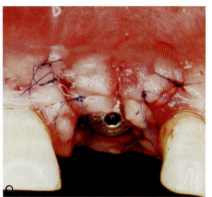

图 6-4　M. 严密缝合黏骨膜瓣。N. 术后愈合良好。O. 二期手术，连接基桩。

中一个牙位。最小的颊侧瓣范围只包括牙间乳头、边缘龈以暴露牙槽嵴顶。微创拔牙，然后刮除肉芽组织、上皮和刮净骨壁。植入床预备好后，植入种植体。将腭瓣均分为两层，下层包括骨膜和上皮下结缔组织下层，上层包括了上皮和结缔组织的表层。在下层瓣再做一切口，近一步分离下层瓣与上层瓣，得到有蒂下层瓣，可以较容易地将该瓣转移到最小颊侧瓣下面，覆盖种植体上方。然后将腭侧上层瓣复位缝合。于是，就获得初期种植创口软组织关闭。

全厚旋转腭瓣需要围绕将要拔除的上颌牙龈沟内做切口，以及两侧邻牙近缺隙腭侧做切口。小颊侧瓣切口只包括牙间乳头和边缘龈，翻开以暴露牙槽嵴顶，然后充分搔刮牙槽窝。再做内斜切口，以形成全厚带蒂腭瓣。瓣膜要充分松解，以便于覆盖牙槽骨颊侧。靠向邻牙斜向切口形成 5mm 宽的蒂部，有利于瓣的旋转。在种植体与骨壁之间填入骨移植材料，如图 6-5A、B 所示，将腭瓣塞入小颊侧瓣下面，

盖住种植植骨区域，缝合关闭软组织。

该方法可以避免边缘龈冠向移位，膜龈联合保持不变，维持了原有的前庭沟深度，避免了邻近供区的牙龈退缩。当使用腭侧旋转瓣覆盖即刻种植区域时，腭侧切口应斜向远中，以获得良好的血供，要记住，该操作可能会引起可控性的术中出血。这种旋转腭瓣血供良好，而且因其有一定厚度，可较好地起到防止伤口开裂的作用（图6-6，图6-7）。

颊侧旋转瓣

Becker[8] 提出了另一种关闭即刻种植体上部软组织的方法。颊侧旋转瓣技术可以无张力缝合即刻种植上方的软组织，而不破坏唇侧膜龈连续性。然而，该法对软组织处理手术技巧要求较高。学者们建议从供区邻牙分离出一定厚度的瓣膜，覆盖供区牙自身的暴露骨面[9]。Novaes[56] 改良了该技术，加入了一些附加切口，改善了临床效果，减少了术后并发症（图6-8 A、B）。

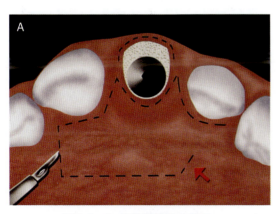

图 6-5　A. 旋转腭瓣设计图示。

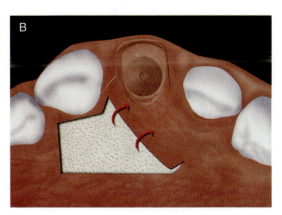

图 6-5　B. 旋转腭瓣覆盖种植创口唇侧。

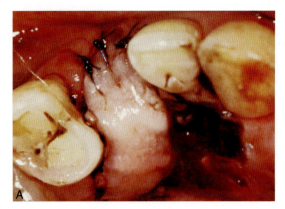

图 6-6　A. 腭侧旋转瓣覆盖种植体并与唇侧黏膜缝合。

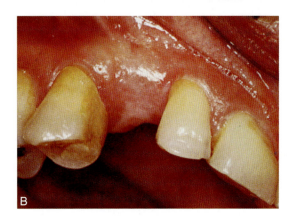

图 6-6　B. 术后 6 周。

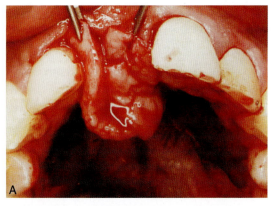

图 6-7　A. 双腭瓣旋转修复软组织缺损。

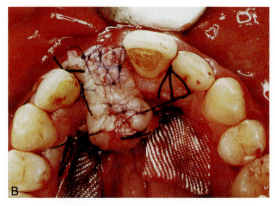

图 6-7　B. 瓣缝合后情况。

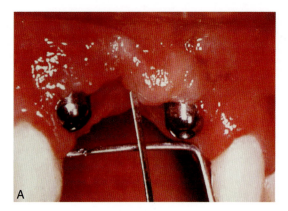

图 6-8　A. 骨移植失败引起严重软组织缺损。

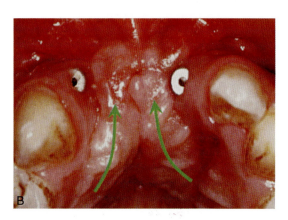

图 6-8　B. 将腭瓣旋转至唇侧及嵴顶以恢复软组织缺损。

　　Novaes 法[56]首先在即将拔除牙的近中线角处做松弛切口，然后在将拔除牙的邻牙线角处再做一次松弛切口。从拔除牙的松弛切口开始向远中分离黏膜直到该牙的远中线角处，在该点处做垂直切口切透骨膜，于是就形成一个全厚瓣（近冠方）和半厚瓣（近根方）同时存在的一个组合瓣。微创拔除患牙，刮净肉芽组织，用生理盐水冲洗牙槽骨。

　　然后填入移植材料或者让血凝块形成。作者使用了一种可吸收羟基磷灰石（Bon-Apatite, Bio-Interfaces, San Diego, USA），上面覆盖了一层不可吸收性纤维素膜（Gengiflex,Bio Fill, Produtos Biotecnologicos, Curitiba, Brazil），可以防止瓣内面的结缔组织长入牙槽窝，阻碍骨整合。当有一壁或者多壁骨缺损的时候，骨移植材料可防止屏障膜塌陷。将瓣移向远中和冠方，盖过屏障膜，与腭侧或者舌侧组织缝合。缝合前要检查瓣的张力，如果仍有张力，可在瓣的近中尽量靠根方的位置做水平方向小切口以缓解张力。在腭侧或者舌侧瓣的冠方做类似于切龈术那样的斜向切口，使得暴露的结缔组织斜面可与颊侧瓣的边缘缝合。这种结缔组织面间的对位缝合很重要，有利于维持软组织的初期关闭。如同这种情况，当黏膜瓣从邻牙朝远中移位后，需要对其进行修剪，便于远中垂直切口的缝合。多余的软组织小心去除以保留所有的角化组织，供区牙颊侧表面暴露的骨膜可用于游离龈移植覆盖。

游离龈移植可提供供区牙以充足的角化组织带，避免膜龈软组织问题，然而，数月内都可见瘢痕组织。Becker[11]建议利用供区附近邻牙的半厚瓣来覆盖供区暴露的骨面，或者关闭近中和垂直向切口，以及当出现膜龈软组织问题后，利用它来进行修正。患者在术前24h开始每隔8h服用500mg阿莫西林，连续服用10d，0.12%洗必泰液漱口每日2次，含漱10d（图6-9 A~D）。

带蒂岛状瓣

带蒂岛状瓣[60]是另一种即刻种植软组织关闭的方法，能较好地关闭拔牙窝，获得很好的术后美学效果。该方法不改变颊侧附着黏膜的位置，因此保持了膜龈的连续性。当种植体植入新鲜拔牙窝后，在前庭沟黏膜上做两条平行水平切口，形成舌形瓣。该黏膜瓣基底位于拔牙创的远中，大约20mm长，与拔牙窝的宽度同宽。黏膜瓣表面去角化组织，但是组织面覆盖拔牙创表面的瓣膜部分除外。剥离形成骨膜下隧道，一头在拔牙创的颊侧，另一头位于前庭沟。将剥离的岛状瓣从隧道下拉过，瓣膜的角化部分覆盖拔牙创，并与其腭侧的游离龈缝合。最后，将前庭沟处的创缘拉拢缝合。

黏膜瓣的基底血供丰富，有利于组织愈合[60]（图6-10A~F），还较好地封闭了拔牙创。但是，软组织瓣可操作性差，对临床技术要求

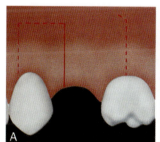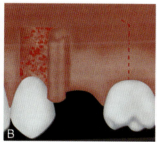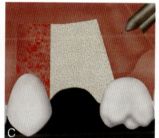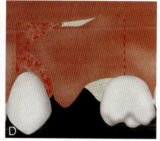

图 6-9　A、B、C、D. 颊侧旋转瓣示意图。

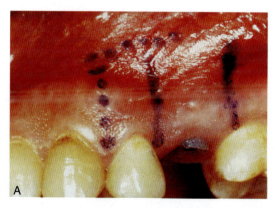

图 6-10　A. 患者上颌第二前磨牙残根不能保留，颊侧黏膜用蓝色标示瓣设计。

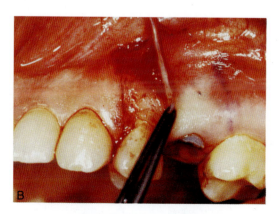

图 6-10　B. 剥离半厚瓣。

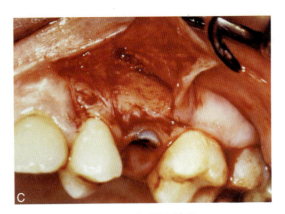

图 6-10　C. 剥离瓣膜。

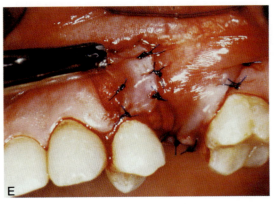

图 6-10　E. 缝合颊侧旋转瓣，远中多余龈组织游离覆盖暴露的骨膜。

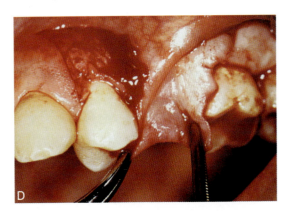

图 6-10　D. 颊侧旋转瓣拉拢覆盖种植床。

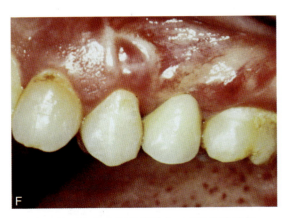

图 6-10　F. 愈合后瘢痕形成，完成最终修复。

较高。黏膜很容易撕烂或者割裂，特别在分层剥离或者舌状黏膜瓣去角化组织等操作时。由于延长瓣与周围附着黏膜颜色有差异，使得二期手术时易于辨识前庭沟岛状组织（图 6-11A~E）。带蒂岛状瓣技术对软组织较难关闭的情况帮助很大，例如骨移植材料暴露，或者角化组织缺乏等情况。因其血供丰富，所以该方法在上述情况的愈合较好。

不翻瓣植入

　　近来，不翻瓣植入法因其临床优点而逐渐应用广泛。但是，该法要求严格而细致地进行临床操作，才能达到满意的临床效果。它也有一些缺点，如视野暴露不充分、盲视操作；种植体植入时难以判断唇侧骨缺损情况；许多情况下术前需要拍 CT 来了解牙槽骨外形，相应增

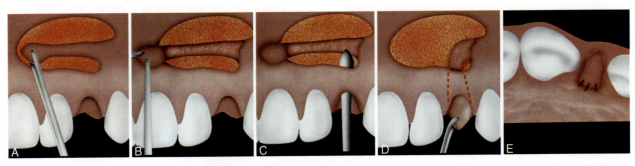

图 6-11　A. 前庭沟黏膜舌状延长瓣示意图。B. 舌状瓣及其部分上皮去除。C. 剥离形成骨膜下隧道　D. 黏膜延长瓣穿过隧道，覆盖种植创。E. 图示黏膜延长瓣与拔牙创腭侧游离龈边缘缝合。

加了患者的经济负担，视野不佳影响骨增量效果。另外，种植术区软组织可能污染种植体表面，也会影响整体治疗效果。采用不翻瓣植入法时，要考虑到上述几点。

文献报道采用不翻瓣即刻种植或者延期种植能维持软组织天然外形，减少术中出血，减少术后患者不适，保留牙槽嵴完整性，以及避免黏骨膜翻瓣时造成新的软组织创伤[1,44,45]。保护种植邻近区域良好的血运，对维持唇颊侧骨高度和美观非常重要。无牙区域因为牙的缺失而损伤了血管网络，主要血供来源于周围的骨膜和软组织。有学者研究过在新拔牙区域不翻瓣种植的软组织状态和愈合能力。Covani[25]通过临床实验观察了15例患者，男性9位，女性6位，年龄31~54岁，每例患者在根尖下至少有4mm骨量，多根牙不纳入实验。植入后6个月行二期手术，在初期植入和二期手术时观测以下临床数据：

* 近远中龈乳头高度。

* 角化黏膜宽度。

* 与周围组织相关的膜龈联合位置。

* X线片上种植体周围透射影像以及边缘骨吸收情况。

所有患者术后愈合良好，手术区域软组织术后1~3周完全愈合。二期手术时没有观察或者探诊到种植体周的骨缺损。所有患者软组织解剖形态都在临床可接受范围之内。

Schwartz[62]做了另一项研究，观察了9枚拔牙后即刻不翻瓣种植的骨整合成功率，术中未使用生物膜。术中使用的植骨材料仅是备洞过程中所收集的自体骨屑。结果有趣地发现，没有软组织初期关闭也获得了很高的临床成功率。本研究是基于一种观点，即拔牙后即刻种植不一定非得做骨增量或者严密关闭软组织。换句话说，还没有研究证实，拔牙后即刻种植软组织必须严密缝合。Auty[5]选用非埋植式种植体在愈合的牙槽骨内不翻瓣进行软组织打孔植入。作者认为使用不翻瓣植入可以减少手术并发症以及术后牙槽骨吸收，还能维持术后龈乳头高度，增加患者接受度。

不翻瓣即刻种植，首先要无创拔除患牙。戴入唇侧有导向指的手术模板备洞，以免穿通唇侧骨板。备洞中及时收集骨钻上的骨屑，用于填入种植体与骨壁间的间隙。最后缝合创缘。

该方法可以避免软组织并发症，包括术后软组织退缩。即刻种植软组织关闭有时候难度较大，因此对患者和临床医师而言该方法也可以简化种植手术。在延期种植时，采用牙龈打孔暴露种植床不翻瓣法，可增加美学效果，减少术后并发症。术中可少量翻起腭侧瓣，从𬌗面腭侧以45°角来观察唇侧骨板情况。这种改良的腭侧术式，有助于在种植体植入前判断唇侧骨缺损情况（图6-12A~M，图6-13A~F）。

Campelo[19]提出不翻瓣延期种植方法。他们对359例无牙颌或部分缺牙患者进行种植固定修复或者种植可摘全口修复。修复后3个月、6个月、1年，此后每年复诊检查。使用不翻瓣一期手术植入种植体，10年间其累积成功率从1990年的74.1%到2000年的100%。然而，不翻瓣技术是"盲视"下操作，植入时一定要小心。

种植钻孔角度对避免侧穿非常关键。侧穿可能发生在舌侧或者颊侧，特别是在下颌磨牙的舌侧，上颌磨牙颊侧等区域。这一技术首先在手术导板指引下使用环形钻低速切割（100rpm），于种植区域中心做环形切口。环形刀的直径至少比植入种植体宽1mm，切下的牙龈组织用刮匙或者蚊式止血钳去除干净，测量覆盖龈厚度，然后按照厂家建议植入种植体，上愈合基桩。因为环切刀直径比种植体大1mm，所以伤口通常3~4d就可愈合。这一技术也有缺点，如备洞易造成唇侧侧穿而难以发现。因此，延期不翻瓣种植不推荐使用，除非一些极为有限的手术情况，同时也要患者同意分担所增加的失败风险。

总之，不翻瓣种植是一个相对盲视的手术，需谨慎运用，只建议经验丰富的临床医师运用[45]（图6-14A~I）。

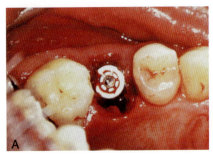
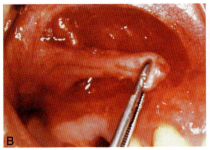
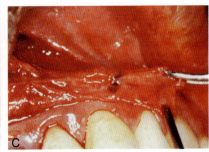

图6-12　A. 拔牙后即刻不翻瓣植入种植体。B. 颊侧黏膜做舌形瓣。C. 瓣部分去角化。

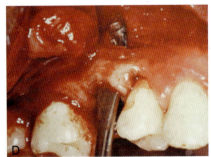
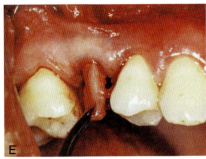
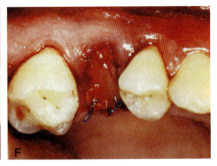

图6-12　D. 形成骨膜下隧道。E. 将瓣从隧道下穿过。F. 创口缝合后情况。

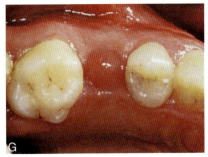
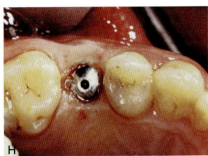
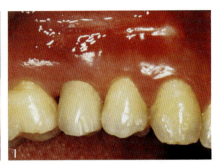

图6-12　G. 术后4周，愈合良好。注意舌形瓣与周围附着组织颜色有差异。H. 二期手术环切暴露植体。I. 最终修复效果，注意角化组织带的连续性没有破坏。

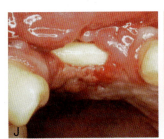
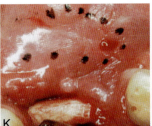
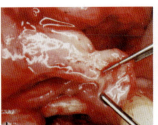
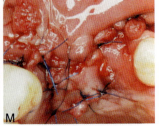

图6-12　J. 软组织开裂暴露骨面。K. 在前庭沟区描记组织瓣外形。L. 剥离组织瓣。M. 前庭沟组织瓣旋转缝合到暴露区域。

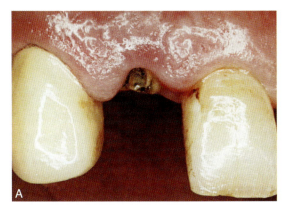

图 6-13　A. 患牙拔除后准备种植修复。

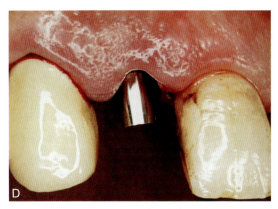

图 6-13　D. 连接基桩即刻负重。

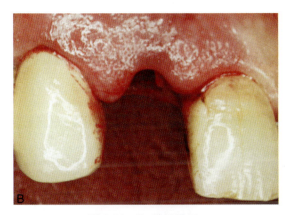

图 6-13　B. 微创拔牙。

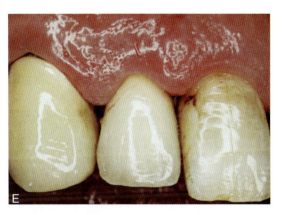

图 6-13　E. 修复后情况。

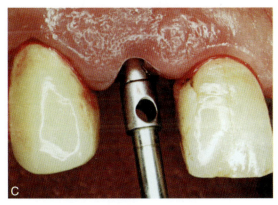

图 6-13　C. 中心定位钻，不损伤邻牙。

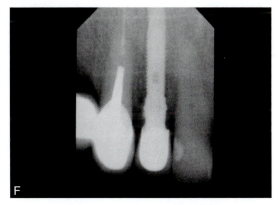

图 6-13　F. X 线片显示植体情况。

保持软组织外形

牙槽窝封闭模板

随着口腔种植学的飞速发展，新型的钛基桩和全瓷基桩已用于种植美学修复；为了获得更好的出龈外观，模拟牙外形的解剖式基桩也开始应用到临床[58]，给取模和暂冠制作带来了

便利。二期手术时，因为传统的愈合基桩尺寸较小，无法模拟天然牙周组织外形，形成的软组织袖口较小，所以取模、暂冠制作都比较困难。因此，临床医师们都在寻找一种边缘外观理想，能模拟出逼真的出龈外观的个性化的愈合基桩。

有多种方法可以在植入种植体后或者二期暴露种植体时利用暂时修复体，帮助塑形种植体周围软组织[30]。有一种新颖的方法可提高种

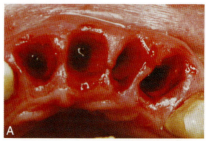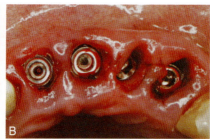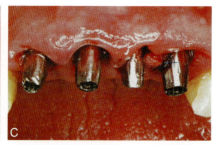

图 6-14　A. 4 个新鲜拔牙创。B. 不翻瓣植入 4 颗螺纹锥状种植体（Zimmer Dental, Carlsbad, CA, USA）。C. 连接临时基桩，便于暂时修复。

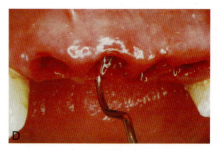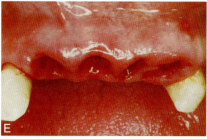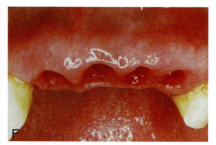

图 6-14　D. 植入前检查唇侧骨壁是否完整。E、F. 拔牙后 10d 和 20d 的龈缘状态。注意龈缘外形和龈乳头高度维持未变。

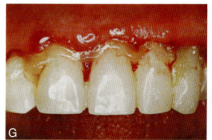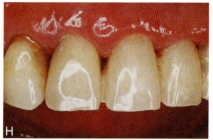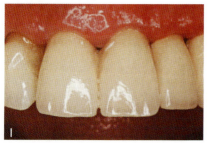

图 6-14　G. 暂冠就位，使用皮质类固醇膏促进软组织愈合。H. 戴暂冠后 1 周，注意龈缘外形没改变。I. 最终修复情况。

植牙周围的美学效果，维持软组织边缘外形，还可刺激牙龈冠向生长。该方法可在即刻种植时，进行即刻、延期负重或者非功能性负重的情况下使用，目的是维持术后软组织外形，避免初期手术时为了关闭软组织创口而引起的软组织并发症，如瘢痕形成、黏膜连续性破坏等[59]。尤其是薄型牙龈生物型的患者，他们术后愈合外形不佳，软组织很容易发生退缩。

这种方法保留了软硬组织形态[41,11]，旨在即刻种植时将种植体及骨移植材料与口腔外部环境分隔开来[34,1,47]，这也是"牙槽窝封闭技术"这一名字的由来。无创拔除患牙后，搔刮拔牙窝，检查唇侧骨壁的完整性，然后遵照美学区域种植体植入原则植入种植体。如果种植体与拔牙窝之间存在间隙，就填入植骨材料，

其上覆盖一层修剪成形的胶原膜（Cola Tape, Zimmer Dental, Carlsbad, California,USA）来防止操作中骨移植颗粒丢失或污染。在种植体上连接临时基桩（Zimmer Dental, Carlsbad, California, USA），并调磨到需要的高度（图 6-15，图 6-16A~J）。

将橡胶期的自凝塑料放于牙槽窝上，在临时基桩上塑形。在其最终固化前与临时基桩一起取出，以防止塑料固化产热损伤牙周组织。口外完全固化后，修整去除多余材料并抛光，使其贴合拔牙窝，就位后拧紧临时基桩螺丝。用于延期负重时，暂时修复体的边缘应与牙龈边缘平齐；当用于即刻种植的功能性或者非功能性负重时，种植体上安装临时基桩，其上再戴入模拟牙龈外形的暂冠。

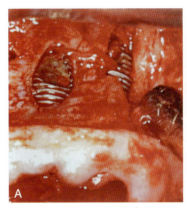
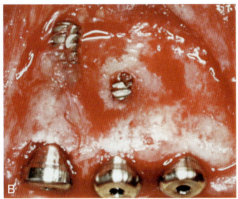
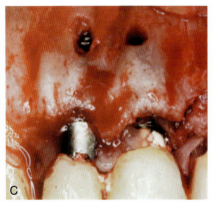

图 6-15　不同的临床图片显示,盲视下植入牙种植体可能会导致唇颊侧骨壁穿孔。

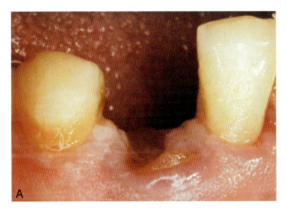

图 6-16　A.需要拔除的下颌尖牙残根。

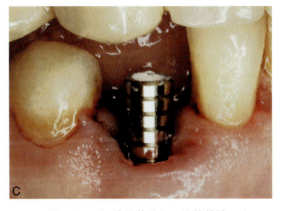

图 6-16　C.种植体就位,连接基桩。

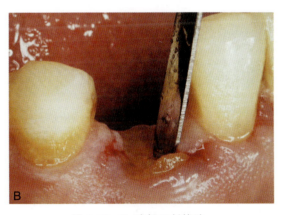

图 6-16　B.残根无创拔除。

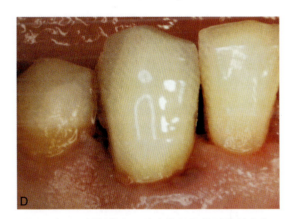

图 6-16　D.暂时修复。注意软组织外形即刻改善。

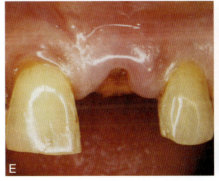
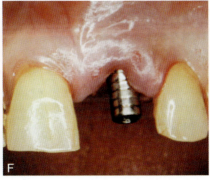
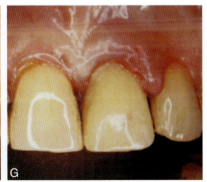

图 6-16　E.左上颌中切牙残根。F.拔出残根,植入种植体,连接基桩。G.暂冠修复。

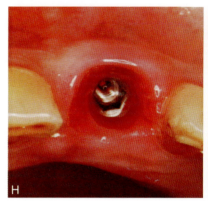
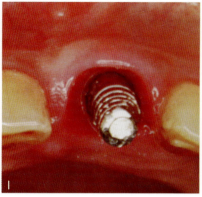
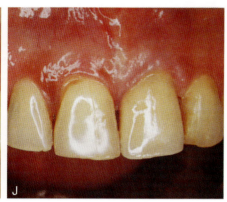

图 6-16 H.注意种植体周围软组织的良好外形。I.连接最终基桩。J.最终修复完成。

Drago [27] 等人在 Osseotie 种植体植入后进行了即刻非功能性固定暂冠修复，观察了其留存率和邻间骨水平。该实验评估了 38 例牙列缺损患者的 93 枚种植体。种植体植入后即刻连接预成基桩，其上黏结暂冠，暂冠在正中和侧向咬合时无咬合接触。最终种植修复在种植术后 8~12 周后完成。所有研究对象种植修复后随访至少 18 个月（平均在 20.3 个月）。在此期间，患者须进软食并且避免用种植区域及暂冠咀嚼食物。暂冠的作用只是恢复美观与语音功能，取代了骨整合形成期常规所戴用的局部过渡义齿。术后的前两个星期内只能用软毛牙刷维护种植体卫生。此后，可以常规刷牙及使用牙线，鼓励患者每天用 0.12% 的氯己定液漱口。种植体总存活率为 97.41%。X 线片显示种植体植入后 18 个月，近远中平均骨丧失约为 0.76mm。确切的二项可信区间为 0.32%~9.07%。检验零假设比例为 0.05，P=0.333 4，没有统计学意义。

即刻种植义齿修复可以明显缩短治疗时间，并可能更有利于减少与牙缺失有关的疾病、牙槽骨吸收以及牙缺失后传统治疗方法所致的牙龈乳头萎缩。Drago 认为，Osseotite 即刻种植修复能够达到传统的不负重埋植式或者非埋植式手术所达到的愈合效果[27]。这些成功修复的评价参数包括：早期种植体的稳定性（例如，种植体植入扭矩力不少于 30Ncm），种植术后骨整合期避免咬合接触，愈合早期的八周内饮食习惯的调整，适合口腔临床情况的种植义齿修复。骨整合完成前要避免多次去除与戴入暂冠。种植体和骨移植愈合期后，用直接或间接法取模。

最终修复阶段，去除暂冠，种植体周围组织拥有理想的外形，重现了牙拔除时周围软组织形态。极大地改善了美观，节省了时间和避免了多次手术。

应用拔牙窝封闭模板的技术优点有：防止牙龈上皮根向移动到牙槽窝和植骨材料里。此外，由于牙周膜细胞只能短距离迁移[10,52]，从而促进牙周韧带区域的组织愈合[38]。即刻种植

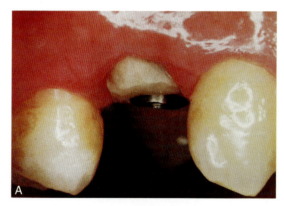

图 6-17 A.基桩上安装拔牙窝软组织成形模板。

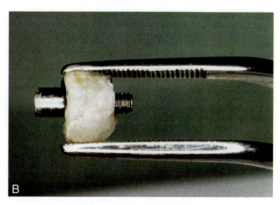

图 6-17 B.去除模板。

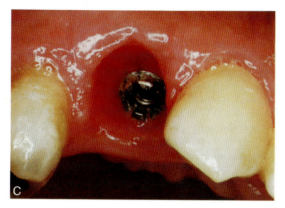

图 6-17　C.形成边缘龈组织自然轮廓。

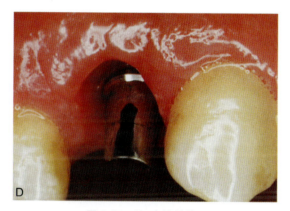

图 6-17　D.连接基桩。

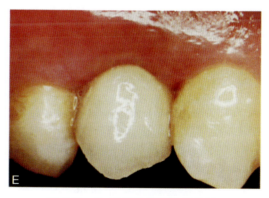

图 6-17　E.病例的最终修复效果。

用其他手术方法。

曾有人对上颌前牙区即刻种植并暂时修复 1 年后的种植体成功率、种植体周围组织反应以及美学效果进行研究[42]。根据特定的纳入与排除标准选择了 35 例平均年龄为 36.5 岁的患者，无创拔牙后植入种植体，安装临时金属基桩，戴自凝丙烯酸树脂暂冠以成形拔牙窝软组织。种植术后 5 个月进行最终修复。种植体植入和暂时修复体就位时、3 个月、6 个月以及 12 个月时进行临床评估。研究发现 12 月后，所有种植体均形成骨整合。从植入到术后 12 个月期间，平均边缘骨变化在近中侧为 -0.26±0.40mm，在远中侧为 -0.22±0.28mm。研究表明菌斑指数没有显著性差异。从治疗前到术后 12 个月，唇侧中份牙龈平均变化水平为 -0.55~0.53mm，近中和远中龈乳头水平变化分别在 -0.53±0.39mm 和 -0.39±0.40mm。审美评价平均结果为 9.9。研究表明该法可达到理想的种植成功率，并且可获得良好的种植体周围组织生物反应。经临床观察，该模板的优点在于可以缩短治疗时间，有利于软组织边缘稳定（图 6-18A~C）。

应用临时生物学屏障

在过去的 10 年里，即刻种植的美学效果与功能需求一直是患者与临床医师关注的焦点。即刻种植体植入后立即给患者戴入临时性修复体已经成为美学种植修复成功最重要的先决条件。在即刻种植修复病例中，关闭拔牙窝以使种植体及其相关部件与不利的口腔环境相隔离是非常必要的。拔牙窝开口处的软组织边缘要

体植入，特别是薄贝扇形的软组织型，软组织的处理可能会导致更多的软组织退缩。然而，应用拔牙窝封闭模板技术，就会大大降低软组织发生退缩的可能性[13]。

有人认为，拔牙窝封闭模板具有类似 GBR 膜的功能。但是，这种技术应该只限用于口腔卫生良好的患者。种植体长度最少应该为 13mm，有良好的机械固位稳定性，种植体周围骨缺损不超过 1mm。缺损如果超过 1mm 则应采

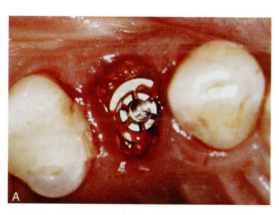

图 6-18　A.即刻种植体植入，间隙内植入骨移植材料。

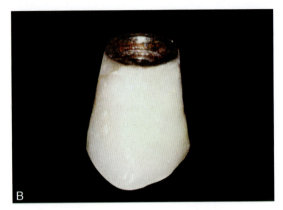

图 6-18　B.模板上.连接暂时冠。

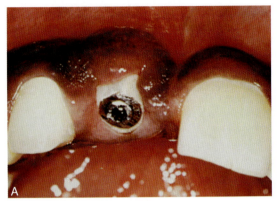

图 6-19　A.牙槽窝用临时基桩上的模板来封闭。注意该方法可以避免破坏深色素组织带。

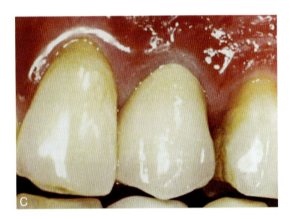

图 6-18　C.最终修复效果。

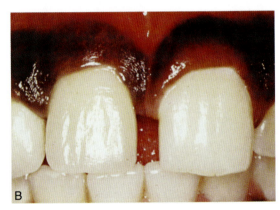

图 6-19　B.修复后效果。注意色素带的连续性。

求在最终修复完成前具有良好的支持与稳定性。因此，考虑到天然牙颜色的匹配性与良好的生物学轮廓，用患者的天然牙齿作为暂冠修复就顺理成章了。即刻种植后使用天然牙可采取即刻负重或不负重的处理方法，这主要取决于医师治疗之前的决策。然而，在做出决定之前应该先满足以下条件：

（1）拔出的天然牙用于暂时修复时，要求天然牙牙体完整，没有大范围的充填材料；

（2）植入初期稳定，扭矩力约 30~40Ncm；

（3）所有骨壁必须完整无损。

如前所述，这种技术首先需要无创拔牙，保护唇侧骨板。牙齿保存于生理盐水中（图 6-19A、B）。

拔牙后仔细清理搔刮拔牙窝，以确保清除干净拔牙窝内所有的软组织。然后按照三维美学种植原则植入种植体，确定基桩的高度与方向，并且连接种植体。在釉牙骨质界下 2mm 切断离体牙并挖空。自凝树脂材料重衬于中空牙

体与基桩之间。要注意的是，自凝塑料在橡胶期放入口内与基桩密合，并在完全固化前取出。去除多余的塑料并修整，在离体牙的腭面开孔以便使多余的黏接材料溢出，而不会塞入拔牙窝里。最后离体牙就位并连结，根据术前负重计划调整咬合（图 6-20A~E）。

有研究证实，在无功能负重下美学区域利用天然牙作为暂时性美容修复[66]的方法是可行的。该研究评价了现有用于上颌前牙区与美学区域的临床美学修复方法。单颗种植体即刻负重方式有两种：A 组，即刻种植；B 组，延期种植。按照以下标准纳入 43 例患者：

（1）没有并发全身系统性疾病。

（2）排除重度吸烟者（每天≥10 支）。

（3）天然牙或者术区牙槽骨没有急性炎症。

（4）没有过多的骨缺失(有充足的骨量以确保种植体植入时足够的初期稳定性)。

（5）单颗种植修复位于上颌前部双侧前磨

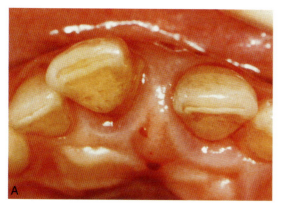

图 6-20 A. 右上中切牙不能保留，预备拔除后种植。

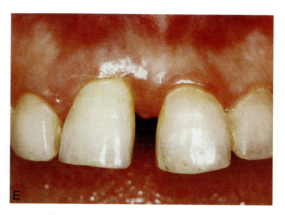

图 6-20 E. 天然牙就位水门汀粘接。

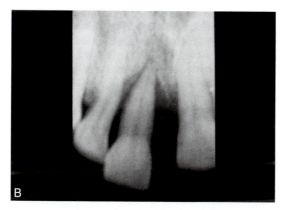

图 6-20 B. X 线片显示该牙无法保留。

牙之间的区域。

患者经两年单颗种植体植入并即刻无功能负重治疗。其中 A 组有 10 例与 B 组的 3 例患者应用 GBR 技术治疗种植体颊侧骨开窗或骨开裂。研究参数如下：①选择患者必备的解剖要求，以及或多或少影响手术期望值的局限性；②手术的设计与实施，包括即刻植入，短时延期植入以及长期缺牙后植入。

结果表明，所有病例的植入以及整个治疗过程都非常成功。影像学观察种植体周围没有明显边缘骨丧失（如平均骨丧失 mm±SD，A 组 0.75± 1.05，B 组 0.875± 0.625），临床上种植体龈沟深度也没有显著性差异（平均差异 mm±SD，A 组 0.3± 0.2，B 组 0.4± 0.375）。应用 GBR 技术的病例均获得最终成功，而且美学效果甚至超过了预期的要求。因此，从骨整合与美学效果来看，治疗都是非常成功的。

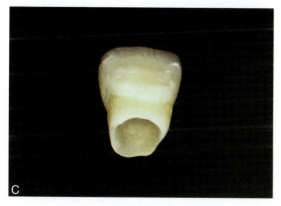

图 6-20 C. 拔除患牙后并预备处理。

只要满足解剖学要求，初期稳定性好，植入区没有大范围骨缺损，在非常敏感的美学区域建议使用非功能性负重的种植修复。此外，应用此种技术可以达到非常成功的美学效果，减少了手术次数与治疗时间（图 6-21A~F）。根据经验，用天然牙做暂时修复体，使用寿命长，颜色稳定性好。曾报道最长的使用时间长达 5 年。研究表明该种方法还能加强软组织边缘的稳定性，增加患者的满意度，而且并发症不严重且很少发生（图 6-22A~J，图 6-23A~F，图 6-24A、B，图 6-25）。

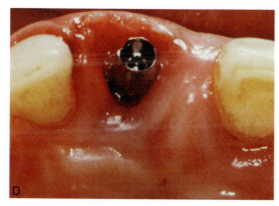

图 6-20 D. 连接基桩。

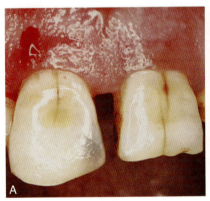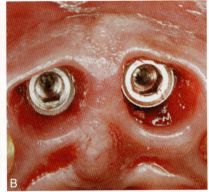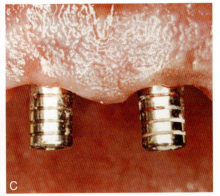

图 6-21　A. 拟拔除的两中切牙，牙根内吸收。B. 不翻瓣术式安装两枚 TSV 种植体。C. 粘接固位式基桩连接。

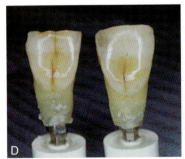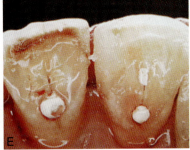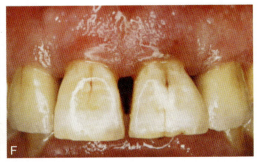

图 6-21　D. 两颗中切牙预备成中空型。E. 注意腭侧开孔，为粘结剂的溢出提供空间。F. 中切牙就位。注意其自然的生物学轮廓。

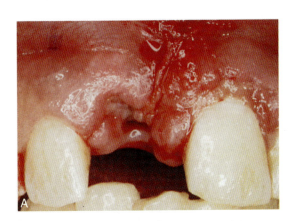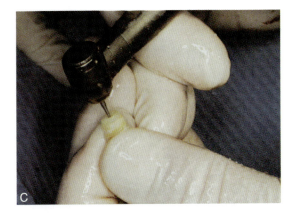

图 6-22　A. 术前可见右上颌中切牙脱位。　图 6-22　C. 天然牙内中空预备。

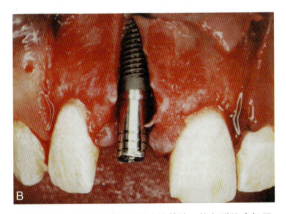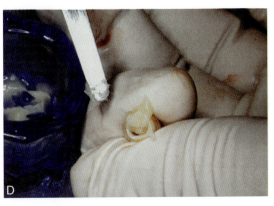

图 6-22　B. TSV 种植体上面连接基桩，修复脱位中切牙。　图 6-22　D. 织面填入自凝塑料。

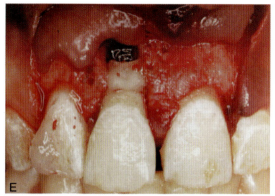

图 6-22　E. 天然牙在基桩上试戴。

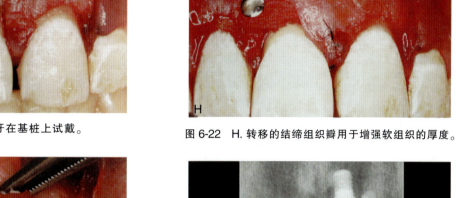

图 6-22　H. 转移的结缔组织瓣用于增强软组织的厚度。

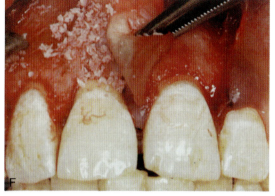

图 6-22　F. 缺损处填入植骨材料，BioMend 膜一端固定。

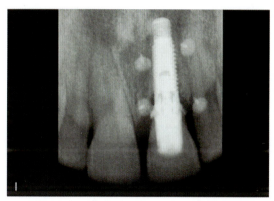

图 6-22　I. X 线牙片显示术后 6 个月的影像。

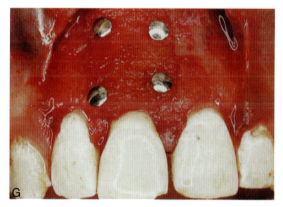

图 6-22　G. 4 颗膜固位钉固定。

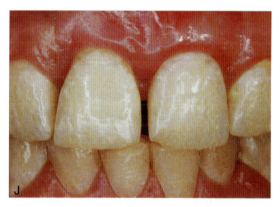

图 6-22　J. 修复后 10 个月的效果。

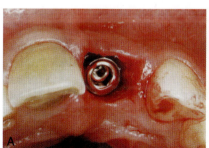

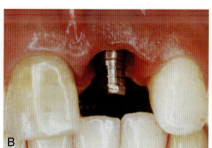

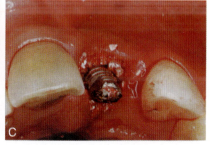

图 6-23　A. 拔除左上颌中切牙，不翻瓣植入种植体（Zimmer Dental, Carlsbad, CA, USA）。B. 术中连接基桩。C. 种植体与牙槽窝间的空隙充填骨移植材料。

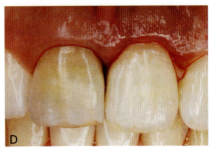
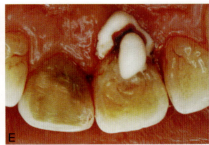
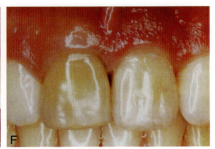

图 6-23 D. 天然牙修整,并在基桩上试戴。E. 多余的粘结剂溢出腭侧开孔。F. 最后粘固。

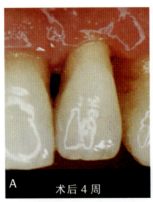
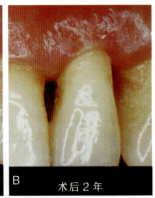

图 6-24 A. 术后 4 周天然牙临时修复的左上颌侧切牙。B. 注意附着水平的改善。

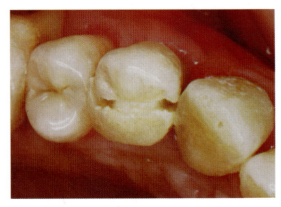

图 6-25 天然牙暂冠术后并发症,牙体折裂。

负重状态

使用不翻瓣植入或者原有天然牙能用于暂时修复时,许多病例治疗时都要求达到即刻的功能与美观恢复。因此,临床医师必须具备相应的咬合设计技能,既能迅速改善功能与美观,同时又要确保种植体的长期成功。种植体的负重设计,要考虑许多方面的因素,例如利用的种植体数目、骨质、骨量、种植体植入的位置、后期修复的类型、种植体的外形设计、咬合类型、对颌牙弓的情况以及临床医师最后的决策。有的研究者在特定的准则下实行即刻负重,获得了很高的成功率[16,71]。然而曾有研究报道即刻负重的失败率是延期负重的 7 倍[6,65]。

Degidi[26] 曾描述功能性和非功能性负重的差异。即刻功能性负重是指种植体植入当天就恢复患者的咬合功能;而即刻非功能性负重,术语又叫即刻修复,是指修复体低于咬合接触1~2mm。种植体早期负重是指种植体植入后 48h 内修复,咬合接触可有可无[33],愈合期比传统方式要短得多。即刻负重或修复被定义为植入种植体后 48h 内戴入修复体,该修复体可以有咬合功能,也可以没有咬合功能。不同的种植体表面特点,尤其是粗糙度、生物涂层等表面性质,更是影响早期负重成功的重要因素。

为确保临床成功率,Tarnow 曾提出即刻负重的 9 项原则[65],建议在上颌和下颌植入螺纹种植体来支持暂时固定修复体,在种植体愈合的 4~6 个月期间进行即刻负重。学者们进一步详细阐明了关于即刻修复或者即刻负重的可行性临床考虑因素[65,32,2]:

(1) 种植体的初期稳定性。

(2) 在合适的位置形成种植夹板。

(3) 暂时性修复具有夹板效应,可以减轻或者控制种植体上的机械负荷。

(4) 种植体愈合期不要随意去除暂时修复体。

(5) 团队合作,以及手术模板的使用。

此外,研究者也确定了影响即刻修复及即刻负重的危险因素,包括:①咀嚼力过大或存在异常的功能运动;②骨质较差与骨量不足;③存在感染。

最近 Morton 发文提供了早期和即刻种植负重方面的共识，提出如下临床建议 [53]：

（1）种植体的选择、位置与分布情况应遵循修复计划。

（2）需要时可使用根据修复方案制作诊断和手术模板。

（3）在无牙颌中拟进行即刻或者早期修复或负重的病例应该注意优化种植体的分布。

（4）降低无牙颌种植以及缺牙间隙较长的生物力学风险。因此应使用一定数量的种植体以及其合理的种植体分布来尽量降低悬臂作用的影响，足够数量的种植体保证夹板连接，防止微动的影响。

（5）取得较好的种植体临床稳定性。这就需要患者骨质较好，骨量充足；选用粗糙表面的种植体，大小尺度适当；要求临床操作精细以保证种植体与骨接触。

应考虑的修复因素有：

（1）在可能的情况下，治疗前应确定治疗对患者明显有利。

（2）在可能的情况下，通过以下措施控制暂时修复体的生物力学效应：①减少和分散正中𬌗或者最大牙尖交错𬌗时的咬合接触；②消除暂时修复体所有的不稳定接触；③控制悬臂的影响和非轴向负重；④尽可能用夹板固定种植体。

（3）采用传统的修复步骤，保证良好的适合性和被动就位，评估咬合类型，评估患者的满意度。

（4）在整个愈合过程中尽可能不取下暂时修复体，使种植体、修复体相接触的软硬组织有足够的愈合时间。

（5）需要有明确的参数来评估修复治疗的效果。

大部分文献反映的另一个共识，就是即刻负重的生存率与传统负重和早期负重模式的生存率差不多 [33]。但是指出，这些结论可能存在统计误导，因为大多数文章都是由非常有经验、高度熟练的医师在严格控制的临床条件下获得的，但是统计的种植体和患者的数量少，样本量相对不足。有限的数据表明，美学区即刻修复较常规的分步操作更有利于牙龈结构形成和稳定。他们还指出，没有证据表明有害的牙龈并发症与即刻修复或即刻负重存在直接关系。

另有学者认为在各种临床条件下支持即刻负重可靠性的组织学资料有限，进一步减少了当今种植体的即刻或早期负重的广泛应用 [20]。虽然个别的初步研究结果令人鼓舞，但是，将即刻负重或早期负重作为常规，应用到上颌种植支持的固定修复，在目前还缺乏足够的数据来支持这一观点。

研究证实，与不负重的种植体相比，只有当种植体植入扭矩力超过 35Ncm 时，即刻负重才表现出更多的骨形成和骨改建 [55]。即刻负重也显示：在种植体周围骨组织有很多横向胶原纤维。这项研究将 4~6 颗表面微处理的种植体植入 7 只小型猪的上下颌骨中，实行即刻负重，对照组不负重。共植入 85 颗植体。经过 4 个月的愈合时间全部取出进行组织形态学测定，证实种植体的植入扭矩（超过 35Ncm）与继发骨单位形成的关系。研究证实有继发性骨单位形成，更多胶原纤维形成，而且更平行有序。这就解释了即刻负重有利于骨的改建和加速骨的形成。

（唐 华 译）

参 考 文 献

［1］ al-Ansari, B.H., and R.R.Morris. 1998. Placement of dental implants without flap surgery: A clinical report. *Int J Oral Maxillofac Implants*, （13），pp.861-865.

［2］ Aparicio, C.B. Rangert, and L. Sennerby. 2003. Immediate/early loading of dental implants: A report from the Sociedad Espanola de Implants World Congress Consensus Meeting in Barcelona, Spain, 2002. *Clin Implant Dent Relat Res*, 5, pp.57-60.

［3］ Araujo, M., F.Sukekava, I.Wennstrom, et al. 2005. Ridge alterations following implant placement in fresh extraction sockets: an experimental study in the dog. *J Clin Periodontol*, 32, pp. 645-652.

［4］ Artzi, Z., and C. Nemcovsky. 1997. Bone regeneration in

extraction sites. Part 1: The simultaneous approach, *Implant Dent*, (6), pp.175–181.

[5] Auty, C., and A.Siddiqui. 1999. Punch tehcnique for preservation of interdental papillae at nonsubmerged implant placement. *Implant Dent*, (8), pp. 160–166.

[6] Balshi, T.J., and G.J. Wolfinger. 1997. Immediate loading of Branemark implants in edentulous mandibles: A preliminary report. *Implant Dent*, 6, pp. 83–88.

[7] Becker, W., B. Becker, L. Berg, J. Prichard, R. Caffesse, and E. Rosenberg. 1988. New attachment after treatment with root isolation procedures: Report for treated Class III and Class II furcation and vertical osseous defects. *Int J Periodontics. Restorative Dent*, (8), pp. 8–23.

[8] Becker, W., and B. E. Becker. 1990. Guided tissue regeneration for implants placed into extraction sockets and for implant dehiscences: Surgical techniques and case report. *Int J Periodontics Restorative Dent*, 10, pp. 377–391.

[9] Becker, W., C. Dahlin, B.E. Becker, et al. 1994. The use of e–PTFE barrier membranes for bone promotion around titanium implants placed into extraction sockets: A prospective multi–center study. *Int J Oral Maxillofac Implants*, 9, pp. 31–40.

[10] Becker, B.E., W. Becker, A. Ricci, and N, Geurs. 1998. A prospective clinical trial of endossseous screw–shaped implants placed at the time of tooth extraction without augmentation, *J Periodontol*, (69), pp. 920–926.

[11] Becker, W., C. Ochsenbein, L. Tibbetts, et al. 1997. Alveolar bone anatomic profiles as measured from dey skulls. Clinical ramifications. *J Clin Periodontol*, (24), pp. 727–731.

[12] Becker, W. 2005. Immediate implant placement: diagnosis, treatment planning and treatment steps/or successful outcomes. *J Calif Dent Assoc.*, Apr, 33, (4), pp. 303–10.

[13] Bengazi, F., J.L. Wennstrom, and U.Lekholm.1996.Recesssion of the soft tissue margin at oral implants. *Clin Oral Implant Res*, (7), pp. 303–310.

[14] Block, M.S., and J.N. Kent. 1991. Placement of endosseous implants into tooth extraction sites. *J Oral Maxillofac Surg*, 49, pp. 1269–1276.

[15] Botticelli, D., T. Berglundh, and J.Lindhe. 2004. Hard tissue alterations following immediate implant placement in extraction sites. *Journal of Clinical Periodontology*, 31.pp. 820–828.

[16] Branemark, P.I., B.O. Hansson, R. Adell, et al. 1977. Osseointegrated implants in the treatment of the edentulous jaw: Experience from a 10–year period. *Scand J Plast Reconstr Surg Suppl.*, 16, pp.1–132.

[17] Branemark, P. I., P. Engstrand, H. Ohrnell, et al. 1999. Branemark Novum: A new treatment concept for rehabilitation of the edentulous mandible. Preliminary results from a prospective clinical follow–up study. *Clin Implant Dent and Related Research*, 1,pp.2–16.

[18] Bunyaratavay, P., and H.L.Wang. 2001. Collagen membranes: A review. *J Periodontol*, (2), pp.215–229

[19] Campelo, L., and J. Camara. 2002. Flapless implant surgery; A 10 –year retrospective analysis. *Int J Oral Maxillofac Implants*, 17, pp. 271–267.

[20] Chiapasco, M. 2004. Early and Immediate Restoration and Loading of Implants in Completely Edentulous Patients. *Int J Oral Maxillofac Implants*, 19, (SUPPL), pp. 76–91.

[21] Cochran, D.L., J.S. Hermann, R.K. Schenk, et al. 1997. Biologic width around titanium implant : A histometric analysis of the implant gingival junction around unloaded and loaded non submerged implants in the canine mandible. *J Periodontol*, (68), pp. 186–198.

[22] Cochran, D.L., R . Schenk, J.M. Wozney, and A.A.Jones. 1999. Recombinant human BMP protein–2 stimulation of bone formation around endosseous dental implants. *J Periodontol*, 70, pp.139–150.

[23] Cornelini, R., A. Scarano, U.Covani, G. Petrone, and A. Piattelli. 2000. Immediate one–stage post extraction implant: A human clinical and histologic case report. *Int J Oral Maxillofac Implants*, 15, pp.432–437.

[24] Covani, U.,C.Bortolaia, A.Barone,et al .2004a. Bucco–Lingual Crestal Bone Changes After Immediate and Delayed Implant Placement. *J Periodontol*, 75, pp. 1605–1612.

[25] Covani, U., A. Barone, R. Roberto Cornelini, et al. 2004b. Soft Tissue Healing Around Implants Placed Immediately After Tooth Extraction Without Incision: A Clinical Report. *Int J Oral Maxillofac Implants*,19, pp. 549–553.

[26] Degidi, M., and A. Piattelli. 2003. Immediate functional and non –functional loading of dental implants: A 2 –to 60–month follow–up study of 646 titanium implants. *J Periodontol*,74, pp. 225–241.

[27] Drago,C., and R . Lazzara.2004.Immediate Provisional Restoration of Osseotite Implants: A Clinical Report of 18 –month Results. *J Oral Maxillofac Implants*, 19, pp. 534–541.

[28] Dreesman,H.1892.Uber Knochenplombierung. Bietr Klin Chir, (9), p. 804.

［29］ Edel,A.1995.The use of a connective tissue graft for closure over immediate implants covered with an occlusive membrane. *Clin Oral Implant Res*, （6）, pp. 60–65.

［30］ El Askary, A.S. 2001. Multifacete aspects of implant esthetics: the anterior maxilla. *Implant Dent*, 10, pp. 182–191.

［31］ Evian, C.I., and S. Cutler. 1994. Autogenous gingival grafts as epithelial barriers for immediate implants: Case reports. *J Periodontol*, （65）, pp. 201–210.

［32］ Ganeles, J., M. M. Rosenberg, R. L. Holt, and L. H. Reichman. 2001. Immediate loading of implants with fixed restorations in the completely edentulous mandible: Report of 27 patients from aprivate practice. *Int J Oral Maxoillofac Implants*,16, pp. 418–426.

［33］ Ganeles, J., and D. Willsmijer. 2004. Early and Immediately Restored and Loaded Dental Implants for Single Tooth and Partial–Arch Applications. *Int J Oral Maxillofac Implants*, 19 （SUPPL）, pp. 92–102.

［34］ Gelb, D. A. 1993.Immediate implant surgery: Three–year retrospective evaluation of 50 consecutive cases. *Int J Oral Maxillofac Implants*, 8, pp. 388–399.

［35］ Gher, M.E., G.. Quintero, D. Assad, et al. 1994a. Bone grafting and guided bone regeneration for immediate implants in humans. *J Perodontol*, （65）, pp. 881–891.

［36］ Gher, M.E., G.. Quintero, J.B.Sandifer, et al. 1994b. Combined dental implant and guided tissue regeneration therapy in humants. *Int J Periodontics Restorative Dent*, （14）, pp. 332–347.

［37］ Gotfredsen, K., L. Nimb, D. Buser, et al. 1993. Evaluation of guided bone regeneration around implants placed into fresh extraction sockets: An esperimental study in dogs. *J Oral Maxillofac Surg*, （51）, pp. 879–884.

［38］ Gottlow, J., D. New, J. Lindhe, T. Karring, and J. Wennstrom. 1986. New attachment formation in the human periodontium by guided tissue regeneration. Case reports. *J Clin Periodontol*, （13）, pp. 604–616.

［39］ Hammerle, C.H., S.T. Chen, T. G. Wilson Jr., et al. 2004. Consensus statements and recommended clinical procedures regarding the placement of implants in extraction sockets. *Int J Oral Maxillofac Implants*, 19 Suppl,pp.26–8.

［40］ Jovanovic, S.A., H. Spickerman, and E.J. Richrer. 1992. Bone regeneration around titanium dental implants in dehisced sites: A clinical study. *Int J Oral Maxillofac Implants*, （13）, pp.29–45.

［41］ Kan, J.Y., and K. Rungcharassaeng. 2000. Immediate placement and provisionalization of maxillary anterior single implants: A surgical and prosthodontic rationale. *Pract Periodont Aesthet Dent*, 12, pp. 817–824.

［42］ Kan, J., K. Rungcharassaeng, and J. Lozada. 2003. Immediate Placement and Provisionalization of Maxillary Anterior Single Implants: 1–Year Prospective Study. *Int J Oral Maxillofac Implants*, 18, pp.331–339.

［43］ Kay, L. W. 1970. The dental implications of the maxillary antrum. *J Ir Dent Assoc*, （16）, pp. 10–19.

［44］ Landsberg, C. J., and N. Bichacho. 1998. Implant placement without flaps: A single–stage surgical protocol–Part 1. *Pract Periodont Aesthet Dent*, （10）, pp. 1033–1039.

［45］ Landsberg, C. J., and N. Bichacho. 1999. Implant placement without flaps: A single–stage protocol–Part 2. Utilizing a two–stage surgical protocol. *Pract Periodont Asthet Dent*, （11）, pp. 169–176.

［46］ Lang, N. P., C. H. Hammede, U. Bragger, B. Lehman, and S. R. Nyman. 1994. Guided tissue regeneration in jawbone defects prior to implant placement. *Clin Oral Implant Res*, （5）, pp. 92–97.

［47］ Lazarra, R. J. 1989. Immediate implant placement into extraction sites: Surgical and restorative advantages. *Int J Periodont Rest Dent*, 9, pp. 332–343.

［48］ Lekholm, U.,W. Becker, C. Dahlin, et al. 1993. The role of early versus late removal of GTAM membranes on bone formation at oral implants placed into immediate extraction sockets; An experimental study in dogs. *Clin Oral Implant Res*, （4）, pp.121–129.

［49］ Lekovic,V., P.M. Camargo, P.R. Klokkevold, et al. 1998. Preservation of alveolar bone in extraction sockets using bioabsorbable membranes. *Periodontol*, 69, pp. 1044–9.

［50］ Mellonig, J. T., and M. Nevins. 1995. Guided bone regeneration of bone defects associated with implants: An evidence based outcome assessment. *Int J Periodontics Restorative Dent*, （15）, pp. 168–185.

［51］ Meredith, N., D. Alleyne, and P. Cawley. 1996. Quantitative determination of the stability of the implant–tissue interface using resonance frequency analysis. *Clin Oral Implants Res*, 7, pp. 261–7.

［52］ Minabe, M. 1991. Critical review of the biologic rationale for guided tissue regeneration. *J Periodontol*, （62）, pp.171–179.

［53］ Morton, D., R. Jaffin, and H. Weber. 2004. Immediate Restoration and Loading of Dental Implants; Clinical Considerations and Protocols. *Int J Oral Maxillofac Implants*,1,9 （SUPPL）, pp. 103–108.

［54］ Nemkovesky, C. E., A. Artzi, and O. Moses, 2000. Rotated palatal flap in immediate implant procedures. *Clin Oral Implant Res*, （11）, p. 83.

［55］ Neugebauer, J., T. Traini, U. Thams, et al. 2006. Peri-Implant Bone Organization Under Immediate Loading State .Circularly Polarized Light Analyses: A Minipig Study. *J Periodontol*, 77. PP. 152–160.

［56］ Novaes Jr., A. B., and A.B. Novaes. 1997. Soft tissue management for primary closure in guided bone regeneration: Surgical technique and case report. *Int J Oral Maxillofac Implants*, （12）, pp. 84–87.

［57］ Paolantonio, M., M. Dolci, A. Scarano, et al. 2001. Immediate implantation in fresh extraction sockets. A controlled clinincal and histological study in man. *Journal of Periodontology*, 72, pp. 1560–1571.

［58］ Pow, E., and A. McMillan. 2004. A Modified Implant Healing Abutment to Optimize Soft Tissue Contours: A Case Report. *Implant Dent*, 13, 297–300.

［59］ Rosenquist, B., and B. Grenthe. 1996. Immediate Placement of implants into extraction sockets; Implant survival. *Int J Oral Maxillofac Implants*, （11）, pp. 205–209.

［60］ Rosenquist, B.1997. A comparison of various methods of soft tissue management following the immediate placement of implants into extraction sockets. *Int J Oral Maxillofac Implants*, （12）, pp. 43–51.

［61］ Rosenquist, B.O., and M. Ahmad. 2000. The immediate replacement of teeth by dental implants using homologous bone membranes to seal the sockets: Clinical and radiographic finding. *Clin Oral Implant Res*, 110, pp. 572–582.

［62］ Schwartz, D.A., and G.. Chaushu. 1998.Immediate implant placement: A procedure without incisions. *J Periodontol*, （69）, pp. 743–750.

［63］ Schwartz-Arad, D., and G. Chaushu. 1997. Placement of implant into fresh extraction sites: to 7 year's retrospec-tive evaluation of 95 immediate implants. *J Periodontol*, 68, pp. 111–116.

［64］ Simion, M., M. Baldoni, P. Rossi, and D. Zaffe. 1994. A comparative study of the effectiveness of e-PTFE membranes with and without early exposure during the healing period. *Int J Periodontics Restorative Dent*, （14）, pp. 167–180.

［65］ Tarnow, D. P., S. Emtiaz, and A. Classi. 1997. Immediate loading of threaded implants at stage I surgery in edentulous arches; Ten consecutive case reports with 1-to 5-year data. *Int J Oral Maxillofac Implants*, 12, pp. 319–324.

［66］ Tsirlis, A. 2005. Clinical Evaluation of Immediate Loaded Upper Anterior Single Implants. *Implant Dent*, 14, P. 94103.

［67］ Von Rehrman, A. 1936. Eine Methode zur Schliessung von Keiferhohlen Perforationen. *Dtsch Zahnaerzth Wochen-Schr*, （39）, p. 1137.

［68］ Wang, H. L., and W. J. Carroll. 2000. Using absorbable collagen membranes for guided tissue regeneration, guided bone regeneration and to treat gingival recession. *Compendium*, （21）, pp. 399–410.

［69］ Wilson, T. G.,, R. Schenk, D. Buser, and D. Cochran. 1998. Implants placed in immediate extraction sites; A report of histologic and histometric analyses of human biopsies. *Int J Oral Maxillofac Implants*, 13, pp. 333–341.

［70］ Wilson Jr, T. G., J. Carnio, R. Schenk, et al. 2003. Immediate implants covered with commective tissue membranes; human biopsies. *J Periodontol*, 74, （3）, pp. 402–9.

［71］ Zarb, G.. A.,and A. Schmitt. 1994. Osseointegration and the edentulous predicament: The 10-year Toronto Study. *Br Dent J*, 170, PP. 439–444.

第七章 牙槽窝植骨：原理及技术

Abd El Salam El Askary

引 言

拔牙，不管是有创拔牙还是无创拔牙，都会导致牙槽骨宽度和高度的丧失[13,52,51,50]。拔牙后原有牙槽骨的高度和宽度，平均会损失40%到60%，并且拔牙后第一年通常是骨吸收最快的阶段[77,68,36,92,91]。骨量严重减少会妨碍将来在缺牙部位进行种植，影响最终的修复效果。研究显示在上颌前牙区，拔牙后6个月其牙槽嵴吸收约23%，在随后的5年中吸收约11%。下颌后牙区吸收通常发生在颊侧，常导致牙弓舌向移位[3]。

残留牙槽嵴的吸收速度下颌快于上颌，下颌每年吸收0.4mm，上颌每年吸收0.1mm[57]。这常常导致垂直骨吸收1mm以及相应2mm的软组织退缩，导致水平骨吸收2~2.5mm。颊侧骨板由于含有大量的松质骨，这种现象更为明显[4]。最新的证据表明，即便是即刻种植也不能阻止颊侧牙槽骨的吸收[19,5]。结果就妨碍了种植体植入到理想的位置，影响了种植修复最终的美观和功能[38]。牙槽窝植骨术可以有效地保护牙槽骨的高度，发挥骨组织再生潜能，可以维持牙槽嵴软组织的高度，有助于种植体在理想位置的植入，达到较好的美学效果。

已有许多研究探讨拔牙同期采用多种骨替代材料进行骨移植的新技术[8]。目前所报道的促进新骨形成，减少牙槽嵴吸收的新技术已达数种[11,17,29]。保存现有牙槽骨水平、促进新骨形成较好的途径就是采用即刻种植体植入和牙槽窝同期植骨的方法[7,30,31]。

本章着重阐述牙槽窝植骨的基本原理，为临床医师提供所需的决策帮助，希望藉此不仅可以减少现有牙槽骨的损失，还可以促进牙槽骨的新生。

基本原理

牙槽嵴保存术的原理基于牙齿缺失后牙槽骨必然吸收的观点[13]。目前阻止牙槽嵴吸收的方法主要有：保存残留的根尖，前庭沟加深等膜龈手术，固定桥美学相关手术，即刻种植，以及近年出现的牙槽窝植骨术。所发明的这些术式不仅着眼于保持更为理想的软组织外形，还希望为后期的种植保存足够的骨量。相关文献报道已经论证了这些方法的重要性。Lekovic[44]比较了可吸收性屏障膜使用与否对牙槽嵴保存的影响。研究发现使用屏障膜6个月后嵴顶骨的吸收较少，是0.38mm，而没有用膜的对照组为1.50mm；有膜组牙槽窝内骨高度5.81mm，而无膜组为3.94mm；水平性牙槽骨吸收分别为1.31mm，4.56mm。研究显示早期牙槽窝植骨可以减少甚至避免将来进行牙槽嵴增高术的可能。

另一项包含24例患者的采取了盲法的随机对照临床研究也得出了类似结果。分别对患者进行单纯的拔牙或拔牙同期进行四环素水合冻干同种异体骨植骨和胶原膜覆盖。组织学分析显示植骨组6个月后骨形成明显多于另一组。拔牙窝同期植骨可以较好地保持牙槽嵴的宽度和高度。对照组平均牙槽骨丧失1mm，而牙槽窝植骨组平均牙槽嵴增高1.3mm[39]。上述两项研究均显示早期牙槽窝植骨可以减少或者避免将来进行牙槽嵴增高术的可能性。

牙拔除后，牙槽窝会出血并形成血凝块。术后48~72h炎性细胞如中性粒细胞、单核细胞和成纤维细胞沿凝血块纤维蛋白网向创区移行，对创区起着清理作用。随后血凝块逐渐被肉芽组织缓慢替代，肉芽组织从根方逐渐向冠方形成。到96h，血凝块开始收缩，上皮增生。此时，在牙槽骨骨边缘出现破骨细胞。7d左右拔牙创出现新生的结缔组织、骨组织和上皮组织。到21d，结缔组织形成、骨组织矿化和上皮细胞重新覆盖创口表面。6周后软组织闭合并形成不成熟的松质骨，随后骨组织逐渐改建、形成成熟的板层骨和骨髓[2]。这个过程将持续6个月时间。

牙槽骨吸收萎缩是牙拔除后的常见现象。临床上运用不同的植骨材料和植骨技术来解决这一问题，取得了较好的效果[2,25,6,10]。具有骨形成作用的移植材料可以提供活性成骨细胞形成新骨。骨诱导材料能够诱导骨髓多能间充质干细胞分化为成骨细胞，最终形成新骨。骨引导材料为细胞生长提供空间支架，允许成骨细胞从创口边缘向创区移行，进入移植材料内部[27]。这些移植材料不但能维持骨生长所需的空间，引导骨形成细胞，并且能隔绝不良细胞进入创区，增加新骨的形成量[40,16,67,66]。

自体骨由于具有成骨性、骨引导性和骨诱导性，被认为是最理想的骨移植材料[73]。活细胞移植能较大限度地保持细胞活力，促进移植物的血管化[46,47,48,49]。且自体骨移植不存在传染疾病的风险[34]。但是，自体骨移植需要额外手术取骨，会增加患者的痛苦，增加感染的风险和供骨区的创伤[27]。因此，为了能够减少获取自体骨的过程所造成的创伤，骨替代材料逐渐得到认可，越来越多地用于骨量不足的患者[71]。

同种异体骨、异种骨移植的类型很多，研究证明这些移植物具有生物安全性、临床适用性和低免疫原性[21]。牙种植体周围的骨缺损和拔牙窝的慢性骨缺损使用骨移植材料，合并使用或不用屏障膜，都可以有效增加骨量[20,41,78]。联合应用屏障膜时，骨移植材料还能够避免膜的塌陷[59,60,54,]。异体骨和合成骨移植能够有效修复种植体周围的骨缺损，减少种植前的牙槽嵴吸收[79]。虽然合成骨缺乏骨诱导活性，但同异体骨移植相比仍具有相当的骨增量效果[30]。

矿化的骨替代材料可作为新生骨组织成骨的支架，由于强度较高，骨引导作用更好[22,95]。然而也有一些负面报道，进行牙槽嵴保存时，效果不佳，这可能与手术操作和材料选择不当有关[23,81,97,98]。例如，将脱钙异体冻干骨（DFD-BA）与可吸收膜联合应用于牙槽窝植骨时，效果并不显著。原因可能是移植材料中具有屏障作用的凝胶成分吸收太慢。

生物屏障膜在牙槽窝植骨术中的效用已有详尽评述，目前的研究已经论证了可吸收膜与不可吸收膜在防止拔牙后牙槽窝骨吸收中的作用[87,12]。屏障膜与骨移植材料联合应用可以防止屏障膜塌陷[59,90,54]。胶原膜不仅由于其具有较好的生物相容性，而且可以吸收，可避免二次手术取膜，所以更为常用[88,72,69]。

颊侧骨板的厚度、完整性，以及根尖病变都是关系到拔牙创愈合的关键因素。颊侧骨板>1mm对于防止拔牙窝舌向塌陷是十分必要的[43]。而且，我们尚未发表的研究也显示嵴顶下2~3mm的颊侧骨板厚度如果>1mm，则不需要植骨材料，因为植骨后其愈合与传统拔牙类似[24]。较厚的颊侧骨板由于血供丰富、矿物质较多，不易被吸收[35,61,9]。但是，牙槽窝骨壁过薄或者骨壁缺失，如果不经过特殊处理常会导致牙槽嵴过度吸收。

牙槽嵴吸收还与根尖病变有关[18]。此时处理需要更加细致，炎症完全清除后才可以考虑植骨。即刻种植可以减少骨吸收，有助于维持愈合过程中的骨再生间隙。然而，即刻种植对种植医师的技术要求较高，因为在拔牙窝中制备合适的骨孔是非常困难的[62]。这种方法常用于单根牙，因为在多根牙的牙槽窝内，种植体常常难以达到良好的初期稳定性。局部存在活动性炎症也是即刻种植的禁忌证。

技 术

对患者进行全面病史评估后，如果没有发现手术的禁忌证，就可以进行局部麻醉了。拔牙部位的X线片检查可确定牙根的解剖学形态，帮助确定牙根的脱位方向。

拔牙时首先用15-C刀片分离牙槽嵴上皮和结缔组织，然后用牙周膜剥离器分离牙周韧带，扩大牙周间隙。前牙单根牙多采用直型剥离器，后牙多根常采用弯型剥离器。不管是完好的牙齿，还是残留的牙根碎片，都可以用这些器械。首先用牙周膜剥离器切断牙颈部的牙龈纤维（图7-1A~F）。手术过程中刀片的长轴一般与牙长轴成20°角，确保剥离器一直位于牙槽嵴内，防止其滑出、损伤牙龈。为了确保完全切断牙龈纤维，有时需反复进行多次切割。

然后将剥离器插入到牙周膜内，从近远中方向反复移动、再环绕整个牙周移动，增宽牙周间隙。如此反复操作，剥离器可达根方的2/3。完成这一步后，牙根只有根尖很小的一部分与牙槽窝连接。如果牙根松动度还不足，可能需要辅助的器械，如牙挺。但是牙齿只有在松动度较大时，才可使用拔牙钳，避免牙钳钳喙过分深入牙周膜，导致牙槽骨损伤[70,42]。

牙齿拔出后，牙槽窝内的软组织要彻底清除干净。如果没有出血，则要通过刺激牙槽窝来实现出血。植骨的关键是要有足量的出血，因为血液中含有骨愈合所需的蛋白和生长因子[16]。一般可以通过搔刮牙槽窝或用钻针轻轻钻一下就可以导致足量的出血。这一操作同时也触发了区域加速现象（regional acceleratory phenomena, RAP），可以刺激新骨形成和移植材料与机体的整合[82,57]。

然后仔细检查拔牙窝，重点观察：①颊侧骨板的完整性和厚度；②有无根尖病变；③拔出牙齿的牙根数量和形态。观察以上情况后，即可以相应采用以下技术。

1. 传统的牙槽窝处理技术

可以单纯采用传统的牙槽窝处理方法或者联合使用封闭创口的胶原材料（图7-2A~H，用于颊侧骨板厚度≥1mm时）。

牙槽窝颊侧骨板厚度可以在牙槽嵴下2~3mm处用博利测规进行测量。测量时测规一定要穿过软组织以获得准确的数据。如果颊侧骨板厚于1mm，则不需要植骨，因为较厚的颊侧骨板愈合能力较强，一般不会出现明显的吸收[43,80]。然而，如果发现牙槽骨壁有裂开和穿孔，则要用另一种复层植骨技术（layers technique），如下所述：

可吸收的创口胶原封闭材料可以提高创口血凝块的稳定性。胶原作为一种止血剂，可以促进血小板聚集，加强纤维交联，有助于血凝

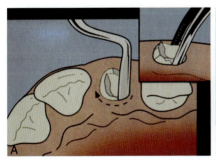
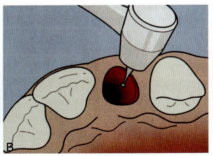
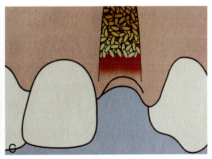

图7-1　A. 牙周膜切开与拔牙。B. 去除牙槽窝骨皮质。C. 将骨质材料填入牙槽窝的2/3。

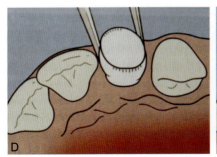
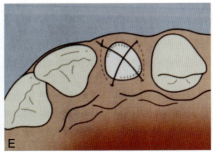
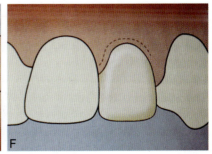

图7-1　D. 胶原块封闭创口。E. 交叉褥式缝合。F. 卵圆形桥体用于软组织生长。

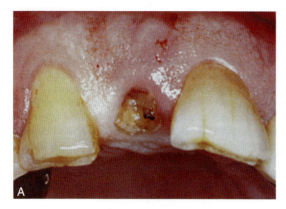

图 7-2　A. 术前。

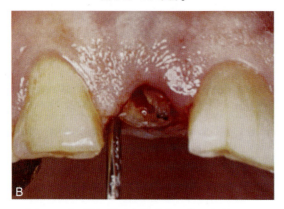

图 7-2　B. 用牙周剥离器分离牙体冠部的附着。

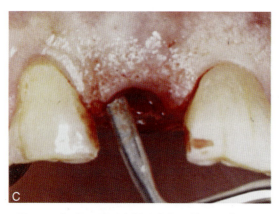

图 7-2　C. 用牙周剥离器扩大根固的牙周膜间隙。

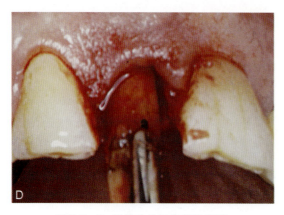

图 7-2　D. 以最小的创伤拔除患牙。

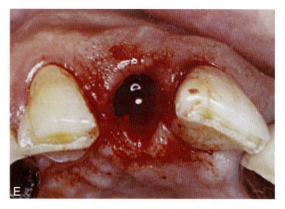

图 7-2　E. 牙槽窝无感染,血供充足。

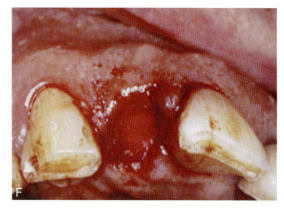

图 7-2　F. 用创口敷料(Colla Plag®,Ziammer Dental, carlsbad, CA.OSA)覆盖拔牙窝。

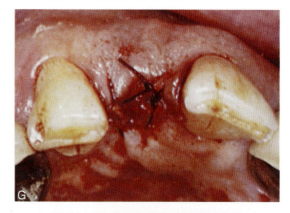

图 7-2　G. 交叉褥式缝合稳定拔牙创。

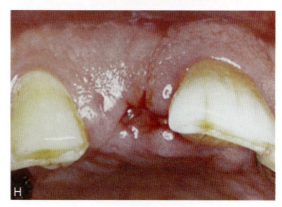

图 7-2　H. 牙槽窝充填术后 14d。

块的形成、稳定和成熟[72]。并且胶原还被证明在体外对成纤维细胞有一定的趋化作用，这种性质有助于细胞迁移、创口初步封闭，而这些是骨生长的基本条件[69]。创口愈合的前14d，采用交叉缛式缝合可以有效固定胶原材料。

2. 复层植骨技术

一般用于颊侧骨板厚度≤1mm时（图7-3A~J）。

该技术可以在骨愈合能力较差的情况下增加骨形成量。在牙槽嵴下2~3mm处的颊侧骨板≤1mm，或者唇侧骨板出现裂开或穿孔时，应该联合运用骨替代材料和胶原覆盖材料。就骨替代材料而言，能够被自体骨很快替代的矿化骨移植材料是一种较好的选择。

操作时应轻轻地填塞骨移植材料，不要填得过多。移植材料颗粒之间的孔隙是再生部位

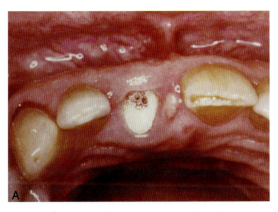

图7-3　A. 术前。

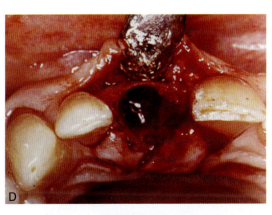

图7-3　D. 拔牙窝无感染,血供充沛。

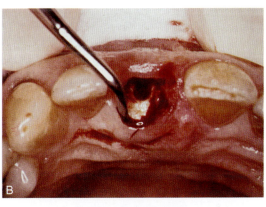

图7-3　B. 牙周膜剥离。

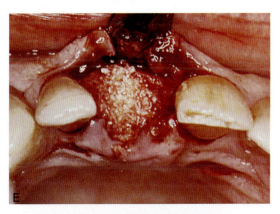

图7-3　E. 牙槽窝充填骨移植材料。

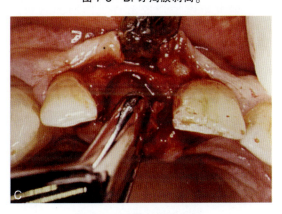

图7-3　C. 微创拔除患牙。

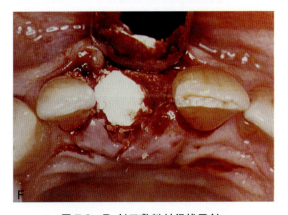

图7-3　F. 创口敷料封闭拔牙创。

注：7-3A~I　照片来源于Wang H-L, Kiyonobu K, Neiva RF. Socket Augwentation: Rational & technigue. Implant Dentistry, 2004; 13 (4) : 286-296.

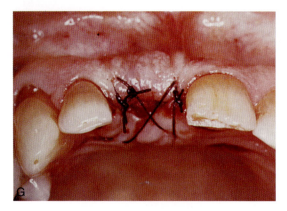

图 7-3　G. 交叉褥式缝合。

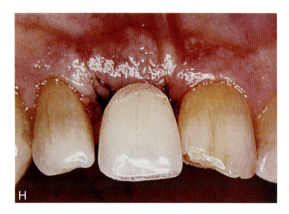

图 7-3　H. 用卵圆形义齿桥体成形软组织。

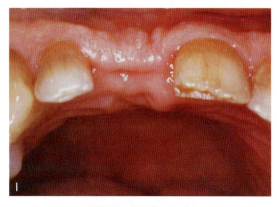

图 7-3　I. 术后 14d。

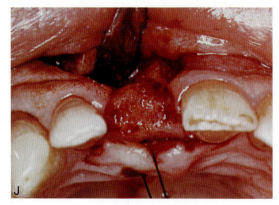

图 7-3　J. 术后 120d 显示牙槽窝成骨充分。

血管化的关键，而新建的血管网可以带来骨生长所需的丰富蛋白质和生长因子[14,55]。超量填塞植骨材料必然导致植骨材料坏死，这可能导致局部感染而不利于骨生长[75]。因此，骨移植材料一般位于牙槽嵴水平或其下 2mm 内。这与我们以前提到过的充满 2/3 的牙槽窝有所不同。然后将胶原膜修整后覆盖在牙槽窝的冠方，这种材料不仅可以稳定创口，而且有助于植骨材料上方的软组织愈合。同样采用交叉褥式缝合固定约 14d。

最近，美国密歇根大学牙医学院的 Korsnes[43] 提出了一种新的多孔骨块复层植骨技术（puros-plug layers）来促进牙槽窝的骨形成。这种技术是在牙槽窝中填入一种矿化的异体骨，如前所述覆盖可吸收胶原材料。据我们尚未发表的病理数据显示，所得再生组织的组织学成分中，骨组织占 68%，残留植骨材料占 5%，结缔组织约 27%，与人的自体骨成分一致。颊侧骨板厚度 ≤1mm、根尖周病损、多根牙牙间隔破坏的病例都可以采用这种方法。

3. 引导骨再生技术

如果颊侧骨板缺失或者拔牙过程中破坏了颊侧骨板，则需要采用不同的方法。引导骨再生技术可以结合同期或延期种植来治疗此类牙槽嵴缺损（图 7-4A~F）。如果估计达不到种植体的初期稳定，则必须考虑延期种植。这种情况多发生于双根和多根牙，需要采用诸如三明治骨增量等引导骨再生技术[89]。

这项技术中，需要用数层不同的骨移植材料来最大限度地形成新骨。内层的骨移植材料

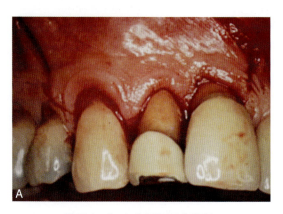

图 7-4　A. 右上侧切牙术前观。

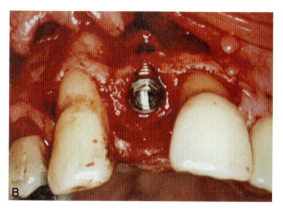

图7-4 B.拔牙后即刻种植,注意明显的骨缺损及骨壁穿孔。

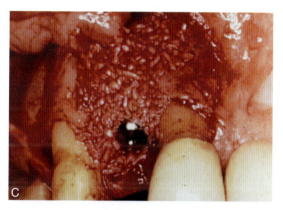

图7-4 C.复层骨移植进行三明治骨增量。

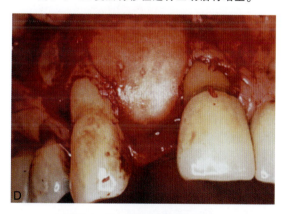

图7-4 D.修整并覆盖胶原膜。

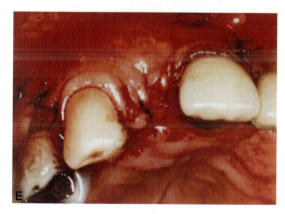

图7-4 E.组织瓣冠向延展完成创口关闭。

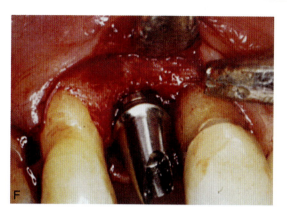

图7-4 F.6个月后骨缺损完全修复。

是由术中收集的骨碎粒和吸收较快的异体骨混合而成。快速吸收骨移植材料（如冻干骨）允许骨质快速更新、骨形成加速，达到较高的骨种植体接触率。自体骨块为受植区提供了活细胞，异体骨不仅可以通过释放骨形成蛋白发挥骨诱导功能，而且具有骨引导活性，为成骨细胞迁移和增殖提供一个理想的支架。而外层骨移植材料主要为吸收较慢的移植材料，如人的皮质骨或者小牛骨来源加工而成的羟基磷灰石，主要起到支架维持成骨空间的作用。人的皮质骨吸收速度较慢，经历一个被称为反向蠕变替代（reversed creeping substitution）的过程，可以为下方的骨组织成熟创造充裕的时间[34,45]。

胶原膜覆盖在植骨区域有助于稳定创口，隔绝不利于创口愈合的细胞。最后冠向复位黏骨膜瓣完全覆盖创口，无张力缝合。骨再生的过程一旦被激活，就会经过一系列的顺序和过程达到骨成熟，这一过程类似于骨的发育和生长[32]。骨愈合的5~6个月以内，不能进行种植。

4. 即刻种植结合引导骨再生

引导骨再生的同时即刻植入种植体也可以达到与分期手术相似的成功率[4,74]（图7-5A~I）。当牙槽窝无根尖周感染和牙周感染，术者对手术尤其是引导骨再生技术非常娴熟，预计可以达到种植体的初期稳定时，就可以考虑即刻种植。如果不具备上述条件，建议进行牙槽窝骨增量，分步完成种植修复。

著者本人通常首选三明治骨增量的引导骨再生技术。据报道，这一技术平均可获得80%

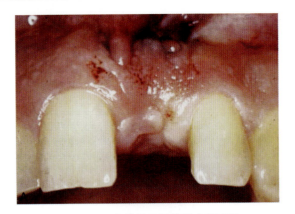

图 7-5　A. 术前显示牙槽嵴宽度不足。

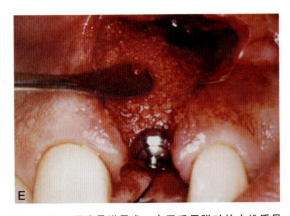

图 7-5　E. 三明治骨增量术。内层采用脱矿的人松质骨。

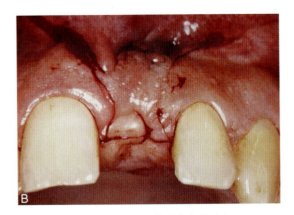

图 7-5　B. 两条分叉的垂直向松弛切口。

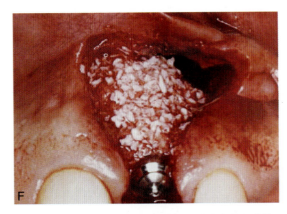

图 7-5　F. 三明治骨增量术,外层采用脱矿的人皮质骨。

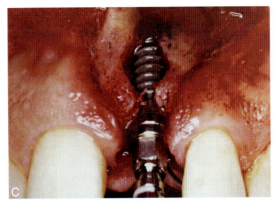

图 7-5　C. 植入种植体。牙槽骨壁缺损至牙嵴顶。

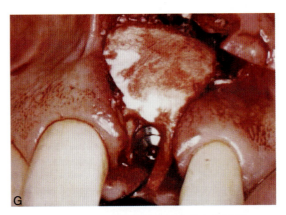

图 7-5　G. 可吸收胶原膜覆盖骨移植材料。

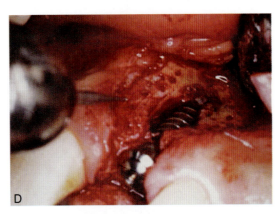

图 7-5　D. 骨皮质钻孔穿通骨髓以刺激局部加速成骨。

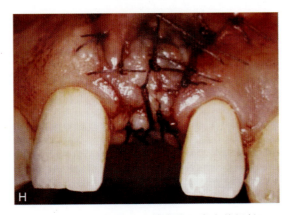

图 7-5　H. 用 4-0 和 5-0 缝合线无张力关闭创口。

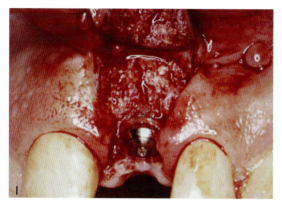

图 7-5 I. 6 个月后显示骨形成。

的骨高度和 ≥1.7mm 的骨厚度 [63,65]，缝线拆除的时间通常在术后的 10~14d。再经过 5~6 个月的愈合期就可以暴露种植体，随后开始修复（图 7-6）。

术后指导

术后护理包括在术后两周每天用温盐水含漱两次，之后的两周内用 0.12% 洗必泰每天含漱两次。除非出现感染症状，不需要预防性服用抗生素。如果需要，可选择羟氨苄青霉素，每次 500mg，3/d，口服 10d；青霉素类药物过敏者，可口服阿奇霉素 3d，500mg/d。布洛芬也常用来缓解手术引起的不适。

骨愈合的过程应该通过拍摄 X 线片进行监测，通常在骨愈合 4 个月后进行种植或二期手术。术后 4 个月如果仍然存在 X 线透射影，可以认为植骨材料结合不充分，常常需要进行额外手术清除移植的骨颗粒，并可能要重新植骨。

讨　论

种植治疗引入到临床之前，很少关注拔牙后牙槽嵴吸收的问题。萎缩的牙槽嵴不利于种植体植入，导致最后的美观效果差，因此应该防止拔牙引起的牙槽嵴吸收。本章所提供的技术和方法可以为牙槽窝骨增量的决策提供临床指导。采用这些方法后，牙槽嵴形态变化甚小，常常显示出可喜的治疗效果。扩增后的牙槽窝在种植床预备时，能感受到骨增量术带来的形态和密度的显著变化。结果保护了软组织的外形，取得了最佳的美学效果。在新鲜的拔牙窝中植入种植体，并结合三明治骨扩增技术，可以获得成功的骨整合，新生骨组织覆盖种植体植入时暴露的螺纹部分 [89,63,65]。

许多骨移植材料可用于牙槽窝的骨扩增 [75,65,76,86]，包括自体骨，脱钙冻干骨[15]，矿化冻干骨 [28]，来源于牛的羟基磷灰石 [3,75]，异体骨 [30]。

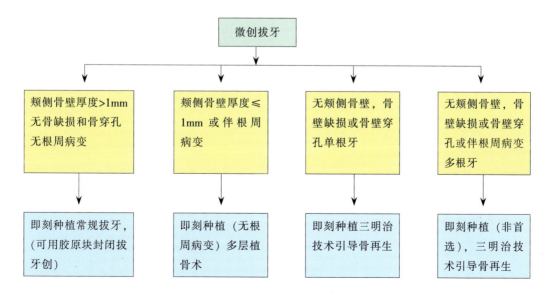

图 7-6 牙槽窝增量决策图示。

Becker[15]曾对拔牙窝内植入脱钙冻干骨的成骨能力进行组织学观察，组织活检显示脱钙冻干骨的移植区没有新骨形成的迹象，移植颗粒也没有被吸收，而自体移植处理区则出现血管样结构伴形成编织骨和板状骨，观察表明脱钙冻干骨并不是牙槽窝骨增量的好材料。

可以观察到成骨细胞的内生长潜力在浸泡过丙三醇的脱矿骨基质受到抑制[98,43]，但将脱钙冻干骨与屏障膜结合应用可以克服这些缺陷[20]。最近，临床引进一种矿化同种异体骨，商品名为Puros（Puros，Zimmer Dental Inc.，Carlsbad，CA，USA），这种异体骨采用独特的溶剂进行组织保存和病毒失活，不同于标准的低温保存。研究证明经过标准的组织库处理和一定的伽马射线照射后，异体骨结构完好，可以提供优质的骨组织基质，具备较好的负重能力[37]。

研究显示在兔的胫骨植入该材料后仅15d就有板层骨的形成，而在60d后材料完全消失[37,26]。这些结果表明该材料可能是牙槽窝骨扩增的一个良好选择。我们的研究小组将脱矿冻干骨或异体矿化骨作为牙槽窝骨增量的首选骨替代材料。它们具有理想的骨引导能力，也具有骨诱导性，这可能是因为它们能释放BMPs，而BMPs可以从周围骨中诱导骨形成[63,83,84,85]。此外，材料的大部分可在2~4个月内被机体吸收，由宿主骨所替代，便于将来在植骨区植入种植体。多孔块状骨的复层骨移植与前述的生物胶原植骨技术有所不同[75]。后者是将牛羟基磷灰石骨块植入根尖2/3，再用可吸收胶原膜进行覆盖。牙槽窝的上1/3是用胶原植入，然后用组织胶关闭。作者声称尽管经过4个月的愈合期后，牙槽窝仍发现有残留的牛羟基磷灰石颗粒，但这种方法阻止了软硬组织的丧失，减少了手术次数，可以提供更为可靠的美学效果[3]。希望有后续研究来比较这两种技术。

有关牙槽窝植骨中应用屏障膜的研究显示，覆盖生物膜的牙槽骨萎缩量显著小于不覆盖屏障膜组，说明在牙槽窝植骨时使用屏障膜是有益的[44]。但是，使用膜也会带来一些困难：①可能导致角化牙龈减少；②牙龈外形的变化；③创口缝合时为了覆盖屏障膜，关闭创口通常要将组织瓣冠方移位，会导致膜龈联合的移位。即便如此，在牙槽窝植骨过程中应用不可吸收膜、可吸收膜和脱细胞真皮膜等研究都显示了生物膜的成功作用[88,97]。最近，联合使用脱细胞真皮基质与脱钙冻干骨来保存牙槽嵴的一系列病例显示，牙槽嵴的宽度和高度没有明显丧失，取得了满意的美学效果[29,64]。当然，还需要进一步的研究来验证这一发现。

文献报道还建议使用异种骨或合成骨来进行牙槽窝植骨[94,7,93]，但是这些报道大多属于病案报告，将来还需要更多的临床对照研究来证实这些发现，当然本章陈述的一些技术也同样需要相应的科学论证。

（谭　震　译）

参 考 文 献

[1] Aichelmann-Reidy, M.E., and R.A. Yukna. 1998. Bone replacement grafts. The bone substitutes. *Dent Clin North Am*, 42, pp. 491–503.

[2] Amler, M.H. 1969. The time sequence of tissue regeneration in human extraction wounds. *Oral Surgery*, 27, pp. 309–318.

[3] Artzi, Z., H. Tal, and D. Dayan. 2000. Porous bovine bone mineral in healing of human extraction sockets. Part 1: histomorphometric evaluations at 9 months. *J Periodontol*, 71, pp. 1015–1023.

[4] Araujo, M.G., and J. Lindhe. 2005. Dimensional ridge alterations following tooth extraction. An experimental study in the dog. *J Clin Periodontol*, 32, pp. 212–218.

[5] Araujo, M.G., F. Sukekava, J.L. Wennstrom, and J. Lindhe. 2005. Ridge alterations following implant placement in fresh extraction sockets: An experimental study in the dog. *J Clin Periodontol*, 32, pp. 645–652.

[6] Ashman, A. 1995. Ridge preservation: the new buzzword in dentistry. *Implant Soc*, 6, pp. 1–7.

[7] Ashman, A. 2000. Postextraction ridge preservation using a synthetic alloplast. *Implant Dent*, 9, pp. 168–176.

[8] Ashman, A., and J. Lopinto. 2000. Placement of implants into ridges grafted with bioplant HTR synthetic bone: histological long-term case history reports. *J Oral Implantol*, 26, pp. 276–290.

[9] Barboza, E.E 1999. Localized ridge maintenance using

bone membrane, *Implant Dent*, 8, （2）, pp. 167–172.

［10］ Bartee, B.K. 1995. A simplified technique for ridge preservation after tooth extraction. *Dent Today*, 14, pp. 62–67.

［11］ Bartee, B.K. 2001a. Extraction site reconstruction for alveolar ridge preservation. Part 1: rationale and materials selection. *J Oral Implnntol*, 27, pp. 187–193.

［12］ Bartee, B.K. 200lb. Extraction site reconstruction for alveolar ridge preservation. Part 2: membrane –assisted surgical tech –nique. *J Oral lmplantol*, 27, （4）, pp. 194–197.

［13］ Bays, R. 1986. The pathophysiology and anatomy of edentu–lous bone loss. *Reconstructive Preprosthetic Oral and Maxillo–facial Surgery*, 1st ed, pp. 1–17.

［14］ Becker, W., S.E. Lynch, U. Lekholm, B.E. Becket, R. Caffesse, K. Donath, et at. 1992. A comparison of ePTEE membranes alone or in combination with platelet–derived growth factore and insulin–like growth factor–I or demineralized bone in promoting bone formation around immediate extrac tion socket implants. *J Periodontol*, 63, （11）, pp. 929–940.

［15］ Becker, W., B.E. Becker, and R. Caffesse. 1994. A comparigon of demineralized freeze–dried bone and autologous bone to induce bone formation in human extraction sockets. *J Periodontol*, 65, pp. 1128–1133.

［16］ Becker, W., M. Urist, B.E. Becker, W. Jackson, D.A. Parry, M. Bartold, et al. 1996. Clinical and histologic observations of sites implanted with intraoral autologous bone grafts or allografts. 15 human case reports. *J Periodontol*, 67, pp. 1025–1033.

［17］ Becket, W., P. Hujoet, and B.E. Becker. 2002. Effect of barrier membranes and autologous bone grafts on ridge width preservation around implants. *Clin Implant Dent Relat Res*, 4, pp. 143–149.

［18］ Block, M.S., I. Finger, and R. Lytle. 2002. Human mirteralized bone in extraction sites before implant placement: preliminary results. *J Ant Dent Assoc*, 133, （12）, pp. 1631–1638.

［19］ Botticelli, D., T. Berglundhl, and J. Lindhe. 2005. Hard tissue alterations following implant placement in extraction sites. *J Clin Periodontol*, 31, pp. 820–828.

［20］ Brugnami, F., P.R. Then, H. Moroi, S. Kabani, and C.W. Leone. 1999. GBR in human extraction sockets and ridge defects prior to implant placement: clinical results and histologic evidence of osteoblastic and osteoclastic activities in DFDBA. *Int J Periodontics Restorative Dent*, 19, pp. 259–267.

［21］ Buck, B.E., and T.I. Malinin. 1994. Human bone and tissue allografts. Preparation and safety. *Clin Orthop*, pp. 8–17.

［22］ Camargo, P.M., V. Lekovic, M. Weirdaender, P. R. Klokkevold, E.B. Kenney, B. Dimitrijevic, et al. 2000. Influence of bioactire glass on changes in alveolar pro cess dimensions after exodontia. *Oral Surg Oral Med Oral Pathal Oral Radiol Endod*, 90, pp. 581–586.

［23］ Cohen, E.S. 1995. Ridge enhancement and socket preservation utilizing the subepithelial connective tissue graft: a case report. *Pract Periodontics Aesthet Dent*, 7, pp. 53–58, quiz 60.

［24］ Covani, U., R. Corrtelini, and A. Barone. 2003. Buccolingual bone remodeling around implants placed into iramecliate extraction sockets: a case series. *J Periodontol*, 74, （2）, pp. 268–273.

［25］ Cranin, A.N., A. Simons, M. Klein, A. Sirakian, A. Ashman, B.H. Colmery III 1995. The use of a particulate, microporous, calcified copolymer as a ridge maintenance device in dogs. *J Vet Dent*, 12, pp.53–58.

［26］ Dalkyz, M., A. Ozcan, M. Yapar, N. Gokay, and M. Yuncu. 2000. Evaluation of the effects of different biomaterials on bone defects. *Implant Dent*, 9, pp. 226–235.

［27］ Feinberg, S.E., and R.J. Fonseca. 1986. Biologic aspects of transplantation of grafts. In: Davis, W.H., editor. Reconstructive Preprosthetic Oral and Maxillofacial Surgery. 1st ed. Philadelphia: WB Satunders.

［28］ Feuille, E, C.I Knapp, M.A. Brunsvold, and J.T. Mellonig. 2003, Clinical and hJstologic evaluation of bone –replacement grafts in the treatment of localized alveolar ridge defects, Part.l: Mineralized freeze–dried bone allograft, *lnt J Periodontics Restorative Dent*, 23. pp. 29–35.

［29］ Fowler, E.B., L.G. Breault, and G. Rebitski. 2000.Ridge preservation utilizing an acellular dermal allograft and demineralizecl freeze–dried bone allograft: Part I. A report of 2 cases. *J Periodontol*, 71, pp. 1353–1359.

［30］ Froum, S., and W. Orlowski. 2000. Ridge preservation utilizing an alloplast prior to implant placement–clinical and histological case reports. *Pratt Periodontics Aesthet Dent*, 12, pp. 393–402, quiz 404.

［31］ Froum, S., S.C. Cho, E. Rosenberg, M. Rohrer, and D. Tarnow. 2002. Histological comparison of healing extraction sockets implanted with bioactive glass or demineralized freeze–dried bone allograft: a pilot study. *J Periodontol*, 73, pp. 94–102.

［32］ Fugazzotto, P.A. 2002. Implanl placement in maxillary first premolar fresh extraction sockets: description of technique and report of preliminary results. *J Periodontol*, 73, (6), pp. 669–674.

[33] Gapski, R., R. Neiva, T. Oh, and H. Wang. 2006. Histological analyses of human hydroxyapatite grafting material in sinus elevation procedures: a case series. *Int J Periodontics Restorative Dent*, 26, pp. 59–69.

[34] Goldberg, V.M., and S. Stevenson. 1987. Natural history of autografts and allografts. *Clin Orthop Related Res*, 225, pp. 7–15.

[35] Goldschlag, D., M. Haghpassand, and P.N. Baer. 1994. An alternative method for treating buccal osseous defects. *Periodontal C/in hnestig*, 16, (2), pp. 10–12.

[36] Grunder, U., G. Polizzi, R. Goene, N. Hatano, P. Henry, W. J. Jackson, et al. 1999. A 3–year prospective multicenter follow–up report on the immediate and delayed–immediate placement of implants, *Int J Oral Maxillofac Implants*, 14, pp. 210–216.

[37] Günther, K.R, H.–R Scharf, H.–J. Pesch, and W. Puhl. 1996. Osteointegration of solvent–preserved bone transplants in an animal model. *Osteologie*, 5, pp. 4–12.

[38] Howell, T.H., J. Fiorellini, A. Jones, M. Alder, R Nummikoski, M. Lazaro, et al. 1997. A feasibility study evaluating rhBMP–2/absorbable collagen sponge device for local alveolar ridge preservation or augmentation, *Int J Periodontics Restorative Dent*, 17, pp. 124–139.

[39] Iasella, JM., H. Greenwell, R.L. Miller, M. Hill, C. Drisko, A.A. Bohra, et al. 2003. Ridge preservation with freeze–dried bone allograft and a collagen membrane compared to extraction alone for implant site development: a clinical and histologic study in humans. *J Pecriodontol*, 74, pp. 990–999.

[40] Iasella, J.M., H. Greenwell, R.L. Miller, M. Hill, C. Drisko, A.A. Bohra, et aI. 2003. Ridge preservation with freeze–dried bone allograft and a collagen membrane compared to extraction alone for implant site development: a clinical and histologic study in humans. *J Periodontol*, 74, pp. 990–999.

[41] Kassolis, J.D., P.S. Rosen, and M.A. Reynolds. 2000. Alveolar ridge and sinus augmentation utilizing platelet–rich plasma in combination with freeze–dried bone allograft: case series. *J Periodontol*, 71, pp. 1654–1661.

[42] Kentros, G.A., S.J. Filler, and S.S. Rothstein. 1985. Six month evaluation of particulate Durapatite in extraction sockets for the preservation of the alveolar ridge, *implantologist*, 3, pp. 53–62.

[43] Korsnes, J. 2002. The effects of a demineralized bone matrix on heating of extraction sockets. Master Thesis, University of Michigan, School of Dentistry, Unpublished data.

[44] Lekovic, V., E.B. Kenney, M. Weinlaender, T. Hart, P. Klokkevold, M. Nedic, et al. 1997. A bone regenerative approach to alveolar ridge maintenance following tooth extraction. Report of 10 cases. *J Periodontot*, 68, pp. 563–570.

[45] Lyford, R.H., M.P. Mills, C.L Knapp, E.T. Scheyer, and J. T. Mellonig. 2003. Clinical evaluation of freeze–dried block allografts for alveolar ridge augmentation: a case series. *Int J Periodontics Restorative Dent*, 23, pp. 417–425.

[46] Maatz, R., W. Lentz, and R. Graf. 1952a. Experimental principles in transplantation of preserved bones. *Langenbecks Arch Klun Chit Vet Dtsch Z Chir*, 273, pp. 850–855.

[47] Maatz, R., W. Lentz, and R. Graf. 1952b. gone tissue formation by preserved particles; bone banks. *Zentralbl Chir*, 77, pp. 1376–1382.

[48] Maatz, R. 1953. Biological principles of healing of bone wounds. *Dtsch Med J*, 4, pp. 255–260.

[49] Maatz, R., W. Lentz, and R. Graf. 1954. Spongiosa test of bone grafts for transplantation. *J Bone Joint Surg Am*, 36–A, pp. 721–731.

[50] Mecall, R.A., and A.L. Rosenfeld. 1991. Influence of residual ridge resorption patterns on implant fixture placement and tooth position. 1. *lnt J Periodontics Restorative Dent*, 11, pp. 8–23.

[51] Mccall, R.A., and A.L. Rosenfeld. 1992. The influence of residual ridge resorption patterns on implant fixture placement and tooth position. 2. Presurgical determination of prosthesis type and design, *Int J Periodontics Restorative Dent*, 12, pp. 32–51.

[52] Mecall, R.A., and A.L. Rosenfeld. 1996. Influence of residual ridge resorption patterns on fixture placement and tooth position, Part III: Presurgical assessment of ridge augmentation requirements. *Int J Periodontics Restorative Dent*, 16, pp. 322–337.

[53] Mellonig, J.T., and M. Nevins. 1995. Guided bone regeneration of bone defects associated with implants: an evidence–based outcome assessment. *Int J Periodontics Restorative Dent*, 15, pp. 168–185.

[54] Mellonig, J.T., and M. Nevins. 1995. Guided bone regeneration of bone defects associated with implants: an evidence–based outcome assessment, *lnt J Periodontics Restorative Dent*, 15, (2), pp. 168–185.

[55] Mellonig, J.T. 1996. Bone allografts in periodontal thera-

py: *Clin Orthop*, （324）, pp. 116–125.

[56] Metlonig, J.T., M. Nevins, and R. Sanchez. 1998. Evaluation of a bioabsorbable physical barrier for guided bone regeneration. Part I. Material alone. *Int J Periodontics Restoratiue Dent*, 18, pp. 139–149.

[57] Melsen, B. 1999, Biological reaction of alveolar bone to orthodontic tooth movement. *Angle Orthod*, 69, pp. 151–I58.

[58] Nemcovsky, C.E., and V. Serfaty. 1996. Alveolar ridge preservation following extraction of maxillary anterior teeth. Report on 23 consecutive cases. *J Periadantol*, 67, pp. 390–395.

[59] Nevins, M., and J.T. Mellortig. 1992. Enhancement of the damaged edentulous ridge to recive dental implants: a combination of allograft and the GORE–rEx membrane, *Int J Periodontics Restoratiue Dent*, 12, pp. 96–111.

[60] Nevins, M., and J.T. Mellonig. 1994. The advanages of localized ridge augmentation prior to implant placement a staged event. *Int J Periodontics Restorative Dent*, 14, pp. 96–100.

[61] O'Brien T.P., J.E. Hinrichs, and E.M. Schaffer. 1994. The prevention of localized ridge deformities using guided tissue regeneration. *I Periodontol*, 65, （1）, pp. 17–24.

[62] Paolantonio, M., M. Dolci, A. Scarano, D. d'Archivio, G. di Placido, V. Tumini, et al. 2001. Immediate implantation in fresh extraction sockets. A controlled clinical and histological study in man. *I Periodontol*, 72, （11）, pp. 1560–71.70.

[63] Park, S.–H., and H.L. Wang. 2005a. Mucogingival pouch flap （MPF） for sandwich bone augmentation. *Implant Dentistry*, 14, （4）, pp. 349–356.

[64] Park, S.–H., and H.–L. Wang. 2005b. Management of localized buccal dehiscence defect with allografts and acellular dermal matrix. Submitted for publication in *Int J Perio Rest Dent*, October.

[65] Park, S.–H. 2006. Comparison of two absorbable membranes in guided bone regeneration on implant dehiscence defects in humans. University of Michigan, Thesis 2006 （Submitted for publication）.

[66] Pinholt, E.M., G. Bang, and H.R. Haanaes. 1990. Alveolar ridge augmentation by osteoinduction in rats. *Scand J Dent Res*, 98, pp. 434–441.

[67] Pinholt, E.M., H.R. Haanaes, M. Roervik, K. Donath, and G. Bang. 1992. Alveolar ridge augmentation by osteoinductive materials in goats. *Scand J Dent Res*, 100, pp. 361–365.

[68] Polizzi, G., U. Grunder, R. Goene, N. Hatano, E Henry, W.J. Jackson, et al. 2000. Immediate and delayed implant placement into extraction sockets: a 5–year report. *Clin Implant Dent Rclat Res*, 2, pp. 93–99.

[69] Postlethwaite, A.E., J.M. Seyer, and A.H. Kang. 1978. Chemotactic attraction of human fibroblasts to type I, II, and III collagens and collagen–derived peptides. *Proc Natl Acad Sci USA*, 75, （2）, pp. 871–875.

[70] Quinn, J.H., and J.N. Kent. 1984. Alveolar ridge maintenance with solid nonporous hydroxylapatite root implants. *Oral Surg Oral Med Oral Pathol*, 58, pp. 511–521.

[71] Russell, J.L. 2000. Grafton demineralized bone matrix: Performance consistency, utility, and value. *Tissue Engineering*, 6, pp. 435–440.

[72] Sableman, E. 1985. Biology, Biotechnology, and Biocompatibility of Collagen. *Biocompatibility of Tissue Analogs*. CRC Press, First edition, Boca Raton, FL, 27.

[73] Schanllhorn, R.G. 1968. The use of autogenous hip marrow biopsy implants for bony crater defects. *J Periodontol*, 39, pp. 145–147.

[74] Schenk, R.K., D. Buser, W.R. Hardwick, and C. Dahlin. 1994. Healing pattern of bone regeneration in membrane–protected defects: a histologic study in the canine mandible. *Int J Oral Maxillofac Implants*, 9, （1）, pp. 13–29.

[75] Sclar, A.G. 1999. Preserving alveolar ridge anatomy following tooth removal in conjunction with immediate implant placement. The Bio–Col Technique. *Atlas Oral Maxillofac Surg Clin North Am*, 7, pp. 39–59.

[76] Serino, G., S. Biancu, G. lezzi, andA. Piattelli. 2003. Ridge preservation following tooth extraction using, a polylactide and polyglycolide sponge as space filler: a clinical and histological study in humans. *Clin Oral Implants Res*, 14, pp. 651–658.

[77] Sevor, J.J. and R. Meffert. 1992. Placement of implants into fresh extraction sites using a resorbable collagen membrane: case reports. *Pract Periodontics Aesthet Dent*, 4, pp. 35–41.

[78] Simion, M., P. Trisi, and A. Piattelli. 1996. GBR with an e–PTFE membrane associated with DFDBA: histologic and histochemical analysis in a human implant retrieved after 4 yeats of loading, *Int J Periodontics Restorative Dent*, I6, pp.338–347.

[79] Smiler, D.G. 2001. Comparison of anorganic bovine mineral with and without synthetic peptide in a sinus elevation: a case study. *Implant Dent*, 10, pp. 139–142.

[80] Spray, J.R., C.G. Black, H.F. Morris, and S. Ochi. 2000.

The influence of bone thickness on facial marginal bone response: stage 1 placement through stage 2 uncovering. *Ann Periodontol*, 5, （1）, pp. 119–128.

［81］ Tal, H. 1999. Autogenous masticatory mucosal grafts in extraction socket seal procedures: a comparison between sockets grafted with demineralized freeze–dried bone and deproteinized bovine bone mineral. *Clin Oral Implants Res*, 10, pp. 289–296.

［82］ Trevisan, C., S. Ortolani, M. Monteleone, and E.C. Marinoni. 2002. Regional migratory osteoporosis: a pathogenetic hypothesis based on three cases and a review of the literature. *Clin Rheumatol*, 21, pp. 416–425.

［83］ Tsao, Y.–P., R. Neiva, K. A1–Shammari, T–J. Oh, and H.–L. Wang. 2006. Effects of a mineralized human cancellous bone allograft in regeneration of mandibular class II furcation defects. *Periodontol*, 77, pp. 416–425.

［84］ Urist, M.R. 1965. Bone: formation by autoinduction. *Science*, 150, pp. 893–899.

［85］ Urist, M.R., and H. Iwata. 1973. Preservation and biodegradation of the morphogenetic property of bone matrix. *J Theor Biol*, 38, pp. 155–167.

［86］ Vasilic, N., R. Henderson, T. Jorgenson, E. Sutherland, and R. Carson. 2003. The use of bovine porous bone mineral in combination with collagen membrane or autologous fibrinogen/fibronectin system for ridge preservation following tooth extraction. *J Okla Dent Assoc*, 93, pp. 33–38.

［87］ Wang, H.L., and M.J. Carroll. 2001. Guided bone regeneration using bone grafts and collagen membranes. *Quintessence Int*, 32, （7）, pp. 504–515.

［88］ Wang, H.–L., K. Kiyonobu, and R.F Neiva. 2004a. Socket augmentation: rationale and technique. *Implant Dent*, 13, pp. 286–296.

［89］ Wang, HL, C Misch, and RF Neiva. 2004b. "Sandwich" bone augmentation technique: rationale and report of pilot cases. *Int J Periodontics Restorative Dent*, 24, （3）, pp. 232–245.

［90］ Wang, H.–L., T. ltose, R.F. Neiva, and J.L. Shotwell. 2005. Multidisciplinary treatment approach for enhancement of implant esthetics. *Implant Dentistry*, 14, （1）, pp. 21–29.

［91］ Werbitt, MJ., and P.V. Goldberg. 1991. Immediate implantation. Preservation of bone volume and osseous regeneration. *J Parodontal*, 10, pp. 157–166.

［92］ Werbitt, M.J., and P.V. Goldberg. 1992. The immediate implant: bone preservation and bone regeneration, *Int J Periodontics Restorative Dent*, 12, pp. 206–217.

［93］ Wiesen, M., and R. Kitzis. 1998. Preservation of the alveolar ridge at implant sites. *Periodontal Clin Investig*, 20. pp, 17–20.

［94］ Yang, J., H.M. Lee, and A. Vemino. 2000. Ridge preservation of dentition with severe periodontitis. *Compend Gontin Educ Dent*, 21, pp. 579–583, quiz 584.

［95］ Yukna, R.A., G.H. Evans, M.B. Aichelmann–Reidy, and E.T. Mayer. 2001. Clinical comparison of bioactive glass bone replacement graft material and expanded polytetrafluo–roethylene barrier membrane in treating human mandibular molar class II furcations. *J Periodontol*, 72, pp. 125–133.

［96］ Yukna, R.A., P. Castellon, A.M. Saenz–Nasr, K. Owens, J. Simmons, T.H. Thunthy, et al. 2003. Evaluation of hard tissue replacement composite graft material as a ridge preservation/augmentation material in conjunction with immediate hydroxyapatite–coated dental implants. *J Periodontol*, 74, pp. 679–686.

［97］ Zitzmann, N.U., P. Scharer, and C.P. Marinello. 1999 Factors influencing the success of GBR. Smoking, timing of implant placement, implant location, bone quality and provisional restoration. *J Clin Periodontol*, 26, pp. 673–682.

［98］ Zubillaga, G., S. Von Hagen, B.I. Simon, and M.J. Deasy. 2003. Changes in alveolar bone height and width following post–extraction ridge augmentation using a fixed bioabsorbable membrane and demineralized freeze–dried bone osteoinductive graft. *J Periodontol*, 74, pp. 965–975.

第八章 种植体间龈乳头美学

Abd El Salam El Askary

生物学概况

上颌前牙区种植修复要获得理想的美学效果，比取得种植骨整合的成功，难度更大。具备保存龈乳头和龈乳头再生的能力，对上前牙区的种植修复极其重要。由于患者对美学的要求日益提高，种植体之间牙龈乳头的恢复已成为近来种植临床的研究热点。反言之，构建种植修复体周围协调的牙龈外形是对临床工作者的一大挑战，这种协调性很大程度上依赖于种植体周围软组织结构健康而自然的外观[15]。

种植修复体周围的牙间龈乳头使天然牙和种植牙的软组织边缘对称，使天然牙和种植牙看起来更协调[47]。组织的对称和协调使种植修复体更加逼真、美观。但是，如果因病理原因或软组织处理不当，种植体间龈乳头的轻微变化将会引起难以纠正的美学和语音问题。这也是为什么临床上种植体周围软组织需要精细操作的原因。

牙齿拔除后邻间龈乳头即开始逐渐丧失。菲薄的邻间牙槽骨（根间牙槽骨）发生快速吸收，其原因可能如下：①牙槽骨菲薄，易吸收；②根间牙槽嵴顶血供减少；③拔牙后口腔细菌可能直接污染根间牙槽骨；④最重要的是沙比纤维（Sharpey）缺失（图8-1A、B）。沙比纤维能持续刺激骨改建，维持健康龈缘高度，无需其他邻间支撑而在保持牙间龈乳头外形上起着主要作用。两种植体之间的牙龈乳头与此完全不同。种植体表面没有牙骨质，纤维在种植体周围环绕排列，种植体颈部界面与牙龈组织无任何纤维直接相连，因而很难重现种植体间的牙龈乳头（图8-2A、B）。要想在种植体间恢复龈乳头的自然外观，术前计划和成功的预后判断非常重要[17]（图8-3A、B）。

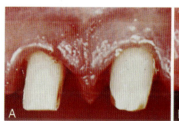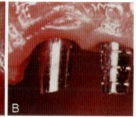

图8-2 A.天然牙之间的龈乳头由沙比纤维维持其形态。B.由于缺乏沙比纤维，种植体之间龈乳头缺失。

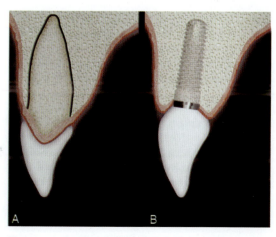

图8-3 A、B.图示为种植体和天然牙之间龈乳头的差别。

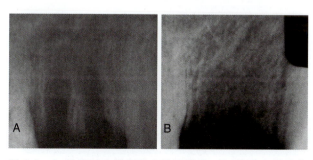

图8-1 A.拔牙时支撑龈乳头的牙槽骨。B.拔牙6周后支撑龈乳头的牙槽骨完全丧失。

拔牙后龈乳头的改建呈现出从腭侧到唇侧逐渐降低的斜坡样改变，低于相邻的健康龈缘[18]。不幸的是，龈乳头一旦丧失往往就难以再生达到原来的高度[24]。种植体间软组织，性质上类似于瘢痕组织，使临床预后复杂化，需要特殊的重建方法。目前在种植学和牙周整形外科领域里面临的最大挑战就是恢复缺失或缺损的牙龈乳头。

为重建缺失的龈乳头，临床上已进行了多种尝试，如引导组织再生术（GTR）[49]、组织扩增术[42]、游离龈移植术[36]、冠向转瓣术[23]、带蒂组织瓣术[40]以及桥体压迫成形法[15]等等。但是，单独使用某一种手术方法不能完全保证重建龈乳头取得长期、可靠的临床成功。本章着重阐述当前和将来重建龈乳头的方法以及这些方法的临床可预测性。

为了对龈乳头的不同临床状况进行评估和分类，Nordland 和 Tarnow[41]根据龈乳头的边缘高度将牙间乳头分成3类（图8-4A~D）：

第一类：牙龈乳头顶端位于牙齿邻面触点和釉牙骨质界冠方之间，出现邻面缝隙但看不到邻面的釉牙骨质界；

第二类：牙龈乳头顶端与邻面的釉牙骨质界平齐或位于釉牙骨质界的根方，可以看到邻面的釉牙骨质界；

第三类：牙龈乳头顶端与唇侧釉牙骨质界平齐或位于唇侧釉牙骨质界的根方。

Tarnow 等人[46]提出一种有效的分类方法，对牙间龈乳头的状况进行临床预测。他们认为如果牙冠触点到牙槽嵴顶的距离≤5mm，龈乳头几乎100%存在；如果距离为6mm，龈乳头存在的可能性约为56%；如果距离≥7mm，龈乳头存在的可能性在27%以下（图8-5 A~C）。这种分类是临床预测单颗种植义齿龈乳头存在的一项基本参数，但不适用于两个相邻种植体之间的龈乳头预测。

Salama[43]介绍了另一种关于种植体周龈乳头预后的分类方法，这种分类是基于邻面骨高度来判断的。邻面骨高度的测量方法是从今后修复体触点开始向根方至牙槽嵴顶的距离。第一类，邻面骨高度为4~5mm，有良好的预后；第二类，邻面骨高度为6~7mm，高度提示预后不太乐观；第三类，邻面骨高度>7mm，预后很差（图8-6 A~D）。

最近 Gastaldo 经临床研究[20]，提出另一种相类似的种植体间龈乳头的分类方法。他们将48例患者的96处龈乳头分为第1组，另80处为第2组。触点下缘到牙槽嵴顶的距离为D1，邻牙和种植体间或两种植体间的距离为D2，触点下缘到龈乳头尖端的距离为D3。在两组中，

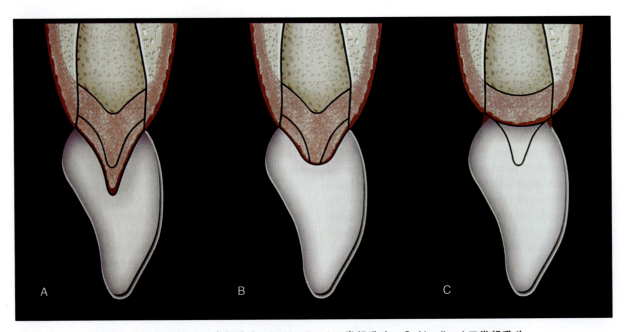

图8-4　A. Nordland 一类龈乳头。B. Nordland 二类龈乳头。C. Nordland 三类龈乳头。

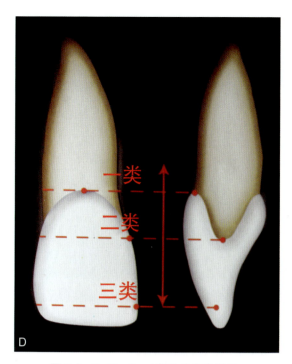

图 8-4 D. Nordland 龈乳头分类图示。

若D2 距离为 3mm、3.5mm 或 4mm 时，几乎都有龈乳头（$P<0.05$），当 D2 距离为 2mm 或 2.5mm 时，基本不可能存在龈乳头（$P<0.05$）。在第二组中，如 D1 距离在 3~5mm 之间，龈乳头大多存在（$P<0.05$）。两组里，分析 D1、D2 之间的

关系表明，当 D2 的距离<2.5mm，龈乳头缺失；而当 D2 距离>3mm 时，D1 和 D2 之间存在相关性。所以，相邻两种植体之间触点下缘到牙槽嵴顶的理想距离应为 3mm，邻牙和种植体间的理想距离应为 3~5mm，邻牙和种植体间理想的侧向间距是 3~4mm（图 8-7）。

最近有一种无创方法[32]，采用阻射材料和根尖 X 线片拍摄来测量龈乳头高度。测量龈乳头的放射长度，是用探针将一种阻射材料置于龈乳头尖端，拍摄根尖片完成的，无任何临床创伤。这种阻透材料由根管充填剂和硫酸钡以 2:1 混合而成。放置阻射剂应小心勿放到龈乳头根方，否则会使放射长度变短。放射影像在对比媒介下阻射效果很强，因而仅需少量阻透材料。把直径 5mm 的金属球粘贴在牙齿上来校正长度的误差，利用 XCP 装置采用平行投照法获得根尖 X 线片。胶片用自动洗片机处理，数字扫描获得数码图像，然后将所有图形文件输入电脑，测量并计算出牙槽嵴顶到龈乳头顶端的距离。牙槽嵴顶到阻透材料的距离用计算机辅助软件进行测量。此研究测量了 40 例慢性牙周炎患者的 142 个牙间龈乳头的放射长度（RL）。

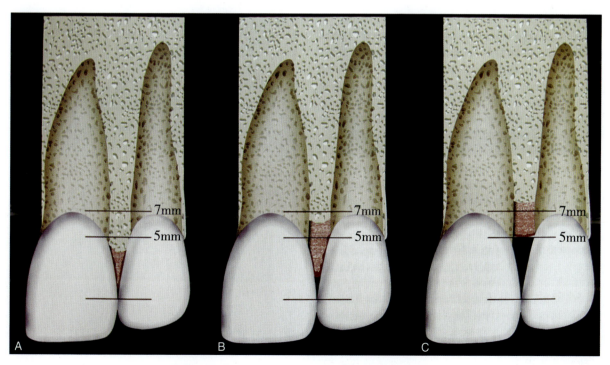

图 8-5 A、B、C. Tarnow 分类所预期的龈乳头水平。

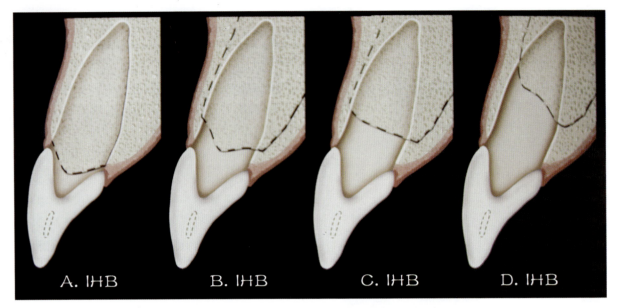

图 8-6　A、B、C、D. 牙间骨高度的 Salama 分类法。

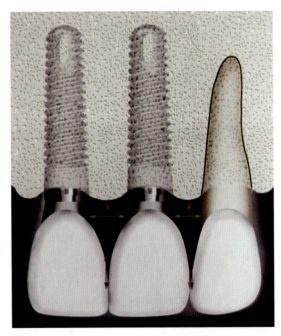

图 8-7　种植体之间以及种植体和天然牙之间垂直和水平向距离对龈乳头的影响。

局麻下测定龈乳头的骨探测长度（BPL），翻瓣测量龈乳头的实际高度（AL）。使用 Pearson 相关系数对龈乳头实际高度与放射长度，以及龈乳头实际高度与骨探测长度进行相关性分析。结果表明使用阻透材料和根尖片的方法来测量龈乳头高度是可靠的，能够替代其他创伤性的测量方法，从而避免导致龈乳头退缩的可能。所有前述的测量方法均基于测量牙冠或接触点到牙槽嵴顶的距离，但此距

离并不是恒定的参数，技工室的制作不同，牙冠触点位置也不同，这使得测量仅对天然牙列有效。测量的数据变化较大（图 8-8 A、B）。Tarnow[48]

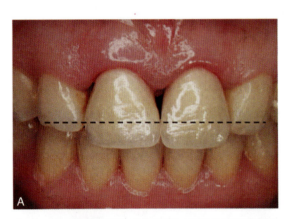

图 8-8　A. 种植修复体的邻接点可按照技师的喜好来调整。注意黑线所示的邻接点位置。

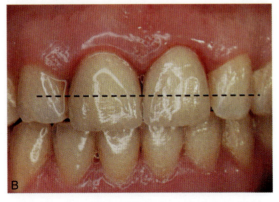

图 8-8　B. 同一患者,黑线所示的邻接点向根方移位,说明邻接点对研究测量而言,参照不稳定。

2003 年提出一种测量牙槽嵴顶上软组织高度的新方法，所用参数更稳定，测量更可靠。研究测量了 33 例患者的 136 个种植体间龈乳头高度，垂直放置标准化牙周探针以测量骨嵴顶上龈乳头高度，测量精确到 1mm。龈乳头平均高度为 3.4mm，其范围是 1~7mm。他们认为在种植体间骨嵴顶上可以形成的软组织高度仅仅为 2mm、3mm、4mm（平均 3.4mm），这表明还需 1~2mm 才可重建出类似邻牙的龈乳头（图 8-9）。

龈乳头的形态学和相关术语

牙间龈乳头的形状取决于黏膜下的支持骨量，邻牙邻面形貌，沙比纤维的辅助作用等几个因素。支撑龈乳头的骨结构由唇舌侧牙槽嵴顶组成，唇侧牙槽嵴顶略高于舌侧，唇舌侧牙槽嵴顶的平均距离约为 2~6mm。唇舌骨嵴间由龈谷相连，如图 8-10 A、B，外形凸起或者低平下凹，也可呈锯齿样[24,13]（图 8-11）。组织学上，龈乳头

上皮层为复层鳞状上皮，固有层含有丰富的胶原纤维，纤维呈唇舌向排列[45,35,2]，穿过固有层，使龈缘紧密贴合于牙颈部，有助于维持龈乳头的外形和位置。结缔组织固有层含有淋巴细胞和浆细胞。

有不同的术语来命名和区分不同的邻间龈乳头的临床位置。特定的术语有助于准确阐释特定的临床状况。天然牙之间的龈乳头称为牙间龈乳头（interdental papilla）。种植体和天然牙间的龈乳头称为种植体周龈乳头（peri-implant papilla），如图 8-12。相邻两种植体间的龈乳头则称为种植体间龈乳头（inter-implant papilla）。龈乳头若未特别明示，则泛指邻间龈乳头（interproximal papilla）。种植体间龈乳头和牙间龈乳头在组织学特性上完全不同。

种植体间龈乳头的结缔组织纤维呈平行排列[7]。龈乳头中胶原纤维所占的比例很高，胶原细胞相对较少，种植体间龈乳头因缺少牙周膜而血供不足。因而种植体间龈乳头更类似于

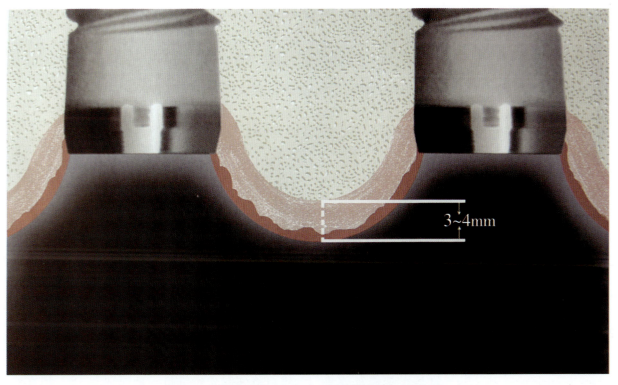

图 8-9 相邻种植体之间龈乳头到牙槽嵴顶的垂直距离。

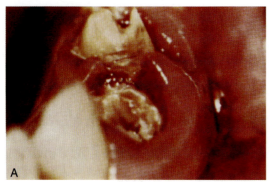
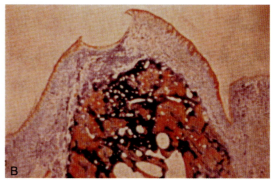

图 8-10　A. 临床所见的龈谷。B. 组织学所见的龈谷。

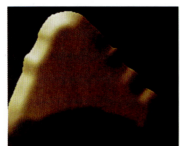
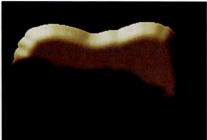
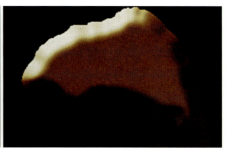

图 8-11　支撑龈乳头的骨组织不同形貌。

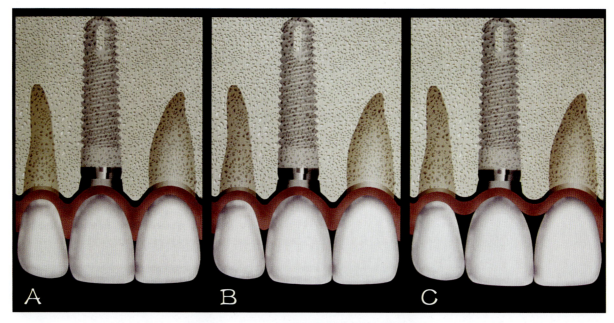

图 8-12　A、B、C. 种植体周龈乳头的不同水平。

瘢痕组织，导致重建或修复龈乳头困难重重。龈乳头缺失或未完全充满邻间隙，出现黑三角（black triangle）外观。黑三角是影响修复效果的美学缺陷，尤其是笑线高的患者（图 8-13）。由于邻近的天然牙邻面，其釉牙骨质界外形呈突向切缘的扇状弧形，临床上，种植体周龈乳头比种植体间龈乳头更容易恢复，而且沙比纤维可将邻间骨嵴维持于相同高度[37]，但在多个相邻种植体间，情况就不一样了。单颗牙种植修复病例中，若牙冠触点到骨嵴顶距离适宜，

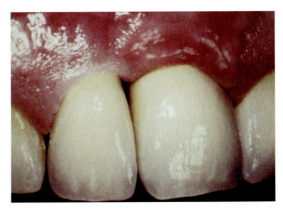

图 8-13　相邻两颗种植修复体之间的黑三角。

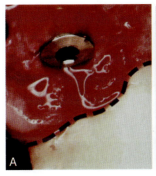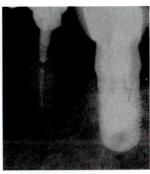

图 8-14　A、B. 根据牙龈纤维的方向所形成的龈乳头外形。天然牙周和种植体周骨水平的差异提示牙龈纤维对骨水平的维持作用。

则可能获得良好的治疗效果（图 8-14A、B）。

重建龈乳头的方法

种植中，临床操作技术对龈乳头的重建影响很大，重建龈乳头需要高超的手术技巧和深厚的学科知识。种植体间龈乳头的瘢痕组织特性使手术重建更加困难。一般来说，影响种植体间龈乳头美学重建有以下因素：

（1）血供是影响治疗效果的关键因素，在各种组织瓣设计中应考虑血供充足，尤其是那些同时涉及软硬组织的复杂瓣转移。

（2）牙齿轴向也是影响种植体周龈乳头的一个重要因素。比如，修复缺失的两颗中切牙不同于修复两颗不同的前牙，如中切牙和邻近的侧切牙。

（3）理想的种植体位置决定了修复牙冠的外形。种植体在牙槽嵴的三维定位也是重要的

影响因素，尤其是轴向位置影响着触点到骨嵴顶的距离。

（4）种植前应仔细评估和记录组织的生物学类型，如果牙槽嵴黏膜属于窄薄型，软组织量少，手术后易萎缩，手术创伤的术后反应也使预后更加复杂化。如果牙槽嵴黏膜属于宽厚型，软组织量多质韧黏膜下骨组织充足，则重建龈乳头预后良好。因而，对于窄薄组织型患者，应尽量采用无创方法，同时尽量减少组织移位。

（5）牙冠外形上，三角形牙冠对牙龈附着及高度有不良影响，进而影响种植体间龈乳头的大小。而方形牙冠则表现出更好的预后。锥形细牙根比柱状根可容纳更多的根间骨量，这将影响以后植入种植体的直径（图 8-15）。

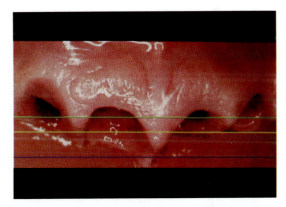

图 8-15　注意两中切牙与侧切牙及尖牙之间龈乳头高度的差异。

（6）就牙槽嵴骨嵴水平而言，牙槽嵴高度决定了种植体间龈乳头的预后。骨严重吸收的病例，软组织和龈乳头的恢复都较差，因而应采取分期手术方法。目前一般认为先改善骨条件并达到骨水平的稳定，再种植进行修复（图 8-16）。

（7）临床医师应考虑种植体平台的大小对龈乳头的影响。近来很多美学种植都引入了平台转移的概念，即种植体直径在平台处转换形成直径更小的界面，有利于在水平方向上增加生物学宽度，弥补生物学宽度在垂直方向的不足，减少术后骨吸收，维持稳定的软组织边缘。小平台使牙槽嵴骨水平更稳定，这种新思路导致了许多

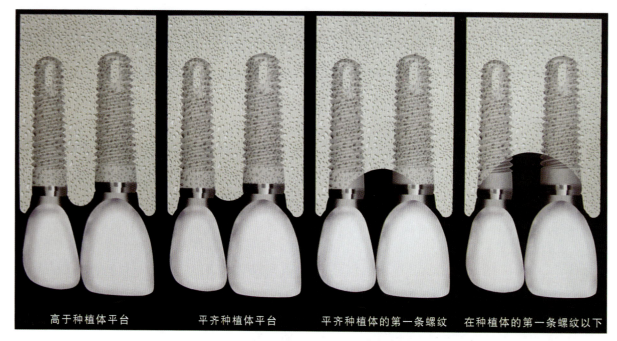

| 高于种植体平台 | 平齐种植体平台 | 平齐种植体的第一条螺纹 | 在种植体的第一条螺纹以下 |

图 8-16　相邻两种植体之间骨水平的位置。

新的种植体设计。同时，修复体龈下部分变窄使软组织边缘预后更好（图 8-17A~G）。

（8）保持种植体之间、种植体和天然牙之间适宜的距离，对于恢复自然的软组织边缘和修复体外形至关重要。由于种植体直径、牙冠外形变化较大，尚没有明确的规定要求种植体间必须保持多大距离。一般种植体间应保持合理的距离，不危及或破坏任何生物学区域。

（9）近来有研究尝试了种植体颈部呈扇状弧形的新型设计，虽然尚未证实设计的可靠性，

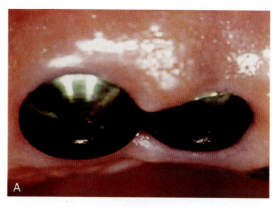

图 8-17　A. 使用宽直径种植体导致更多的牙龈丧失。

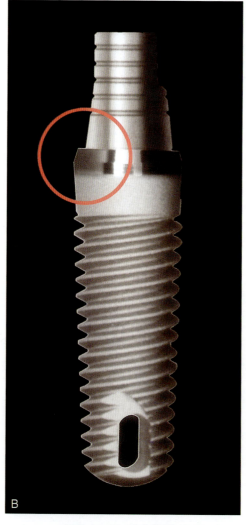

图 8-17　B. 平台转移。

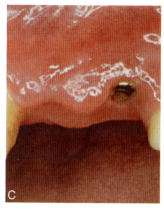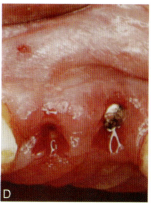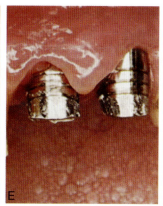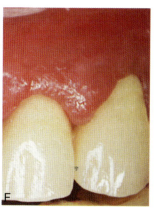

图8-17 C.二期手术时两相邻的种植体。注意直径很小的愈合基桩。D.软组织环切暴露种植体。E.连结修复基桩。注意基于平台转移所形成的龈乳头。F.完成最终修复。

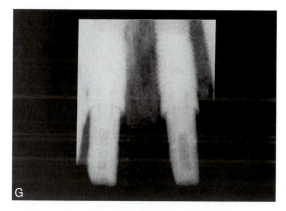

图8-17 G.放射检查显示采用平台转移时,种植体间保持了骨高度。

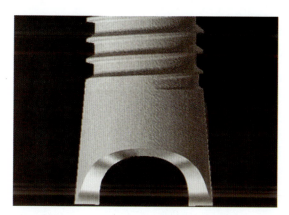

图8-18 扇贝形的种植体平台设计。

但笔者认为这种设计在将来是可行的。扇状弧形设计有助于维持即刻种植后邻间骨外形的稳定性,但在二期种植体植入时,需要进行骨移植在弧形边缘再生新骨(图8-18)。

用软组织来重建种植体间龈乳头

由于种植体周围软组织易受损伤,组织末梢血供少,术后软组织需要改建等因素,使得多数软组织重建方法的成功率不高,而且远期临床效果也不肯定。这也是为何软组织手术重建种植体间龈乳头预后较差的原因。

为了对角化组织与种植体间龈乳头存在的相关性进行量化研究,Lee医师[33]评估了角化黏膜的宽度和触点到牙槽嵴顶距离对龈乳头的影响,并探讨了相邻两颗种植体之间的水平距离对龈乳头的影响。研究选择了52例患者中相邻种植体间的72个邻间龈乳头,且修复完成1年以上。分别测量了龈乳头放射影像高度(RL),龈乳头顶端的角化黏膜宽度(WK),邻间接触点到骨嵴顶的垂直距离(CC),同时还测量了两颗种植体之间在种植体与基桩界面处的水平距离(HD)。

研究表明角化黏膜较宽者,种植体周围黏膜量更多,具有较厚的生物组织型,龈乳头放射影像高度也更高。从触点到骨嵴顶的距离不会影响种植体间龈乳头的长度。龈乳头充填情况与种植体间的水平距离密切相关,若距离<2.5mm,则没有龈乳头充填其间隙。此研究中,测量的是龈乳头放射影像高度,而非龈乳头的充填高度,种植体系统也进行了严格筛选以消除特殊的设计对水平距离的影响。

为了重建缺失的龈乳头,采用了多种软组织手术方法,包括联合使用冠向复位瓣与结缔组织移植[22]，冠向复位腭侧滑行瓣法[50]及Beagle法[4]。Beagle氏技术是将腭侧带蒂瓣折叠并缝至唇侧以提高种植体间龈乳头高度，但遗憾的是由于组织瓣较小，瓣蒂血供不足，这种方法成功率并不高，如图8-19 A~C。Han等[22]提出另一种方法，即完全牙龈冠向转移的带蒂半月瓣移植。

其他学者也介绍了一些方法来减少种植体周围牙龈退缩，改善种植体间龈乳头外形[27]。Azzi[3]将结缔组织游离瓣放置于缺损区，褶进颊侧、腭侧瓣下，为结缔组织游离瓣提供充足血供。此法需要在缺损位置颊舌两侧边缘的合适位置做半厚组织瓣切口。从上颌结节处切取楔形游离瓣并塑形、修整出中心为上皮嵴，两端为结缔组织延伸部，用颊腭侧半厚组织瓣覆盖游离瓣两端，而上皮嵴仍暴露来改善种植体间龈乳头高度，如图8-20A~C所示。

本章作者介绍了一种改良侧向滑行瓣方法，即将邻近一完整的龈乳头部分侧向移植至种植体周龈乳头缺损处，但并未获得可靠的临床成功（图8-21A~D）。

有学者用无蒂结缔组织瓣来改善种植体间

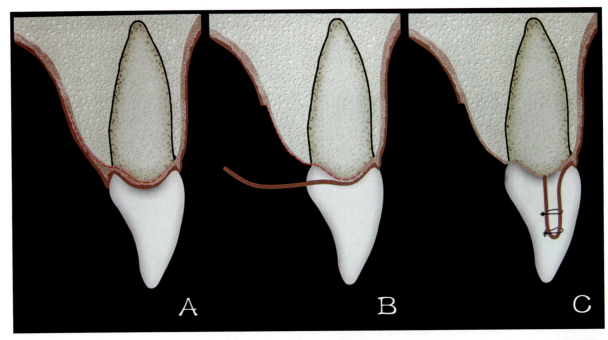

图8-19　A、B、C. Beagle技术。

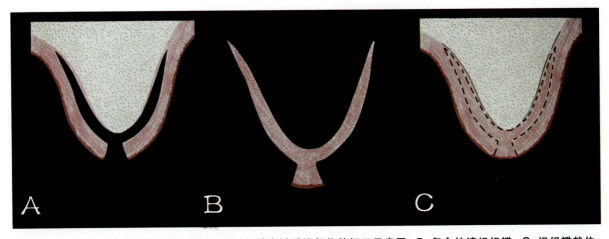

图8-20　A. Azzi结缔组织游离瓣重建龈乳头时,游离瓣受植部位的切口示意图。B. 复合结缔组织瓣。C. 组织瓣就位。

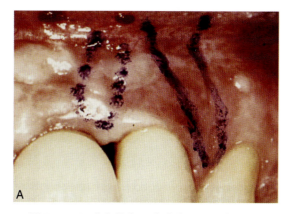

图 8-21　A. 蓝色线条示意改良滑行瓣的设计。

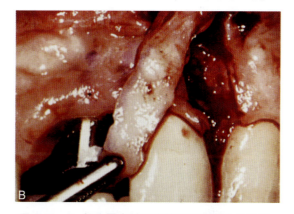

图 8-21　B. 部分厚皮瓣侧方转移充填龈乳头空间。

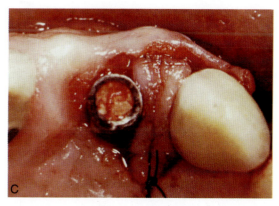

图 8-21　C. 缝合龈瓣。

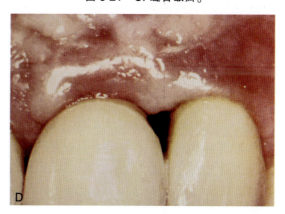

图 8-21　D. 愈合后显示侧向滑行瓣未取得重建龈乳头的效果。

龈乳头丰满度，此法是从腭部切取一块较厚的结缔组织瓣转移到缺损处，向切方推挤重塑龈乳头。然后就位游离龈瓣并缝合固定以防止组织瓣向根方移位。移植瓣应略厚于种植体间黏膜，必须注意嵌入的组织瓣要与颊舌侧黏膜相适应，以重建两侧的血液循环，防止移植瓣愈合时发生收缩。这样获得的软组织量足够重建龈乳头。软组织愈合通常需要 4~6 周。

采用无蒂结缔组织瓣移植来恢复种植体间龈乳头，移植组织重建之前能够支持龈乳头多长时间，还存在疑问（图 8-22 A~D）。由于平台转移和生物学宽度的关系，在植入较窄平台种植体的同时连接愈合基桩，可获得基桩上完全的软组织封闭，显示出成功的临床效果。但这仅局限于二期手术时，种植体周龈乳头的软组织切口在角化黏膜的范围以内，才能促进术后的效果。

Misch 等在 2004 年介绍了一种分割指状瓣技术来增加种植体周围牙龈乳头，该手术临床

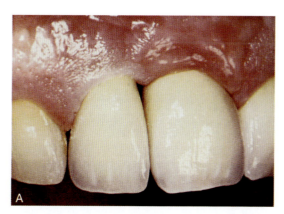

图 8-22　A. 两种植修复体之间的黑三角术前观。

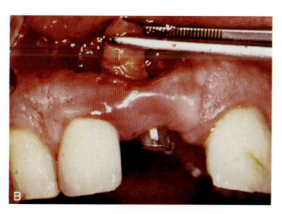

图 8-22　B. 结缔组织瓣就位于受植部位。

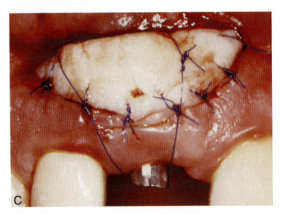

图 8-22　C.游离龈瓣覆盖保护组织爬行愈合。

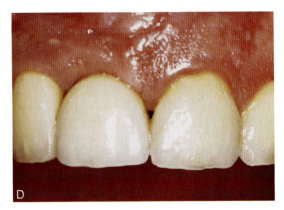

图 8-22　D.最终提高了龈乳头水平。

效果较为肯定[38]。在二期手术时翻起一个指状的腭侧瓣，并将其纵向切开，一分为二，然后把分切开来的其中一半组织瓣与紧邻的唇侧组织缝合。

　　Adrianssens[1]描述了类似的方法，在二期手术时促进单颗或多颗种植体之间龈乳头的形成。这种方法称为腭侧滑行带状瓣（Palatal Sliding Strip Flap），可用于形成种植体之间或上前牙区天然牙之间的龈乳头。仔细设计和处理腭侧黏膜瓣，以便瓣膜转移至唇侧重建龈乳头的同时，扩增唇侧牙槽嵴。该方法在种植体唇腭侧的近中和远中，与牙槽嵴相垂直的方向全层切开咀嚼黏膜并与牙槽骨分离。在腭侧从远中向近中做一水平切口，长度约为牙间距离的2/3。做两条唇腭向的平行切口并延伸至腭侧，切口深达黏膜下层，未及骨膜。延伸部分设计为带状位于种植体近中面。半厚水平切口与两条平行切口相连接形成腭侧滑行瓣。最后将咀

嚼黏膜与骨面切开分离，切口向唇侧使次全切口与全厚切口相连接。

　　做好切口后，就准备翻瓣。翻起带状半厚延伸瓣和全厚瓣，暴露种植体。连接愈合基桩，在延伸瓣的一侧向远中做半月形切口。临床操作应仔细使半月形切口位于釉牙骨质界的冠方或者位于邻牙龈缘连线的冠方，否则愈合基桩会使瓣膜根向移位，最终形成的种植体龈缘愈合后会处于邻牙龈缘的根方。半月形切口形成两个蒂，远中蒂在腭方绕愈合基桩旋转90°，腭部近中的带蒂半厚瓣充填近中邻间隙。这种瓣的处理方式可在牙与愈合基桩之间同时重建两个龈乳头。颊侧软组织扩增与愈合基桩的支持和组织瓣的颊侧移位有关。简单缝合每个新形成的龈乳头，固定转移瓣的位置。

　　相邻两个种植体以及上前牙区多个修复体的病例中，瓣膜设计应遵循同样原则，即从腭部切取半厚瓣，同时将腭中部的全厚瓣向相邻牙的龈沟移位。不同的是腭侧条形延伸瓣和半月形切口的位置。从腭部切取的分裂结缔组织条形瓣必须位于两种植体之间，全厚切口在腭中部自条形延伸瓣向两侧邻牙切开咀嚼黏膜。最后锐分离牙槽嵴骨和咀嚼黏膜。做好切口后，准备半厚和全厚组织瓣的翻瓣。翻起带状半厚延伸瓣和全厚瓣暴露种植体和覆盖螺丝。连接愈合基桩后，组织瓣即可支持于基桩的颊侧。在条形瓣相对的两个侧面做两个半月形切口，切口必须位于釉牙骨质界冠方，否则愈合基桩会使瓣膜根向移位。两个半月形切口形成两个小蒂，向腭侧旋转带蒂瓣，从而增加了牙和种植体间的邻间隙组织量。半厚的腭侧条形瓣用于充填邻近两颗种植体之间的邻间隙。

　　由于龈乳头脆弱的特性，边缘末端血供差，使得所有恢复种植体间龈乳头的软组织方法的临床远期效果都不确定。口腔细菌和吸烟等因素在某种程度上又使愈合效果难以预料。因而软组织重建方法仅适用于单一且相对较小的龈乳头缺陷。

用骨再生来重建种植体间龈乳头

种植体周围软组织自然外形反映了黏膜下骨结构的状况。邻间骨的高度和颊侧骨壁的高度与厚度这两种解剖结构对于最终的种植体间龈乳头外形非常重要。其中，邻间骨嵴的高度对于龈乳头的存在与否起着主要作用，如图 8-23A。文献表明，单颗牙种植的情况下，龈乳头

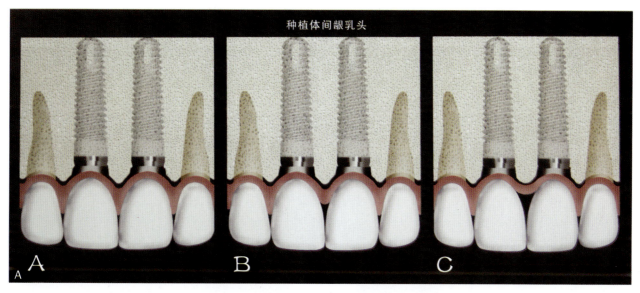

图 8-23 A.临床上种植体间龈乳头的不同水平。

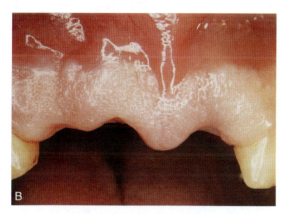

图 8-23 B.术前所示骨缺损所致的龈乳头水平不对称。

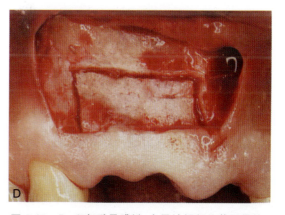

图 8-23 D.翻起黏骨膜瓣，在骨缺损部位截开骨块。

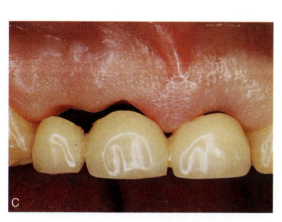

图 8-23 C.手术模板显示组织缺损的量。

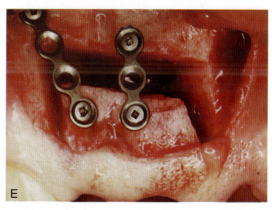

图 8-23 E.游离的骨块向冠方推移使龈乳头的骨支持恢复到原来的位置。用两条微型钛板将骨块固定在新的部位。

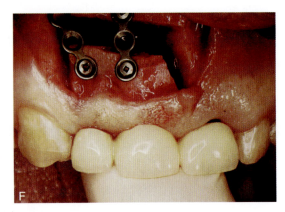

图 8-23　F.就位手术模板,检查骨块向冠方移位后的效果。

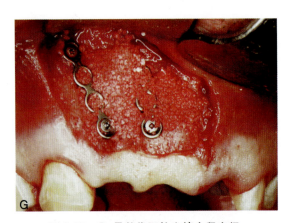

图 8-23　G.骨替代颗粒充填余留空间。

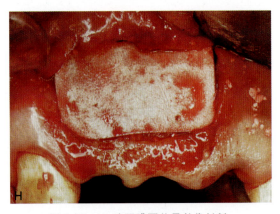

图 8-23　H.胶原膜覆盖骨替代材料。

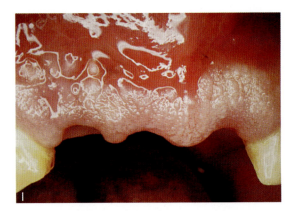

图 8-23　I.术后 5 周所示龈乳头外形改善的情况。

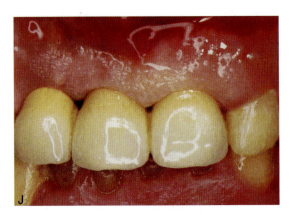

图 8-23　J.最终修复效果。

的高度依赖于邻牙的邻间骨高度[46,12,29],如图 8-23B~J。临床上邻牙牙槽嵴的垂直高度减少是龈乳头成形的一大挑战,因为要想重新恢复丧失的骨垂直高度几乎不可能。而唇侧骨壁的高度和厚度对于种植体周围和邻牙软组织边缘的长期稳定性至关重要[10,11]。

　　基于 Holmes 的发现[24],其主要共识就是恢复黏膜下骨组织支持的重要性,目的在于重建相邻种植体之间所丧失的整个组织高度[15]。Salama 陈述到[43]:　"只有从根本上恢复唇侧和邻间骨支持才能取得成功和可预测的美学结果。"此论述是很多临床医师进行骨组织再生,支持种植体间龈乳头的转折点,这比用软组织方法重建龈乳头的可预测性更好。通过骨再生来重建种植体间龈乳头的一项早期研究是 Salama 用皮质骨小螺丝在引导骨再生时支撑生物膜获得骨再生空间[42]。

　　关于种植体间龈乳头支持骨重建的方法,文献报道不多。其中之一是种植体间龈乳头再生模板。这种模板虽然仍处于前期实验阶段,但临床上已经取得了预期的成功[15]。

种植体间龈乳头再生模板

　　1999 年 Askary 介绍了一种纯钛模板进行种植体间龈乳头再生。模板的作用是为放置在牙槽嵴的骨移植材料提供空间,再生骨组织以支持种植体间的龈乳头[15]。模板如图 8-24 所示。

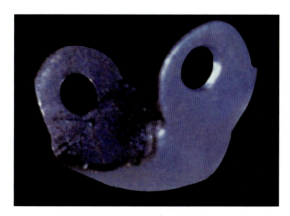

图 8-24 种植体间龈乳头再生模板。

体骨碎屑和多孔异体骨颗粒的混合物（Zimmer Dental, Carlsbad, CA, USA），比例1:1。完全使用自体骨碎屑临床效果更可靠，但术后的改建和吸收也较大。模板就位于牙槽嵴上，其有孔的两个末端分跨牙槽嵴的两侧，用两枚诱导骨再生固位钉将模板的两端固定在骨面，小心处理软组织，使缝合关闭创口时完全没有张力，这对于模板成功非常重要。二期手术时，去除模板暴露出新生骨，再缝合组织瓣待其愈合。软组织完全愈合后，可以用暂时修复体来形成自然的龈乳头外观，应仔细调整暂时修复体，防止其边缘对新骨形成压力（图 8-26A~C，图 8-27A~H）。

模板在植入种植体的同时放置，不需额外的手术操作（图 8-25）。模板的另一个优点是可以容纳并保护骨移植材料，并将移植材料与成纤维细胞、上皮细胞相隔离，有利于产生新骨。使用模板要求相邻两个种植体之间的间隙至少有 3mm。种植体植入后，应去除种植体间的表层骨皮质，为移植物的细胞活动提供空间。所用的移植骨首选材料为种植床预备时收集的自

使用模板重建种植体间新骨已显现出令人鼓舞的临床效果，但在一些病例会发生模板暴露出黏膜的情况，一般认为这是在扇形菲薄组织生物型患者中使用模板的主要并发症之一。由于种植修复后逐渐形成的生物学宽度，以及在种植体基桩连接界面处的细菌增殖，长期使

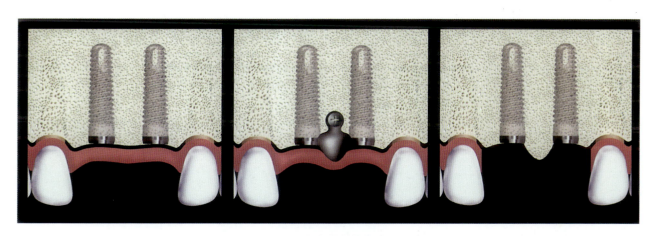

图 8-25 龈乳头再生模板的临床应用图示。

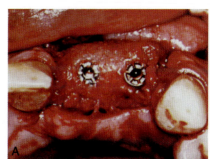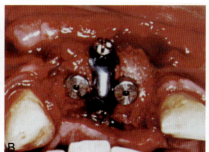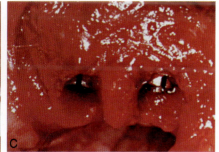

图 8-26 A.两枚种植体相邻植入。B.模板就位，螺丝固定。C.二期手术拆除模板，两种植体之间新骨形成。

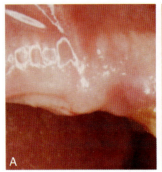
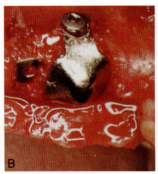
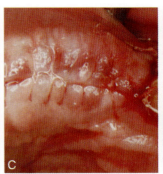
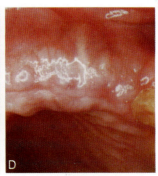

图 8-27　A. 上颌无牙颌牙槽嵴。B. 两种植体之间放置龈乳头再生模板。C. 组织瓣缝合。D. 愈合后临床状况。

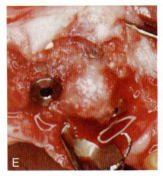
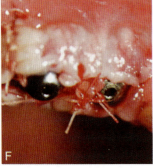
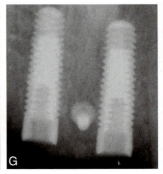
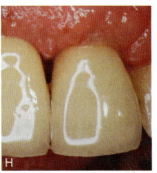

图 8-27　E. 二期手术显示种植体之间新骨形成。F. 就位愈合基桩的同时结缔组织移植以保护再生的骨嵴。G. 放射检查种植体之间的移植骨。H. 修复完成,龈乳头中等程度充填牙间隙。

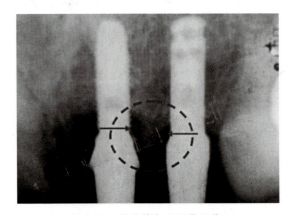

图 8-28　种植体负重后骨吸收。

用模板已经出现骨吸收的担忧（图 8-28）。

　　使用缓慢吸收类型的骨替代材料可能避免上述并发症。将来应考虑使用可吸收的聚丙烯酸材料和自身固位型模板来代替目前使用的膜。随着弧形平台种植体的运用,模板能在两相邻种植体的弧形峰间再生新骨,由于再生的新骨远离种植体基桩,因而无需担心术后的骨吸收,这是弧形平台种植体更有价值的方面。

微型自体骨块的使用

　　微型自体骨块移植也被试用来重建种植体间龈乳头的基础。方法是先从口内获取小骨块,再用钛质微型螺钉固定于受植部位,如图 8-29。建议使用皮质松质骨块以减小手术创伤和并发症。竖直放置骨块,使骨峰端突出以支撑龈乳头,如图 8-30A~E。移植骨块用微型钛螺钉固定就位,图 8-31A~H。然而由于骨移植块体积较小,成功率并不比其他方法更高。

牵张成骨术

　　文献已有牵张成骨术的大宗报道[9,31,5]。牵张成骨术是将骨块逐步牵引离开牙槽嵴而形成新牙槽骨的生物学过程,主要用于纠正牙槽嵴高度方面的缺损。此法源于骨科,用于延长儿童的胫骨。1996 年牵张成骨作为一种新方法用于牙科,意在将丧失的牙槽嵴高度恢复到原来的高度,现已成为重建严重萎缩牙槽嵴的可靠方法[31]。相比于自体骨移植,牵张成骨无需进行供区手术,

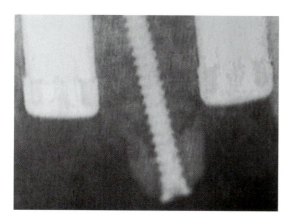

图8-29　小型自体骨块支撑种植体间龈乳头。

减少了并发症的风险[5]。

牵张成骨术的具体方法是先翻开黏骨膜瓣，暴露牙槽嵴，切开和分离牙槽骨，然后固定牵引装置。静止期后，启动牵引过程，一般每天移动1mm。牵引装置的调节应根据所需的牙槽嵴高度而定，牵引高度可达15mm。用临床和放射影像学检查监测骨再生状况，确定牵引已达到的高度和宽度。随后经过另一段时间的静止期，然后拆除牵引装置，这段时间可促进新骨

与原来骨的结合。此后可在骨再生的位置植入种植体。牵张成骨术的优点是诱导骨组织的快速形成。目前采用骨牵张的思路是使增加的骨高度超出通常的水平，然后在适宜的位置植入种植体，让种植体间骨高度在较高的水平支撑后来的种植体间龈乳头[39]（图8-32A~I）。牵张成骨术仅能在一个方向上增加骨的尺度，临床操作比软组织关闭更复杂，而且很多患者难以耐受牵张的过程。

使用骨再生方法来恢复种植体间龈乳头有以下特点：

(1) 成功率不是非常高；

(2) 需要高超的手术技巧；

(3) 种植体之间需要更大的空间；

(4) 增加了移植并发症的风险；

(5) 必须修整软组织边缘，完全关闭创口；

(6) 术后吸收和重建致龈乳头变小。

正畸方法

选择即刻种植时，正畸方法在重建种植体间

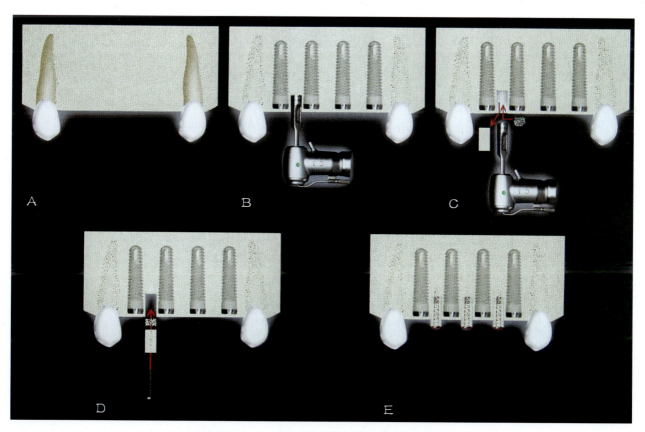

图8-30　A~E. 采用空心骨钻取骨重建龈乳头图示。

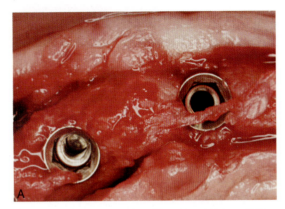

图 8-31 　A. 种植体按照三维定位原则植入牙槽嵴。

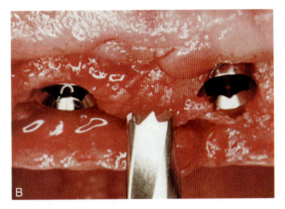

图 8-31 　B. 空心骨钻收集皮质松质骨块。

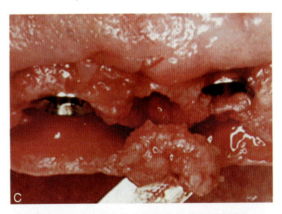

图 8-31 　C. 自体骨内添加异体骨替代材料。

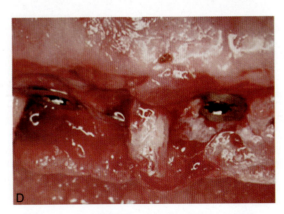

图 8-31 　D. 放置骨块,使其高出邻近的牙槽嵴。

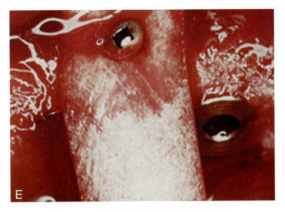

图 8-31 　E. 胶原膜覆盖骨移植区域。

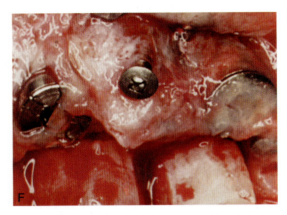

图 8-31 　F. 二期手术所见的新生骨组织。

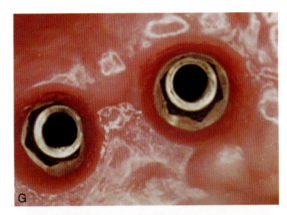

图 8-31 　G. 二期术后软组织愈合。

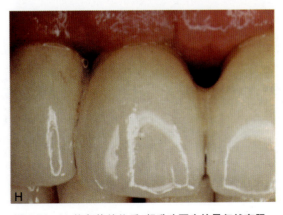

图 8-31 　H. 修复体就位后,龈乳头再生的量仍然有限。

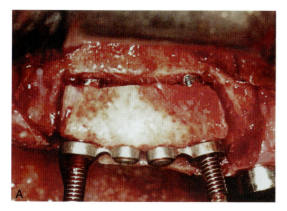

图 8-32　A. 骨切开后安置骨牵张器。

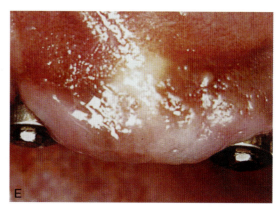

图 8-32　E. 牵张结束后的口内变化。

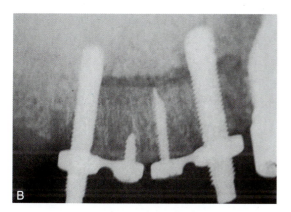

图 8-32　B. 牵引器安放后的放射影像。

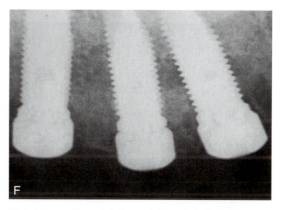

图 8-32　F. 植入种植体。注意种植体平台周围的骨水平位置。

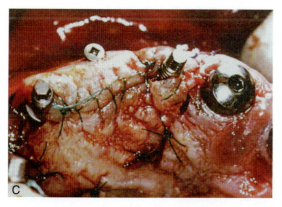

图 8-32　C. 关闭软组织创口。

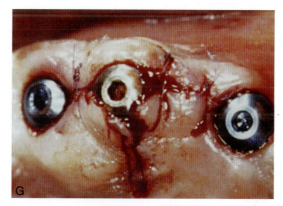

图 8-32　G. 二期手术。

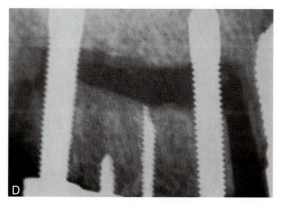

图 8-32　D. 牵张后的放射影像。

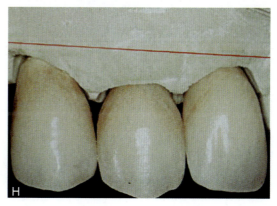

图 8-32　H. 模型上最终的修复体。注意获得的骨高度。

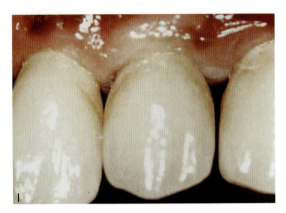

图8-32 I.戴入修复体。注意增加的龈乳头高度。

龈乳头方面显示出极大的临床成功（图8-33）。不能保留的牙齿在正畸力作用下冠向萌出时，周围组织随之向冠方移动，使龈乳头位置也朝着预期的方向移动。如果无保留价值的牙齿向切方缓慢移动，新骨在根尖沉积，颈部的附着黏膜和邻间龈乳头也会升高[5,25,26]。临床采用正畸力冠向移动牙齿应该满足下列要求：

（1）牙齿移动的速度不能超过骨沉积的速度（应慢速移动）；

（2）应使牙齿严格沿轴向移动而无倾斜移动，否则可能导致唇侧骨裂或穿孔；

（3）使用25~30g的轻微力量助萌，可使牙

齿的整个附着组织冠向移动。

正畸移动牙齿重建种植体间龈乳头的优点是当周围支持组织突出时，牙龈附着水平也移动并超过正常的生物学水平。因而，随后拔除相邻多个牙齿，植入种植体时，生物学水平获得了自然外形，将龈乳头维持在应有的位置（图8-34A~I）。一般认为用正畸方法恢复种植体间龈乳头的治疗，具有极高的可预期性，然而，这种方法仍然存在丧失邻间骨支持的潜在风险，会减少或丧失邻间龈乳头的充填效果，不利于前牙的美学修复。正畸方法还会延长治疗时间，增加患者的开支，一般仅用于即刻种植病例。

修复方法

采用常规的修复方法来加大龈乳头外形，掩饰现有的缺陷，使患者获得更好的美学效果，解决了很多临床难题。例如，软组织严重缺损伴有种植体间龈乳头缺失时常导致的美观和语音问题，可以采用与牙龈同一颜色的丙烯酸基托来改善。

另外可采用龈乳头视觉差的方法，即将触

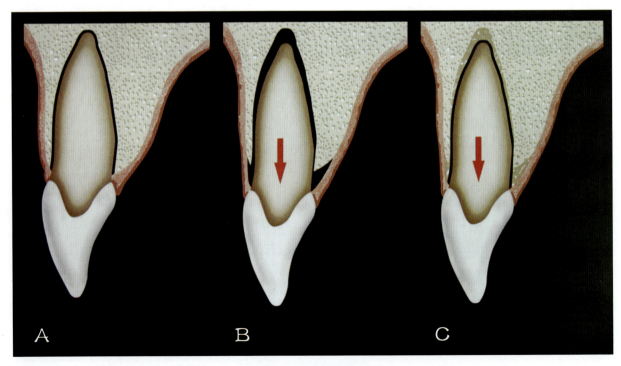

图8-33 矫治助萌图示。

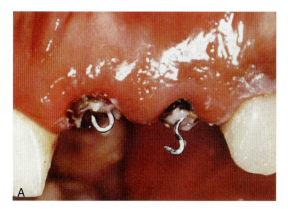

图 8-34 A. 待拔除的左上中切牙与侧切牙。

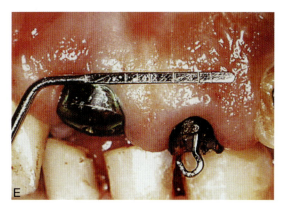

图 8-34 E. 种植 1 个月后所保持的牙龈附着水平。

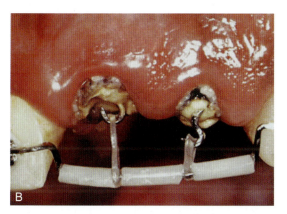

图 8-34 B. 固定矫治器助萌。

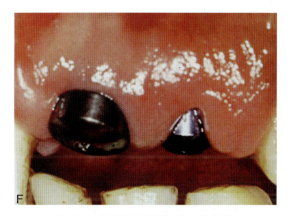

图 8-34 F. 侧切牙拔除,植入种植体。

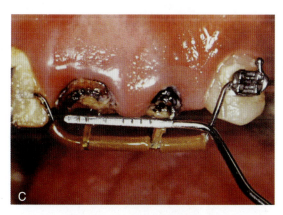

图 8-34 C. 冠向助萌的效果。

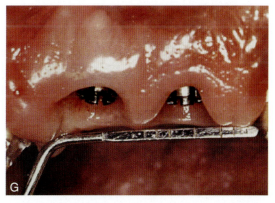

图 8-34 G. 修复牙冠戴入前所增加的软组织边缘水平,状态稳定。

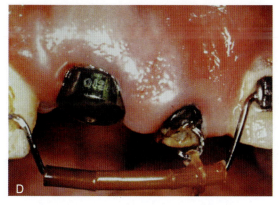

图 8-34 D. 先后拔除患牙,植入种植体。

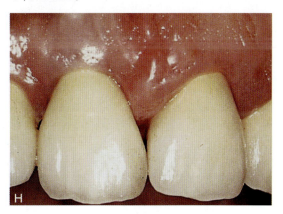

图 8-34 H. 修复的最终效果。

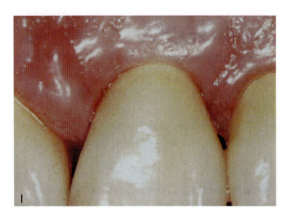

图8-34　I.增加的龈乳头高度。

点位置向根方移动,减小龈外展隙,形成种植体间龈乳头充满龈外展隙的错觉,如前所述。这种方法可获得能接受的临床效果,无需创伤性手术。

　　还可使用龈色瓷[14]来模拟龈乳头和周围龈组织。但是这要求技师经验丰富,如果制作不当会影响口腔卫生。龈色瓷和软组织的过渡很难协调,龈色瓷一般难以与邻近天然组织颜色匹配。

　　可利用暂时活动修复体作用于桥体区的牙龈组织,塑造出龈乳头样的外形。通过在桥体组织面添加丙烯酸树脂,给牙槽黏膜施加一定压力,使之顺应组织面外形,在桥体之间形成龈乳头样形态(图8-35A~C)。桥体塑形方法可成功地恢复或模拟出龈乳头的组织外形。临床经验表明,减少种植的数目,使种植体的数量少于缺失牙的数量,种植修复体的外形会更加

自然。使用桥体塑形的方法应满足以下条件:①采用经表面处理的长种植体;②理想的骨质和骨量;③暂时修复体戴用时间足够长,确保软组织的稳定性(图8-36A、B)。

　　还有一种支撑种植体间龈乳头的修复方法是使用钛质龈乳头植入体(titanium papillary insert,简称TPI)[16]。TPI是一个2~3mm高、1mm宽、3mm长的锥状抛光钛核,用作种植体间龈乳头的支撑体。此法显效快,有可靠和稳定的美学效果。在种植体间植入TPI,种植体间距应>3mm以确保足够的血供。使用直径1mm的麻花钻预备出5mm深的植入窝,旋入植入体至平齐牙槽嵴顶,缝合软组织以保证愈合。尽管这种方法在龈乳头外形重建上有良好的效果,但尚未商品化,而且长期效果尚未证实,目前正对改良设计和新材料进行测试。

　　种植修复应考虑生物学宽度和类似天然牙的颈缘曲线。修复体边缘应有与天然牙四周相一致的自然曲线,体现其下方的骨嵴和龈组织的弧形曲线形状,这些可以通过灵活的种植体设计来实现。平台边缘呈弧形曲线的种植体设计不同于单一平面的种植体,这种设计可使骨改建模拟出弧形的骨嵴外形,所维持的邻面骨水平比唇舌侧骨更靠近冠方,保护龈乳头的骨支持。从生物学理念看,弧形平台的种植体设计是必要的,这一理念尤其符合口腔前牙区对种植体的设计要求[19]。

　　修复学方法恢复种植体间龈乳头的特点:

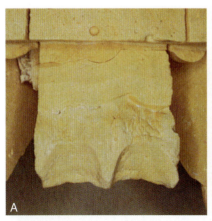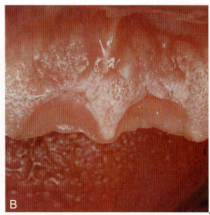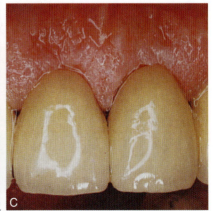

图8-35　A.为了挤压形成牙冠盖嵴部,促进龈乳头形成,在活动义齿盖嵴部组织面添加树脂。B.牙槽嵴成型后的外形。C.修复完成,桥体之间形成龈乳头。

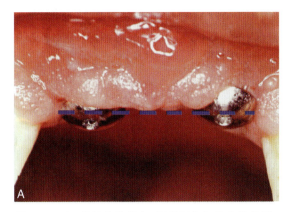

图 8-36　A. 种植体数量多,不利于修复的美学效果。

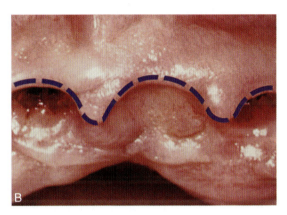

图 8-36　B. 尽量减少植入的种植体数量可增加龈乳头的形成。

①创伤小;②对患者便利;③没有真正再生龈乳头,但可以掩饰缺陷;④若其他方法未能奏效时可作为第二种备选方案。这种方法适用于那些不愿意接受创伤性手术治疗的患者、老龄患者或残疾患者。

无创重建龈乳头方法

有趣的是,Jemt 观察到[28],完成种植修复 1~3 年后即使没做任何临床处理,种植体周龈乳头也会有一定程度的再生。他认为是邻面菌斑堆积导致牙龈炎症和充血,使龈乳头增生充填邻间隙(图 8-37A、B)。文献上也报道邻间龈乳头不仅可以爬行到牙面上[22],也可贴附于瓷冠上[346]。洁治和根面平整也可诱导牙龈组织增生(参考炎症增生),致使 9 个月后再生出牙间龈乳头[44]。然而龈乳头环绕根面爬行的效果在很多临床条件下难以预料。不翻瓣方式的种植体植入,已经证明可以稳定组织边缘,提高治

疗效果。由于细菌的作用和口腔的组织特性,在牙龈沟内注射胶原材料的办法并不能成功重建龈乳头(图 8-38)。

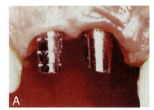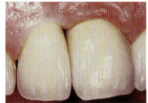

图 8-37　A. 两枚相邻的种植体,其间龈乳头缺失。

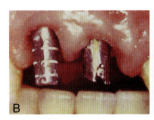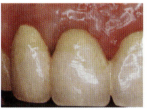

图 8-37　B. 修复 3 年后,龈乳头水平有所改善。

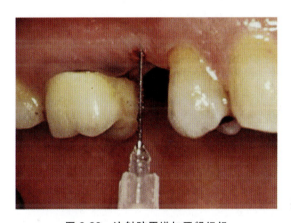

图 8-38　注射胶原增加牙龈组织。

近来还有软组织膨胀的概念,但是证明并不成功。此方法是先形成龈下组织间隙,再用商业硅胶或骨水泥充填该间隙。微孔化的脱细胞真皮移植可作为胶原和弹性蛋白的支架,胶原蛋白和弹性蛋白能促进成纤维细胞、内皮细胞长入支架,使移植物新生血管,但其临床疗效尚不确切。

另有文献上报道,交替进行即刻种植和暂时修复可用来维持种植体间龈乳头高度[30]。由于同时拔除相邻的几颗牙齿常引起邻间的骨嵴顶变平,缺乏骨支持的邻间龈乳头会随之塌陷。解决这个问题的方法之一就是交替进行即刻种植和暂时修复,即先完成一颗种植体的骨愈合

后紧接着再种植相邻的一颗（图8-39A~C）。这样，种植体一侧进行邻间骨愈合时，另一侧的骨高度总能得到保持。同时，余留牙外形还可指导下一个种植体的植入和暂时修复体的制做，这是同时拔牙不可能做到的。交替即刻种植和暂时修复避免了多颗相邻牙同时拔除时，对邻间骨嵴和龈乳头完整性和稳定性的影响。如果两颗以上的相邻牙不能保留时，一期手术可完成两颗以上非相邻的种植体植入，这样能充分利用交替种植的优点，无需增加总的治疗时间（图8-40A、B）。

结 论

种植体间龈乳头的存在依赖于以下因素：黏膜下的骨高度、结缔组织的量和角化黏膜的量。天然牙龈乳头的存在主要取决于邻牙骨的附着水平，而种植体之间龈乳头的存在则主要依赖于种植体间的骨量。如果软组织量足够，可通过软组织挤压提高邻间龈乳头的高度，然而其疗效还不十分可靠[21]。

种植体间龈乳头美学依赖于个人的理解和主观感受[30]，尽管如此，理想的龈乳头应该与周围牙龈结构协调并充满邻牙触点以下的邻面间隙。

以己之见，研究的方向应着重于再生牙龈纤维，而不是试图获得更高的骨组织基础。植体间龈乳头的形成和重建的方法不能基于那些缺乏长期评估和可靠结果的临床报道[8]。就目前而言，应主要着眼于保存牙龈组织。详细的治疗计划、理想的种植体位置、合理使用暂时修复体、适当的手术技巧等都是美学区种植治疗应当考虑的要素。

（曾　泉　译）

参 考 文 献

［1］ Adriaenssens,P., M. Hermans, A. Ingber, et al. 1999. Palatal Sliding Strip Flap: Soft Tissue Management to Restore Maxillary Anterior Esthetics at Stage 2 Surgeries:

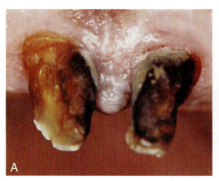 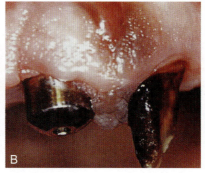 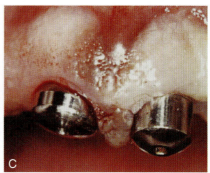

图8-39　A、B、C. 两颗种植体相邻种植时，可先后交替植入。

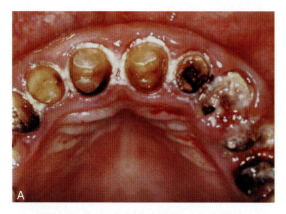

图8-40　A. 已经失败的桥基牙，准备拔除。

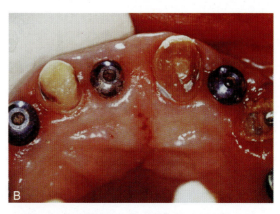

图8-40　B. 连续植入种植体可稳定龈乳头边缘。

A Clinical Report. *Int J Oral Maxillofac Implants*, 14, pp. 30–36.

［2］ Arnim,A., and D.Hagerman.1953. The connerctive tissue fibers of the marginal gingival. *J Am Dent Assoc*, （47）, p.271.

［3］ Azzi, R, D. Etienne, and F. Carranza.1998. Surgical reconstruction of the interdental papilla. *Int J Periodontics Restorative Dent*, （18）, pp. 467–473.

［4］ Beagle, J.R. 1992 Surgical reconstruction of the interdental papilla: Case report. *Int J Periodontics Restorative Dent*, （12）, pp. 145–151.

［5］ Beitan, K. 1967. Clinical and histological observations on tooth movement during and after orthodontic treatment. *Am J Orthod*, （53）, pp. 721–745.

［6］ Bell, L. A., Valluzzo, J.J.Garnick, et al. 1978. The presence of creeping attachment in human gingivae. *J Periodontol*, （49）, pp. 513–517.

［7］ Berglundh, T., J. Lindhe, I. Ericsson, C. P. Marinello, B. Lijenberg, and P. Thomsen, 1991. The soft tissue barrier at implants and teeth. *Clin Oral Implant Res*, （2）, pp. 81–90.

［8］ Blatz, M. B., M. B. Hurzeler, and J. R. Strub. 1999. Reconstruction of the lost interproximal papilla–Presentation of surgical and non surgical approaches. *Int J Periodontics Restorative Dent*, （19）, pp. 395–406.

［9］ Block, M. S., A. Chang, and C. Crawford. 1996. Mandibular alveolar ridge augmentation in the dog using distraction osteogenesis. *J Oral Maxillofac Surg*, （54）, p. 309.

［10］ Buser, D., and T. von Arx. 2000. Surgical procedures in partially edentulous patients with ITI implants. *Clin Oral Implants Res*, 11, （suppl 1）, pp. 83–100.

［11］ Buser, D., W. Martin, and U. Belser. 2004. Optimizing Esthetics for Implant Restorations in the Anterior Maxilla:Anatomic and Surgical Considerations. *Int J Oral Maxillofac Implants*, 19, pp. 43–61.

［12］ Choquet, V., Hermans, P. Adriaenssens, et al. 2001. Clinical and radiographic evaluation of the papilla level adjacent to single –tooth dental implants. A retrospective study in the maxillary anterior region. *J Periodontol*, 2, pp. 1364–1371.

［13］ Cohen, B. 1959. Morphological factors in the pathogenesis of periodontal diseases. *Br Dent J*, （107）, pp.31–39.

［14］ Cronin, R. J., and W. L. Wardle. 1983. Loss of anterior interdental tissue: Periodontal and prosthodontic solutions. *J Prosthet Dent*, （50）, pp. 505–506.

［15］ El Askary, A. S. 2000a. Inter–implant papilla reconstruction by means of a titanium guide. *Implant Dent*, （9）, pp. 85–89.

［16］ El Askary, A. S. 2000b, Use of aTitanium Papillary Insert for the Construction of Interimplant Papillae. *Implant Dent*, 9, pp. 358–362.

［17］ El Askary, A. S. 2002. The use of connective tissue grafts to enhance esthetics. *J Prosthet Dent*, （87）, pp. 129–132.

［18］ Engquist, B., H. Nilson, and P. Astrand. 1995. Single tooth replacement by osseointegrated Branemark implants. A retrospective study of 82 implants. *Clin Oral Implant Res*, （6）, pp. 238–245.

［19］ Gadiha, M., and R. Hoit. 2003. A New Implant Design for Optimal Esthetics and Retention of Interproximal Papillae.*Implant Dent*, 12, pp.164–169.

［20］ Gastaldo, J. F., R Curyfi, and W. R. Sendyk. 2004. Effect of the Vertical and Horizontal Distances Between Adjacent Implants and Between a Tooth and an Implant on the Incidence of Inter –proximal Papilla. *J Periodontol*, 75, pp.1242–1246.

［21］ Grunder, U., S. Gracis, and M. Capelli. 2005. Influence of the 3D Bone –to –Implant Relationship on Esthetics. *Int J Periodontics Restorative Dent*, 25, pp. 113–119.

［22］ Han, T. J., and H.H. Takei. 1996. Progress in gingival papilla reconstruction. *Periodontol* 2000, （11）, pp. 65–68.

［23］ Harvey, P. M. 1965. Management of advanced periodontitis. Part I.Preliminary report of method of surgical reconstruction. *N Z Dent J*, （61）, PP. 180–187.

［24］ Holmes, C. H. 1965. Morphology of the interdental papillae. *J Periodontol*, （36）, pp. 455–460.

［25］ Ingber, J. S. 1974. Forced eruption: Part I. A method of treating one and two wall infrabony osseous defects – Rationale and case report. *J Periodontol*, （45）, pp. 199–206.

［26］ Ingber, J. S. 1976. Forced eruption: Part II. A method of treating nonrestorable teeth –periodontal and restorative considerations. *J Periodontol*, （47）, pp. 203–216.

［27］ Israelson, H., and J. M. Plenrnons. 1993.Dental implant, regenerative techniques and periodontal plastic surgery to restore –maxollary anterior esthetics. *Int J Oral Maxillofac Implants*, （8）, pp. 555–561.

［28］ Jemt, T. 1997. Regeneration of gingival papillae after single implant treatment. *Int J Periodontics Restorative Dent*, （17）, pp. 327–333.

［29］ Kan, J., and K. Rungcharassaeng. 2003. Inter–implant

Papilla Preservation in the Esthetic Zone: A Report of Six Consecutive Cases. *Int J Periodontics Restorative Dent*, 23, pp.249–259.

[30] Kan, J.Y., K. Rungcharassaeng, K. Umezu, et al. 2003. Dimensions of peri–implant mucosa; An evaluation of maxillary anterior single implants in humans. *J Periodontol*, 4, pp. 557–562.

[31] Lazar, F., J. Hidding, and J. E. Zoller. 2000. Preimplantologishce Distrakionsosteogenese. *Impl J*, (4), PP.18–26.

[32] Lee, D., C. Kim, K. Park, et al. 2005a. Non–Invasive Method to Measure the Length of soft Tissue from the Top of the Papilla the Crestal Bone. *J Periodontol*, 76, pp. 1311–1314.

[33] Lee, D., K. Park, and S. Moon. 2005b. Dimension of keratinized mucosa and the interproximal papilla between adjacent implants. *J Periodontal*, 76, pp. 1856–1860.

[34] Matter, J., and G. Cimasoni. 1976. Creeping attachment after free gingival grafts. *J Periodontol*, (47), pp. 574–579.

[35] Melcher, A. 1962. The Interpapillary ligament. *Dent Practitioner Dent Rec*, (12), P. 461.

[36] Miller, Jr., P. D. 1982. Root coverage using a free soft tissue auto graft following citric acid application. Part I. Technique. *Int J Periodontics Restorative Dent*, (2), pp. 56–70.

[37] Misch, E. C. 1999. Single tooth implant. In; Misch, C. E, Ed. *Contemporary Implant Dentistry*. St. Louis; Mosby, pp. 397–428.

[38] Misch, C. E., K. Al Shammari, and H. L. Wang. 2004. Creation of Interimplant Papillae through a Split–Finger Technique. *Implant Dent*, 13, pp. 20–27.

[39] Moy, P. K. 2001. Personal communications. Barcelona, Spain.

[40] Nelson, S. 1987. The subpedicle connective tissue graft. A bilaminar reconstructive procedure for the coverage of denuded root surfaces. *J Pereiodontol*, (58), pp. 95–102.

[41] Nordland, W. P., and D. P. Tarnow. 1998. A classification system for loss of papillary height. *J Periodontol*, (69), pp. 1124–1126.

[42] Salama, H., M. Salama, D. Garder, and P. Adar. 1995. Developing optimal peri–implant papillae within the esthetic zone; Guided soft tissue augmentation. *J Esthet Dent*, (7), pp.125–129.

[43] Salama, H., M.A. Salama, D. Garder,and P. Adar. 1998. The interproximal height of bone: A guidepost to predictable aesthetic strategies and soft tissue contours in anterior tooth replacement. *Pract Periodont Aesthet Dent*, (10), pp. 1131–1141.

[44] Shapiro, A. 1985. Regeneration of interdental papilla using periodic curettage. *Int J Periodontics Restorative Dent*, (5), pp. 27–33.

[45] Stahl, S. 1963. Morphology and healing pattern of human interdental gingivae. *J Am Dent Assoc*, (67), p.48.

[46] Tarnow, D. P., A.W. Magner, and P. Fletcher. 1992. The effect of the distance from the contact point to the crest of the bone on the presence or absence of the interproximal dental papilla. *J Periodontol*, (63), pp. 995–996.

[47] Tarnow, D. P., R. N. Eskow, and J. Zamok.1996.Aesthetics and implant dentistry. Periodontol 2000, (11), pp.85–94.

[48] Tarnow, D., N. Elian, P. Fletcher, et al. 2003. Vertical distance from the crest of bone to the height of the interproximal papilla between adjacent implant. *J Periodontot*, 74, pp. 1785–1788.

[49] Tinti, C., G. Vincenzi, P. Cortellini, G.. P. Pinti Prato, and C. Clauser. 1987. Guided tissue regeneration in the treatment of human facial recession. A 12–case report. *J Periodontol*, (58), pp. 95–102.

[50] Tinti, C., and S. Parma–Benfenati. 1995. Coronally positioned palatal sliding flap. *Int J Periodontics Restorative Dent*, (15), pp. 298–310.

[51] Zaher, A. 2000. Personal communications. Alexandria, Egypt.

第九章　颌面外科的组织工程

Abd El Salam El Askary

组织工程学原理

1995 年第 1 期的《组织工程》杂志最早给"组织工程"定义如下：应用生物材料或人工合成材料与细胞复合构成生物代用品，来替代组织，行使功能 [48]。

组织工程是一门交叉学科，它将工程学和生命科学的原理应用于生物替代材料的发展，这些材料起着修复、维持或增强组织功能的作用 [24]。

组织工程最早应用的例子，可以追溯到 1933 年。Bisceglie [5] 用聚合膜包裹小鼠肿瘤细胞并将其移植到猪的腹腔内。细胞生存了相当长的时间而没被免疫系统消灭。

更多有意义的研究始于 20 世纪 70 年代。1975 年，Click 和同事们把胰岛细胞装在半透膜做成的胶囊里来帮助糖尿病患者控制血糖 [9]。80 年代初，人们尝试将细胞与胶原凝胶或者将细胞与胶原和粘多糖的复合物进行混合，构成皮肤的替代材料来引导皮肤再生。而今这项技术已应用于临床 [4,8]。此外，组织工程的相关研究还不断拓展，应用到皮肤、骨、血管、肾脏、神经修复等各个领域。组织工程领域不断涌现的研究成果促使美国国家医学图书馆在 2002 年将"组织工程"列为医学科目中的一个专题 [27]。

组织工程属于医学种植产业和生物学革命这两门学科的交叉领域。分子和细胞生物学技术的不断进步使种植产业方兴未艾，不断革新，带给我们大量的信息和数据，这些资料与主要研究生物信息采集和处理的生物信息学一道，极大地推动了相关生物学知识的发展和了解，也推动了医学种植和相关治疗的进步。

早期种植体的成分大多属于生物惰性材料，未来的产品在本质上将更符合生物学原理：既得益于生物体，又推动机体发挥巨大的生物遗传力量 [1]。

组织工程方法多种多样，但基本的目的就是引入生命活性的元素使其与患者的机体有机结合，恢复功能。组织工程技术有些只依靠细胞基质来达到目的，如引导组织再生就是这样，另一些方法仅依靠细胞来发挥作用，但组织工程研究者更多是将活体细胞与基质综合应用来形成新生组织 [54]。

骨移植使用的细胞来源有：①自体骨细胞；②来自其他捐赠者，对患者本身没有免疫特异性的同种异体骨细胞；③来自不同种系的异种骨细胞。每一类细胞又依据细胞的分化程度分为：①成熟细胞；②胚胎干细胞，这种细胞具有自我更新和分化成为不同类型细胞的能力；③不同分化阶段的混合细胞（包括极少的干细胞和前体细胞）。自体细胞由于杜绝了异体或异种组织移植可能产生的免疫排斥并发症，因而自体细胞的移植是最理想的选择 [15]。

组织工程发展过程中，载体材料的选择是第二个重要内容。以下将讨论有关骨组织工程和牙科对合适的支架材料的要求。

骨组织工程

骨是一种动态的、高度血管化的组织，也是唯一能够愈合改建而不留瘢痕的组织 [42]。骨组织有能力根据人体代谢的需要快速动员其矿物质储备。这些特性和能力使得骨组织成为"最聪明的材料"。骨组织的主要功能是为人体提供结构支撑，又是矿物质的储备仓库，支持肌肉收缩，产生机体运动，还担负着承重和保护内脏器官的作用[32]。

从逻辑上讲，一旦外伤或疾病使骨的主要结构发生改变，都将极大地影响人体平衡和生命质量。近几年，尽管骨再生医学领域已经取得重大进展，但目前的方法，如自体骨移植，仍然存在诸多局限。此外，材料科技尽管也带来了骨替代材料的显著进步，但仍然没有开发出足够满足临床使用的骨替代材料。对于重建外科医师而言，大范围的骨缺损和损伤仍是面临的一大挑战[34]。

多年来，自体骨移植一直是骨移植的金标准[33,3]。自体骨移植就是从患者自身的其他部位采取骨组织进行移植。这种移植具备多种有益的特点：具有骨引导性，能够提供骨细胞增殖的支架；具有骨诱导性，能够诱导未分化细胞的增殖，使其分化成为成骨细胞；具有成骨性，能够成为骨干细胞和前体细胞的细胞库，形成新生的骨组织。虽然自体骨移植的成功率相对比较高，但是来源有限，自体骨的采集还有引起疼痛、感染的风险，造成供区的病损，所以自体骨能够运用的病例范围还是有限的。为此，开发新技术克服这些缺陷就变得十分必要了[56,44,39,29]。

骨组织工程为我们提供了一种新型技术来克服上述限制。将成骨细胞移植到合适的载体系统中，进一步促进骨组织的重建和改建，方法新颖，令人鼓舞。因此，研究的焦点必须集中在细胞和载体这两个关键角色的协同作用上。细胞源是生物工程骨发展的首要问题。理想的细胞源有以下特点：无免疫排斥性；不会给宿主传染疾病；无肿瘤原性；可即用即取；数量充足；细胞增殖率可控；具有可预测而且稳定的成骨潜力；能够可控地整合到周围组织中[25]。

细胞诱导的骨形成和软骨形成在很大程度上依赖于基质载体。基质载体所提供的良好环境，使骨细胞得以移行、增生、分化和沉积骨基质（如骨引导）[23]。因此，发展生物工程骨的第二个关键问题就是探寻适合的载体材料。这个载体材料必须具备特殊的生化性能（如细胞外基质分子）、理化性能（如表面自由能，电

荷，疏水性）、几何形貌（如三维结构，内部通连的孔隙）[22,31,35]（图9-1）。

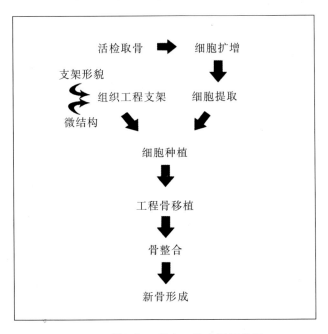

图9-1 骨组织工程在口腔应用示意图。

组织工程在颌面外科的应用

粗略地讲，每年器官移植大概有2万例，关节置换有50万例，从牙齿修复到颌面部软硬组织的大范围重建等各种牙颌颅面手术，每年文献报道有数百万之多。国家口腔与颅面研究院的研究显示，70多年来罹患中度以上牙周病的成年人占86%，牙齿缺失人数超过人口的1/4。这些问题严重影响人们的健康和生活质量[2]。

迄今为止，人工替代材料较之天然组织，在美观和功能上都存在显著的局限性。已在牙科应用了数百年的固定桥和活动义齿都需要进行定期维护，磨耗或适合性丧失的修复体还需要重新装配[46]。

自体骨移植仍然是颌面重建领域中治疗严重骨缺损最常用的方法。过去20年里，已经产生了采用自体骨代用品来进行颌面部重建的治疗理念。这种理念已经用于上颌窦提升以便于植入种植体的临床实践之中[19,28,54]。最初的临床实验推测，植入牙种植体前用组织工程的方法增加上颌骨的骨量，相比传统的异种骨或自体骨移植都有显著的优势[36]。

牙周组织再生依赖四个基本要素：合适的信号因子、细胞、充足的血供、组织缺损所需的支架材料。无论从短期还是长期来看，每个要素在组织愈合过程中都发挥着重要作用，彼此协同，促进新生组织的再生。细胞为新组织的生长和分化提供必要的生物学机制。生长因子作用于细胞，调节细胞活性，促进细胞分化，使细胞产生形成组织的细胞外基质。血管形成因子促进生成新的血管网为组织的生长和血管化提供营养。最终，在支架所引导和构筑的三维模板结构上完成组织再生，所有这些过程都非常关键[35]。

载体材料的选择对于开发可移植的组织工程骨是一个极其关键的步骤。过去30年里，涌现出一大批生物载体材料，旨在为细胞的生长提供理想支架。但能够发挥临床效果的支架，仍然少之又少[10]。作为组织工程骨支架，不论是永久性的还是可生物降解的，天然的还是人工合成的，都必须符合以下原则：①生物相容性。无免疫原性和致癌性；②可吸收性。吸收率与骨形成的速度相匹配；③良好的可透射性。可以从X片上显示出植入材料周围长出的新骨；④骨引导性；⑤易于制造和消毒灭菌；⑥手术操作容易。为了减少感染机会，使用前不需要进行另外的处理[39]。这些材料为细胞的生长提供粘附的锚点、稳定的力学环境和结构上的引导。支架材料在体内既为细胞外基质的改建提供界面，使支架与自身的邻近组织相结合，同时也是一系列生理生化反应的场所[35]。

文献中存在一种普遍性的误解，认为颅面骨不承担负重，所以颅面骨骼的维持不依赖功能性应力。产生这样的误解有以下原因：①头骨不用支撑体重，但是事实上头颅骨骼仍然需要支撑大脑以及周围肌肉不停的拉力；②对颅面组成部分不正确的应力假设；③体内实验曾经有关于颅骨所受应力较低的报道[30,18]。然而随后的体内实验的结果却昭示大部分颅面骨所受的应力水平其实与肢体骨相当[17]。因此，适合于颌面部的骨组织工程支架，其特征之一就是要满足增加的力学稳定性要求。

羟基磷灰石，分子式为 $Ca_{10}(PO_4)_6(OH)_2$，具备优良的生物相容性和生物活性，是最有希望应用于颌面部骨组织重建的候选支架材料。羟基磷灰石的晶体和化学性能与骨组织十分相似，能够与骨组织直接结合并能促进组织的生长。这些特性使羟基磷灰石得以广泛应用于骨科和颌面整形[16,7]。

海藻提取的成骨材料在上颌窦的移植

有一项为期15年的临床报道，通过对种植体进行输入输出变量的统计分析，研究羟基磷灰石骨替代材料是否与自体骨移植具有相同的效果[14]。

实验使用以天然材料加工而成的羟基磷灰石进行上颌窦提升的骨移植。天然大孔隙的羟基磷灰石陶瓷正在全球广泛使用。例如，经过欧洲委员会认证，由德国登仕伯生产的Algi-Pore®；经过美国食品与药物管理局认证，由戈尔登生产的 C GRAFT™；以及经过俄罗斯有关部门认证，由 Unexim 生产的 AlgOss® AlgiPore®，C GRAFT™ / AlgOss®。这些产品简称为 ACA，都是以两种新型的红海藻为原料合成的天然制品。海藻经过高温分解脱去蛋白质，在高温处理过程中，海藻茎杆变成球状小颗粒，海藻的有机成分从碳酸钙转化成为羟基磷灰石[40,43]。

这类材料具有骨替代材料所需要的良好特性。ACA材料的蜂窝状孔隙相互通连，可以有效地实现骨引导和新骨的快速形成。ACA材料还具有孔隙度高，可吸收，易于塑形，便于操作，能稳定保持于受植区内等特性（图9-2A~C）。

ACA的组织学研究证明，这种材料在2~3年内几乎完全吸收并同时由新生骨组织替代[11,1237]。一般认为，这种骨的形成是一种爬行替代的过程。

实验表明这种材料在体内作为骨替代材料具有生物相容性[16,7,13]。体外实验显示人的成骨样细胞在 ACA 表面单层生长[49,50,51]）或在 ACA 三维骨的复合材料内部生长时，ACA 能够促进细胞的增生和分化[52,29]。

4年临床观察期间，使用海藻羟基磷灰石为118例患者进行上颌窦提升植骨，总数为209人

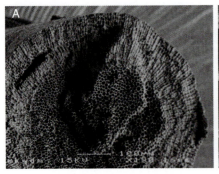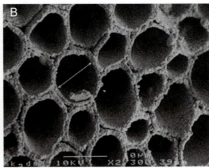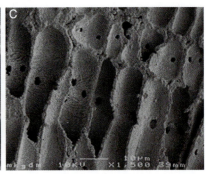

图9-2　A.海藻提取的骨替代材料加工后仍然保留了原始海藻特有的三维方解石结构（×150，标线 bar=100μm）。B.横断面（×2 300; 标线=10μm）。C.纵切面。生物材料微粒含有规则排列的孔隙结构（孔隙平均直径 10μm）。孔隙在纵向上每隔50~100μm 又相互分隔。分隔的各个孔隙又通过微孔相互连通。微孔平均直径 1~3μm（×1 500；标线=10μm）。

次。这些患者均有严重的上颌骨吸收，剩余牙槽嵴高度 1~5mm（平均 3.6mm）。按照 Jensen 分类[21]，患者余留牙槽骨的骨质类型在三类骨以下，相当于 Simion[38] 等人分类的四类骨质。上颌窦提升 6 个月后植入种植体，再经 6 个月开始修复负重。种植修复后最长观察时间 13 年。修复的 614 枚种植体中有 27 枚失败，成功率达 95.6%。研究患者包括吸烟者和 50 岁以上的女性。观察发现，海藻骨替代材料植入后尽管会发生吸收，但植入 6.4 个月后移植骨的体积减小量仅有 14%，而自体骨移植 6 个月后的骨吸收可达 49.5%。经验再次表明，上颌窦提升进行骨移植，随后再植入种植体的方法是可靠的。

上颌窦提升的手术方法

209 例上颌窦骨移植均使用 90% 的海藻骨替代材料和 10% 的自体骨，自体骨由骨收集器采集，再用静脉血或富血小板血浆调和骨粉。初期愈合 6 个月后进行二期手术，在上颌窦提升的区域植入 614 枚种植体，总共涉及的患者人数为 118 例，上颌窦提升的数量为 208 个。种植体植入 6 个月后，用不同的修复体进行修复和负重。严格进行定期的随访跟踪，每半年一次记录手术后和修复后的并发症，并进行输入输出变量的种植失败率统计分析。

所有患者均要进行临床检查和放射学检查。影像检查内容包括全景片、侧位片和口腔 CT。上颌骨严重吸收、剩余牙槽嵴高度仅为 1~5mm（平均 3.6mm）的患者，均在全身麻醉下进行手术。手术进路经过梨状窝，方法与 Boyne 等的描述相同[6,47,26]。

根据 Solar[41] 解剖研究，我们预备开窗口的沟槽从尖牙根尖远中向后延伸到上颌结节以保护上牙槽后动脉。开窗口沟槽的工具使用钻头或超声骨刀，方法如 Vercellotti 所述[55]。

上颌窦黏膜剥离使用登仕伯 Friadent 公司 Kirsch 博士设计的上颌窦提升器械。超声骨刀由 Mectron 医疗技术公司生产。

文献认为，没有必要把掀起的骨块作为护罩衬垫于上颌窦黏膜下方。把钻磨的碎骨屑收集起来作为自体骨移植对上颌窦提升更为有利。

上颌窦黏膜出现穿孔，都用 7-0 的可吸收缝线进行缝合，并在穿孔区域覆盖一小块胶原膜。较大的穿孔，需要缝合 3 针以上者，则按照 Sullivan[45] 的建议，用纤维蛋白胶（Baxter，Deerfield，IL, USA）封闭缝线和胶原膜。

使用的种植系统有 IMZ，Frialit.II，Xive（登仕伯，Friadent）。为期 14 年的回顾性研究再次说明上颌提升时进行上颌窦底的骨移植，而后再植入种植体的方法是可靠的。13 年跟踪调查成功率高达 95.6% 的研究结果证明，运用上颌窦提升和骨移植完全能够解决在上颌后份萎缩的牙槽嵴上进行牙种植以完成固定修复的问题。

纵向研究也表明海藻提取的骨替代材料与相当于骨移植总量 10% 的自体骨和血液混合，能够在 6 个月内促进足够的新骨形成，完成骨结合。

自体细胞在上颌窦的移植

种植体植入前，有3例进行了自体细胞的成功移植并完成上颌窦提升。3个病例临床诊断均有严重的上颌骨萎缩。1例男性，55岁；2例女性，年龄分别为58岁和60岁。上颌窦提升前4周，在患者磨牙区采取一小块骨膜组织用作自体培养的细胞来源，按照细胞培养的标准实验规程（GLP）进行细胞扩增（图9-3A）。骨膜细胞分离采用酶消化法。基本过程如Spitzer[44]所述，活体组织纯化后，用Ⅱ型胶原酶消化3h以上。

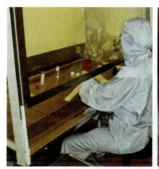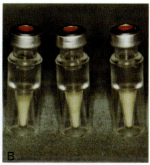

图9-3 A.标准实验规程下（GLP）的自体细胞培养。B.经培养扩增后收集的自体细胞。

消化液的配制方法：

二型胶原酶 CLS Ⅱ （Biochrom AG, Germany）315U/mL

培养基 DMEM/Ham's F12 （Glutamax Ⅱ，Gibco） 比例1:1

自体血清 10%

青霉素G 100IU/mL

链霉素 100μL

两性霉素B 1μL

按照标准的培养条件，细胞培养10d左右后开始收集细胞。再经约3周的培养可获取的离体细胞数量约$4×10^7$个。收集的细胞分成三等份保存于1mL培养基中（图9-3B）。

移植材料包括ACA，自体细胞，纤维蛋白胶（Baxter.Deerfield, IL, USA）。材料混合后植入上颌窦提升区域。图9-4A~D展示了种植前植入材料的混合和准备过程。上颌窦腔是骨移植良好的受植部位，周围骨质量好，植入部位没

有机械压力。移植的骨替代材料填塞到窦腔后，开窗口用钛膜覆盖并用钛钉固定防止移植材料移位（图9-5C）。

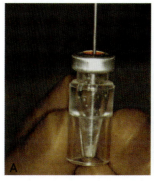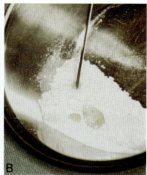

图9-4 A.收集的细胞存放于小瓶中。B.把细胞悬液与ACA颗粒仔混合。

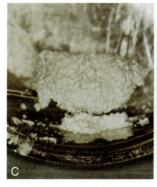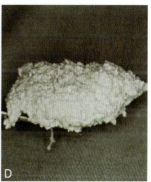

图9-4 C.在ACA与培养细胞的混合物中加入纤维蛋白胶。D.制备而成的聚合体用于上颌窦腔的移植。

术后半年一次跟踪随访患者，进行临床检查和X线全景片、侧位片及口腔CT的影像学检查。图9-6A、B显示了手术前和上颌窦提升半年后的全景片图像以及上颌窦提升前、提升后及牙种植体植入之前的CT图像。

上颌窦提升6个月后新骨形成的量足够进行牙种植。种植体植入6个月后根据患者的需要采用相应的方法进行修复和负重。上颌窦提升和牙种植的愈合初期均未出现局部感染或剧烈疼痛等并发症。

总之，临床研究结果说明从骨膜提取的成骨细胞接种到适合的基质上能在3~5个月形成片状骨，为同期或二期种植体植入提供了可靠的基础。尽管远期效果还未能确定，但运用组织工程骨来增加萎缩上颌牙槽骨骨量的方法为颅颌面外科和其他部位的骨重建展现了巨大的

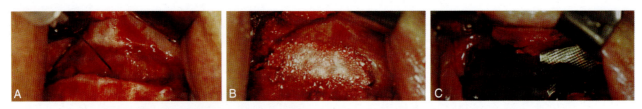

图9-5　A.上颌窦植骨，植骨区的预备。B.填塞植骨材料。C.用钛膜固定植骨材料防止移植骨移位。

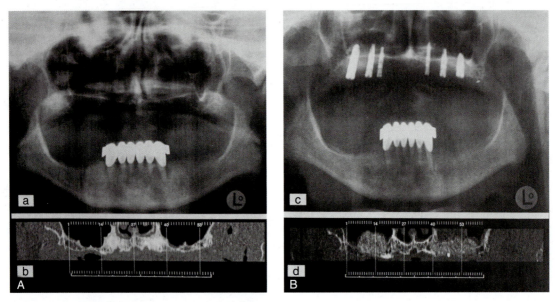

图9-6　A.上颌窦提升前的影像显示上颌骨严重萎缩的状态。B.上颌窦提升6个月，牙种植体植入后的状态。

潜力。

今后研究尚须着眼于组织工程骨的机械稳定性、可能的吸收性以及在血供不太丰富的部位应用组织工程骨的研究。

（赵　勇　译）

参考文献

［1］Ahsan, T., and R. M. Nerem. 2005. Bioengineered tissues: the science, the technology, and the industry. *Orthod Craniofac Res*.8,pp.134–140.

［2］Albandar, J. M., and A. Kingman. 1999. Gingival recession, gingival bleeding, and dental calculus in adults 30 years of age and older in the United States, 1988–1994. *J Periodontol*, 70, pp. 30–43.

［3］Asahina, I., M. Seto, E. Oda, A.M. Marukawa, S. Imranul, and S. Enomoto. 1999. Bone Engineering, 1st edition, Em squared, *Toronto*, p. 526.

［4］Bell, E., P. Ehflich, D.J. Buttle, and T. Nakatsuji. 1981. Living tissue formed in vitro and accepted ad skin–equivalent of full thickness. *Science*, 221, pp.122–140.

［5］Bisceglie, VB. 1933. Ueber die antineoplastische Immunnitaet; heterologe Einpflanzung von Tumoren in Huehnerembryonen. *ZtschrfKrebsforsch*, 40, pp. 122 – 140.

［6］Boyne, P.J., and R. A. James. 1980. Grafting of the maxillary sinus floor with autogenous marrow and bone. *J Oral Surg*,38,pp.613–616.

［7］Bucholz, R.W. 2002. Nonallograft osteoconductive bone graft substitutes. *Clin Orthop Relat Res*, 395, pp.44–52.

［8］Burke, J.F., I.V. Yannas, W.C. Quimby, C.C. Bondoc, and W.K. Jung. 1981. Successful use of a physiologically acceptable artificial skin in the treatment of extensive burn injury. *Ann Surg*, 194, pp.413–448.

［9］Chick, W.L., A.A. Like, and V. Lauris. 1975. Beta cell culture on synthetic capillaries: an artificial endocrine pancreas. *Science*, 197, pp. 847–848.

［10］EI−Ghannam, A. 2005. Bone reconstruction: from bioceramics to tissue engineering. *Expert Rev Med Devices*, 2, pp.87−101.

［11］Ewers, R., C Kasperk, and B. Simons. 1987. Biologisches Knochenimplantat aus Meeresalgen. *Zahnärztliche Praxis*; 38,pp. 318−320.

［12］Evers, R., and B. Schumann. 1994. Experimental and Clinical Applications of Algipore, a Phycogenic Hydroxylapatite. *J Craniomaxillofac Surg*, 22, p. 92.

［13］Ewers, R., W. Goriwoda, C. Schopper, D. Moser, E. Spassova. 2004. Histologic findings at augmented bone areas supplied with two different bone substitute materials combined with sunus floor lifting. Report of one case. *Clin Oral Impl Res*, 15, pp. 96−100.

［14］Ewers, R. 2005. Maxilla Sinus Grafting With Marine Algae Derived Bone Forming Material: A Clinical Report of Long−Term Results. *J Oral Maxillofac Surg*, 63, pp. 1712−1723.

［15］Griffith, L.G., and G. Naughton. 2002. Tissue engineering: current challenges and expand ing opportunities. *Science*,295, pp.1009−1014.

［16］Hench, L.L. 1998. Biioceramics. *J Am Ceram Soc*, 81, pp. 1705−1728.

［17］Herring, S.W., and P. Ochareon. 2005. Bone −special problems of the craniofacial region. *Orthod Craniofac Res*, 8, pp.174−182.

［18］Hillam, R. 1996. Response of bone to mechanical load and alterations in circulation hormones, PhD Thesis. Bristol, UK: University of Bristol. Cited by J.D. Currey. How well are bones designed to resist fracture? *J Bone Min Res*, 18, pp. 591−598.

［19］Hollinger, J.O., J. Brekke, E. Gruskin, and D. Lee. 1996. Role of bone substitutes. *Clin Orthop*, 324, pp.55−65.

［20］Hylander, W.L. 1975. The human mandible: Lever or link? *Am J Phys Anthrop*, 43, pp. 227−242.

［21］Jensen, O.T. 1994. Guided bone graft augmentation. In: D. Buser, C. Dahlin, and R.K. Schenk, Editors, Guided Bone *Regeneration in Implant Dentistry*, Quintessence, Chicago, IL, p.235.

［22］Jin, Q.M., H. Takita, T. Kohgo, K. Atsumi, H. Itoh, and Y. Kuboki. 2000. Effects of geometry of hydroxyapatite as a cell substratum in BMP−induced ectopic bone formation. *J Biomed Mater Res*, 51, pp. 491−499.

［23］Kuboki, Y., H. Takita, D. Kobayashi, E. Tsuruga, M. Inoue, M. Murata, N. Nagai, Y. Dohi, and H. Ohgushi. 1998. BMP−induced osteogenesis on the surface of hydroxyapatite with geometrically feasible and nonfeasible structures: topoloty of osteogenesis, *J Biomed Mater Res*, 39, pp.190−199.

［24］Langer, R., and J.P. Vacanti. 1993. Tissue engineering. *Science*, 260, pp.920−926.

［25］Logeart−Avramoglou, D., F. Anagnostou, R. Bizios, and H. Petite. 2005. Engineering bone: challenges and obstacles. *J Cell Mol Med*. 9, pp.72−84.

［26］Loukota, R.A., S.G. Isaksson, E.L. Linner, and J.E. Blomqvist. 1992. A technique for inserting endosseous implants in the atrophic maxilla in a single stage procedure. *Br J Oral Maxillofac Surg*, 30,pp.46−49.

［27］MDLINE. 1960. MeSH Browser. Bethesda, MD. National Library of Medicine, USA. http://pubmed.gov/. *Accessed March* 2005.

［28］Merkx, M.A.W., J.C. Maltha, and P.J.W.Stoelinga. 2003. Assessment of the value of anorganic bone additives in sinus floor augmentation: a review of clinical reports. *Int J Oral Maxillofac Surg*, 32,pp.1−6.

［29］Petite, H., V. Viateau, W. Bensaid, A. Meunier, C. de Pollak, M. Bourguignon, K. Oudina, L. Sedel, and G. Guillemin. 2000. Tissure−engineered bone regeneration. *Nat Biotechnol*. 18, pp.959−963.

［30］Rawlinson, S.C.F., J.R. Mosley, R.F.L. Suswillo, A.A. Pitsillides, and L.E. Lanyon. 1995. Calvarial and limb bone cells in organ and mono layer culture do not show the same early responses to dynamic mechanical strain. *J Bone Min Res*, 10, pp.1225−1232.

［31］Ripamonti, U., S. Ma, and A.H. Reddi. 1992. The critical role of geometry of porous hydroxyapatite delivery system in induction of bone by osteogenin, a bone morphogenetic protein, *Matrix*, 12, pp.202−212.

［32］Rodan, G.A. 1992. Introduction to bone bioloty. *Bone*, 13,pp.3−6.

［33］Rose, F.R., and R.O. Oreffo. 2002. Bone tissue engineering: hope vs. hype. *Biochem Biophys Res Commun*. 292, pp.1−7.

［34］Salgado, A.J., O.P. Coutinho, and R.L. Reis. 2004. Bone tissue engineering: state of the art and future trends. *Macromol Bioscience*, 4, pp.743−765.

［35］Sampath, T.K., and A.H. Reddi. 1984. Importance of geometry of the extracellular matrix in endochondral bone differentiation, *J Cell Biol*, 98, pp. 2192−2197.

［36］Schmelzeisen, R., R. Schimming, and M. Sittinger. 2003. Making bone: inplant insertion into tissue −engineered bone for maxillary sinus floor augmentation. *J Cranio*

Maxillofac Surg, 31,pp.34–39.

[37] Schopper, C., D. Moser, A. Sabbas, G. Lagogiannis, E. Spassova, F. Konig, K. Donath, and R. Ewers. 2003. The fluorohydroxyapatite（FHA）FRIOS－Algipore－is a suitable biomaterial for the reconstruction of severely atrophic human maxillae. *Clin Oral Impl Res*, 6, pp. 743–749.

[38] Simon, M., F. Fontana, G. Rasperini, and C. Maiorana. 2004. Long–term evaluation of osseo integrated implants placed in sites augmented with sinus floor elevation associated with vertical ridge augmentation. A retrospective study of 38 consecutive implants with 1–to 7–year follow–up, *Int J Periodont Restor Dent*, 24, pp. 208–221.

[39] Simon, G.C., C.A. Khatri, S.A. Wight, and F.W. Wang. 2002. Preliminary report on the biocompatibility of a moldable, resorbable, composite bone graft consisting of calcium phosphate cement and poly（lactide–co–glycolide）microspheres. *J Orthop Res*, 20, pp.473–482.

[40] Simons, B., C. Kasperk, and R. Ewers. 1987. Ein Neues phycogenes Hydroxylapatit–Implantatmaterial. Fortschritte der Mineralogie. Europ äische Zeitschrift für Mineralogie, Kristallographie, Petrologie, *Geochemie und Lagerstättenkunde*, 65, p.174.

[41] Solar, P., U. Geyerhofer, H. Traxler, A. Windisch, C. Ulm, and G. Watzek. 1999. Blood supply to the maxillary sinus relevant to sinus floor elevation procedures. *Clin Oral Implant Res*, 10, ppl.34–44.

[42] Sommerfeldt, D.W., and C.T. Rubin. 2001. Biology of bone and how it orchestrates the form and function of the skeleton. *Eur Spine J.* 10, pp. 86–95.

[43] Spassova–Tzekova,E., Y. Dimitriev, B. Jilov, C. Schopper, D. Moser, E Halwax, and R. Ewers. 2004. Bioactive Glass Ceramic Composites containing Phosphate Glasses and Phycogenic Apatite. Proceedings: XX Int. Congress on Glass. Kyoto, Japan.

[44] Spitzer, R.S., C. Perka, K. Lindenhayn, and H. Zippel. 2002. Matrix engineering for osteogenic differentiation of rabbit periosteal cells using alpha–tricalcium phosphate particles in a three–dimensional fibrin culture. *J Biomed Mater Res*, 59,pp.690–696.

[45] Sullivan, S.M., R.A. Bulard, R. Meaders, and M.K. Patterson. 1997. The use of fibrin adhesive in sinus lift procedures, *Oral Surg Oral Med Oral Pathol Oral Radiol Endod*, 84,pp.616–619.

[46] Taba, M., Q. Jin, J.V. Sugai, and W.V. Giannobile. 2005. Current concepts in periodontal bioengineering. *Orthod Craniofac Res*, 8, pp.292–302.

[47] Tatum, O.H. 1986. Maxillary and sinus implant reconstructions. *Dent Clin North Am*, 30, pp.207–229.

[48] *Tissue Engineering.* 1995. 1, Vol. 1.

[49] Turhani, D., C.B. Item, D. Thurnher, D. Kapral, B. Cvikl, M. Weißenb?k, K. Yerit, B. Erovic, D. Moser, F. Watzinger, R. Ewers, and G. Lauer. 2003. Osteocalcinexpression in biocomposits with osteoblast–like cells harvested from mandibula using RT–PCR and SDS–Page Western blotting. *Mund Kiefer Gesichtschir*, 5, pp. 294–300.

[50] Turhani, D., B. Cvikl, E. Watzinger, M. Weißenböck, K. Yerit, D. Thurnher, G. Lauer, and R. Ewers. 2005a. In vitro Growth and Differentiation of Osteoblast–like Cells on Hydroxyapatite Ceramic Granule Calcified from Red Algae. *J Oral Maxillofac Surg*, 63,pp.793–799.

[51] Turhani, D., M. Weißenb?k, E. Watzinger, K. Yerit, B. Cvikl, R. Ewers, and D. Thurnher. 2005b. In Vitro Strdy of Adherent Mandibular Osteoblast–Like Cells on Carrier Materials. *Int J Oral Maxillofac Surg*, 34, pp.543–550.

[52] Turhani, D., E. Watzinger, M. Weissenbock, B. Cvikl, D. Thurnher, G. Wittwer, K. Yerit, and R. Ewers. 2005c. Analysis of Cell–seeded Three–dimensional Bone Constructs Manufactured in vitro with Hydroxyapatite Ceramic Granulae obtained from Red Algae. *J Oral Maxillofac Surg*, 63,pp.673–681.

[53] Vacanti, C.A., and L.J. Bonassar. 1999. An overview of tissue engineered bone. *Clin Orthop Rel Res*, 7, jpp. 375–379.

[54] Vacanti, J.P., and R. Langer. 1999. Tissue engineering: the design and fabrication of living replacement devices for surgical reconstruction and transplantation. *Lancet.* 354, Suppl 1,pp.32–34.

[55] Vercellotti, T. 2001. The piezoelectric bony window osteotomy and sinus membrane elevation, Introduction of a new technique for simplification of the sinus augmentation procedure. *Int J Periodont Restor Dent*, 21,pp.561–567.

[56] Yaszemski, M.J., J.B. Oldham, L. Lu, and B.L. Currier. 1994. *Bone Engineering,1st edition*, Em squared, Toronto, p.541.

第十章　种植修复的工艺和技术：非单纯的固定修复

Abd El Salam El Askary

要想预先对美学问题进行评估、诊断和解决，要求方法准确和系统。牙齿色泽对于最终的修复结果显然是非常重要的，但种植计划不应该仅仅关注颜色的改善。修复治疗的最终目标是根据已确立的基本原则，通过颌面各部位适当的比例和谐调的关系来获得迷人的笑容 [2,20,24,12]。

骨整合的可靠性使牙种植修复超越了仅仅为了恢复无牙颌功能的目的，发展到追求前牙单颗种植的美学修复。今天，种植已经是牙列缺损治疗的一种行之有效的方法。种植修复既避免了固定桥修复时牺牲健康基牙组织的问题，也消除了可摘局部义齿的弊端。

然而，种植修复如果作为首选方案，在美学上必须达到甚至优于传统的固定修复。这就要求创建出理想的种植部位，使种植体植入到最佳的软硬组织之中，取得最佳的修复外形。种植体不应受到牙槽骨解剖的局限，否则会影响最终的修复效果。种植体的植入应该遵循修复的要求 [10]。此外，目前所有的修复技术及牙周软组织的辅助手术均需应用，以弥补植入区和邻牙的解剖缺陷，获得类似天然牙的种植修复效果。

瓷贴面的性能可靠，远期效果良好，用来改善种植体邻牙的美学效果，具有多方面的优点 [11,9]。贴面能改变牙齿的颜色，外形，牙齿位置变化的视觉效果。要达到高超的美学修复目标，先决条件就是微笑的设计、修复体的耐用性以及天然牙与义齿颜色的协调一致性。虽然金属基桩自身存在美学缺陷，但仍然是种植修复最惯常的标准选择。但就外形的逼真度而言，陶瓷要完美得多。陶瓷在修复中的应用开启了牙齿美学修复的新时代。

二氧化锆

新一代二氧化锆种植基桩的发展，显著提升了种植修复的材料性能，满足了医师和患者日益增长的美学需求。二氧化锆基桩的突出优点在于具有类似于牙体的颜色，强度高，组织相容性好，加上优化的龈沟内设计 [8,26,18,27,28,23,1]。二氧化锆的增韧处理使其具备优异的抗折断性能和稳定的化学性能，使基桩具备极高的结构强度、优异的弯曲强度和抗拉强度 [14,15]。陶瓷氧化物在机械性能上可与金属材料媲美，而生物学性能则更加优越 [4,7]。

二氧化锆于 1975 年引入到材料科学 [13]，上世纪 80 年代中期作为全髋骨移植用于医学领域 [3]。二氧化锆用作种植基桩，是由于它与氧化铝及其他牙科陶瓷相比，具有优异的抗折裂性能 [26,18,27,28,14,15]。到目前为止，关于二氧化锆种植修复的生存率和平均寿命，还鲜有报道 [6]。

习惯上常说的"锆石"指的就是化学名为二氧化锆的单一形式。德国化学家 M.H.Klaproth 在 1789 年通过加热锆岩石发现了二氧化锆 [16]。锆石一词（zircon）来源于波斯语 'zargon'，意思为"金色"。用于提炼二氧化锆的主要材料为锆石矿，化学成分为 $ZrSiO_4$，来源于花岗石、黑花岗石、片麻岩等火山岩。锆石的主要开采地位于澳大利亚、美国、印度和南非。一般通过熔化焦炭、石灰和锆石来获得二氧化锆。由于必须使用高纯度原材料才能制备出高性能陶瓷，所以需要研发出特别的合成方法来得到高纯度的二氧化锆（图 10-1A~N）。

231

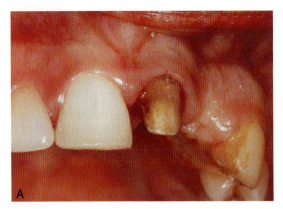

图 10-1　A.原固定桥远中悬臂设计。拆除后的唇面观。

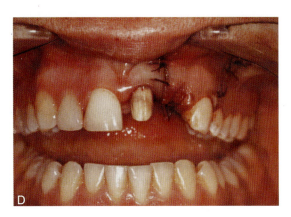

图 10-1　D.种植体植入,骨增量完成,创口关闭后的颊面观。

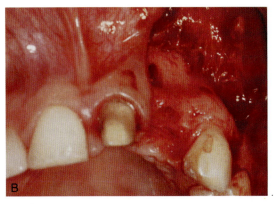

图 10-1　B.翻起黏骨膜瓣,注意牙槽嵴颊面的骨缺损和骨穿孔。

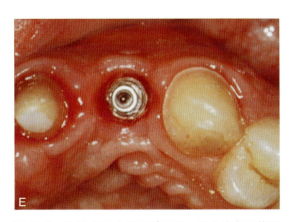

图 10-1　E.种植6个月后𬌗面观。左上尖牙牙体预备,瓷贴面修复。

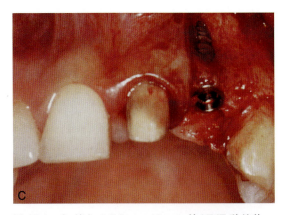

图 10-1　C.植入 φ3.8mm×11 mm 的 XiVE 种植体。(DENTSDLY Friadent, Mannheim, 德国) 用 FRIOS Algipore 人工骨和 Bio-Gide 胶原膜增量缺损的牙槽嵴。

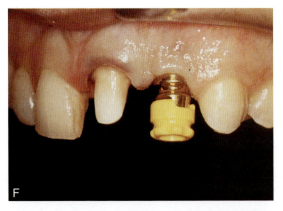

图 10-1　F.种植体印模帽就位,中切牙颈缘放置排龈线,准备取模。

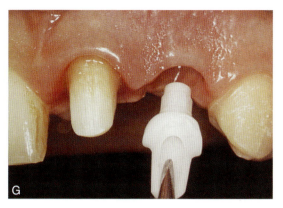

图 10-1 G.试戴个性化制作的二氧化锆基桩(CERCON®)。

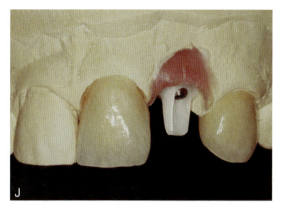

图 10-1 J.模型上就位全瓷冠及瓷贴面。

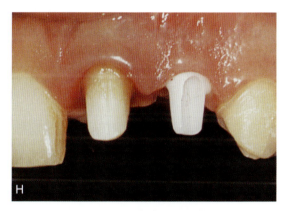

图 10-1 H.基桩就位的颊面观。

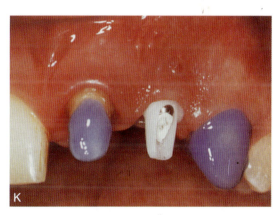

图 10-1 K.瓷修复体粘结前，左上中切牙和尖牙的牙面处理。

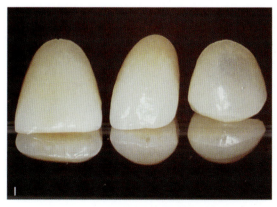

图 10-1 I.制作完毕的全瓷及瓷贴面。

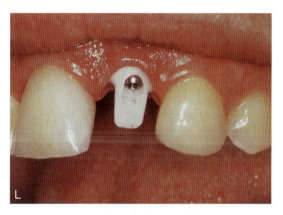

图 10-1 L.瓷修复体粘结后的唇面观。

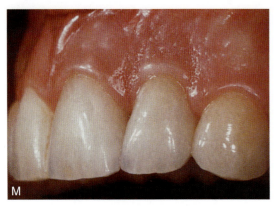

图 10-1　M. 修复完成的颊面观。种植修复与邻牙协调, 外观漂亮。

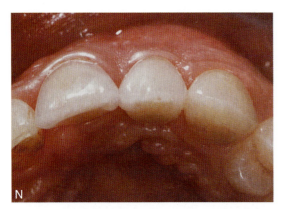

图 10-1　N. 修复完成的𬌗面观。颊侧牙槽嵴外形得到恢复。

相变增韧

二氧化锆具有"自我修复"性能, 可防止裂纹扩展[14]。它以 3 种晶体形式存在, 化学组成却完全相同, 这种性质称为同质异形 (polymorphism)。当温度超过 2300℃时, 二氧化锆为立方晶型, 温度冷却后转化成四方晶型。二氧化锆在温度 1200℃以下转化成单斜晶型。从四方晶型转化成单斜晶型, 体积增加大约 3%~5%。

晶型间的体积变化导致内部结构产生高应力, 发生内部折裂。因此需要氧化镁、氧化钙或氧化钇等氧化物添加剂来使高温相的立方晶型或四方晶型在完全或部分稳定的状态下降至室温, 将结构的内部压应力减少到可控的水平, 防止冷却时的结构破坏。通过材料的高应力来防止微裂纹扩展的现象称为"相变增韧"。据报道锆瓷基桩在静态载荷时最大抗折裂强度为

672N, 循环载荷时的抗折强度为 403N[15]。该结论在临床条件下的准确性还需要体外和体内的研究来进一步证实 (图 10-2A~Z)。

生物相容性

大量研究已证实了二氧化锆的生物安全性[47]。二氧化锆与骨组织或软组织的界面无毒性反应, 染色体畸变试验证实二氧化锆无致突变效应, 艾姆斯试验亦证明它无致癌效应。健康的种植修复体需要有效维持种植体周围的边缘, 种植基桩上的菌斑黏附需要维持在很低的水平。软组织附着不全会导致细菌的侵袭, 引起种植体周围炎和软硬组织的进行性丧失。

细菌与种植基桩之间的黏附度依赖于基桩以及细菌的自由表面能、表面粗糙度和唾液的离子电导率[22]。相比于同样粗糙度的纯钛, Scarano[25] 的研究确认氧化锆的细菌黏附度可减少 40%。

口腔内的大多数感染大多由于菌落的最初黏附所致。细菌增殖始于表面沟槽或磨蚀缺损等不规则的区域, 然后逐渐蔓延至整个基桩。种植体龈下区的细菌难以通过机械方法去除干净, 使得细菌紧紧地黏附在基桩上。细菌的黏附直接与表面的粗糙度和缺陷数量相关, 基桩粗糙度低, 菌斑的黏附和生长明显降低。Poortinga[21] 证实除了表面粗糙度, 表面能对细菌黏附的影响明显。比起细菌仅吸收电子而言, 若细菌从液体基质里既吸收又传递电子, 则细菌的黏附力更强、菌落数量更多。结果表明细菌和基质间的电子转移也影响着细菌的黏附和菌斑的形成。

通过对钛和二氧化锆愈合帽周围软组织的血管生长因子、炎性渗透、增殖活力表达和微脉管密度的免疫组化对比研究, 统计显示二氧化锆愈合帽的上述指数明显低于钛愈合帽[5]。因此, 氧化锆有助于保护种植体的周围组织。锆瓷在机械性能、功能、生物性能和美学性能方面的理想协同, 成就了全瓷种植修复的美学效果。传统的钛金属基桩在修复体边缘会产生蓝色金属微光, 软组织薄的患者表现得更明显, 这会严重损害美学修复效果, 导致最终对修复

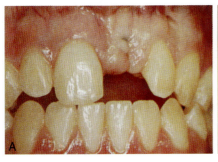 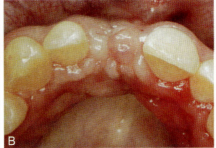 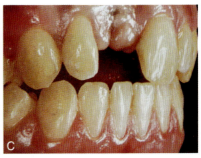

图 10-2　A. 左上中切牙种植体植入，引导骨再生 8 个月后。B. 左上中切牙软组织状态的殆面观。C. 颊面观。

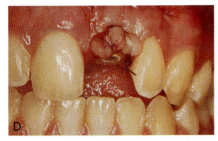 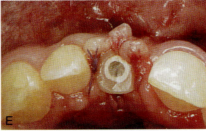 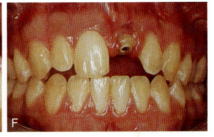

图 10-2　D. 带蒂软组织瓣术后颊面观。E. 殆面观。带蒂软组织瓣围绕树脂牙龈成型器。F. 软组织成形 10d 后的状态。

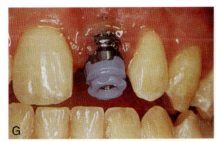 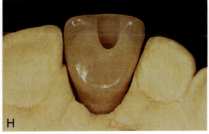 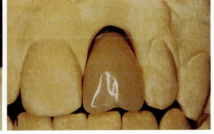

图 10-2　G. 印模帽就位，取模制作永久修复体。H. 在树脂基桩上制作螺丝固位的临时冠。I. 模型上就位的临时树脂冠。

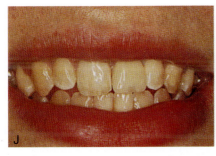 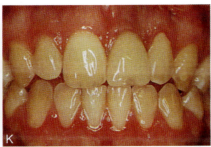 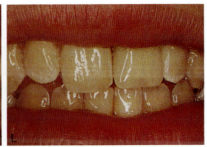

图 10-2　J. 左上中切牙单颗临时修复体载入后的笑线。K. 用树脂封闭螺孔的口内观。L. 临时树脂修复的效果特写。

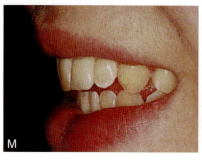
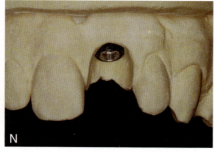
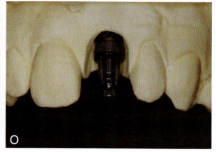

图 10-2　M. 临时修复的笑线侧面观。N. 在模型上检查牙龈外形和高度。O. 选择修复基桩的直径和高度。

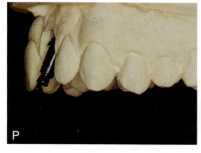
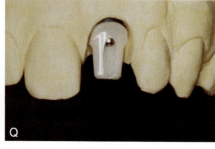
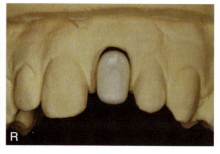

图 10-2　P. 选择修复基桩角度。Q. 就位 CAD/CAM 二氧化锆基桩。R. CAD/CAM 加工的底冠就位。

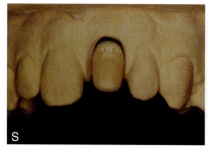
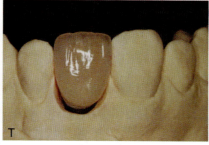
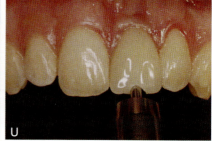

图 10-2　S. 修整完成的个性化底冠。T. 制作完成的全瓷冠。U. 拆除临时冠。

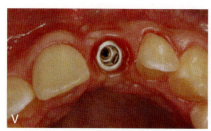
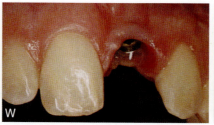
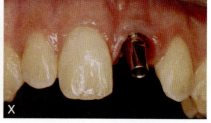

图 10-2　V. 殆面所见的软组织状态。W. 二期手术 3 个月后颊面所见的软组织外形。X. 试戴钛基桩与二氧化锆基桩的差别。

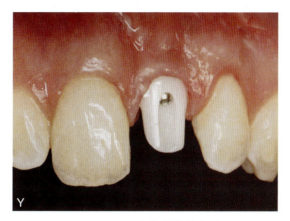

图 10-2 Y. 二氧化锆基桩就位。

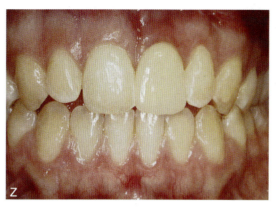

图 10-2 Z. 全瓷修复结束的口内观。

不满意，尤其是笑线高的患者。对于这些病例，锆瓷可作为基桩的又一种材料选择。

前牙区的牙种植美学修复在手术和修复阶段都极具挑战性。钛作为骨内种植体材料具有很高的成功可预期性。二氧化锆由于其较高的抗折强度和较低的细菌黏附，成为制作种植体基桩的适宜材料。陶瓷基桩最大限度地减小了金属基桩在种植体周围组织呈现出的灰色调。陶瓷的耐用性和颜色的协调性成为高水准种植美学修复的必要条件。

氧化锆预成内冠在种植基桩上的使用

新兴的种植修复模式旨在保证医师椅旁操作和技师制作过程的简单和有效。下述临床病例总结了牙列缺损中使用新型预成锆基桩以及内冠进行修复的系统方法，并以美学区的单颗种植修复为例，按照临床和技师操作的步骤加以详细阐述和图解。

骨整合完成和二期手术软组织愈合之后，将二氧化锆基桩与种植体〔CERCON®，DENTSPLY Friadent，Mannheim，德国〕相连接，修复上颌右边的侧切牙〔XiVE®，DENTSPLY Friadent，Mannheim，德国〕(图 10-3A~N)。基桩就位后，预成二氧化锆内冠就位，取模制作主模型。陶瓷顶盖作为印模转移帽包埋在印模里，随印模材直接取出。灌模前，将锆基桩连接到种植体代型上，准确地就位于转移帽。陶瓷内冠无需另作修改即可直接在表面上瓷完成全瓷冠。内冠在制作室作为全瓷底冠上瓷的基础，完成最终的修复体，不需要另作瓷冠或蜡型。在氧化锆内冠上加工而成的全瓷冠送到临床，随后用树脂粘结。临床调查结果显示，在牙列缺损的种植病例中使用预成的氧化锆陶瓷基桩

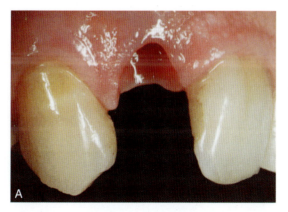

图 10-3 A. 右上侧切牙种植体骨整合完成，二期软组织愈合后的颊面观。

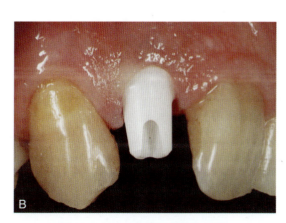

图 10-3 B. 二氧化锆修复桩试戴。

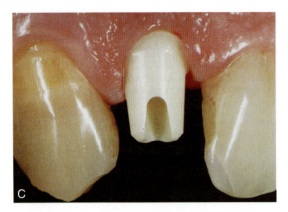

图 10-3　C.试戴另一种颜色的二氧化锆基桩。

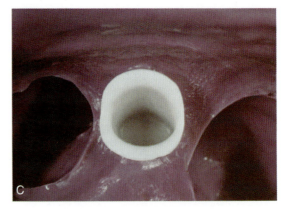

图 10-3　G.聚醚印模和印模帽。

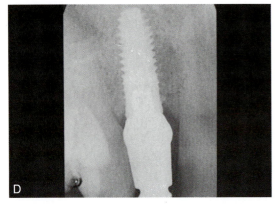

图 10-3　D.氧化锆基桩/印模帽就位后的根尖片。

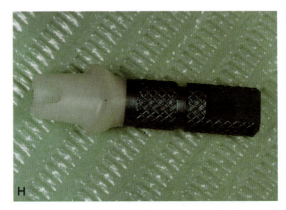

图 10-3　H.氧化锆基桩与种植体替代体连接。

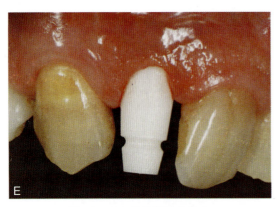

图 10-3　E.印模帽完全就位。

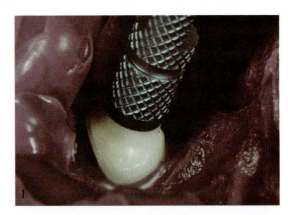

图 10-3　I.将种植体替代体与印模基桩就位于印模内。

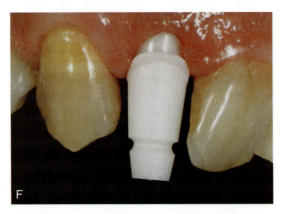

图 10-3　F.预成氧化锆印模帽就位、取模。

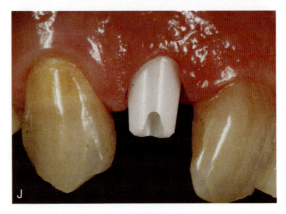

图 10-3　J.氧化锆瓷基桩就位。

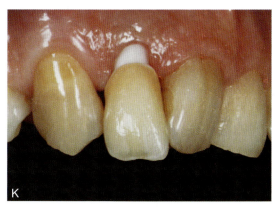

图 10-3　K. 试戴全瓷冠。

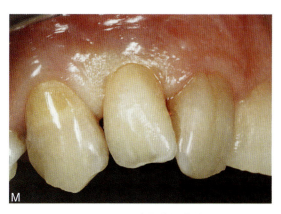

图 10-3　M. 瓷冠就位粘结。

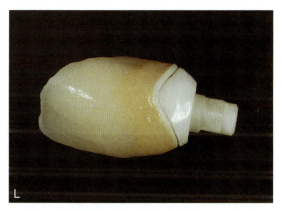

图 10-3　L. 实验室完成的全瓷修复体。预成基桩/印模帽支撑全瓷冠。

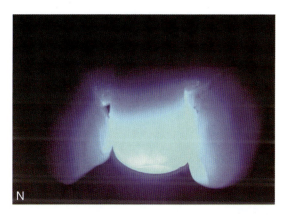

图 10-3　N. 全瓷种植修复体在光固化灯下的颊面观。

以及内冠系统，是一种快捷和系统的治疗方法，解决了种植修复的美学难题。

（曾　泉　译）

参 考 文 献

［1］ Brodbeck, U. 2003. The ZiReal post: Anew ceramic implant abutment. *J Esthet Restor Dent*, 15,（1）, pp. 10–24.

［2］ Chiche, G. J, and A. Pinault. 1994. Esthetics of anterior fixed prosthodontics. Textbook, Quintessence Publishing Co, Inc, Chicgo, pp. 13–31.

［3］ Christel, P.S. 1989. Zironia:the second generation of ceramics forr total hip replacement. *Bull Hosp Jt Dis Orthop Inst*,49,（2）, pp.170–177.

［4］ Covacci, V, N. Bruzzese, G. Maccauro, C. Andreassi, G. A. Ricci, C. Piconi, E. Marmo, W. Burger, and A. Cittadini. 1999.In vitro evaluation of the mutagenic and carcinogenic power of high purity zirconia ceramic. *Biomaterials*,

20,（4）, pp. 371–376.

［5］ Degidi, M, L. Artese, V. Pernotti, P. Gehrke, andA. Piattelli. 2006. Inflammatory infiltrate, microvessel density （MVD）, nitric oxide synthase （NOS） expression,vascular endothelial growth factor （VEGF） expression, and proliferative activity （Ki-67） in the peri-implant soft tissue around titanium and zirconium oxide healing caps. *J Periodontol*, 77,pp. 73–80.

［6］ Doring, K, E. Eisenmann, and M. Stiller. 2004. Functional and esthetic considerations for single-tooth ANKYLOS impalntcrowns:8 years of clinical performance. *J Oral Implantol*, 30, pp.198–209.

［7］ Ferraris, M, E.Verne, P. Appendino, C. Moisescu, A. Krajewski, A. Ravaglioli, and A. Piancastelli. 2000.Coatings on zirconia for medical applications. *Biomaterials*, 21,（8）,pp.765–773.

［8］ Filser, F, P. Kocher, F. Weibel, H. Luthy, P Scharer, and L. J. Gauckler. 2001. Reliability and stength of all-ceramic dental restorations fabricated by direct ceramic machining （DCM）. *Int J Comput Dent*, 4,（2）,pp.89–106.

［9］ Fradeani, M, M. Redemagni, and M. Corrado. 2005. Porcelain laminate veneers: 6- to 12-year clinical eraluation--A retorspective study. *Int J Periodontics Restorative Dent*, Feb, 25, （1）, pp. 9–17.

［10］ Garber, D. A. 1996. The esthetic dental implant:letting restoration be the guide. *J Oral Implantol*, 22, （1）, pp. 45–50.

［11］ Garber, D.A., and P. Adar. 1997. Securing the position of ceramic veneers in dentistry, *Summer*, 4, （2）, pp. 2–4.

［12］ Garber, D.A.. and M. Salama. 2000. The Aesthstic Smile: Diagnosis and Treatment. *Periodontology*, 1996, 11, pp. 18–28.

［13］ Garvie, R.C., R. H. Hannink, and R. T. Pascoe. 1975. Ceramic steel. *Nature*, 258, （5537）, pp.703–704.

［14］ Gehrke, P, and J. Kielhorn. 2004. CERCON- implant abutment:Beauty follows function. *Internationl Magazine Oral Implantol*, 5, （3）, pp. 6–13.

［15］ Gehrke, P, G. Dhom, J. Brunner, D. Wolf, M. Degidi, and A. Piattelli. 2006. Zirconium Implant Abutments: Fracture Strength and Infiuence of Cylic Loading on Retaining-Screw Loosening. *Quintessence Int*, 37, pp. 19–26.

［16］ Hoppe, G., F. Damaschun, and G. Wappler. 1987. An appreciation of Martin Heinrich Klaproth as a mineral chemist.

［17］ （Article in German）.Pharmazie, Apr, 42, （4）, PP266–267.

［18］ Ichigawa, Y, Y. Akagawa, H. Nikai, and H. Tsuru. 1992. Tissue compatibility and stability of a new zirconia in vivo. *J Prosthet Dent*, 68, PP.322–326.

［19］ Magne, Pand U. Belser. 2002. Bonded porcelain restorations. Textbook, Quintessence Publishing Co, Inc, Berlin, pp. 58–96.

［20］ Poortinga, A, T, R. Bos, and H. J. Busscher. 2001. Charge transfer during staphylococcal adhesion to TiNox coatings with different specific resistivity. *Biophys Cem*, 91, （3）, pp.273–279.

［22］ Quirynen, M, and C. M. L.Bollen. 1995. The influence of surface roughness and surface-free energy on supra-and subgingival plaque formation in man. A review OF the literature. *J Clin Periodontol* 22, （1）,1–14.

［23］ Sadoun, M, and S. Perelmuter. 1977. Alumina-zirconia machinable abutments for implant -supported single -tootf anterior crowns. *Pract Periodontics Aesthet Dent*, 9, （9）, pp.1047. 1054.

［24］ Salama, M, H. Salama, and D. A. Garber. 2002. Guidelines for Aesthetic Restorative Options and Implant Site Enhancement. *Pract Proced Aesthet Dent*, （14）, 2, pp. 125–130.

［25］ Scarano, A, M. Piattelli, S. Caputi, G. A. Favero, and A. Piattelli. 2004. Bacterical adhesion on commercially pure titanium and zirconium oxide disks: An in vivo human study *J Periodontol*, 75, （2）, pp.292–296.

［26］ Tinschert, J, G. Natt, W. Augthun, and H. Spiekermann. 2001. Fracture resistance of lithium dislilcate-, alumina-, and zirconia-based three-unit fixed partial dentures: A laboratory study. *Int J Prosthodont*, 14, （3）, pp. 231–238.

［27］ Yildirim, M, D. edelhoff, O. Hanisch, and H. Spiekermann. 2000. Ceramic abutments--A new era in achieving optimal esthetics in implant dentistry. *Int J Periodontics Restorative Dent*, Feb, 20, （1）, pp. 81–91.

［28］ Yildirim, M, H. Fischer, R. Marx, and D. Edelhoff. 2003. In vivo fracture resistance of implant-supported all-ceramic restorations. *J Prosthet Dent*, 90, （4）,pp.325–331.

第十一章　种植美学配色的艺术与科学

Stephen Chu, Jonathan Zamzok, and Adam Mieleszko

引　言

在种植牙领域，配色的重要性怎样强调都不为过。牙种植学是一门需要下苦功夫、具有系统性和高度科学性的学科。种植体是上部修复稳固的基石，目的在于为患者提供终身无忧的牙列。但是，种植修复体的形状、美观、整体外貌与其功能同等重要。它们不但要模仿所替代天然牙的功能，还必须不能被常人轻易发现。修复体应该完美地融入患者的天然牙列中，除了患者本人和他们的牙医之外，没人知道这个秘密。

颜色理论

尽管已有关于颜色物理特征的确凿科学理论，但由于个体差异，最好还是把颜色描述成一种抽象科学（图 11-1）。这是因为颜色有情绪特征，它有赖于人的内心和情感感受，具有高度的主观性。不同的人对同一物体的颜色看法可能并不相同。人们识别颜色的过程受到很多因素的影响，包括周围物理因素（光线、背景）和观察者的生理因素（色盲、双眼视觉差、视疲劳、年龄）等。除此之外，每个观察者还可能基于他们的个人经验对颜色作出不同解读。例如，大多数人会这样简单地描述 McIntosh 苹果的颜色："它是红色"。而有些人则会把它描述成宝石红或猩红色。无论使用什么样的词汇来描述，每个人都相信自己的判断是最准确的[28,12,13,14,5,29,17,27]。

可见光与颜色

先来看一个谜语，"如果树林里一棵树倒了，周围没有人听到，它发出声音了吗?"大多数人都可以猜到这个谜语的答案。对于颜色理论来讲，这个问题变成了"如果一朵玫瑰的花瓣是粉色的，周围没人看见，它还是粉色的吗?"。颜色理论家告诉我们，这个答案肯定是"不"。颜色的存在，必须具备三个要素：光线、物体和观察者（图 11-2）。脱离三要素同时的相互作用，颜色就不复存在。

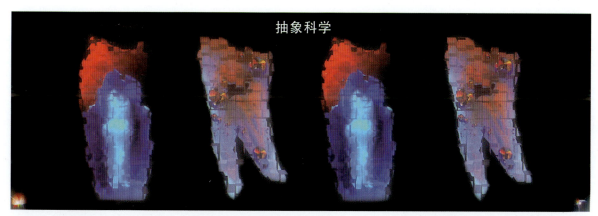

抽象科学

图 11-1　最好将颜色描述成一门与视觉和情感有关的抽象科学。关于颜色科学的抽象方面是指个人的观察力。每一个观察者基于生理、精神和环境因素对颜色有着不同的的解读。颜色科学的客观方面是指每个牙齿都有特定的、可量化的色彩范围。

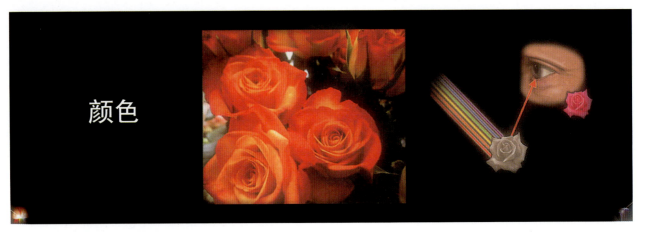

图 11-2　可见光波长从物体（玫瑰）上反射，观察者由此感知颜色。如果没有光线、物体和观察者的同时作用，颜色就不存在。

颜色在牙科中的重要性

颜色研究是美容牙科不可或缺的组成部分。如果修复体颜色出现偏差，即使很轻微，这个失误也会一目了然，影响患者修复体的美观效果。所幸我们对颜色的理解和有效沟通已有了科学的认识。一旦我们很好地理解了颜色感知和再现的过程，就能将之应用于牙科临床，尤其是比色上。在颜色研究中，重要的概念包括颜料色和颜色的三维空间，它们是颜色匹配所不可回避的。

颜色的科学——白光的组成

可见光是指能被人眼观察到的光线。太阳可见光指的是"白光"。白光不是单色光或单一频率的光，事实上，白光是由许多种频率的颜色组合而成的。举个例子，当太阳光通过一杯水透过玻璃杯，投照到附近的墙壁时，我们可以在墙上看到彩虹的颜色。这种现象是因为白光是由各种可见光光谱的颜色混合而成的，水起了一个滤片的作用，把白光的所有可见光成分分离开来。牛顿是第一个证实这种现象的人，他使太阳光通过玻璃棱镜，将不同波长的光分离后形成了彩虹的光谱（图 11-3）。

牛顿描述了这种连续光谱的颜色系列，并把这些颜色分别称作：红、橙、黄、绿、蓝、青、紫。人眼只能感受这些波长的光线，因此它们被称为可见光谱。这些波长的光可以被人眼的 3 种视锥细胞的颜色感受器感受，它们分别能感受红色、绿色、蓝色的光线。从物理学角度讲，可见光的波长范围在 400~700nm 附近，每种光的颜色色度都是由其波长或频率精确界定的（表 11-1）[28]。

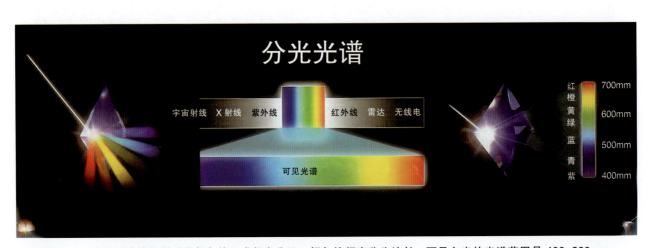

图 11-3　光通过棱镜散射后将颜色的组成频率分开，颜色的频率称为波长。可见白光的光谱范围是 400~800nm。

表 11-1 光的波长

白光	波长 (0.000 000 1mm=1nm)
红	800~650
橙	640~590
黄	580~550
绿	530~490
蓝	480~460
靛	450~440
紫	430~390

关于颜色科学，牛顿的重要突破是将研究重点转移到了光源[8,3]。他的观察方法很简单，证实了白光是由各种颜色的光组成的。如果一个物体呈现出某种特定的颜色，就意味着在某种程度上物体改变了到达人眼的光线。换句话讲，颜色的感知是光线和物体相互影响的结果。因此，没有光，就没有颜色。下面我们来描述颜色感知的基本过程：

光从光源发出，可以直接到达人眼；也可以接触或穿过物体。当光线接触物体时，有时全部光线都可以反射或透过物体，但是更多情况下，部分光线会被物体吸收。不被物体吸收的光则通过反射、透射或直接发散，为人眼的视杆细胞和视锥细胞接受，并被人脑识别为某种颜色。

光源发光

光源通过化学或物理过程发出光线。不同发光过程释放出某些特定波长的光。为了产生真正的白光，光源就应该释放等量的不同波长的光线。有时，我们特意让发光体发出某种特别颜色的光。这些发光体，例如计算机显示器等，是通过释放由红、绿、蓝光组成的特别波长的光线而产生颜色。

透 射

光线通过透明或半透明的材料，如幻灯片或胶片，正是光透射的例子。如果光遇到材料中的分子或大粒子时，一些波长的光会被这些分子或粒子吸收。哪些波长的光线会被吸收、以及被吸收多少，取决于光所通过的材料密度

和成分，亦即光谱特性；人们看到的颜色是由那些透过材料的波长所组成的。如果一种材料是完全透明的，所有的光线被吸收或透过，就表现出黑色。如果材料完全不透明，所有光线将被反射，就会显现白色。但是，大多数情况下，一些波长的光线被吸收，另一些发生透射。如果是这样的话，被观察到的颜色就与所透射的光线波长相关。例如，如果一种材料吸收红色波长，允许绿色和蓝色波长的光透过，最后就会看到绿色和蓝色的混合色，即青绿色。

反 射

当光线遇到固体后反弹形成反射。根据物体或介质的分子结构或密度所形成的光谱特性，某种波长可能被吸收而不会反射。我们所观察到的光是由反射波长组成的颜色。如果一个物体反射所有的光线，就会表现为白色；而吸收所有光线的物体看起来是黑色的。但大多数情况下，物体会吸收一些波长的光线，同时反射其他的光线，这时我们看到的物体颜色就是物体所反射波长的颜色。例如，一个物体吸收绿色波长的光，同时反射红色和蓝色波长的光，这个物体看起来就是红色和蓝色的混合色，即紫红色。

感知：眼睛感知颜色

到达人眼的光波无论来自光源的发射光，还是透射光或反射光，都会被视网膜的视杆细胞和视锥细胞所感受（图 11-4）。视杆细胞可以感受到达眼睛颜色的明亮度或光线的强度。视锥细胞则可以感受色调。正如前面探讨的那样，人眼包括 3 种不同的视锥细胞，分别对接近红、绿、蓝颜色波长的不同光线敏感。不同波长的光线以不同的强度刺激视锥细胞，然后视锥细胞发送信号给大脑，大脑再把这些信号整合转化成颜色。

颜色重现

颜色重现如同颜色感知，是通过三维颜色模式（三刺激值理论）实现的。光的发射、反射和折射也基于同一原理，都依赖于介质。重现过程

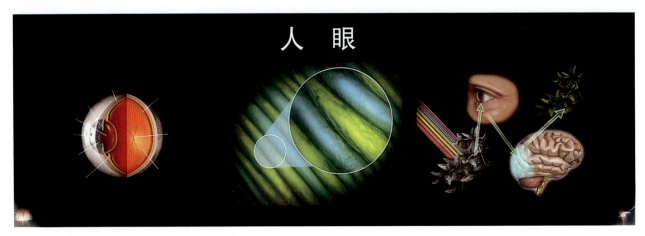

图 11-4　视网膜上浅绿色的部份代表 3 种类型的视锥细胞，负责感知颜色，绿色部分的是视杆细胞，负责观察明暗。这些细胞可以给大脑发出信号，感受颜色。从生理学上讲，人眼拥有的视杆细胞要多于视锥细胞，因此，我们对明暗度的感知强于对颜色的感知。

不同，颜色不同。三刺激值，作为颜色数据，可用于描述物体的颜色，也可用于颜色重现，比如计算机显示器或打印机进行的颜色重现。

发光介质：RGB 颜色模式

　　电子介质如计算机显示器和电视机通过发出红绿蓝（RGB）混合波长的光线刺激人眼的视锥细胞，因此这种介质能产生包括几乎所有可见光谱内的颜色。理论上讲，如果 RGB 三种波长混合，就会产生白光。因此，红绿蓝被作为加色三原色。我们可以在黑色基础上，通过添加一定量某种 RGB 波长的光而产生颜色。发光介质，如数码相机，它捕捉和重现图像的过程和人眼观察颜色的过程类似。数码相机捕捉到红绿蓝色的微小像素，即图像的元素，按照像素的不同强度混合而产生不同的颜色。需要指出的是，数码相机也会和人眼一样具有主观性，不能完全依赖它来比色。

反射和透射介质：CMY (K) 颜色模式

　　印刷材料和照片等介质属于反射性介质，因为光是从这些介质的表面反射而被我们看见；而幻灯片和透明体等介质则被认为是透射性介质，因为我们看到的图像是光线穿过介质而成的。在反射介质和透射介质上，颜色重现是基于材料吸收颜色的特性，如墨汁或染料，这些材料可以吸收某些波长，反射或透射其他的波

长产生特殊的颜色。

　　在这些颜色系统中，原色是那些吸收 RGB 波长中的一种而反射或透射其他波长而产生的。指的是青绿色、紫红色和黄色（CMY）。青绿色是红色被吸收，绿色和蓝色被反射或透射时产生的；紫红色是绿色被吸收，红色和蓝色被反射或透射而产生的；黄色是蓝色被吸收，红色和绿色被反射或透射而产生的。

　　缺少或削减这三种色意味着所有波长的光都没有被吸收，因此所有波长的光线会被反射或透射，结果就产生了白色。因为这个原因，青绿色、紫红色和黄色被定为减色三原色。颜色的产生是因为减少或吸收了某种波段的 RGB 波长的光线。相反，当 CMY 三种颜色都存在时，会吸收所有波长的光线，不发生反射或透射，结果就表现为黑色。

　　虽然 CMY 染料色可以应用于照相业，但在印刷中混合三种颜色所成的印刷墨汁会因为墨汁固有的缺陷，使最终形成的颜色呈现泥褐色。为了增加黑度，产生更佳的阴影密度，常会加入黑色墨汁（用 K 表示，K 取的是 Black 最后一个字母，之所以不取首字母，是为了避免与蓝色 Blue 混淆），这就是全色印刷业常常提到的四色系统（CMYK） [18]。

颜料色

　　颜料色可用于重建物体的色调。颜料色可

以通过光线的透射或反射而被观察到，它们基本上和上面所讨论的减色原理相同。认识和理解牙科中的颜料色非常必要。颜料色存在于陶瓷、复合树脂、丙烯酸树脂等修复材料中。理解原色、次级色和互补色对于获得精确、美观的比色非常关键。

原色：红黄蓝

颜料色的原色如同减色三原色，颜料色的红、黄、蓝分别对应于减色三原色的紫红、黄色和青绿色。像减色三原色一样，颜料色吸收了某些 RGB 波长的光后形成了我们所观察到的颜色。绿色光波被吸收时观察到的就是红色；蓝色光波被吸收时观察到的就是黄色；当红色光波被吸收时观察到的就是蓝色。

次级色：橙绿紫

次级色是由两种原色混合而成的。例如，红色和黄色混合而成橙色，黄色和蓝色形成绿色，蓝色和红色形成紫色。

互补色

所谓互补色是因为这些颜色放在一起时看起来很协调。互补色经常成双成对地出现在广告之中。互补色是某些颜色按照同等比例混合时，因为吸收、反射、透射等量波长的光线而形成的暗灰色（图 11-5）。例如，作为互补色的橙色和蓝色，是因为橙色是红色与黄色的复合

色，它会吸收绿色光和蓝色光；相应的，蓝色吸收红色光。其他成对的互补色包括红与绿和黄与紫，等等。

颜色空间

当我们试图将修复体与天然牙匹配时，我们会发现颜色确确实实是多维的。Munsell[19] 指出，每种颜色和所有其他颜色之间具有逻辑关系。他提出为了便于颜色交流，应该建立可以精确表明每种颜色的有序系统。这种"颜色轮"包括色调、明度和饱和度的大小（图 11-6）。除此以外，还应该增加半透性因素，虽然 Munsell 的颜色分析中没有提到半透性，但是这可能是美容修复体最重要的影响因素。

颜色的四维性：

1）色调：颜色的同义词。用于描述牙齿或修复体的颜色，如红、蓝、黄。

2）明度：与色调的明亮度有关。明度的范围在纯黑 0 到纯白 10 之间。

3）彩度：色调的强度或饱和度。颜色越接近灰色调，彩度越低。当分开确定修复体的明度和色调时，训练有素的技师基本上可以作出分辨。但是，如果把明度和彩度联系起来时，修复体明度的判断就易出现偏差[6]。

4）半透性：光线透射的程度大于被吸收或被反射的程度。最高的半透性被定义为透明，即所有光线透射，而最低的半透性称为不透明，即所有光被反射或吸收。天然牙的切端是半透

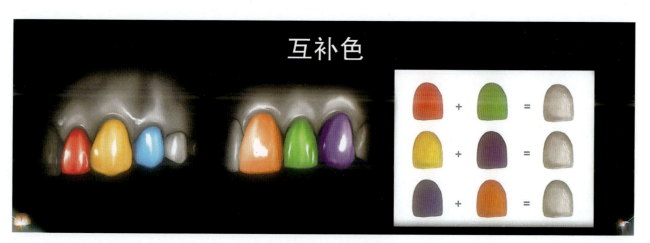

图 11-5　颜料原色是指红、黄、蓝三色。当两种原色相互混合时，形成了橙、绿和紫色的次级色。当互补色混合时，它们会相互中和，形成灰色。在临床上可以利用互补色降低修复体过高的明度。

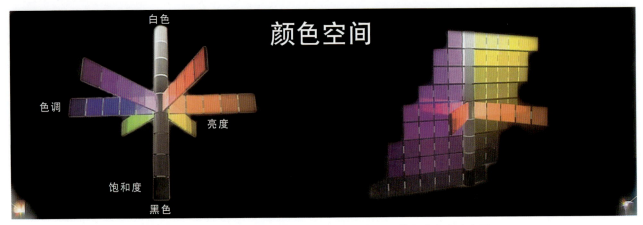

图 11-6　在 Munsell 颜色体系中，颜色用色调、饱和度和明度表示。

性的，确定半透性的精确与否对于修复体的美观成功率非常重要（图 11-7）。半透性的误差会极大影响修复体的自然美观。

颜色的影响因素

有许多因素会影响对颜色的感知，包括外部的环境因素或内在的生理因素。例如，天空的颜色不能都说成是蓝色的。早晨、中午、晚上的不同时间里，天空随着光线亮度的不同和色调的变化而呈现不同的颜色。周围的景致，如建筑、山脉、草木等都会产生对比，影响对天空颜色的感知，这种影响在地平线上尤其明显。而且，在相同的条件下，不同观察者也可能对同一天空的颜色有不同感受。口腔比色过程中也有同样的规律。对口腔颜色进行感知和评估时，光线的条件、环境和观察者都扮演着重要的角色[24]。

正确的光线 —— 让它明亮起来！

没有合适的光源，就无法准确领悟和正确评价颜色（图 11-8）。充足的照明对于颜色评估非常重要。为此，获得正确的光照质量，如光源的强度和光源的类型，也是颜色评估的关键。临床配色时，除了控制好这些参数之外，还必须考虑同色异谱现象、环境、人的不同观察力等影响光线的其他因素。

光线强度

光线强度是调节瞳孔大小最普通的调节器，也是影响比色精度的重要因素[4]。颜色只有在视野中心，即视网膜的中央凹部位成像，才能精确确定。中央凹位于视网膜中心，视锥细胞高度集中，视锥细胞能提供最高的视觉敏锐度和最精确的颜色感知力，其余的大部分颜色是经过大脑的视觉皮质层 "合成" 而感知的[15]。

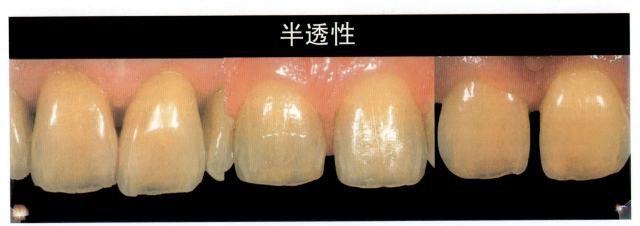

图 11-7　天然牙列各种程度的半透性。半透性被定义为透过一个物体的光线量。在牙科临床中对半透性的感知和量化仍然比较困难。

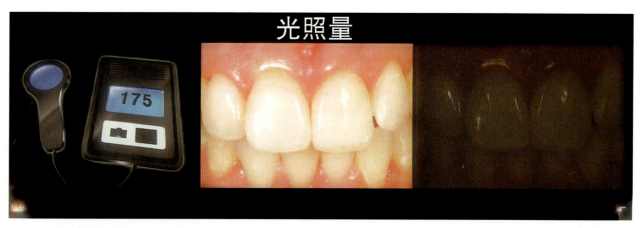

图 11-8　牙科配色时使用测光器来评估适度的光照量（150~200 呎烛光）。光照太强会影响配色细节的精度；相反，光照太弱又难于辨认牙齿的颜色。

因此，当瞳孔恰好开放到完全暴露中央凹的视锥细胞时即可最精确地阅读出颜色。经测光器验证，光线强度为 150~200 呎烛光时能达到这一效果。

标准光源

光源类型会显著影响对颜色的观察。1931 年国际照明组织（International Commission on Illumination, CIE）根据对颜色观察的影响将光源作出了分类[9]。这个系统便于光源制造商进行产品颜色的认证和交流。CIE 最初指明 3 种标准光源 A、B、C，后来又增加了 D 光源，假定的 E 光源和非官方的一系列荧光，用 F 标定。

临床挑战：诊断室光线

口腔专家长期依靠所谓的修正光源来评估牙齿颜色，但也不能确保精确比色[4]。原因有两方面：光线的复杂性和同色异谱现象。口腔诊断室中需要考虑许多直接或间接的光线因素。透过窗户的光线混合了来自走廊的日光灯和操作台上的修正光源。在众多混合光源光线的相互影响下，临床医师需分析对侧或对颌牙的颜色来进行精确比色。下面几部分讲述的窍门对临床比色会有所帮助[7]。

影响颜色观察的环境因素

同色异谱现象

人工光源只是模拟或复制可见光的波长和相关特性。但是，人们的笑容不仅仅出现在一种光源下。在不同光源条件下，修复体会呈现出完全不同的色调、明度和饱和度（图 11-9A、B）。不仅是修复体，传统比色片在不同的光源下也会出现这种情况，导致比色困难。

两个物体在某种光线条件下颜色一致，而在其他光线条件下颜色不同的现象称为同色异谱现象。有些行业称它为"衣裤问题"，即在服装店的荧光下二者颜色协调匹配，但在自然光下，衣裤颜色有明显差异。两个物体的这种现象称为同色异谱或条件配对色。

牙科领域中也同样存在同色异谱现象。在白炽灯下，修复体与天然牙列颜色匹配，但在其他人工光源或荧光下，颜色则表现出明显的差异，这也是患者不满意和复诊的主要原因之一。同色异谱现象唯一的解决方法是获得一致的光谱曲线。当光谱曲线相同时，不管光线如何，物体的颜色始终匹配。现代口腔技术的发展已经大大提高了修复体与天然牙光谱曲线匹配的概率，但光谱曲线存在差异的物体，不同光源下仍存在颜色匹配的问题。

尽管有些生产商试图通过研制具有变色龙效应的口腔材料，适应周围环境以克服同色异谱现象，但同色异谱现象仍然是口腔界的难题。同色异谱使颜色选择复杂化，目前这种现象只能被认识和解释，还没有办法完全解决。因此，临床医师必须向患者解释某些情况下的修复体颜色可能不匹配，这只是可能的现象，不是过失[25]。

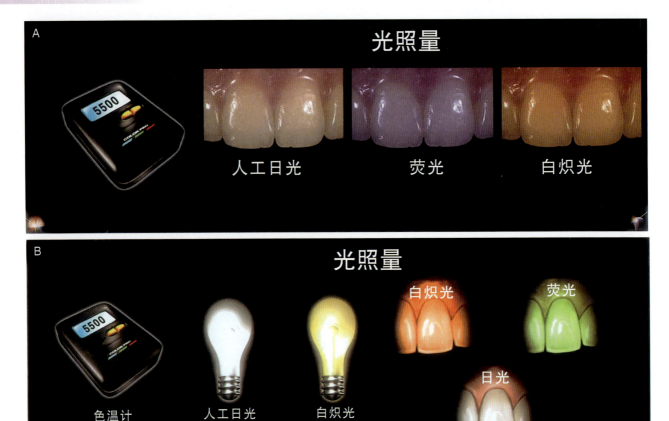

图 11-9　A、B.色温计可以用来测量光源的特性。适合口腔操作的色温约 5 500˚K。图中显示的是两个上颌中切牙在人工日光、荧光和白炽灯下呈现的不同颜色，表明光源明显影响牙色的观察。

颜色选择——关于对比的问题

　　懂得颜色感知可能受各种对比效应的影响，认识对𬌗牙色和相邻牙色可能产生的影响有助于牙科医师更有效、精确地比色（表11-2）。

同时对比

　　同时观察两个物体时，会产生同时对比。一次观察多种颜色时，大脑会试图将几种颜色进行协调平衡。颜色的感知受两种因素的影响：（1）周围环境的相对亮度，会使物体颜色相应

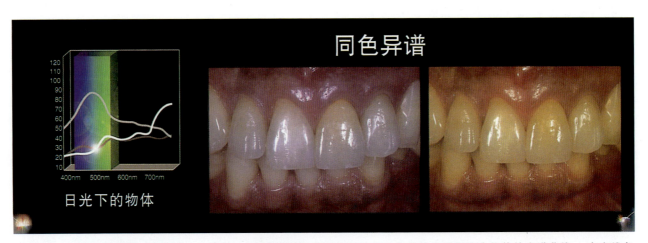

图 11-10　同色异谱现象。曲线图上，灰线、白线和黑线分别代表接近日光条件的光源和两个物体的光谱曲线。 在光线条件接近 500nm 时，黑白曲线相交，两物体颜色匹配。左图表示在荧光下，冠与天然牙颜色协调，但右图中同样的冠在家庭常用的白炽灯下颜色匹配较差。

表 11-2 对比效应的临床意义

对比效应	临床影响	临床应用
明度对比	与周围环境相关，如肤色、发色、眼睛颜色及邻近牙列和牙周的明亮度。暗一点的环境会影响对物体明度的视觉感受。	肤色浅的患者，应选择明度高的牙齿；有色素沉着患者则应选择较暗的颜色，以免有较大反差。还应考虑邻牙及牙列的明度也应与修复体颜色协调。
色调对比	周围背景或环境的补色会有影响。	选色时让眼睛先注视浅蓝色或 18% 灰色的背景以消减周围互补色的干扰。
面积对比	大的牙齿看起来明度高，亮的牙齿看起来大，暗色的牙齿看上去会小一些。	可考虑选用明度低半度，同时（或者）饱和度高半度的修复体。
空间位置对比	牙齿的位置会影响明度的观察，后缩的牙齿会显得暗一些，前突的看起来则会更亮。	后缩牙可做的亮一些，前突者则应降低明度。正畸治疗、漂白或是美容修复都可从视觉改变牙齿位置对颜色的影响。

地变深或变浅；（2）周围的颜色会使物体向周围环境的互补色转变。因此，当比色的背景色不同或环境中的亮度与颜色不同时，观察到的颜色会发生偏差。

明度对比

明度的视觉判断往往是不可靠的。这主要是因为一个物体的相对明度会因背景而改变。如果周围颜色较暗，那么物体就显得明亮，但若把同样物体置于明亮的背景中，则会显得灰暗（图 11-11）。

这表明即使物体的反射率是恒定的，人们所感知的明度也可能改变。这是因为视网膜对光线非常敏感，在大脑的支配下，它会随着光线强度的变化扩大和收缩。如果背景比物体暗，

视网膜会适应相对亮一些的物体，使得大脑对物体的观察结果比它本身更亮。如果背景比物体亮，会产生相反结果。但是，因为人眼从黑到亮比从亮到黑适应得更快，因此，亮背景对较暗物体的影响更显著。

这种现象在口腔的实际例子就是修复体邻近发炎的牙龈组织时，发红的牙龈暗背景会使修复体看起来更亮，为此可能会选择明度低的牙冠，影响了颜色的正确观察。当牙龈组织恢复正常后，牙冠看起来颜色会太暗。这种错误正是因为配色环境差，物体处于暗黑背景所致。

色调对比

不同背景下颜色表现不同，多种颜色相邻时，颜色表现也不同。例如，牙齿或修复体在

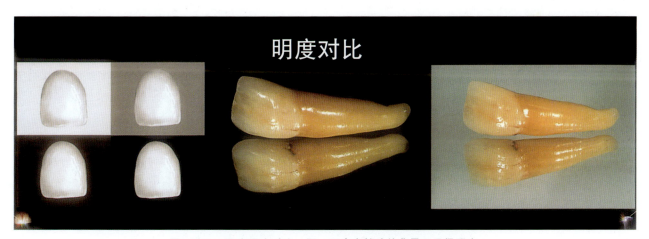

图 11-11 因为明度对比，同一牙齿在较暗的背景下显得明亮。

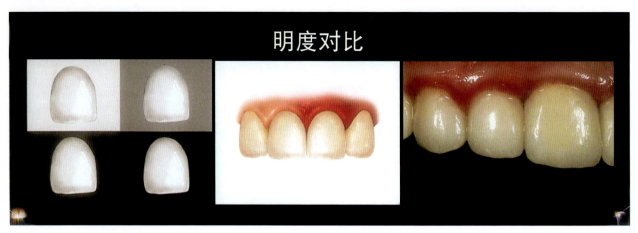

图 11-12　当遇到明显牙龈炎患者时，明度对比具有明显的临床意义。发炎的牙龈颜色深暗，衬托出明亮的牙色，影响了人眼对牙色的正确观察。一旦牙龈组织康复，修复体就会显得太暗。

橙色背景下会呈现浅蓝色，而在黄色背景下呈藏蓝色（图 11-13）。当一次观察两种颜色时，第一种颜色的色调更像第二种颜色的补色。运用这种对比，牙科专家在比色时可先看一下互补色，再观察牙色，调整视觉使临床比色更加有效。

饱和度对比

　　饱和度对比与明度和色调对比具有同样的影响力。浅色背景的饱和度低，在浅色背景下，图像会显得暗；深色背景的饱和度高，在深色背景下，图像则显得明亮。但是，有时也会有特殊：当牙齿与背景的色调和饱和度越接近，牙齿就变得越不容易辨认，因此比色也变得困难了（图 11-14）。

面积对比

　　物体的大小会影响对颜色的感知。例如，两个相同颜色的物体，面积大者比小的物体显得明亮。同样，两物体大小相同，明亮的物体比暗的物体看起来大些（图 11-15）。现实生活中也常常利用这种对比的效果：深色的衣服穿起来使人看起来更为瘦小；而身着浅色衣衫，人看起来块头更大、更重。

空间对比

　　物体距离观察者越近，就会显得大而亮，而远离的物体会显得小而暗。这种现象经常可以在扭转和深覆𬌗的牙齿中见到（图 11-16）。后缩的牙齿更暗。后牙看起来也要暗一些，这多是由于口腔阴影的作用。

连续对比

　　连续对比发生在对不同颜色进行连续观察时。从生理学角度讲，物体对视觉的刺激作用

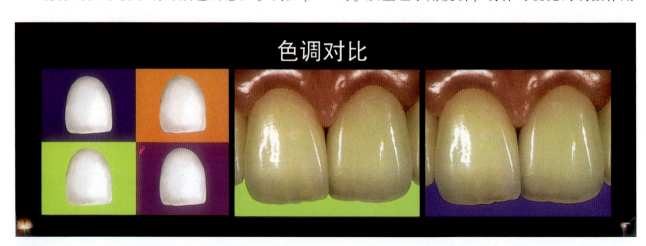

图 11-13　在观察不同背景颜色时，牙色会受到背景补色的影响。黄背景会使瓷贴面呈现紫色，而蓝背景下则呈现橙色。

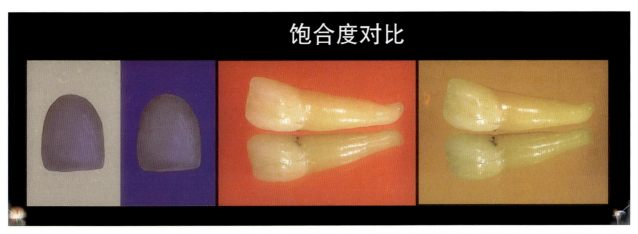

图 11-14　与接近牙齿饱和度的背景下相比，在低饱和度的背景下，牙齿看起来比较显眼。在橙色背景下，因为饱和度相近，瓷牙不容易辨认。橙黄色背景的饱和度更接近牙色，瓷牙更不易看清。

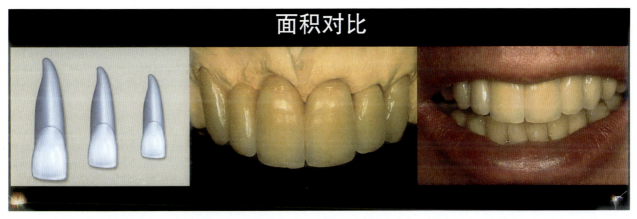

图 11-15　因为表面区域更大，可以反射更多的光线，所以大物体会显得更亮。尽管在这个固定修复病例中所有的牙齿都是 Vita A3 色同样色调，但中切牙因面积大，显得更亮。

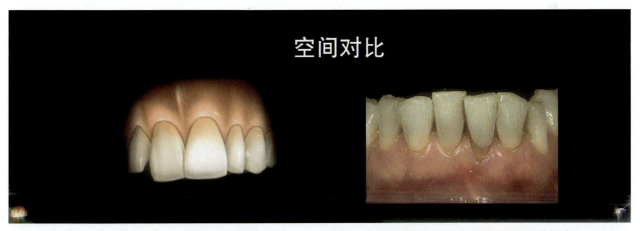

图 11-16　相对扭转或后缩的牙齿看起来较暗。右图表明 1 颗下颌右中切牙因为位置后缩而显得更暗。

突然停止后，人的视觉感应并非立刻全部消失，该物体的映像仍然暂时存留，这种现象也称作"视觉残像"。视觉残像又分为正残像和负残像两类。短时凝视某一颜色后，仍然暂时保留原有物色映像的状态，形成正残像。而在长时注视物体后，突然停止，视觉会暂时保留与原有物对立或互补的视觉效果，称为负残像。视觉残像的物理化学机制是当人们凝视时，位于视网膜视锥细胞中的神经传递素 "rodopsin" 会快速消退，因此，眼中所看到的颜色并不是绝对客观的。

生理因素（观察者方面）的影响

色盲

色盲患者很难辨认红、绿、蓝及其混合色。事实上应该用 "色觉辨认障碍" 取代色盲的称呼，因为大多数色盲患者能够看到一些颜色。在美国有 10% 的男性和 0.3% 的女性为色盲所困扰。大多数的视力检查都会包括色盲测试（图 11-17）[8]。色盲的原因是由于视锥细胞缺少感光色素——红敏色素、绿敏色素和蓝敏色素中的一种或多种。对同一物体，色盲患者看到的色调与大多数人都不一样，这会严重影响临床比色，从而影响修复体颜色的自然美观。

年龄

增龄性变化有损比色的能力，这是因为角膜和晶状体会随着年龄而变黄，产生黄棕偏倚，增加分辨白色和黄色的难度。这种进程会始于 30 岁，50 岁后逐渐明显，60 岁后症状显著，许多人辨别蓝色和紫色会非常困难[26,97,22]。

疲劳

视觉疲劳会影响对颜色的精确观察。系统的、局部的或精神因素都可引起视觉疲劳。有证据表明，疲劳时不能精确确定色调和饱和度，甚至颜色看起来也可能是褪色和模糊不清的。口腔医师工作时，进行连续性的比色是导致视觉疲劳的主要原因，会影响精确配色。

营养

个人饮食习惯对眼睛的健康有重要影响。一些科学家提示黄斑退化与大量摄入饱和脂肪酸的饮食有关。黄斑位于视网膜光学中心，黄斑退化会导致视力逐渐丧失[23]。也有证据显示，食用新鲜水果以及深绿色的叶类蔬菜可以延缓黄斑退化。另外，补充维生素 C 和 E 等抗氧化剂也有类似效果。其他微量元素、营养素，像锌、叶黄素等也对眼健康非常重要[1]。营养是身体健康的重要因素，眼的健康也不例外。

情绪

颜色具有语言的功能。例如，世界上很多地方，红色代表愤怒和激情，黄色代表高兴，蓝色则与忧伤有关。人的情绪与颜色的复杂关联性虽没有深入研究，但以下一些科学证据，对口腔界无疑具有重要价值。

一般都知道，情绪能影响瞳孔大小，导致瞳孔放大和收缩，就像前面所讨论的光线强度和明暗对比对瞳孔的影响一样，瞳孔大小会直接影响对颜色的分辨。另外，实验表明在冥想的过程中，经过训练的受试者可以控制脑电波的模

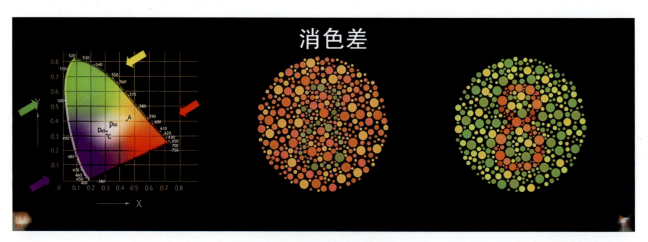

图 11-17　色品图显示的是人眼视锥细胞所能观察到的颜色分布。视锥对红、紫色（图中较宽的区域）比对绿、黄色（图中较窄的区域）更敏感。由于人眼对颜色观察区域的生理局限性，辨认图中黄绿色的数字 8 比图右中红紫色的数字 8 更困难。

式使之趋于 delta 波。冥想时，受试者会感觉物体周围出现有色光环以及其他视觉改变。因此，不管颜色如何影响情绪，观察者最初的情绪或精神状态都是颜色判断的重要影响因素[11]。

药 物

滥用药物、酒精、咖啡因不但会损害颜色的判断力，而且会损害对颜色的感知。此外，许多处方和非处方药物都会有视觉方面的副作用。药物能够作用于从大脑皮层到视网膜神经系统的任何环节。像药物的许多副作用一样，这种影响会因人而异。有些副作用可能是不可预见的，也可能不太明显。大多数口腔医师自己会服用一些药物，老年人服用的药物种类更多。伟哥是一种治疗男性勃起障碍的药物，不好的方面是导致视觉的异常，使人的视觉产生一种浅蓝色的阴霾，造成蓝绿色的分辨困难。因此，美国航空管理局现在规定所有商业飞机的飞行员在飞行前 12h 禁止服用伟哥[4]。避孕的副作用应当引起牙医的特别注意，尤其是女性牙医，这可能造成红绿色或黄蓝色的辨色缺陷。这些药物也会使人产生浅蓝色的视觉阴霾现象。研究表明长期口服避孕药会减弱蓝、黄色的颜色辨别[10]。

双眼视觉差

左右眼的视觉差别称为双眼视差。做视力检查时，一只眼睛的视力经常会比另一只眼睛好。虽然双眼对颜色的鉴别差异一般很小，但也应引起注意，必要时对这种差别进行补偿。检查双眼色差时，将两个物体在同样的光线下并排放置，它们看起来可能会不一样。例如，右边的可能看上去比左边的稍亮一些。如果把两个物体的位置对换，右边看起来仍然更明亮些，这就表明双眼存在色差（图 11-18）。常规视力检查进行色盲试验时，通常没有对每只眼睛的颜色缺陷进行区别。

材料选择："光学三和音"

材料的选择对于确定颜色的精确度非常重要。所选择的材料必须和牙齿有相匹配的半透明性。漂白过的牙齿配色比较困难，这是由于漂白后的牙齿颜色是不饱和的，色调为白色，饱和度低而明度高。明度是唯一明确的参数，但它与不透明性和半透明性相关，因此材料选择是很重要的。有些合成陶瓷材料可能半透明性高，而锆瓷和铝瓷的不透明性高。因而确定颜色时，有必要对材料的固有特性进行鉴别。荧光性、乳光性、半透明性所组成的"光学三和音"，正是材料的这种固有特性。认识和考量材料的这些差别也是口腔医师和技师的工作内容。

荧光性和乳光性

对从事口腔美学修复、尤其是陶瓷修复的医师而言，荧光是非常重要的一个物理特征。

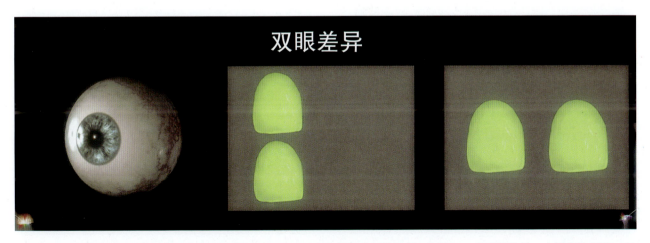

图 11-18 当同样形状、同样颜色的两个物体平行放置时，它们看起来可能不同。例如，一个可能比另一个看起来更亮。但是，如果两个物体被放到同一边，这种现象就不明显。这是因为左右眼对颜色和明度的辨别力不一样。

本质上讲，牙齿尤其是牙本质具有荧光性，当暴露在紫外灯下，它们能发出可见光。荧光性提高了修复体的自然外观，减少了同色异谱现象。制作修复体时，陶瓷中加入的某些成分会使修复体产生荧光效应。另一方面，乳光性使半透明材料在反射光下看起来呈蓝色，在透射光下呈红橙色。荧光性和乳光性使修复体富有生命力[16,8]。

荧光性、乳光性和半透明性是天然牙和牙科陶瓷修复体呈现活力的担当者。天然牙的半透明性是产生乳光效应的基础。光线直接照射时，天然釉质的细小颗粒反射可见光谱里的短波长光线，如蓝光（波长400nm），同时吸收较长波长的红橙色光线（波长700nm），白色的牙科陶瓷看起来呈浅蓝色。但在直接透射条件下，由于长波长的光在表面反射，相反地，短波长的光被吸收，光线透过天然牙而呈现出橙色。这种效应在光学物理上被称为"Tyndall效应"，即天然牙的乳光效应。乳光效应和荧光性赋予修复体所模拟的天然牙那种内在的美丽颜色，而半透明性则赋予修复体活力（图11-19）。

漂　白

什么是白色的牙齿？实质上，白色的说法本身就是矛盾的。白色，科学上描述为完全反射所有可见波长的光。白色不是颜色，是对牙齿和修复体的明度和半透性程度所作的描述。漂白牙齿时，会提高牙齿的相对明度，使它们看起来更白。因此，漂白牙与牙体结构中色素的去除有关。漂白并不一定提高了牙齿的不透明性和反射性。漂白是去除固有的色素沉着，牙齿保持了较高的半透明性变得更白。

漂白通常采用含有氧化剂的凝胶（如过氧化氢脲）。凝胶释放的氧自由基渗入牙釉质，使牙本质层中许多深色的内源或外源性着色成分发生氧化。牙齿结构不变，但明度提高。很多因素会影响牙科医师对颜色的评估。使用传统的比色技术时，应考虑到诸如操作光源、视疲劳以及各种对比因素所产生的视觉误差。而且，口服避孕药的副作用会影响女性比色操作者，美国男性较高的色盲发生率也同样值得注意。没有一个牙科医师能够做到准确无误地进行比色，也没有任何一个口腔诊室能够消除所有影响比色的因素。但是，系统理解这些影响观察颜色的潜在因素有助于获得更好的比色效果。

可预见性的配色与颜色交流：七步成功比色法

七步成功比色法，步骤如下：
(1) 患者与牙齿评估；
(2) 图像捕捉与颜色分析；
(3) 交流；
(4) 诠释；
(5) 制作；
(6) 核对；
(7) 修复体试戴。
比色是种植上部修复成功与否的关键环节。

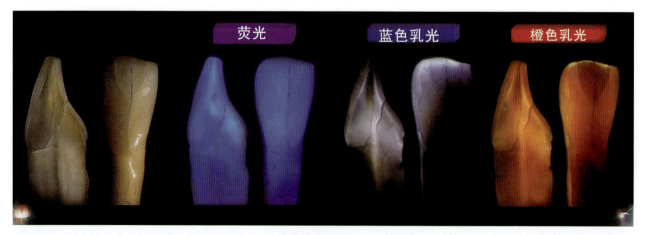

图11-19　最左边显示的是自然日光下的离体牙。同样的牙齿在紫外灯下牙本质层比釉质层的荧光效应更强。蓝色的乳光效应是由于反射和透射短波长的蓝光而产生的。橙色则是由于吸收蓝光，反射和透射长波长的红黄（橙）色光所产生的。

口腔诊室的环境变化和人的主观性容易造成比色误差。颜色既是一门科学也是一门艺术，经常难以测量。过去的经验证明单纯的常规比色方法各有其局限性，因为技师需要更多的视觉信息来诠释颜色[21]。

科学技术的发展极大地提升了临床比色的精确度，七步成功比色法是本章作者经过大量研究和临床实践证实的一种可预测性比色法，并通过一个病例全面展示了综合使用比色仪、传统比色技术、参考相片进行比色的步骤。方法可靠，具有可预测性效果，减少了比色偏差导致的返工。

可预测比色法

第 1 步　评估　正确的配色直接依赖于牙齿的类型，如牙齿透明度的高低，所以评估牙

齿类型可能是最重要的环节（图 11-20）。

牙齿类型会影响材料的选择，不同类型的材料，如传统工艺制作的金属烤瓷，还是高强度 CAD/CAM 锆瓷或铝瓷修复体，反过来又决定最终的牙体制备（图 11-21，11-22，11-23，11-24）。

操作时对患者评估的问题应包括：

* 牙齿龈端、体部和切缘的颜色有明显差别吗？
* 牙齿有特别的个性化特征吗？
* 患者的牙齿属于高透明性还是高不透明性？
* 材料选择会影响最终修复体的美学效果吗？

落实了这些问题以后，就可以制订治疗计划，确定理想材料，准备修复了。

第 2 步　图像捕捉与颜色分析　分析颜色的最好方法就是使用比色仪（图 11-25）。使用比色仪，可将对比效应及视觉差异对比色的影

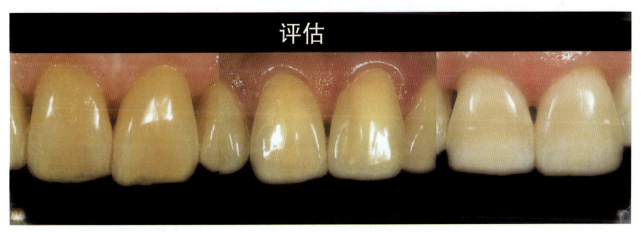

图 11-20　左图中的中切牙透明度较高，在中 1/3 与切 1/3 交界处呈现橙色琥珀色的乳光效应，在切缘处为蓝色乳光效应或呈半透明。如果修复这类牙齿，材料选择上，可以采用长石质的全瓷修复材料，白榴石加强的铸压陶瓷，CAD/CAM 切削锆瓷或铝瓷。右图中的中切牙透明度低，不透明性高，要想与这类牙齿匹配最好采用金瓷修复体。

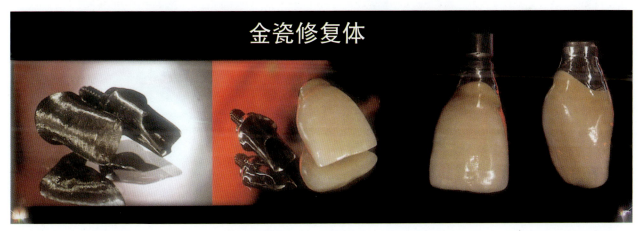

图 11-21　常规种植基牙的预备常采用 135°肩台设计（45°斜面肩台），对于粘接固位的修复体，需要细小的金属领圈。

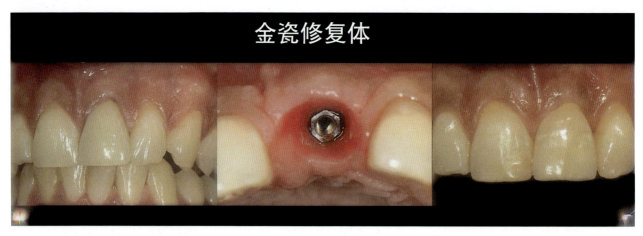

金瓷修复体

图 11-22 8号牙的透明度低，不透明度高，9号种植修复采用粘接固位的金瓷修复体能更好地与8号匹配。

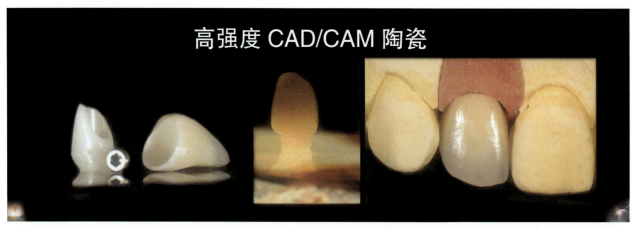

高强度 CAD/CAM 陶瓷

图 11-23 高强度 CAD/CAM 陶瓷有不同的种类可供选择，如锆瓷或铝瓷。可满足口腔内任何部位对强度和美观的要求。透光性优于金瓷修复体，但不同陶瓷的光学特性不同。CAD/CAM 陶瓷日益受到医师、技师的喜爱和广泛接受，熟悉这些材料的光学特性是一件必须的事情。

基牙预备终线设计

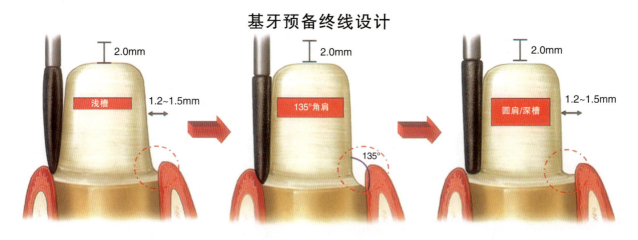

图 11-24 基牙的牙体预备有多种形式，主要取决于最终修复的材料选择和领圈设计。种植基桩的颜色与材料也必须考虑，因为它会影响最终上部修复体的明度。

响降至最低。通过仪器来捕捉图像（图 11-26）。采集图像并保存，随后分析颜色（图 11-27，图 11-28）。

通过颜色分析，可以指导医师选择哪一个比色片来拍摄口内比色照片，这大大提高了比色效率。

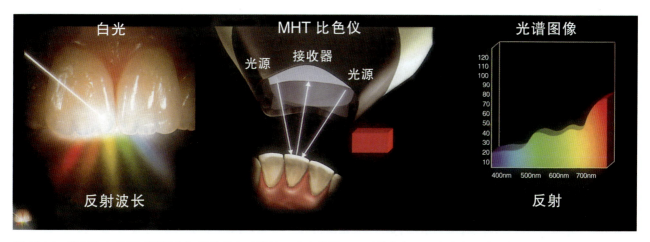

图 11-25　数码比色仪可以测量和记录被牙齿反射的可见光的量，同时获得全可见光的光谱波长色调、明度和饱和度。比色仪进行牙色测量时，光源采用 45° 入射角，以消除反射光和数据误差，并且从 0° 角进行测量和图像捕捉。这样每隔 10nm，从 400~800nm 扫描，记录出右图中特定的光谱图像。

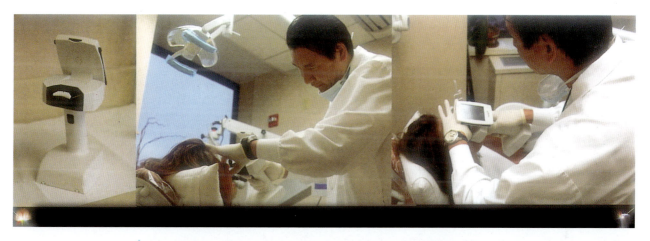

图 11-26　SpectroShade Micro 系统是 MHT公司生产的便携式分光光度仪，采用双数码摄像机，LED 光学技术，可以直接读取反射率和半透明性，测量牙齿颜色。图像捕获时可通过弹出式 PDA 屏幕读取。

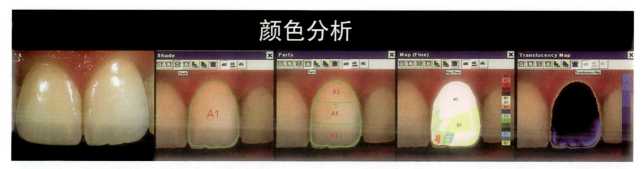

图 11-27　一旦图像被获取，就可以对牙齿进行全图、基本颜色或牙体龈端、体部、切端（GBI）的颜色分析，并展示出精细的颜色图谱和半透明图。

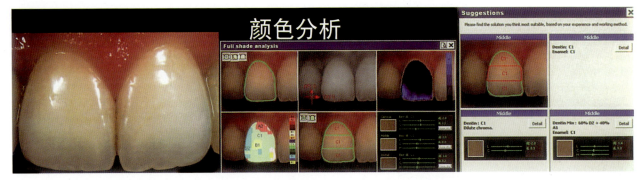

图 11-28 除了给出牙齿的 GBI 图外，还可以计算并显示 ΔE，这是分光光度仪所特有的。因为它们可以获得与牙齿颜色有关的数据，这些数据可以与比色板的数据相比较，计算 ΔE 的变化。ΔE 为 0 意味着完全匹配，当 ΔE 为 2 时，人眼就可以敏感发现。因此，ΔE>2 意味着可以看见明显区别，临床颜色不匹配。

第 3 步　从信息转换为视觉模式（颜色交流）
高质量的数码照相机是交流颜色的最好途径。使用数码相机，可对图像进行即刻评估，一旦图像较差，可立即删除，非常经济。可以通过改变物体的曝光量、拍摄角度、闪光灯的方向来获得牙齿的个性化特征（图 11-29）。比色板和牙齿的参考照片，可用于收集和准确传达颜色的特征（图 11-30）。比色片提供视觉参考，使用具有同样明度的对照比色片，可使临床医师更好地确定修复体的明度和饱和度。参考照

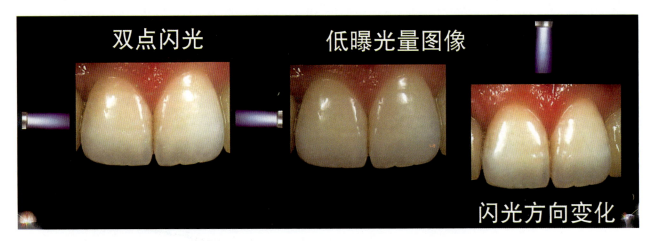

图 11-29 中切牙的这些图片，照明光线来自两侧，或来自下方，或来自上面，有利于获得清晰的视觉特征，发现牙齿的细微特点。如中图所示，提供给技工低曝光量的照片也能帮助技工更好地观察牙齿的个性化特征。

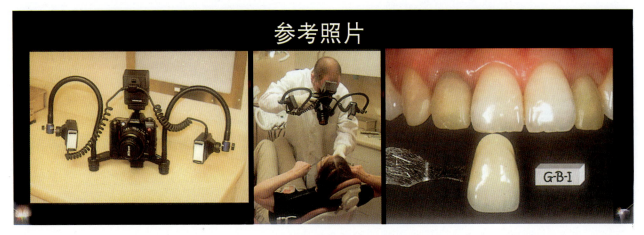

图 11-30 推荐使用高质量的数码照相机，因为它们可以很好地诠释出高质量的画面。可以下载清晰图像到 CF II/III 或 SD 卡。因为可以立即评估，如果照片效果不好，必要时删除。高容量的存储器可以真实地保存数百张照片。

片便于技师更好地理解比色片与周围牙列的匹配情况及匹配牙齿的明度改变情况（图11-31）。还可以附带一张黑白照片，黑白照片有助于确定最重要的参数——明度（图11-32）。

临床医师采集的颜色信息，可以通过寄送拷贝的 CD 光碟或发送电子邮件等方式，将信息传送到技工室（图11-33）。参考相片和医师处方是精确进行颜色交流最关键的信息，所有这些分析信息都以电子信息的形式传递给技工室。

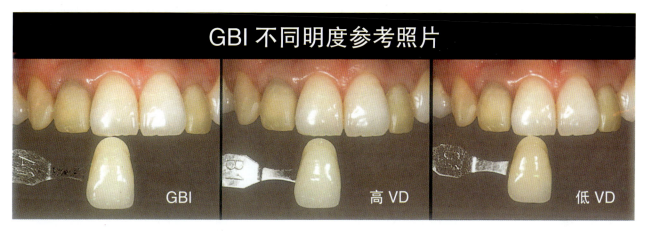

图11-31　参考照片中使用一明一暗，明度强烈对比的比色板，以及与之匹配的 GBI 比色片，这些图片包括被检测的牙齿以及周围的牙列，有利于我们更好地理解颜色。采用 18% 的灰色背景有助于消除视觉偏差。

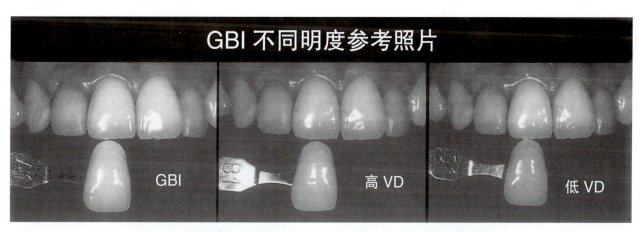

图11-32　将上图中 3 张同样的照片转换成黑白模式，能更好地确定明度。

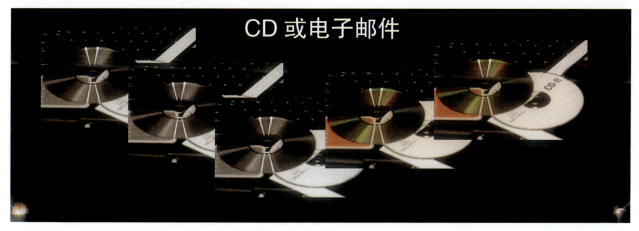

图11-33　通过电子邮件可以立即把临床采集的颜色信息传送到技工室，当然也可以刻录成 CD 光碟，邮寄到技工室。

第 4 步　诠释　当技师接到颜色信息后，他们必须诠释所有的细节。单是颜色图的报告是不够的，所有信息材料都必须加以考虑（图11-34，图 11-35，图 11-36）。参考照片可以让技师更好地理解比色片的选择及明度与饱和度的变化。数码颜色图提供近似准确的颜色描述（颜色分析）。

第 5 步　制作修复体　评价颜色、确定最

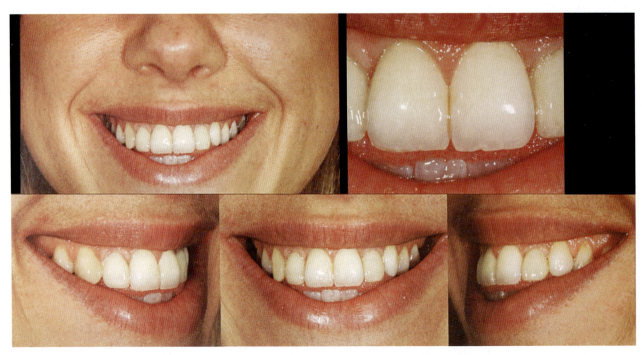

图 11-34　不同角度和范围的图片使技师可以对微笑进行评价和设计，也可以更好理解整个牙齿大小的比例协调度。

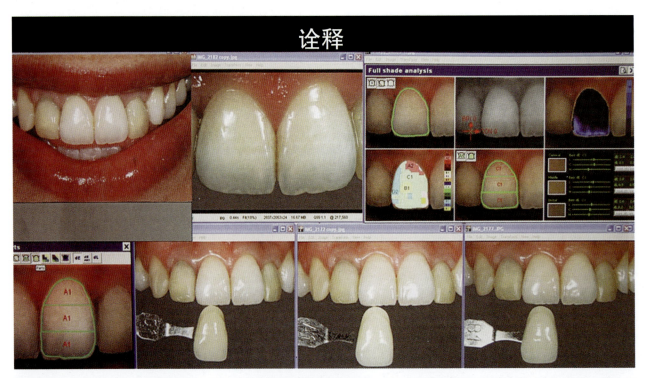

图 11-35　象拼图一样，将被测牙齿、数码颜色报告和参考照片拼接在一起，这种画面更利于颜色的理解与诠释。颜色信息的诠释实际上是"颜色的视觉理解"。

佳的临床材料之后，技师需要使用类似于图11-37中的色图来制作修复体，并通过染色、上釉与相应的牙列搭配颜色（图11-38）。

第 6 步　核对　颜色核对非常重要，这一步骤应该由技师在修复体送回临床医师进行试戴之前完成（图11-39）。使用比色片是最简单

的颜色核对方法，采用18%灰度的卡片作为背景，有助于消除环境干扰色对比色的影响。

第 7 步　试戴粘接　最终在临床上试戴修复体，确定修复体的精度（图11-40，11-41）。检查修复体与天然牙是否匹配。如果不匹配，自会一目了然。但采用七步比色法后，因为配

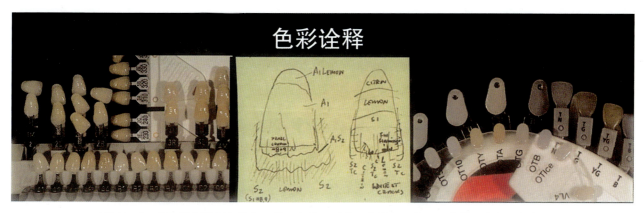

图 11-36　有了所有的颜色信息，技工室就可以将这些信息用瓷粉系统的语言表达出来。

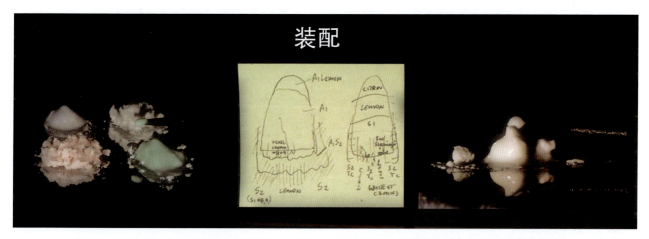

图 11-37　技师制作牙齿的颜色细节图，设计不同区域需要特殊效果的瓷粉以获得理想的颜色细节。

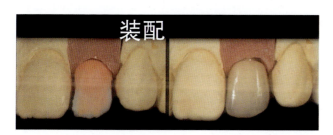

图 11-38　瓷粉和内部颜料分层堆塑，缩聚成合适的形态、大小、轮廓，烧结后显示正确的视觉效果。最后表面上釉，完成最终的颜色效果。

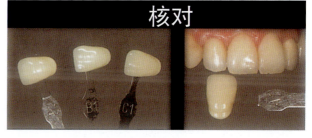

图 11-39　修复体送回临床医师之前，应在技工室完成颜色核对，完成后的修复体与参考相片在18%灰度的背景上进行对比。

261

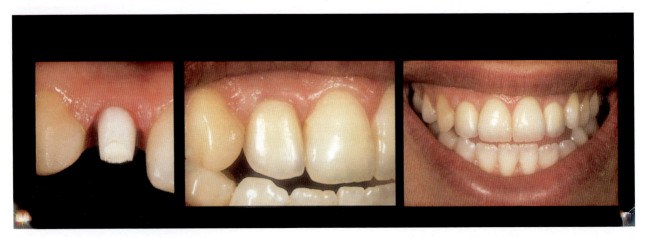

图 11-40　临床试戴可以立即发现最终修复体的不妥之处，完美的修复体应与邻牙完美协调。

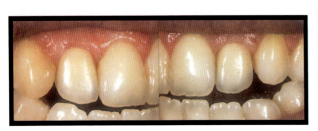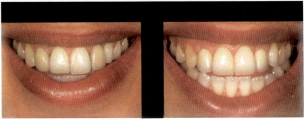

图 11-41　使用七步法制作前牙修复体可以获得良好的颜色匹配效果，预测性和重复性均佳。

色所致的返工概率应当明显降低。如果颜色不匹配，可以重复第2到第6步，此时应注意拍摄带有新修复体的参考相片供技师参考。

总　结

配色的重点是：

（1）使用比色仪是客观分析颜色的最好方法。但是，比色板使用得当也能达到效果。

（2）制作修复体时，添加必要的细节有助于提高牙齿的自然与美观。最好的医技交流方法是采用拍摄的数码图像，并以18%灰度卡片作为比色背景，消除对比效应。

（3）成功地配色需要联合使用比色仪、比色板和参考相片。

（孙　俊　译）

参 考 文 献

［1］ Age-Related Eye Disease Study Research Group. 2001. A randomized placebo-controlled clinical trial of high-dose supplementation with Vitamins C and E beta carotene and zinc for age-related macular degeneration and vision loss. *AREDS Report NO.8. Archives of Ophthalmology*, Oct, 119, （10）, PP.1417-1436.

［2］ Berns, R.F. 2000. *Billmeyer and Saltzman's principles of color technology*. 3 rd Ed. New York: Wiley, pp. 75-104.

［3］ Bunting, F. 2003. *The Color Shop Color Primer*. Available at: www. xrite. com/documents/mktg/ColorPrimer. pdf. Accessed 18 September.

［4］ Carsten, D. 2003. Successful shade matching-What does it take? *Compend Contin Educ Dent*, 24, pp. 175-178, 180, 182.

［5］ Chu, S. J. 2002a. The science of color and shade selection in aesthetic dentistry. *Dent Today*, 21, （9）, pp. 86-89.

［6］ Chu, S.J. 2002b. Precision shade technology:Contemporary strategies in shade selection. *Pract Proced Aesthet Dent*, 14, 79-83.

［7］ Chu, S.J. 2003. *Science and Art of Porcelain Veneers*: Color （Chapter 5）. Chicago, IL: Quintessence Publishing, pp.157-206.

［8］ Chu, S. J, A. Devigus, and A. Mieleszko. 2004. *Fundamentals of Color: Shade Matching and Communication in Esthetic Dentistry*. Quintessence Publishing Co, Inc., Chicago,IL, PP. 4, 31.

［9］ Commission Internations de I'Eclairage. 1971. *Colorimetry, official recommendations of the International Com-*

mission on *Illumination*. Publication CIE No. 15 （E-1.3.1）. Paris: Bureau Central de Ia CIE.

[10] Fraunfelder, F.T. 1996. *Drug-Induced Ocular Side Effects*. Philadelphia: Williams&Wilkins.

[11] Gimbel, T. 1994. *Healing with Coror and Light*. New York: Simon and Schuster.

[12] Hunter, R. S., and R.W. Harold. 1987. *The measurement of appearance*. New York: Wiley, pp. 3-68.

[13] Judd, D.B., and G. Wyszecki. 1975. *Color in business, science and industry*. 3rd Ed. New York.

[14] Kuehni, R.G., and R.T. Marcus. 1979. An experiment in visual scaling of small color differences. *Color Res Appl*, 4,pp.83-91.

[15] Lamb, T., and J. Bourriau, Eds. 1995. *Color: Art and Science*. Cambridge, UK: Cambridge University Press.

[16] Leinfelder, K. 2000. Porcelain Aesthetics for the 21st Century. *JADA*, Vol. 131, June.

[17] Miller, L. 1987. Organizing color in dentistry. *J Am Dent Assoc*, （Spec Iss）, 26E-40E.

[18] Miller, M.D., and R. Zaucha. 1992. Color and tones. In: *The Color Mac: Design Production Techniques*. Carmel, IN: Hayden, PP. 23-39.

[19] Munsell, A. H. 1969. *A Grammar of Color*. New York: Van Nostrand Dreinhold.

[20] Quackenbush, T.R. 1997. *Relearning to See*. Berkeley, CA:North Atlantic Books.

[21] Quintessence Publishing. 2004. *The Fundamentals of Color*. Carol Steram, IL.

[22] Rosenthal, O., and R. Phillips. 1997. *Coping with Color-Blindness*. New York: Avery.

[23] The Schepens Eye Research Institute. 2003. www. eri. harvard. edu *Macular Degeneration*. Accessed October 6.

[24] Sim, C.P., A.U. Yap, and J. Teo. 2001. Color perception among different dental personnel. *Oper Dent*. Sep-Oct, 26, （5）, pp. 435-439.

[25] Sproull, R. C. 1973. color matching in dentistry,part I. The three-dimensional nature of color. *J Prosthet Dent*, 29,pp.416-424.

[26] Wasson, W., and N. Schuman. 1992. *Color vision and dentistry*. Quintessence Int. May 23, （5）, pp. 349-353.

[27] Wyszecki, G., and W. S. Stiles. 1982. *Color science concepts and methods, quantitative data formulae*. 2 nd Ed. New York: Wiley,pp. 83-116.

[28] X-Rite. 2002. *A Guide to Understanding Color Communication*. Grandville, MI.

第十二章 美学区域的种植并发症

Abd El Salam El Askary

种植失败的定义是：由于机械原因或生物原因，种植修复完全没有达到恢复功能、美观、形态等目的[20]。这些也是导致种植并发症的原因，只是并发症是可逆的[21]。种植并发症很多，大到修复部件折断，小到一过性的炎症等等。本章重点讨论美学区牙种植在美学修复方面的失败。

如果修复体的美观效果不能保证，就算种植体的骨整合非常完美，依然可视为失败。导致美观方面失败的原因很多，有些还是无法治疗的。种植修复的美学效果受4方面因素影响：（1）种植体植入位点；（2）软组织状态；（3）骨状态；（4）修复体状态[19]。

种植体上部修复如果不能复制出患者原来牙列的形状，所呈现出来的可能是令人困扰的外观，导致完全失败。种植体植入之前，如果能够准确地发现可能发生的并发症，则可以调整治疗计划，尽量避免今后进行繁杂或多次的手术[6]。另外，术前必须制作诊断模板，以提供有关最终修复体的许多信息，帮助种植定位。

根据发生的原因，美学区种植修复并发症分类如下：

1. 病因学因素

因病因学因素引起的种植并发症，包括宿主因素、手术植入的因素、种植体的选择以及修复的问题。其中，最主要的病因学因素有：（1）种植体植入的错误。如种植体植入的牙槽窝存在感染，种植窝有病损，植入的牙槽骨经过植骨增量手术但尚未愈合成熟，将污染的种植体植入骨内。（2）口内存在感染或软组织并发症。

（3）种植体材料的生物相容性不佳，植入的牙槽骨不成熟或骨质为疏松的D4类。（4）手术时的额外损伤。（5）修复负重不当或基桩连接时扭力过大。

2. 生物学因素

细菌侵袭牙周导致软组织炎症和骨组织快速吸收。专业上将这种状况称为"种植体周围炎"。Meffert[41]将种植体周围炎定义为：软组织的炎症以及持续性的种植体周围骨组织丧失。定义提示由于细菌侵袭，骨的丧失与软组织炎症总是随影同行的。Tonetti[82]从另一个方面入手，把细菌侵袭后宿主的反应分为两组：一组为种植体周黏膜炎，意味着炎症的改变仅仅局限在软组织以内；另一组为种植体周围炎，即炎症反应波及到软组织深层和周围的骨组织。后一种关于种植体周围炎的解释基于这样的概念：功能性的种植体周围包含两种截然不同的组织解剖学类型，分别行使着不同的功能。软组织起着封闭种植体周、防止病原菌入侵的作用；骨组织则行使对种植体的支撑[23]。

3. 个体原因

要获得种植牙在临床上的整体成功，依赖于患者的密切配合和种植团队的良好合作。在治疗的不同阶段，每个成员行使自己的使命。如果医师的临床技术拙劣，就可能达不到应有的美学种植效果。而技师如果训练有素，可能对美学及功能方面的种植修复的长期成功，贡献重大。

4. 组织缺损

由于角化牙龈具有阻止细菌侵袭的能力，

Krekeler[33] 认为种植牙失败和基桩周围角化牙龈宽度不够有关系。Tonetti[82] 等也支持这个观点：近期发生的种植失败是种植体周围炎的结果，根本原因在于软组织的功能缺陷。基桩的周边组织实际上在口腔环境和宿主的骨组织之间形成了一个功能屏障，把骨整合的种植体与有毒物质以及热刺激、机械刺激分隔开来[2]。牙龈丧失可能随后导致种植体周骨组织的持续性退缩，使种植体周围软组织呈现失败的外观。与此相反，Strub[77] 声称：角化黏膜和牙菌斑与种植失败似乎没有关系，存在这些因素可能便于患者进行口腔卫生护理。然而在美学区，足够的角化黏膜与种植修复整体成功之间的关系，就是非常重要的。种植体周牙槽骨丧失会引发严重的并发症。

Adell[2] 认为边缘骨的高度依赖于两个方面：一是边缘应力能够恰当地分散；另外就是边缘的软组织能够发挥正常功能。他们列举了导致边缘骨丧失的几个原因：（1）手术创伤，如骨膜剥离和钻骨的损伤；（2）修复体设计不合理，导致应力分布不当，殆创伤；（3）牙槽嵴生理性吸收；（4）牙龈炎未得到及时控制，细菌和毒素侵袭下方的骨组织。

植入位置的并发症

种植体的植入位置不当可能有以下几个原因：手术模板制作不精确、钻骨时未控制好位置和方向、手术计划不妥、设备不好、缺乏相关知识或经验不足。如果偏离了美学种植的原则和方法，即使一点点偏差也会导致美学失败。出现失败后，有些尚可以补救，有些只能以拔除种植体而告终。植入位置的任何错误都会导致或多或少的不良后果，因此应当尽一切可能避免植入位置的错误，同时医师必须熟知植入种植体的方向错误可能会导致的多种负面后果，并熟知相应的解决之道。

种植体轴向植入错误会损害种植体周软硬组织的整体健康。种植体植入位置过深，会导致龈袋过深，产生一系列并发症。过深的龈袋为包括厌氧菌在内的许多种细菌建立

了一个良好的生存环境，有利于细菌的定居和繁殖[46]。

理论上讲，种植体植入位置越深，基桩连接后种植体周围的骨组织吸收越多。这种骨吸收并不是病理反应而是一种生理反应（图12-1）。过深的龈袋由于不易清洁和细菌内毒素两方面的作用，常常使牙龈发炎并引起牙龈出血。戴牙时发现修复体难以就位，实际上是手术时种植体植入过深所致（图12-1A~B）。这些都是植体偏向根方所致的常见症状。特别是对粘接固位型修复来说，去除干净多余的粘接剂非常重要，而种植体一旦植入过深，去除干净粘接剂几乎不可能（图12-3A、B）[3]。

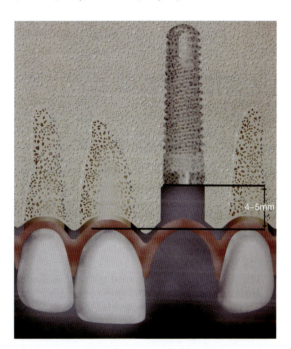

图 12-1　种植体植入过深导致的牙周深袋。

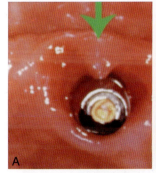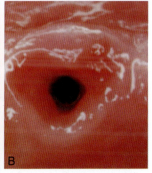

图 12-2　A.过深植入的种植体导致的牙龈炎症，绿色箭头指的是牙龈增生。B.基桩去除后，可见到被破坏的牙龈袖口。

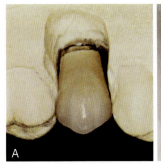
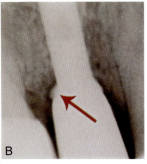

图 12-3　A.在模型上可看到植入过深的种植体，修复的牙冠颈部相当长，无法自洁。B.X 片显示龈沟内残留多余的粘接剂，难以去除。

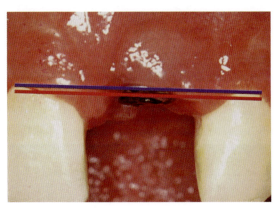

图 12-5　种植体平台位置过浅，几乎没有给牙冠预留过渡空间。红线代表种植体平台，蓝线代表牙龈顶点。

　　如果种植体植入位置过浅，常导致修复牙冠过短，因为牙冠缺乏"过渡区"（running room），牙颈部突然缩窄，修复体边缘处于龈上。这种困境无任何手段来补救，只有拔除种植体(图 12-4，12-5)。种植体植入的近远中位置不当也会导致修复困难（图 12-6A），种植体正对龈乳头（图 12-6B~C），种植体间距过近而没有修复间隙（图 12-7A、B），这些种植都无法修复。

　　如果种植体侵犯了颊侧的骨组织或软组织，也是很令人头痛的，即使用角度基桩也很难纠正（图 12-8）。种植体损害了颊侧骨板的完整性，不仅突出于牙弓连线，还会影响对嘴唇的

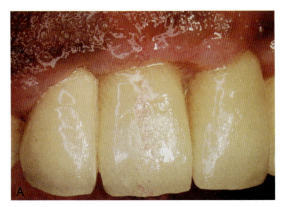

图 12-6　A. 因为近远中距离不当导致种植体间龈乳头缺失。

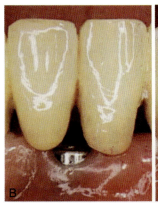
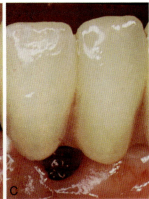

图 12-6　B.种植体植到龈乳头的位置。C.取出种植体。

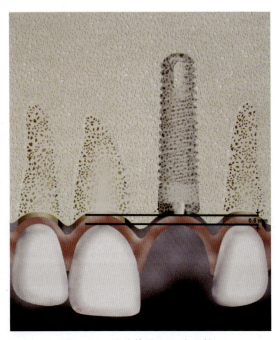

图 12-4　种植体植入深度不够。

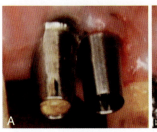
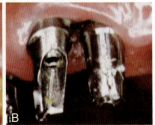

图 12-7　A.种植体植入错误导致外展隙缺乏。　B.即使用角度基桩也解决不了问题。

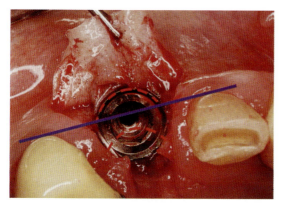

图 12-8　种植体太偏颊侧，无法修复。

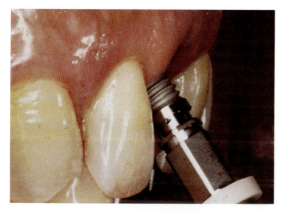

图 12-9　种植体角度不正导致颊侧骨板被侵害。

支持，破坏唇部外观的和谐。

如果种植的角度过度偏向舌侧，会限制舌的活动空间，影响发音和咀嚼。种植植入位置欠佳，几乎不可能获得理想的美学修复效果。图 12-9 就是种植体轴向过度偏向唇侧的实例。

对待种植体植入位置和角度的错误，临床上没有太多办法。如果只是种植体倾斜度的错误，尚可使用角度基桩，在一定程度上改善修复的美学效果；可是当种植体偏颊侧时，使用预成角度基桩往往也不能取得理想的效果，因为在预成角度基桩上制作的修复体往往比其他基桩上所做的修复体更大。预成基桩的穿龈部还可能破坏牙龈的自然形态。

值得注意的是，Nishimura[52] 为那些由于种植体植入位置不当造成常规基桩无法修复的病例，提供了另一种解决方案，即为患者量身订做可以满足美学和功能需要的个别基桩。然而，这种方法仍然无法解决临床中发生的许多错位植入的病例。另外，有人尝试使用截骨术，

把种植体连同周围的骨块一起移动，调整到正确的位置后，用微型固位板和钉加以固定，这不失为一种有效的补救方法。

截骨术要求手术精细，骨膜剥离尽量小以保证骨块的血供，促进更快愈合，避免骨坏死。除了骨块剥离的最小化以利于血管新生之外，手术中还应保证有大量的水冲洗，避免过热。用于坚固内固定的微型钛板尺寸很小，要考虑好固定的位置，最好放在不需要二次手术取出的地方。固定期要够长，同时要检查咬合，消除任何早接触。如果可能，先依据对侧牙做好修复体形状并做好手术模板，依据预制的模板来完成截骨术，保证将骨块放到理想的位置[88,26]。

辅助使用模板可以在去除和再植错位植入的种植体时，避免多次反复手术。但有时因为天然牙根和种植体之间距离太近、骨量有限，无法使用截骨术。另外，覆盖术区的角化组织不足、解剖结构限制、病变风险以及其他不可预见的困难，也限制了截骨术的开展。

牙列缺损的患者，如果口腔卫生不好或者种植体植入位置不佳，还可以使用种植体支持式杆卡固位的树脂覆盖义齿[5]。采用 ZAAG 附着体（Zest Anchors,Inc.,Escondido,CA,USA）和切削加工的、相互平行的杆卡来防止修复体颊舌向转动。这个方法可改善患者的发音、功能和美观。

种植体周的软组织并发症

种植术后软组织并发症对种植成功的打击是毁灭性的。不幸的是，影响种植体周软组织愈合的因素很多，有局部的，也有系统的。临床医师应当能够避免软组织并发症，如果发生了，也有能力处理。薄的扇贝型软组织最易发生种植术后退缩，这种患者的共同特征就是软组织不稳定。可能发生的软组织并发症如下：

软组织边缘退缩

种植体不仅需要与骨组织牢固结合以行

使功能，还应拥有稳定的软组织形态，满足长期的美观需求。种植修复后不久，软组织边缘可能会向根方移行，暴露种植体穿龈部，呈现不美观的状态。这可能与种植功能负重后发生骨改建及生物学宽度的重建有关。种植修复体的唇颊侧软组织状态受以下因素的影响：

1. 穿龈部的生物相容性。上皮连接和结缔组织只能附着在具有高度生物相容性的材料表面，否则软组织会向根方迁移。生物相容性最好的材料应该是氧化锆和钛，最不好的当数黄金和树脂材料。

Abrahamsson[1]研究了软组织对不同基桩材料的反应，发现不同基桩材料会影响种植体植入后的黏膜屏障的质量。作者在5只beagle狗身上实验：拔除下颌前磨牙和上颌第一、第二和第三前磨牙，下颌每个区植入3枚Branemark种植体，每个动物共植入6枚，3个月后连接基桩。每只狗使用如下基桩：2枚商业纯钛的"control基桩"，2枚高度烧结的三氧化二铝陶瓷基桩，1枚黄金基桩，1枚短钛基桩，短钛基桩外层覆盖黄金烤瓷冠。连接基桩后，进行菌斑控制，6个月后在种植体的近中、远中、颊侧、舌侧采取组织标本制成半厚切片进行组织学检查。

结果显示基桩材料会影响黏膜的附着质量和位置。纯钛和陶瓷基桩上可形成黏膜附着，形成2mm高的上皮层和1.5mm高的结缔组织层。而黄金或牙科树脂基桩上没有形成适当的附着，发生软组织和骨组织的退缩，暴露出基桩和种植体的的连接，黏膜屏障最终建立在种植体周围。

2. 反复拆卸基桩。反复拆卸基桩会损伤细胞，破坏生物学宽度，干扰细胞的附着机制，可能导致附着组织的根方迁移。

3. 基桩与种植体的界面松动。基桩与种植体之间的界面发生松动会导致界面产生缝隙，藏匿细菌，侵袭周围组织。螺丝长时间松动会进一步导致骨丧失和软组织的根方迁移。

4. 种植体周的肌肉牵拉，会导致牙龈持续退缩。

5. 种植体与基桩界面位于牙槽嵴顶附近。

6. 剪切力超过承载限度，导致螺丝松动、边缘骨破坏、牙龈退缩。

7. 种植体穿龈部位于骨水平以下。骨组织与光滑的种植体表面不能结合，引起骨退缩、牙龈附着水平降低。

8. 可摘义齿的持续性压迫或固定修复体边缘不佳，导致牙龈退缩。

9. 过早进行最终修复。软组织术后改建和稳定至少需要两个月，软组织改建之前进行永久修复会导致牙龈退缩。

10. 二期手术进行骨成形，可能刺激骨进一步吸收，引起牙龈退缩。

11. 种植体的几何尺寸和基桩的关系会影响骨水平和平台转移（图12-10）。

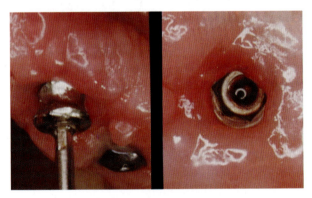

图12-10　平台转移的效果。

12. 用酒精消毒基桩，可能会导致种植体周的细胞死亡和组织退缩（图12-11A~C）。

Oates[54]研究了一段式种植体唇侧软组织的长期变化。39例患者使用了106枚一段式ITI种植体，种植位于上、下颌前牙区。安装最终修复体后2年内，每3~6个月检查一次，测量种植体颊侧中份的软组织高度。

106枚种植体中，61%的种植体颊面软组织退缩≥1mm，同时有19%的种植体周软组织高度增加≥1mm。软组织增加的发生率，下颌高于上颌。结论：前6个月的软组织高度退缩量平均为0.6mm，然而，如果只考察软组织发生了退缩的病例，24个月后组织高度丧失的平均量达到1.6mm。

研究结果提示，完成修复体后的种植体周

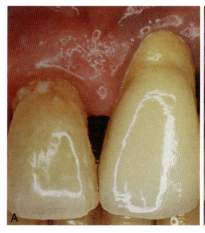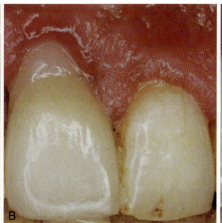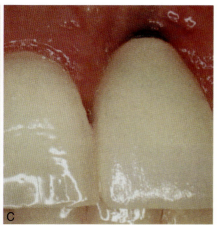

图 12-11　A、B、C. 种植体周软组织退缩。

软组织可能发生显著变化，因此前牙美学区种植修复需要考虑这一问题。尽管研究没有说明临时基桩戴用的时间，但可以得出这样的结论：长期使用临时基桩，直到种植体周软组织达到稳定的状态，可以有效地避免和处理美学区出现的一些问题。

Small[73] 研究了种植术后软组织的变化，以确定其变化规律。研究涉及 11 例患者、63 枚种植体，基线测量后，分别在植入后的 1 周、1 个月、3 个月、6 个月、9 个月、1 年进行追踪测量。软组织退缩主要发生在种植后的前 3 个月，80%的退缩发生在颊侧。因此建议种植体至少等 3 个月再进行修复，以便软组织达到一个稳定的状态。

关于种植修复后软组织的变化，还有一些长期临床研究。Apse[4] 报道了种植后 4~9 年的时间里，对菌斑、角化黏膜、牙龈指数、探诊深度及黏膜上方的基桩高度进行了一系列调查。探诊深度从第 1 年的 4.27mm 减小到第 9 年的 2.51mm。种植体周组织在 9 年里退缩了大约 1.75mm。

Bengazi[9] 在修复体就位后对种植体周组织进行了两年的纵向研究。也测量了菌斑、牙龈炎症、探诊深度、探诊出血、边缘软组织水平、咀嚼黏膜附着宽度以及边缘软组织动度。尽管他们没有公布牙龈退缩的平均值，但基本看得出大约为 0.5mm。所有的退缩都发生在修复后的 6 个月之内，下颌舌侧退缩量最大。

Meijindert[4] 做了一项颇有意义的研究，旨在建立一套对种植体周软、硬组织进行评估的标准化方法。研究使用标准染色切片和标准 X 线片制作出一种简单的树脂装置，能够评估种植牙周围的软、硬组织变化。通过一系列对种植牙及天然牙的测试，证实了该技术的可重复性。用这种方法测量软组织的误差很小，仅有（0.14±0.02）mm。今后测量种植体周软组织边缘使用这种方法，更加准确可靠。

需要修整天然牙的牙龈时，可以在局麻下用探针探测龈沟底下方的牙龈量。如果>2mm，意味着有长结合上皮或结缔组织附着，此时可以通过简单的切龈手术或翻瓣手术来修整牙龈形态，不需去骨。如果结缔组织附着<2mm，则需要像冠延长术那样去骨，以保护正常的生物学宽度。如果发生种植体周软组织退缩，治疗办法并不多。结缔组织移植可用以覆盖暴露的种植体穿龈部金属。存在肌肉牵拉时可能需要做系带切除术。角化牙龈组织量少的情况下，可以采用软组织上置法移植（onlay graft），防止角化牙龈进一步退缩。如果由于严重的骨丧失，种植体周发生严重牙龈退缩，可能需要进行全面的组织移植，即同时进行骨组织移植和牙龈移植来改善。种植体植入位置不佳有时也会导致牙龈退缩，可能只有拔除种植体并移植骨来解决。

上颌前牙区天然牙外形不均衡可见于以下临床状况：牙齿被动萌出；早期创伤；阻生齿

萌出；异常的口腔习惯；牙龈因局部慢性刺激，如矫正带环的粘接剂滞留龈下而引起增生；牙齿错位或牙根突出[75]。纠正牙龈不对称时考虑选择哪种方法，依据几个因素：附着龈是否足够、牙根暴露的程度、角化牙龈组织根向复位的必要性、牙龈附着与釉牙骨质界的关系、修复体的类型、牙根方向[40]。

种植体周牙龈边缘不对称时，纠正工作常常冗长而乏味。医师首先要确定需纠正的量，再用探针探查邻牙的釉牙骨质界位置。种植体龈边缘不对称的情况下，首先需要考虑改变修复的方式。如果这个尝试失败了，可能就需要牙龈移植来修复组织的缺损。由此可能引发的唯一问题是牙龈移植后在基桩周围形成深的龈袋，这对牙龈的长期健康是个考验。重新定位种植体可将种植体周的骨水平调整到适当的位置，避免侵害生物学宽度，形成过深的牙周袋（图12-13A~F）。

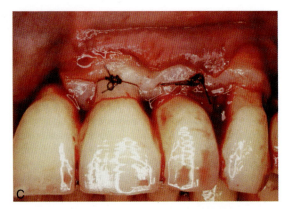

图12-12 C.结缔组织移植，覆盖暴露金属。

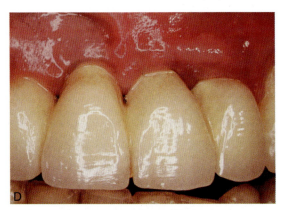

图12-12 D.牙龈移植愈合后。

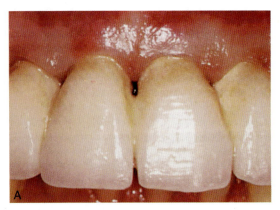

图12-12 A.上颌前牙区4颗种植修复，注意牙龈边缘状况良好。

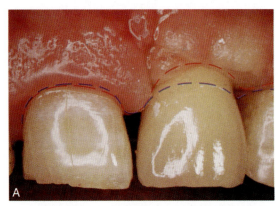

图12-13 A.种植修复牙龈外形不对称。

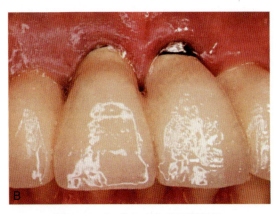

图12-12 B.修复1年后牙龈退缩。

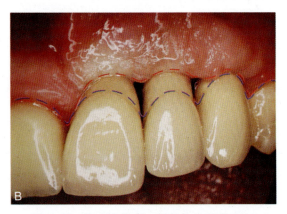

图12-13 B.组织缺损，修复体外形不对称。

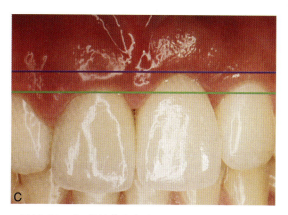

图12-13　C. 种植修复与左上中切牙外形不对称。

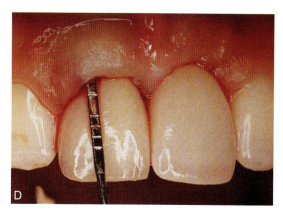

图12-13　D. 相邻中切牙（天然牙）有深的龈袋，可以进行切除。

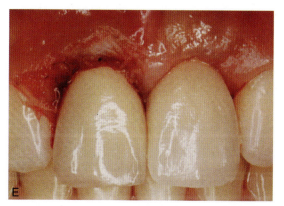

图12-13　E. 牙龈切除，消除龈袋的同时获得与邻牙协调的外形。

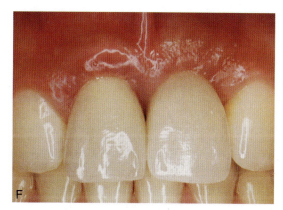

图12-13　F. 组织愈合3个月后，获得更满意的外观，与邻牙外形完全对称。

软组织裂开

种植体在愈合的初期如果发生过早暴露可能导致严重的并发症。覆盖螺丝不管是部分还是全部暴露都会导致菌斑聚集。如果没有及时清理可能导致炎症，损害黏膜，引起骨组织吸收[7]（图12-14A~D）。

以下情况可能导致软组织裂开：缝线过紧、组织瓣张力过大、角化牙龈少、创缘撕裂或瓣

膜受损、肌肉牵拉、抽烟、喝酒等习惯。为了避免产生更严重的并发症，有必要早期发现种植体暴露的情况（图12-15）。

Tal为埋植式种植体的早期暴露做出如下分类[78]：

- 0类　覆盖种植体的黏膜完整。
- 1类　覆盖种植体的黏膜有裂口，牙周探针可探及覆盖螺丝。
- 2类　覆盖种植体的黏膜有裂口，可看到覆

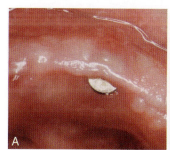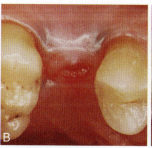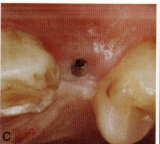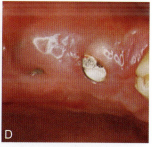

图12-14　种植体头部牙龈裂开的Barboza分类。图A：E型牙龈裂开；图B：A型牙龈裂开；图C：B型牙龈裂开；图D：A型和E型牙龈裂开。

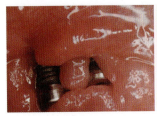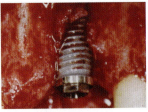

图12-15 软组织缺损导致骨丧失。

盖螺丝。

- 3类 可看到覆盖螺丝，但裂口边缘仍可盖住部分覆盖螺丝的边缘。
- 4类 覆盖螺丝完全暴露。

参见图 12-16A~E。

Barboza 和 Caula [7] 描述了另一种种植体暴露的分类方法，并提出相应的治疗建议。

I类：覆盖螺丝早期出现自发性的部分暴露。覆盖螺丝与口腔相通，但裂开的黏膜仍部分掩盖覆盖螺丝。

II类：覆盖螺丝早期出现自发性的全部暴露。黏膜穿孔处可见整个覆盖螺丝。依据临床健康状况，有无炎症及有无脓液，有以下亚分类：

A类：无炎症反应。黏膜的色、形、质都正

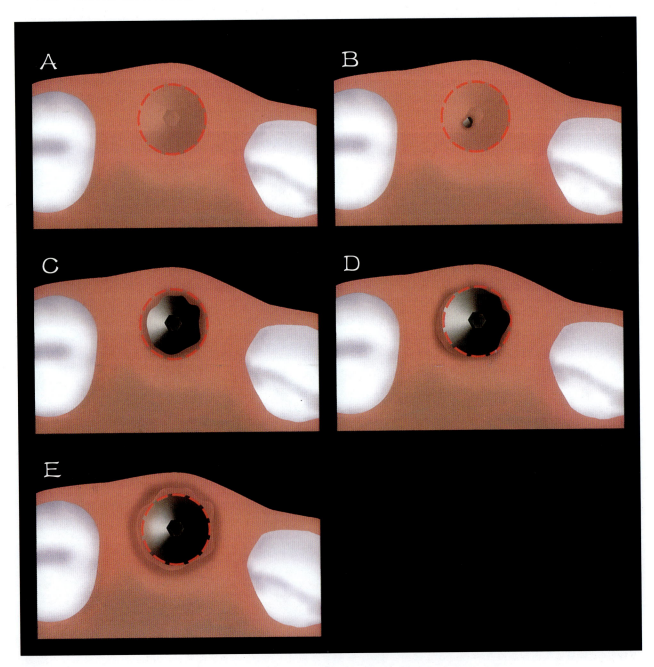

图 12-16 Tal 分类。A. 0 类；B. 1 类；C. 2 类；D. 3 类；E. 4 类。

常，无溢脓。

B 类：有溢脓。但黏膜的色、形、质正常。

C 类：黏膜出现颜色、质地的炎性改变，黏膜半透明、疼痛，但视诊和触诊均无溢脓。

D 类：裂开的黏膜视诊、触诊均表现出炎症状态，有溢脓。

参见图 12-17 A~F。

软组织裂开种类不同，处理方法也不一样：

方法一：如果覆盖螺丝上有菌斑或牙结石，则需清洁覆盖螺丝。应该用种植体专用的刮治器、喷砂、橡皮杯、抛光膏。加强口腔卫生指导。使用 0.12% 的氯己定漱口。如果有炎症，则需缩短复诊的间隔时间，拍摄 X 线片评估种植体周骨的形态。

方法二：确定致病菌，进行抗菌治疗。如果有脓液，必须做微生物培养，确定特别的病原菌。如果患者只是表现出局限性的种植体周围炎，可考虑局部抗菌治疗。如果合并其他部

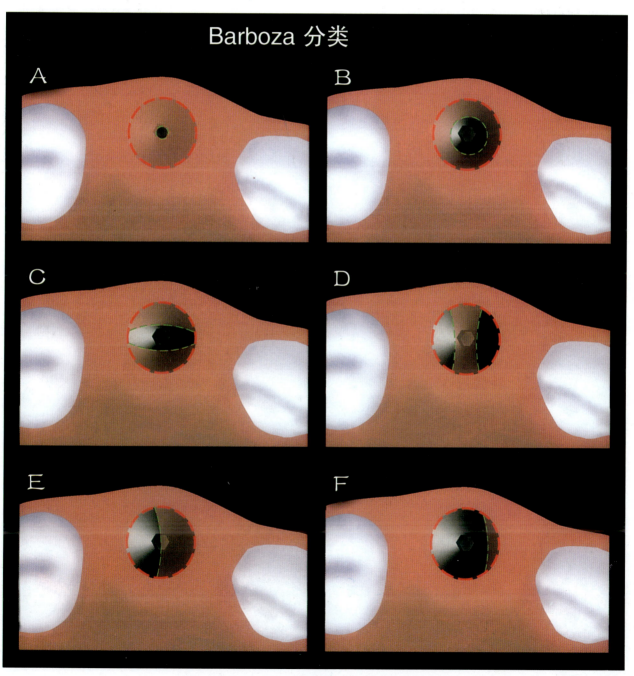

图 12-17 A~F. 种植体顶部牙龈裂开的 Barboza 分类。

位的种植体周围炎或牙周炎症，则应该全身抗菌治疗。

方法三：手术暴露覆盖螺丝，安装愈合基桩，避免牙龈长入，有利于维护口腔卫生。

方法四：采取典型的种植体周围炎的处理方法。如果 X 线片显示有骨质的破坏，需用手术纠正组织外形，或使用诱导骨再生术。Nemcovsky[51] 阐述了另一种方法，使用骨诱导再生术治疗 102 例种植体的颊侧裂开。其中 42 枚种植体为表面微纹理的，56 枚种植体是钛浆喷涂表面，4 枚为羟基磷灰石涂层。每种种植体的植入方式均依照相应的要求。在种植体稳定的前提下，测量种植体颊侧牙槽骨缺损处的最根方到种植体平台的高度，作为缺损高度；骨缺损在近远中方向上最宽的部分，作为缺损宽度。植骨并盖膜后，经 6 个月的愈合时间，进行二期手术，这时测量缺损的高度和宽度。一期和二期手术之间高度和宽度的缺损以毫米为单位报道其线性变化。同时报道了二期手术时的新骨充盈率。Toljanic 认为早期骨丧失与一期、二期手术之间种植体的暴露相关[80]：他为 50 例患者的上颌植入了 275 枚种植体，并测量骨高度。二期手术暴露种植体时再次测量骨高度。二期手术时发现 7 例患者的 14 枚种植体已经穿过牙龈，暴露在口腔中。有 1~2 处种植体暴露的患者，发生骨丧失的概率比无暴露的患者高 3.9 倍。这样的结果表明：愈合过程中发生种植体暴露可能是骨早期丧失的一个指征[26]。手术意外与牙槽骨丧失成反变关系，这可能是由于种植体植入时手术的自然反应。但该研究没有区分牙龈的生物学类型是厚型还是薄型的。

瘢痕形成

如果手术次数多，牙龈边缘对位不佳，龈瓣设计不当，软组织处理不精细，则可能形成牙龈瘢痕。通常，如果笑线不高，软组织瘢痕不会对美观造成决定性的影响；但当患者笑线较高时，瘢痕就成为影响美观的重要因素。瘢痕处理方法有：激光瘢痕祛除，或是切除瘢痕后牙龈移植（图 12-18A~F）。

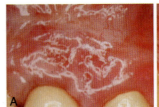
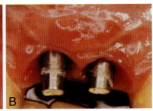

图 12-18　A.术后瘢痕形成。B.另 1 例深部瘢痕。

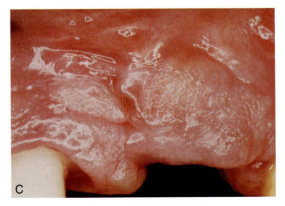

图 12-18　C.术后形成瘢痕。

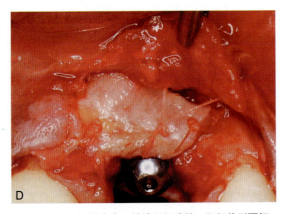

图 12-18　D.切除瘢痕，结缔组织移植，组织外形更好。

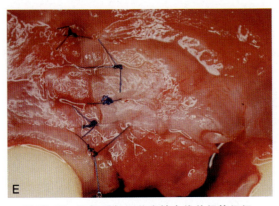

图 12-18　E.采用超细美容缝合线关闭软组织。

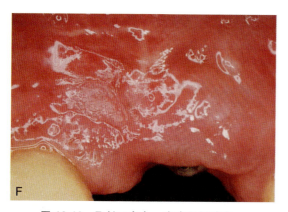

图12-18 F.创口愈合，瘢痕组织减少。

龈乳头丧失

保存种植体与种植体之间或牙与牙之间的龈乳头是整个治疗计划成功的重要议题。龈乳头缺失会导致严重的美观问题，如种植体之间龈乳头平钝、牙冠之间出现黑三角。所以在种植治疗过程中，一定要尽量保存牙龈、珍惜牙龈组织。万一龈乳头丧失，应当尽量获得软组织的再生（图12-19，图12-20）。

颊侧组织量减少

种植手术操作技术低劣、种植体植入部位组织量不够、愈合期间软组织退缩都可能导致种植体颊侧组织缺失。整个颊侧软组织可能呈现水平向或垂直向的退缩，影响种植修复的整体外形。弥补缺损的组织是做得到的，特别是水平向的组织缺损，可以常规采用结缔组织移植，重建缺损部位的丰满外形（图12-21，图12-22）。

角化牙龈不足

骨移植术后，组织成功愈合的同时有时可能伴有角化牙龈不足。角化牙龈不足常常因为手术时需要无张力关闭组织瓣而将黏膜向冠方牵拉所致。此时，需要做一个角化牙龈上置（onlay）移植术，或者做根向复位瓣手术，以获得连续性的组织防护带。角化牙龈移植后，还可施行前庭加深术。也可以在一期或二期手术

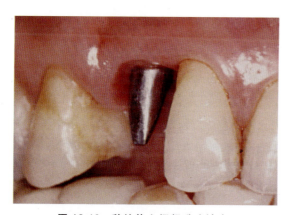

图12-19 种植体之间龈乳头缺失。

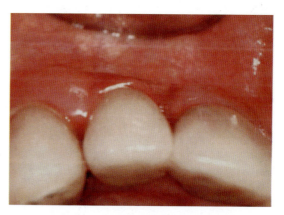

图12-21 颊侧组织量不足的颊面观。

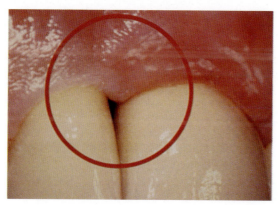

图12-20 红圈显示种植修复体之间出现的黑三角。

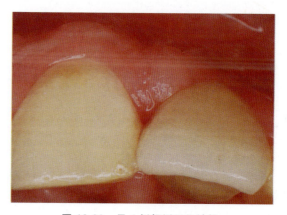

图12-22 另1例颊侧组织缺损。

时采用结缔组织移植术，增加组织的质量（图12-23，图12-24）。

切口线裂开

切口线裂开是愈合过程中的常见问题。切口线裂开可导致骨移植物迅速丧失，破坏种植体与骨的界面。裂开的原因有多种，包括系统

和局部因素，主要还是由于缝合黏膜瓣的张力过大、局部义齿的压迫或系统性疾病如糖尿病没有控制。一般来说，裂开的切口应当再次对位缝合。如果暴露的是成熟骨组织，黏膜最终会愈合，这种情况下，应当在暴露区使用牙周塞治剂，并且定期回访检查确保愈合良好。

软组织炎症

Mombelli[49]等发现在失败种植体的周围总能检出类杆菌属和梭形杆菌等革兰阴性杆菌。Rosenberg[63]认为螺旋菌和可动杆菌与种植体的感染失败相关连。龈下的微生物群落主要是消化链球菌、梭形杆菌、革兰阴性肠杆菌，其中杆菌占细菌总量的42%。

失败中的种植体有以下临床表现：炎症、出血、流脓、松动、种植体周透射影、种植体周龈袋超过6mm。临床医师应当首先去除致病因素，辅以恰当的抗生素治疗（图12-26）。

Powell[57]研究了395例患者，详细记录了1053例手术的全过程，包括牙周手术、种植手术、植骨手术等。如果有持续性的肿胀、流脓，则被视为有炎症。同时，记录不同的治疗方法的效果，包括术后抗生素含漱、全身给药、使用塞治剂。观察结果用Fisher's检验和卡方检验。在1053例手术中，有22例发生炎症，发病率为2.09%。在接受抗生素的281例患者中（包括术前、术后给药），有8例发生了炎症，发生率为2.85%；而未用抗生素的772例手术中，炎症发生率为1.81%，低于接受抗生素组。

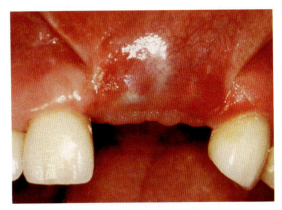

图 12-23 手术后角化牙龈缺失。

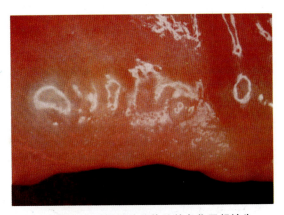

图 12-24 正对两颗种植体处的角化牙龈缺失。

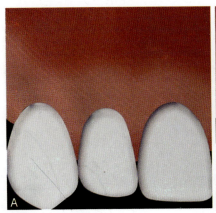
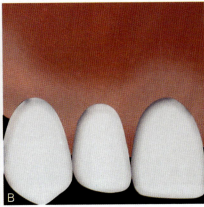
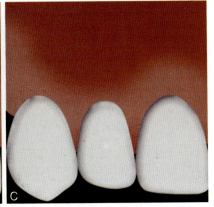

图 12-25 A、B、C. 切口线裂开的不同临床状况。

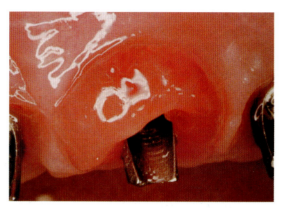

图 12-26　局部刺激导致软组织炎症。

术后使用氯乙定含漱液，炎症发生率比不使氯乙定含漱液的炎症发病率低。研究的 900 例手术里发生炎症有 17 例，占 1.89%。不使用氯乙定含漱液的 153 例手术发生炎症的病例有 5 例。但是有个结果令人惊讶：术后使用塞治剂反而比不使用感染率更高。研究中有 300 例术后使用塞治剂，发生感染的病例有 8 例，占 2.67%；没有使用塞治剂的 753 例手术中，14 例感染，占 1.86%。

　　尽管发现上述趋势，但是感染与各种治疗方法之间并无统计学差异。术后抗生素治疗与否与感染无关。研究宣称，尽管种植术或植骨手术前常常使用抗生素，但该项研究和其他研究的结果说明，仅仅为了术后预防感染而使用抗生素并无裨益。今后仍需要进行大规模的随机临床对照试验来证实术前抗生素对预防术后感染的作用。通常，如果局部化脓，使用家用冲洗装置是有效的；如果同时有伤口裂开，则可使用含克拉维酸钾的阿莫西林，250mg，3/d，服用 10d。克拉维酸甲能使抗青霉素的微生物群所产生的 β-内酰胺酶失去活性。β-内酰胺酶可破坏青霉素内的 β-内酯环，使青霉素失效。

　　总之，炎症是种植体失败的重要原因。缺牙患者如果余留牙齿有牙周病，要非常小心，种植前应当做彻底的牙周治疗。

种植体周的硬组织并发症

　　为了修复上、下颌的骨缺损，应运而生出各种各样的植骨技术，同时也出现了各种术中

和术后的并发症。这些并发症可能是由于没有发现隐匿的系统性疾病，也可能因为临床医师的错误观念，或生物以及技术等方面的原因。

　　很多文献报道采用异体骨或异种骨来替代自体骨。优点是不需要在患者身上做手术取骨，但临床预后不确定。有报道显示用脱钙冻干骨和可吸收膜进行骨诱导再生术后，愈合后的骨量远比植入初期的骨量少。

　　Zubillaga[90] 设计了一项实验，同时使用具有骨诱导作用的脱矿冻干骨和可吸收生物膜研究脱矿冻干骨和生物膜固定与否对诱导骨再生骨量的影响。10 例患者拔除 11 颗牙，在实施种植牙手术之前，均用脱矿冻干骨和可吸收膜进行骨增量。拔牙后测量牙槽嵴的宽度和高度作为参考标准。测量定点位于拔牙窝牙槽嵴中点，以及距离中点 3 mm 的近、远中处。GBR 术后以及术后 4 个月分别在预先设定的点上进行测量。如果术后骨的宽度和高度的增加量<1mm，将其分为骨增量类型；如果增加量>1 mm，则分为骨移植类型。其中使用 5 张生物膜进行固定。

　　结果显示，骨增量类型中，从嵴顶近远中 3mm 所测宽度，原来的增加量全部丧失。骨增量和骨移植类型的测量点上，骨宽度也有丧失，幅度达诱导骨再生之前的 4.7%~20%。骨增量的嵴顶下 4mm 处，骨宽度丧失了 83.3%~92.3%。骨移植测量点的部位，宽度丧失了 12.9%~18%。骨增量的高度丧失量达到 93.5%~100%。骨增量和骨移植的测量点上，骨高度的丧失达 2.1%~12%。生物膜经大头固位钉固定的病例，宽度增加得多一些；生物膜没有固定者，骨的高度增加得多一点。研究建议对生物膜进行认真操作和固定，以期获得更好的临床效果（图 12-27A~C）。

　　使用异体骨还有其他一些弊端，如可能发生排异反应、感染、与自体骨不结合、快速吸收等。另外，因为需要将骨移植物精确地固定在出血部位，所以需要生物膜。使用不可吸收的聚四氯乙烯膜，最大的并发症就是由于黏膜瓣退缩或是切口线裂开导致膜的暴露，其暴露率高达 31%[35]。这会引起更多的术后并发症和种植失败。膜暴露使口腔环境和新形成的骨之

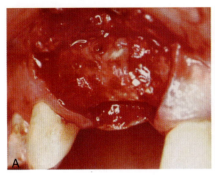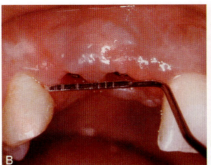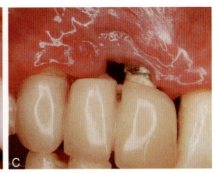

图 12-27　A. 垂直型骨缺损的病例，用钛膜做了骨增量术后。B. 基桩连接前 C. 修复后 2 年，1 枚种植体脱落，同时发生骨吸收（骨增量术失败）。

间相通，新骨易感染，降低了骨再生的潜能。

引导组织再生术也会发生膜暴露，暴露部位常在牙嵴顶冠方、邻牙表面、e-PTFE 膜附近的空隙。这个空隙也称为"假性龈袋"，是细菌容易定植的潜在区域。细菌一旦在假性龈袋中定植，会引起膜下方的骨移植物快速吸收。定植的细菌中，球菌和不动杆菌分别占 46.2% 和 49.1%，螺旋菌占 1.7%，可动杆菌占 2.9%。链球菌和放线菌也有检出[50]。

膜暴露立刻改变了组织的愈合过程。特别是不可吸收膜，因为它可阻断黏骨膜血供，防碍了黏膜瓣的微血管建立侧支吻合，不利于黏膜瓣的存活。

膜暴露的概率从 4%~41% 不等，发生率的高低与临床医师的操作经验关系很大[15]。如果即刻种植并且植骨盖膜，黏膜裂开的概率更大。黏膜瓣退缩与坏死常常由于血灌注不足而引起。有研究发现，与常规翻瓣手术相比，引导组织再生手术后，血流向黏膜瓣冠方的灌注量明显减少[89,25]。引导组织再生的手术并发症，临床上常常表现常为脓液渗出、组织腐烂、肿胀、疼痛、膜刺破黏膜等。

Murphy 在一项回顾性研究中调查了 62 例患者、102 个种植位点进行引导组织再生的并发症[50]。结论发现术后并发症中，疼痛最为常见，占 16%；术区化脓占 11%；肿胀、溃烂、组织外向性生长占 7%；膜暴露占 87%，常在术后 2~3 周时发生（平均 16.2d）。

肿胀增加了黏膜边缘的张力，溢脓仅发生在移植材料暴露的位置，但这些部位的牙龈炎症通常反应轻微，因此溢脓主要与假性龈袋的形成有关。预防溢脓的方法，是在 4~6 周的时间中及时去除生物膜。

引导组织再生术后 4 周应用抗生素对菌群的影响不大[18]，但可以减轻炎症的临床症状。Ciancio[17] 报道，引导组织再生术后用强力霉素可以改善愈合期的牙龈健康，减少肿胀。也有报道，引导组织再生手术中局部使用甲硝唑凝胶，可减少术后局部微生物的量，但效果只能维持 2 周[64]。如果发生术后溢脓，治疗的方法取决于是否伴发膜暴露。过早去除生物膜可能导致骨再生量明显减少[38]。因此发生膜暴露后，建议严格保持局部清洁，持续 6~8 周[16]。方法包括用氯己定局部冲洗，机械清洗，局部使用抗生素等。

发生引导组织再生术的并发症与吸烟、口腔卫生差、黏膜瓣血供差有关。生物膜靠近根方、黏膜瓣边缘呈斜面、切口远离生物膜可减少膜暴露[16]。有人建议，如果发生膜暴露，则更换一张新的生物膜，但骨再生及软组织成形的效果还有待观察[85]。

生物膜会在黏膜的下方移动并导致骨再生量不足，这一点还没有引起多数临床医师的注意。膜移动的原因可能是术后局部的活动义齿压迫，也可能因为没有很好地固定生物膜（不论是可吸收膜还是不可吸收膜，都应当固定）。膜的微动会影响创口下骨小梁的形成。

无论如何，自体骨都是骨再生材料中最好的。自体骨含有骨形态蛋白、矿物质、活的骨细胞，在受区成活率非常高[14,66]。实验显示在自体骨移植中，骨膜成骨的成骨率远远高于软骨内成骨。这可能是因为骨膜内成骨的血管化更早，胶原成分与颌面部的骨组织更加相似。另外，它还含有骨形态蛋白、生长因子[39,74]。

松质骨内含大量成骨细胞，皮质骨可提供绝大部分的骨形态蛋白（bone morphogenetic protein，BMP），骨形态蛋白在成骨过程中起着重要作用[14]。BMP可使宿主的间充质细胞分化为成骨细胞[24]，BMP还有防止软组织向骨移植物长入的作用，但会延长血管长入的时间。皮质松质骨移植时可以修整成受区所需的形状，植入时松质骨应面向受植区。愈合的过程可能有3种结局：（1）移植物成活，逐渐获得相邻的骨质特性；（2）移植骨部分或全部吸收，导致移植块的不稳定；（3）移植物污染，被宿主当作异物排出[74]。

皮质骨中的高密度结构可增强种植体的初期稳定性，可分散种植体负重的力量[69]。有研究报道，口内采取的块状骨可用于单颗牙的小范围植骨，可用于2~3颗牙的中等范围的植骨，也可用于大范围的植骨，如全颌骨的骨增加[70]。但Misch[47]建议，口腔内取的块状骨只适用于小范围植骨的病例。

自体骨进行onlay植骨时，骨块不易固定。自体骨的吸收比较快，特别是髂骨移植的块状骨吸收更快。下颌骨，因为与受植区骨是胚胎同源的组织，骨块的吸收要慢些（图12-28A~I）。受区和供区都可能出现相应的并发症。Joshi[30]研究了颏部取骨的并发症，33%的患者发生供区并发症，其中18.5%的患者术后第一次回访及术后12个月回访中伴有下前牙麻木。

von Arx等[86]研究了口内供区的感觉神经并发症，分析骨联合处取骨后，供区感觉异常的发生率和结果。他们分析了30例并发下唇麻木和下前牙神经敏感的患者，分别在术后、拆线时、术后6个月、术后12个月时回访。手术中测量供区取骨后的骨缺损大小，术后立即在全景片上测量并记录供区骨缺损边缘距离邻牙根尖、颏孔、下颌颏部下缘等解剖结构之间的距离。

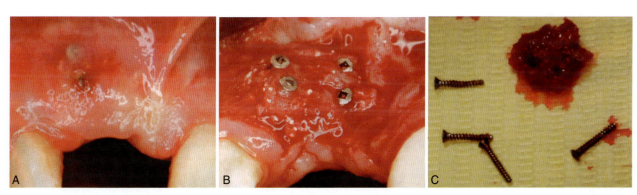

图12-28 A.因角化牙龈太薄，并且骨移植物没有和牙槽骨结合，钛钉暴露。B.暴露骨移植物。C.去除钛钉，骨移植物连同钛钉一起脱落。

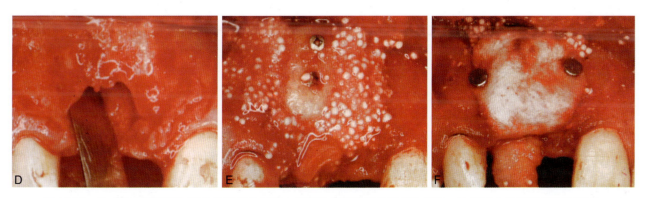

图12-28 D.预备植骨床 E.取自体块状骨固定，空隙处用颗粒状骨移植物填满。F.覆盖生物膜并用钛钉固定。

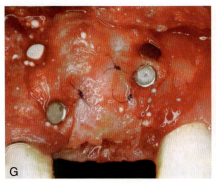
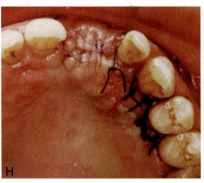
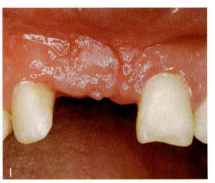

图 12-28　G.用带蒂结缔组织覆盖创面，使组织膨隆。H.术区缝合。I.2 个月后，组织愈合情况好，垂直向骨量增高。

拆线时，有 18.6% 的邻牙出现神经敏感度的改变，6 个月时减少到 8.1%，而 12 个月回访时，仅有 0.6%。随着时间延长，受累牙齿的数量减少有统计学意义（$P=2.35e-007$）。全景片上测得的骨缺损距相邻解剖结构的距离，与牙齿敏感的发生率之间的关系也有统计学意义。

Nkenke 等[53] 研究了口外取骨的并发症，包括从髂前或髂后取骨进行骨增量。研究调查了 50 例全身健康的患者，女性 30 名，男性 20 名，年龄 31~65 岁，平均 52.5±9.3 岁。全部从髂嵴取骨，移植到牙种植的部位。25 例从髂前嵴取骨，25 例从髂后嵴取骨。分别在术前、术后 7d、术后 30d 用数值记录皮肤对疼痛和热的敏感度，同时记录患者主观痛感及步态影响的程度。

皮肤表面的感觉功能在术后 1 周明显受到损伤，1 个月后明显好转。术后 7d，步态受影响者当中，有 7 例是髂前取骨的患者，3 例是髂后取骨。1 个月后，不管从哪里取骨，步态都恢复正常。

两组患者术后 2d 感觉最痛，髂前取骨组的痛感明显高于髂后取骨组。到第 7d 和第 30d，两组的痛感不再有明显差别。研究认为，髂后取骨的早期并发症小于髂前取骨。因此，髂后取骨的方法更适用于选择性骨移植。

神经的轻微损伤常随时间的推移而好转，但是长期的神经炎可能使神经退化。联合使用氯硝西泮（clonazepam）、卡马西平（carbamazepine）、复合维生素 B 可减轻神经炎[55]。

系统性因素，如糖尿病、口腔卫生差、吸烟会增加骨移植的风险。吸烟在很多外科手术中，对组织愈合都是不利的。如臀部和膝盖的整形手术，吸烟是可能引起术后并发症的唯一危险因素，特别与组织愈合、心肺并发症、术后精心护理有关[23]。有些病例的骨缺损，用骨劈术、自体或异体骨进行三明治骨移植，可能解决这一难题。

Stellingsma 等[76] 研究了 10 例从 19~57 岁的患者，追踪了 31 个月，记录种植体周组织的健康状况、X 线片上骨质的变化、患者的满意度等指征。结果显示三明治技术为牙种植的植骨奠定了坚实的基础。种植体无缺失，骨丧失量很少，患者满意度高。Satow[65] 也为 37 例无牙颌患者进行了内置的三明治骨移植，并植入骨内种植体来支持下颌覆盖义齿。其中，下颌前牙骨联合处使用三明治内置（inlay）骨移植，后牙区用上置（onlay）骨移植，3~5 个月后植入 2~4 枚种植体，3 个月后再制作覆盖义齿。随访 1~7 年。结果显示，下颌骨平均丧失量为 10%~13%（图 12-30A~G）。

骨移植材料和技术的选择，应参考以下要素：

● 缺损区的大小；
● 移植物的物理特性；
● 移植物的化学特性；
● 移植物的力学性能；
● 预计的修复方案。

如今多种多样的骨移植材料，可以尽量减小骨移植的并发症。采用现代材料极大地拓宽了种植外科的适应证，增强了预期效果。研究及临床应用显示，某些材料特别适合某一类情况，或者比其他材料更易操作。记住材料的这

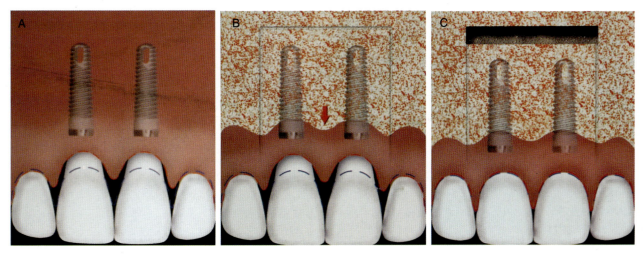

图 12-29 A. 示意图：软组织边缘位置不佳，原因是软组织下方的骨支持不足。B. 骨块切开的切口线位置。C. 骨块移动后形成一个空腔。

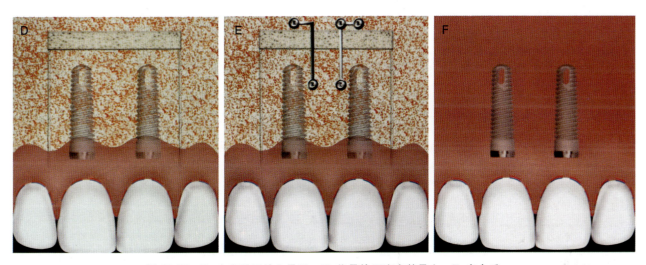

图 12-29 D. 在空腔里放上骨粉。E. 将骨块固定在基骨上。F. 愈合后。

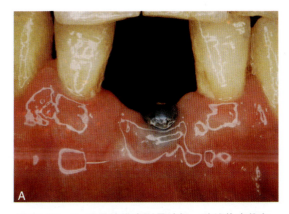

图 12-30 A. 严重的垂直型骨缺损，种植体未修复。

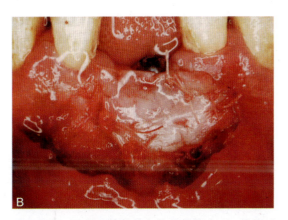

图 12-30 B. 用血管化的角化牙龈做 Onlay 移植以改善局部软组织状况。

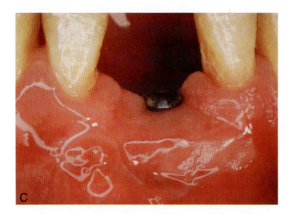

图12-30 C.术后可见角化牙龈的质量很好。

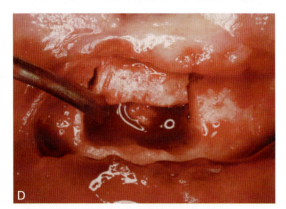

图12-30 D.骨块垂直向移动。

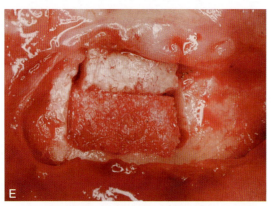

图12-30 E.夹层内放入骨移植物。

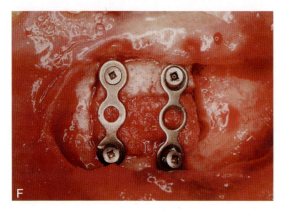

图12-30 F.用两个微型钛板将夹层内的骨及块状骨同时固定在基骨上。

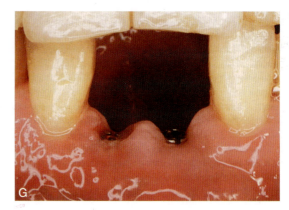

图12-30 G.术后2个月，可见骨的垂直高度明显增加，牙间乳头也因为有了骨的支撑而得到改善。

些特性，临床医师务必在制订种植手术计划之前进行材料优选，考虑以创伤小的手术方式，取得可预知的治疗效果。选择适合的移植技术和移植材料，将影响最终治疗的成功和可预知性。制订计划时，骨缺损的大小、类型以及患者的全身情况也是骨移植的影响因素。

修复和生物力学并发症

新近报道有一项共识，即种植的技术性并发症，包括了种植体折断、与修复连接相关以及上部结构相关的并发症。根据7项为期5年的跟踪研究和4项为期10年的跟踪研究（平均5.7年），种植体5年后的折断率为0.4%，10年后的折断率为1.8%。修复5年后，螺丝松动或折断等与连接相关并发症的发生率是7.3%。上部结构并发症，如贴面或支架折断，5年发生率是14%。粘接固位的修复体，5年后固位力丧失者占2.9%，10年后则为16.2%[36]。

适当选择病例和修复的生物力学设计是获得种植成功的要素。Misch认为[44]：种植修复的设计考虑需要评估10个方面的问题：（1）颌间距离；（2）种植体周的黏膜位置；（3）现有𬌗平面状态；（4）颌弓关系；（5）颌弓形状；（6）咬合现状；（7）现有修复体的情况；（8）缺失牙的数量和位置；（9）唇线；（10）下颌骨弯曲。

要取得牙种植修复的功能和美学成功，至关重要的一点就是取得修复体的被动适合性。有了被动适合性，修复体才不会对种植体或种植的任何部件长期施加应力[28]。反之，如果没有被动适合性，种植体周的骨组织受到过多的应力，临床表现为短期内出现疼痛或不适，长期会出现种植体部件的松动或折断[37]。Rangert[59]研究认为，被动适合性要求修复体的误差在 $10\mu m$ 以内，并且获得最适宜的应力分散。

Millington[42]发现修复体适合性越差，种植上部结构所受的应力越大。导致被动适合性不佳的因素有很多，如金瓷修复体在烧结过程中发生的体积变化、印模技术不正确、铸造用的金属品质不佳等。被动适合性是牙种植修复成功的重要因素。有许多措施可以提高被动适合性，如果修复体是长桥，则将金属支架切断，试戴合适后再焊接，以补偿铸造中的尺寸变化。

为了评价制作和固位方法对被动适合性的影响，Karl[32]研究了各种粘接固位和螺丝固位的固定局部义齿对种植体造成的应力。40个样本分为4组，分别使用4种固位方式（每种10个样本）。每个样本使用3个ITI种植基桩和2个桥体，使用的模型与真人口内大小一样，将3枚种植体植入后直线连接。将压力测量器安装在种植体和桥体附近。在修复体进行粘接或进行螺丝固定时，记录应力的变化。用多元双样本检验做统计学分析，显著性值设定在 $P=0.1$。所有的局部固定义齿都显示出相当大的应力，粘接和螺丝固位没有统计学差别。另外，常见的几种制作方法对应力的影响也没有统计学差异。应力最低的是使用金柱固位的修复。

因为在口腔中粘接上部结构可以补偿取模或制作室的误差，因此粘结固位的上部结构可能取得最佳的被动适合性。研究结论指出：传统的临床和义齿制作方法不可能取得修复体的完全被动适合。由于临床试戴的那些方法不可能发现"隐藏"的不准确度，因此有必要在临床上使用更加灵敏的应力测量仪，使测试更加客观和精确。种植支持式修复体的应力参考值有助于制订一个"生理接受的适合性"，使修复体正常发挥功能，而且不会发生并发症。另一个影响美学区种植修复长期成功的关键力学因

素就是在修复中大量采用的悬臂梁设计。局部失牙的患者，悬臂梁所受的应力由最远端的基桩分担，导致粘接剂或中央螺丝受到非常大的拉应力和剪切力，特别是种植体数量不够的情况下，所受的应力更大。种植体支持的悬臂梁会引起很多并发症，如修复体折断[60]、骨整合失败[37]、骨疲劳[29]。

如果2枚种植体支持3颗失牙，其中有1颗为悬臂梁设计，结构所承受的弯曲应力是双端固定支持的两倍。咬合力施加在悬臂上时，种植体成为支点，承受轴向力、旋转力和扭力[22]。English还指出，远端的悬臂梁尤其需要特别慎用，因为第一、第二磨牙区的咬合力会逐渐增加[22]。如果要用，也仅仅是从第一磨牙区向第二磨牙区延伸一个指状突出的悬臂梁，能够防止上颌第二磨牙殆向伸长就足够了。关键之处是在基桩与种植体界面之间取得良好的适合性。这个界面如果适合性不好，可能导致种植体的两部分防旋转结构之间出现锁结，加大了种植体部件上的应力，继而导致骨吸收，加速固定螺丝的松动和失败。种植体和基桩之间转动性适合性不良与固位螺丝的失败直接相关，这可能是由于种植体与修复结构之间存在微动。相反，如果轴向适合性很好，基桩与种植体的外八角连接非常适合，那么咬合力就可以通过外八角均匀分散到种植体。因此，种植体与上部基桩的密合性成为种植修复长期成功的关键。

如果修复体所受负重过大，会在种植体与牙槽嵴顶的界面上形成扭力，导致骨丧失或种植体折断[61]。Quirynin[59]的临床和实验结果显示，负重过大会导致种植体周的骨组织吸收。另外，对临床失败取出的种植体进行病例分析和体外的疲劳试验都显示，弯曲应力过大是导致种植体折断的原因[61]。Misch 等[48]通过查阅 Medline 数据库文献以及其他经同行评议的英文期刊文献，以确定生物机械应力与骨组织丧失的关系。检索时，使用生物机械应力与细胞生物力学，与工程学原理、骨组织力学特性、动物研究、临床报道、骨生理学、种植体设计的生物力学等关键词进行选择性文献复习。结果显示：咬合力过大与种植体边缘骨丧失有直

接关系。

Rangert[61]通过一项临床回顾研究，提出3个可能引起种植体扭力的原因：（1）几颗种植体排列成直线；（2）悬臂梁；（3）夜磨牙或咬合力过大[56]。Misch指出，扭力和固定修复体的体积大小有着直接关系。Rangert[59]还提出了扭力与修复体咬合接触面与牙槽嵴顶的距离的比例关系。出现骨组织反应时，重要的是正确处理力学和骨组织过度吸收的问题。

为了减小种植体周所产生的扭力，牙科医师需要仔细设计治疗方案，选择适当的种植体数目和种植位点，避免或减小悬臂梁，缩小修复体的尺寸，获得最佳正中咬合等方法来实现这一目标。种植体过早负重是导致修复失败最重要的原因。按照Brånemark[12]的观点，严格地讲，延期负重的种植体需要3~6个月的无应力愈合来完成骨整合。Misch[45]认为种植体周围骨组织在16周时，只有70%完成矿化，同时还存在编织骨。编织骨是一种无序的骨组织，还不能承受咬合力[62]。Misch[45]还对不同类型骨质的愈合期进行了相应的分类。Brunski[13]认为，大于$100\mu m$的微动应该予以避免，超过了这一水平的微动会导致骨组织出现纤维性愈合，而不是我们所需要的骨整合。但实际上操作起来很难，因为我们对于组织愈合时能够承受多大的微动而不会妨碍骨的形成，还无从知晓[23]。

（陈　静　译）

参考文献

[1] Abrahamsson, I., T. Berglundh, P.O. Glantz, et al. 1998. The mucosal atttachment at different abutments. An experimental study in dogs. *J Clin Periodontal*, 25, （9）, pp.721-7.

[2] Adell, R., U. Lekholm, and B. Rocker. 1981. A 15 year study of osseointegrated implants in the treatment of the edentulous jaws. *Int. J Oral Surg*, 10, pp. 387-416.

[3] Agar, J., S. Cameron, J. Hughbanks, and M. Parker. 1977. Cement removal form restorations luted to titanium abutments with simulated subgingival margins. *J Prosthet Dent*, （78）, pp. 43-47.

[4] Apse, P., G. A. Zarb, A. Schmitt, and D.W. Lewis. 1991. The longitudinal effectiveness of osseointegrated dental implants. The Toronto study:Peri-implant mucosal response. *Int J periodontics Restorative Dent*, 11, （2）, pp. 94-111.

[5] Asvanund, C. H., and S. M. Morgano. 2004. Restoration of unfavorably positioned implant for a partially edentulous patient by using an overdenture retained with a milled bar and attachments: A clinical report. *J Prosthet Dent*, 91, pp. 6-10.

[6] Balshi, T. J. 1998. Preventing and resolving complications with osseointegrated Implants. *Dent Clin North Am.*, 33, pp.821-868.

[7] Barboza, E., and A. Caula. 2002. Diagnoses, Clinical Classification, and Proposed Treatment of Spontaneous Early Exposure of Submerged Implants. *Implant Dent*, 11, pp. 331-337.

[8] Barboza, E., A. Caula, and F. Machado. 1999. Potential of recombinant human bone morphogenetic protein -2 in bone regeneration. *Implant Dent*, （4）, pp, 360-366.

[9] Bengazi, F., J. L. Wennstrom, and U. Lekholm. 1996. Recession of the soft tissue margin at oral implants. *Clin Oral Implant Res*, （7）, pp. 303-310.

[10] Binon, P. P. 1996. The effect of implant/abutment hexagonal misfit on screw joint stability. *Int J Prosthodont*, 9, pp.149-160.

[11] Boutros, S. M., B. S. Michalowicz, O. T. Smith, et al. 1996. Crevicular fluid enzymes from endosseous dental and natural teeth. *Int J Oral Maxillofac Implants*, 11, pp. 322-330.

[12] Branemark, P.-I.1983. Osseointegration and its experimental background. *J Prosthet Dent*, 50, pp. 399-440.

[13] Brunski, J. B. 1993. Avoid pitfalls of overloading and micromotion of intraosseous implants ［interview］. *Dent Implantol Update*, 4, pp. 77-84.

[14] Burchardt, H. 1987. Biology of bone transplantation. *Orthop Clin North Am*, 18, pp.187-195.

[15] Buser, D., U. Bragger, N. P. Lang, and S. Nyman. 1990. Regeneration and enlargement of jaw bone using guided tissue regeneration. *Clin Oral Implants Res*, 1, p. 22.

[16] Buser, D., K. Dula, H. P. Hirt, and H. Berthold. 1994. Localized ridge augmentation using guided bone regeneration. In: Buser, D., Dahlin, C., Schenk, R., eds. *Guided Bone Regeneration in Implant Dentistry*. Chicago: Quintessence.

[17] Ciancio, S., M. Mather, and M. Kazmierczak. 1990. Effectiveness of systemic antibiotics in a barrier method of periodontal regeneration. *J Dent Res*, 69, p.165.

［18］ Demolon, I. A., G. R. Persson, B. J. Moncla, R. H. Johnson, and W.E. Ammons. 1993. Effects of antibiotic treatment on clinical conditions and bacterial growth with guided tissue regeneration. *J Periodontol*, 64, pp. 609–616.

［19］ El Askary, A. S., and R. M. Meffert. 1999. Aesthetic considerations in anterior single tooth replacement. *Implant Dent.*, 8, pp. 61–66.

［20］ El Askary, A.S, R. M.. Meffert, and T. Griffin 1999a. Why Do Dental Implants Fail, Part I. *Implant Dent*, 8, pp. 173–185.

［21］ El Askary, A. S., R. M. Meffert, and T. Griffin. 1999b. Why Do Dental Implants Fail, Part II. *Implant Dent*, 8, pp. 265–277.

［22］ English, C. E. 1993. Biomechanical concerns with fixed partial dentures involving implants. *Implant Dent.*, 2, pp. 221–242.

［23］ Esposito, M., J. –M.Hirsch, U. Lekholm, et al. 1998. Biological factors contributing to failures of osseointegrated oral implants （II）. Etiopathogenesis. *Eur J Oral Sci*, 106, pp.721–764.

［24］ Friedlander, G. 1987. Current concepts review. Bone grafts: The basic science rationale for clinical applications. *J Bone Joint Surg*, 69, p.786.

［25］ Gottlow, J., S. Nyman, J. Lindhe, T. Karring, and J. Wennstrom. 1986. New attachment formation in the human periodontium by guided tissue regeneration. *J Clin Periodontol*, 13, p. 604.

［26］ Guerrero, D., R. Laplana, N. Figueredo, et al. 1999. Surgical Implant Repositioning: A Clinical Report. *Int J Oral Maxillofac Implants*, 14, pp. 48–54.

［27］ Hoshaw, S., J. Brunski, and G. Cochran. 1994. Mechanical bending of Branemark implants affects interfacial bone modelling. *Int J Oral Maxillofac Implants*, 9, pp. 345–360.

［28］ Jemt, T.1991. Failures and complications in 391 consecutively inserted fixed prostheses supported by Branemark implants in edentulous jaws: A study of treatment from the time of prosthesis placement to the first annual checkup. *Int J Oral Maxillofac Implants*, 6, pp. 270–275.

［29］ Johns, R. B., T. Jemt, M. R. Heath, et al. 1992. A multicenter study of overdentures supported by Branemark implants. *Int J Oral Maxillofac Implants*, 7, pp. 513–522.

［30］ Joshi, A. 2004. An investigation of post–operative morbidity following chin graft-surgery. *Br Dent J.*, 196 （4）, pp.215–218.

［31］ Jovanovic, S., and M. Nevins. 1995. Bone formation utilizing titanium–reinforced barrier membranes. *Int J Periodontics Restorative Dent*, 15, pp. 57–69.

［32］ Karl,M., W. Winter, T. Taylor, et al. 2004. In vitro study on passive fit in implant–supported 5 units fixed partial dentures, 19, pp. 30–37.

［33］ Krekeler, G., W. Schilli, and J. Diemer. 1985. Should the exit of the artificial abutment tooth be positioned in the region of the attached gingiva? *Int J Oral sung*, 14, pp. 504–508.

［34］ Lane, J.M. 1995. Bone graft substitutes. *West J Med*, （163）, pp. 565–567.

［35］ Lang, N.P., C. H. Hammede, U. Bragger, B. Lehman, and S.R. Nyman. 1994. Guided tissue regeneration in jaw-bone defects prior to implant placement. *Clin Oral Implant Res*, （5）, pp. 92–97.

［36］ Lang, N., T Berglundh, H. Mayfield, et al. 2004. Consensus Statements and Recommended Clinical Procedures Regarding Implant Survival and Complications. J Procedures Regarding Implant Survival and Complications. *J Prosthet Dent.*, 19, pp.150–154.

［37］ Lekholm, U., R. Adell, and P. –I. Branemark. 1985. Complications. In: Branemark, P. –I., Zarb, G. A., Albrektsson,T., eds. Tissue–Integrated Prostheses: *Osseointegration in clinical dentistry*. Chicago: Quintessence Publishing Company, Inc.,pp.233–240.

［38］ Lekholm, U., W. Becker, C. Dahlin, B. Becker, K. Donath, and E. Morrison. 1993. The role of early versus late removal of GTAM membranes on bone formation at oral implants placed into immediate extraction sockets. An experimental study in dogs. *Clin Oral Implants Res*, 4, pp. 121–129.

［39］ Lu, M., and A. B. Rabie. 2003. Microarchitecture of rabbit mandibular defects grafted with intra–membranous or endochondral bone shown by micro–computed tomography. *Br J Oral Maxillofac Surg.*, 41, pp. 385–391.

［40］ Maynard, JG., and R. D. K. Wilson. 1979. Physiologic dimensions of the periodontium significant to the restorative dentist. *J Periodontol*, 50, p.170.

［41］ Meffert, R. M. 1992. Treatment of failing dental implants. *Curr Opin Dent*, 2, pp. 109–144.

［41］ Meijndert, L., H. Meijer, G. Raghoebar, et al. 2004. A Technique for Standardized Evaluation of Soft and Hard Peri–Implant Tissues in Partially Edentulous Patients. *J Periodontol*,75, pp. 646–651.

［42］ Millington, N. D., and T. Leung. 1995. Inaccurate fit of implant superstructures. Part 1: Stresses generated on the superstructure relative to the size of fit discrepancy.

Int J Prosthodont, 8, pp. 511–516.

[43] Misch, C. E. 1993a. Prostheticoptionsin implant dentistry. In: Misch, C. E., ed. Contemporary implant Dentistry. St. Louis,MO: *Mosby Yearbook, Inc.*, pp. 43–50.

[44] Misch, C. E. 1993b. Prosthododontic considerations. In: Misch, C. E., ed. Contemporary Implant Dentistry. St. Louis, MO: *Mosby Yearbook*, Inc., pp. 187–200.

[45] Misch, C. E. 1993c. Progressive Bone Loading. In: Misch, C. E., ed. Contemporary Implant Dentistry. St. Louis, MO: *Mosby Yearbook*, Inc., 623–650.

[46] Misch, C.E. 1995. The Maxillary anterior single tooth implant aesthetic health compromise. *Int J Dent Symp*, (1), pp.4–9.

[47] Misch, C. E. 1999. The harvest of ramus bone in conjunction with third molar removal for onlay grafting before placement of dental implants. *J Oral Maxillofac Surg.*, 57, pp.1376–1379.

[48] Misch, C., J. Suzuki, F. Misch, et al. 2005. A Positive Correlation Between Occlusal Trauma and Peri–implant Bone Loss: Literature Support. *Implant Dent*, 14, pp. 108–116.

[49] Mombelli, A., M. A. C. Van Oosten, E. Schurch, et al. 1987. The microbiota associated with successful or failing osseointegrated titanium implants. *Oral Microbiol Immunol*, 2, pp.145–151.

[50] Murphy, K. G. 1995. Incidence,characterization and effect of postoperative surgical complications using Gore–Tex periodontal material. Part II. Effect complications on regeneration. *Int J Periodont Rest Dent*, 15, pp. 363–375, 549–561.

[51] Nemcovsky, C., and Z. Artzi. 2002. Comparative Study of Buccal Dehiscence Defects in Immediate, Delayed, and Late Maxillary Implant Placement with Collagen Membranes: Clinical Healing Between Placement and Second Stage Surgery, *J Periodontol*, 73, pp. 745–761.

[52] Nishimura, R. D., T. L. Chang, G. R. Perri, et al. 1999. Restoration of partially edentulous patients using customized implant abutments. *Pract Periodont Aesthet Dent*, (11), pp.669–676.

[53] Nkenke, E., V. Weisbach, E. Winckler, et al. 2004. Morbidity of harvesting of bone grafts from the iliac crest for preprosthetic augmentation procedures:a prospective study. *Int J Oral Maxillofac SURG.*, 33, (2),PP.157–63.

[54] Oates, T., J. West, J. Jones, et al. 2002. Long–Term Changes in Soft Tissue Height on the Facial Surface of Dental Implants. *Implant Dent*, 11, pp. 272–279.

[55] Park, S. H., and H. L. Wang. 2005. Implant Reversible Complications: Classification and Treatments Implant Dent, 14,pp. 211–220.

[56] Perel, M. L. 1994. Parafunctional habits, night guards, and root form implants. *Implant Dent.*, 3, pp. 261–263.

[57] Powell, C., B. Mealey, D. Deas et al. 2005. Post–surgical Infections: Prevalence Associated With Various Periodontal Surgical Procedures. *J Periodontol*,76, pp.329–333.

[58] Quirynin, M., J. Naert, and D. Van Steenberghe. 1992. Fixture design and overload influence, marginal bone loss and implant success in the Branemark system. *Clin Oral lmpl Res*, 3, pp. 104–111.

[59] Rangert, B., T. Jemt, and L. Jorneus. 1989. Forces and moments on Branemark Implants. *Int J Oral Maxillofac Implants*, 4, PP. 241–247.

[60] Rangert, B., J. Gunne, and D.Y. Sullivan. 1991. Mechanical aspects of a Branemark implant connect to a natural tooth: An in vitro study. *Int J Oral Maxillofac Implants*, 6, pp. 185–194.

[61] Rangert, B., P.H. J. Krogh, B. Langer, et al. 1995, Bending over–load and implant fracture: A retrospective clinical analysis. *Int J Oral Maxillofac lmplants*, 10, pp. 326–334.

[62] Roberts, W., P. Turley, N. Brezniak et al. 1987. Bone physiology and metabolism, *J Calif Dent Assoc*, 2, pp. 155–156.

[63] Rosenberg, E. S., J.P. Torosian, and J. Slots. 1991. Microbial differences in two clinically distinct types of failures of osseointegrated implants. *Clin Oral Implants Res*, 2, pp.134–144.

[64] Sander, L., E.V.G. Frandsen, D.Arnbjerg,, K. Warrer, and T. Karring. 1994. Effect of local metronidazole application on periodontal healing following guided tissue regeneration. Clinical findings. *J Periodontol*, 65, pp. 914–920.

[65] Satow, S., A.P. Slagter, P. J. Stoelinga, et al. 1997. Interposed bone grafts to accommodate endosteal implants for retaining mandibular overdentures. A 1–7 year follow–up study. *Int J Oral Maxillofac Surg.*, 26, (5), pp. 358–64.

[66] Schwartz, A., J. Melloing. D. Carnes, J. de la Fontaine, D. Cochran, D. Dean, and B. Boyan. 1996. Ability of commercial de–mineralized freeze–dried bone allogrft to induce new bone formation. *J Periontol*, 67, pp. 918–926.

[67] Schallhorn, R.G., and P.R, McClain. 1988. Combined osseous composite grafting, root conditinoning and guided tissue regeneration. *Int J Periodont Rest Dent*, 8, (4),

pp. 9–31.

[68] Scher, E. L. 1991. The use of osseointegrated implants in long span fixed partial prosthesis: A case report. *Int J Oral Max-illofac Implants*, 6, pp. 351–353.

[69] Schwartz-Arad, D., and S. Dori. 2002. Intraoral autogenous onlay block bone grafting for implant dentistry. *Refuat Hapeh Vehashinayim*, 19, pp. 35–39.

[70] Schwartz-Arad, D., L. Levin, and L. Sigal. 2005. Surgical Success of Intraoral Autogenous Block Onlay Bone Grafting for Alveolar Ridge Augmentation. *Implant Dent*, 14, pp. 131–138.

[71] Selliseth, N.J., and K. A. Selving. 1994. The vasculature of the periodontal ligament: A scanning electron microscopic study using corrosion casts in the rat. *J Periodontol*, 65, pp.1079–1087.

[72] Selvig, K., R. Nilveus, B. Kersten, and S, Khorsandi. 1990. Scanning electron microscopic observation of cell population and bacterial contamination of membranes used for guided tissue regeneration in humans. *J Periodontol*, 61, pp.515–520.

[73] Small, P.N., and D.P. Tarnow. 2000.Gingival recession around implants: A 1 –yesr longitudinal prospective study. *Int J Oral Maxillofac Implants*. (15), pp. 527–532.

[74] Smith J. D., and M. Abramson. 1974 Membranous vs. endochondral bone autografts. *Arch Otolaryngol*, 99, pp. 203–205.

[75] Spear, F., and C Townsend. 1991. Esthetics: A multidisciplinary approach. Presented at the American Academy of Periodontology, 77th Annual Meeting, Vancouver, October 2.

[76] Stellingsma, C., G. M. Raghoebar, H.J. Meijer, et al. 1998. Reconstruction of the extremely resorbed mandible with interposed bone grafts and placement of endosseous implants. A preliminary report on outcome of treatment and patients'satisfaction. *Br J Oral Maxillofac Surg.*, Aug, 36, (4), pp. 290–5.

[77] Strub, J., T. Gaberthuel, and U. Grunder. 1991. The role of attached gingival in the health of peri-implant tissue in dogs. Part I. Clinical findings. *Int J Periodontics Restorative Dent*, 11,pp.317–333.

[78] Tal, H. 1999. Spontaneous early exposure of submerged implants: 1. Classification and clinical observations. *J Periodontol*, 70, pp. 213–219.

[79] Tatum, Jr., O. J.1996. Osseous grafts in intra-oral sites. *J Oral Implant*, (22), pp. 51–52.

[80] Toljanic, J.A., M. L. Banakis, L. A. Willes, et al. 1999. Soft tissue exposure of endosseous implants between stage I and II surgery as a potential indicator of early crestal bone loss. *Int J Oral Maxillfac Implants*, 14, pp. 436–441.

[81] Tolman, D.1995. Reconstructive procedures with endosseous implants in grafted bone:A review of the literature. *Int J Oral Maxillofac Implants*, 10, pp. 275–294.

[82] Tonetti, M. S., and J. Schmid. 1994. Pathogenesis of implant failures. *Periodontol 2000*. 4, pp.127–38.

[83] Toriumi, D. M., H. S. Kotler, D. P. Luxenberg, et al. 1991. Mandibular reconstruction with a recombinant bone –inducing factor: Functional,histologic and biomechanical evaluation. *Aech Otolaryngol Head Neck Surg*, (17), pp. 1101–1112.

[84] Valentini, P., D. Abensur, and P. Missika. 1993. Membrane exposure during bone regeneration before implant placement: Management and results. A report of two cases. *J Oral Implantol*, 19, pp. 364–368.

[85] Valentini, P., D. Abensur, and P. Missika. 1993. Membrane exposure during bone regeneration before implant placement: Management and results, A report of two cases, *J Oral Implanttol*, 19, pp. 364–368.

[86] von Arx, T., J. Hafliger, and V. Chappuis. 2005. Neurosensory disturbances following bone harvesting in the symphysis:a prospective clinical study. *Clin Oral Implants Res*. Aug,16, (4), pp. 432–9.

[87] Wang, E.A., V. Rosen, J. S. D'Alessandro, et al. 1990. Recombinant human bone morphogenetic protein induces bone formation. *Proc Natl Acad Sci USA*, (87), pp. 2220–2224.

[88] Warden, P. J. 2000. Surgical repositioning of a malposed, unserviceable implant: Case report. *Int J Oral Maxillofac Surg*, (58), pp. 433–435.

[89] Zanetta-Barbosa, D., B. Klinge, and H. Svensson. 1993. Laser Doppler Ilowmetry of blood perfusion in mucoperiosteal flaps covering membranes in bone augmentation and implant procedures.A pilot study in dogs. *Clin Oral Implants Res*, 4, pp.35–38.

[90] Zubillaga, G., S.Von Hagen, B. Simon, et al. 2003. Changes in Alveolar Bone Height and Width Following Post –Extraction Ridge Augmentation Using a Fixed Bioabsorbable Membrane and Demineralized Freeze – Dried Bone Osteoinductive Graft. *J Periodontol*, 74, pp. 965–975.